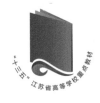

"十三五"江苏省高等学校重点教材

编号：2020-1-133

病理学研究的基本问题

第 3 版

主　编　陈　莉　季菊玲

副主编　王桂兰　季俐俐　陆　鹏　秦　婧

编　者　（按姓氏笔画排序）

王桂兰　吕秀芳　孙　瑞　孙玉凤

陆　鹏　陈　莉　季俐俐　季菊玲

周家名　秦　婧　董福禄

科学出版社

北　京

内 容 简 介

《病理学研究的基本问题》（第 3 版）共 14 章，主要介绍疾病在分子病理研究领域的基本问题，聚焦病理状态下细胞死亡、增生、迁移及调控过程中的分子改变与研究热点。如与细胞死亡相关的各种类型的细胞调节性死亡；与细胞增生相关的细胞增生周期的调控、细胞内吞、端粒与端粒酶、干细胞；与细胞调控相关的细胞黏附分子、细胞信号转导、表观遗传学改变；与肿瘤发生转移相关的肿瘤微环境、肿瘤血管生成、上皮间质转化和肿瘤浸润转移的机制，以及当下热门的为靶向治疗、精准医疗而开展的分子病理诊断，还特别增加了医学论文的写作章节。本教材中对重要的专业词汇均用中英文双语编写模式，有利于医学生掌握专业英语词汇，同时适用于来华医学留学生的学习。全书图片 300 多幅，采用的是黑白图片，读者可通过扫描二维码显示部分彩色图片，以便对比学习。

本教材既可作为基础、临床、预防、口腔、影像、护理专业本科生的选修教材，亦可作为研究生、留学生学习的病理教材，或者作为病理医师、临床医师的学习参考用书。

图书在版编目（CIP）数据

病理学研究的基本问题/陈莉，季菊玲主编．—3 版．—北京：科学出版社，2023.11

"十三五"江苏省高等学校重点教材

ISBN 978-7-03-074477-7

Ⅰ.①病… Ⅱ.①陈… ②季… Ⅲ.①病理学-医学院校-教材 Ⅳ.① R36

中国版本图书馆 CIP 数据核字（2022）第 252439 号

责任编辑：胡治国/责任校对：宁辉彩
责任印制：张 伟/封面设计：陈 敬

科学出版社 出版
北京东黄城根北街 16 号
邮政编码：100717
http://www.sciencep.com
中煤（北京）印务有限公司印刷
科学出版社发行 各地新华书店经销
*
2007 年 1 月第 一 版　开本：787×1092 1/16
2023 年 11 月第 三 版　印张：25
2024 年 9 月第十六次印刷　字数：722 000

定价：158.00 元
（如有印装质量问题，我社负责调换）

前　言

《病理学研究的基本问题》2007年第1版、2018年第2版，两版教材先后用于临床医学本科生的选修课程和临床医学研究生的医学专业基础课程，在教学中收到了良好的效果，不仅赢得了同学的赞扬，也获得了许多前辈和病理同行的肯定和好评。2021年该教材在启动第3版编写前夕被江苏省教育厅确定为"十三五"江苏省高等学校重点教材，并先后获得了教育部来华留学生英语授课品牌课程建设经费的资助和南通大学教材建设经费的资助。

本版教材修订编写之际正逢中国共产党成立100周年、中国特色社会主义进入新时代、国家完成脱贫攻坚全面建成小康社会的历史任务，实现了第一个百年奋斗目标，迈上了全面建设社会主义现代化国家新征程、向第二个百年奋斗目标进军的关键时刻。党的二十大为我们全面擘画了党和国家未来事业发展的宏伟蓝图，未来五年是全面建设社会主义现代化强国开局起步的关键时期，高质量发展是全面建设社会主义现代化国家的首要任务。教育、科技、人才是全面建设社会主义现代化国家的基础性、战略性支撑。《病理学研究的基本问题》（第3版）定位于高等医学院校本科生选修课教材、医学科学学位和临床专业学位的研究生病理学教材，教材内容立足于科学性、严谨性、先进性和适用性。全书共14章，内容并不强调对某一疾病的系统、完整阐述，而是着眼于病理学领域的重大科技发现和重要病理学现象的前沿问题、争论与成果，从当代分子病理学研究的共性知识，即医学，甚至整个生命科学共同关注的问题，重点突出了病理学在医学教育、科学研究及临床医疗中的基础地位和桥梁作用，突出了对学生创新意识、创新能力和批判性思维方式的培养，从而引导读者沿着医学的发展趋势，了解学科的前沿与动态、触及存在的问题与挑战、启发研究的灵感，发掘可能的创新。本教材每章遵循中英文摘要、历史性回顾相关的引言、研究现状与临床、章节知识点的小结与展望的顺序进行编写。每章最后附有思考题，包括重要的概念、热点基因和蛋白质、转录因子和重点问题的思考，同时全书附有主要的参考文献和缩略语，便于读者阅读和查阅信息资源。本教材中对重要的专业词汇用中英文双语编写模式。全书图片300余幅，均采用黑白图片，读者可通过扫描二维码显示部分彩色图片。

教材内容始终围绕社会主义核心价值观，倡导科学、严谨、尊重生命的医学人文精神，充分吸收本学科国内外前沿研究成果，准确地阐述了本学科先进的理论与概念，科学系统地归纳了章节内容的知识点，较好地反映了当前临床医学研究中的主要学术观点和研究热点。教材内容基于其广度和深度，有助于提升课程目标的高阶性，让学生体验"跳一跳才能够得着"的挑战精神，拓宽学术视野，激发学习热情，加大学习投入，增强学生经过刻苦学习获得能力和素质有所提高的成就感，启发学生迎接挑战、探索前沿知识的愿望和激发勇于创新的精神，为以后继续学习、工作打下良好的基础。

本轮修订的作者队伍更加年轻化，均为留学归国、获得博士学位并且活跃在教学和科研一线的骨干教师。他们凭借丰富的文献阅读能力，了解国内外的学术发展动向，并对教学改革具有敏锐的思维和莫大的积极性，他们以严谨治学的科学态度、无私奉献的敬业精神积极参与到本版的修订和建设工作中，使本版的表现形式和内容、编写水平、质量均有显著提升。他们用实际行动践行中国式现代化进程中全面推进中华民族伟大复兴的历史使命，坚持中国共产党的领导、坚持中国特色社会主义，贯彻以人民为中心的新发展理念，深化改革开放，为把我国建成富强民主文明和谐美丽的社会主义现代化强国而不懈努力。

作为主编，我在 20 世纪 80 年代初开始从事病理学专业，先后深造于我国香港威尔斯亲王医院、中山医科大学等地，曾在著名病理学家宗永生教授、吴浩强教授的亲自指导下进行病理学研究和临床工作，受益至今。在从教 40 余年的实践中，我深刻体会到基础与临床结合的重要性，特别是当今临床医学的迅猛发展，迫切地需要我们思考现在的教学如何才能适应临床的发展变化，迫切需要通过分子病理学的手段对临床问题进行研究和开展临床关注热点的讨论。虽然我多次婉拒这次的主编任务，觉得应让更年轻的老师来担此重任，但又禁不住年轻编委多次真诚相邀，我非常感谢各位编委对我的信任，也是他们高度的责任感、团队精神和对工作精益求精的态度，感动和鞭策着我，让我打消顾虑再次担此重任。同时，在我参加科学出版社教材编写工作的 20 余年中，先后主编出版了 16 本教材，亲身经历了科学出版社对教材编辑工作的认真负责，在此对出版过程中提供帮助的出版社的编辑朋友们一并表示诚挚的感谢和崇高的敬意。

总之，我希望这本凝聚着编者智慧与汗水的《病理学研究的基本问题》能为我国病理教学注入新的活力，能为读者提供启发和参考。尽管在教材编写中力求尽善尽美，但由于各位作者理解的重心不一，各章节边缘内容难免有部分重叠，存在诸多不足，殷切地希望得到读者的批评和指正。

陈 莉

2023 年 6 月 30 日

目　　录

第一章　调节性细胞死亡

细胞死亡既是生命新陈代谢所必需，又是许多疾病发生、进展的关键。目前将细胞死亡分为意外性细胞死亡（accidental cell death，ACD）和调节性细胞死亡（regulated cell death，RCD）两大类。ACD是一个生物学上不受控制的过程，由意外的伤害刺激触发，这些伤害刺激超出了细胞的可调节能力，从而导致细胞死亡的发生。RCD是涉及效应分子参与的信号级联反应，具有独特的生化特征、形态表现和免疫学反应，其中发生在生理条件下的RCD也被称为程序性细胞死亡（programmed cell death，PCD）。越来越多的RCD的亚类被发现，并涉及和影响到各种人类疾病的病理改变与进程。本章主要介绍RCD，包括凋亡、坏死性凋亡、焦亡、铁死亡、内吞性细胞死亡、NETosis、Parthanatos［多聚（ADP-核糖）聚合酶-1（PARP-1）依赖性细胞死亡］、溶酶体依赖性细胞死亡、自噬依赖性细胞死亡、碱死亡和Oxeiptosis，对RCD的研究为揭示和开发避免致病性细胞丢失的新的治疗靶点提供依据。

Cell death is necessary for life metabolism and the key to the occurrence and progression of many human diseases. Currently, cell death is classified into accidental cell death（ACD）and regulated cell death（RCD）, two major categories. ACD is a biologically uncontrolled process triggered by incidental stimuli that go beyond the regulatory capacity of the cells, leading to the occurrence of cell death. Whereas RCD involves a signaling cascade of effector molecules with unique biochemical and morphological features and immunologic consequences, RCD occurring under physiological conditions is also known as programmed cell death（PCD）.

More and more subclasses of RCD have been found and involve and affect the pathological process and progression of various human diseases. This chapter focuses on RCD, including apoptosis, necroptosis, pyroptosis, ferroptosis, entotic cell death, NETosis, Parthanatos（cell death caused by PARP-1 activation）, lysosome-dependent cell death, autophagy-dependent cell death, alkaliptosis and Oxeiptosis, and provides a basis for revealing and developing novel therapeutic targets to avoid pathogenic cell loss.

细胞死亡一直是生命科学研究的热点。细胞应对不同的刺激可发生单一或混合类型的细胞死亡，在多数人类疾病，如癌症、神经退行性变、自身免疫病和传染病等中均有细胞死亡失控。对细胞死亡模式的早期分类取决于单个组织和细胞的形态和结构。1973年施魏歇尔（Schweichel）和默克（Merker）将细胞死亡分为Ⅰ型、Ⅱ型和Ⅲ型。Ⅰ型细胞死亡对应于凋亡，其特征是核固缩（pyknosis）、膜泡形成、凋亡体形成、核碎裂（karyorrhexis）和染色质凝结。克尔（Kerr）在1971年也将非病理性细胞凋亡称为"皱缩性坏死"（shrinkage necrosis）。Ⅱ型细胞死亡通常被称为自噬依赖性细胞死亡，其细胞内形成由双层膜包绕的含有较多细胞质物质和细胞器的自噬泡（巨自噬），也包括一部分未形成自噬泡的微自噬和分子伴侣自噬。虽然在大多数情况下自噬促进受损的细胞存活，但自噬也可导致细胞死亡。Ⅲ型细胞死亡，即坏死（necrosis），其特征是膜完整性的丧失和细胞器的肿胀、核固缩、核碎裂和核溶解（karyolysis）。坏死长期以来一直被认为是一种不受控制的细胞死亡类型，事实上还存在受调节的可控性坏死，如坏死性凋亡（necroptosis）或称为程序性坏死。

目前根据国际细胞死亡命名委员会（Nomenclature Committee on Cell Death，NCCD）从2005～2018年发表的5篇对细胞死亡进行定义和解释的论文，将细胞死亡分为意外性细胞死亡

（accidental cell death，ACD）和调节性细胞死亡（regulated cell death，RCD）。ACD 是细胞的被动死亡，是一个非 ATP 依赖的进程，越过任何可能的调控机制，不受生物学控制的过程。通常是由于突发和严重的环境胁迫，机体对严重的损伤、化学或物理压力产生反应而导致细胞肿胀，最终细胞裂解。RCD 的概念是 1842 年由福格特（Vogt）在观察蟾蜍细胞死亡中提出的，随着技术的发展，真正启动 RCD 的研究是在 1972 年 Kerr 等提出"凋亡"后才开始（图 1-1）。RCD 涉及精确的信号级联，由一组已定义的效应分子执行，具有独特的生化、功能和免疫后果，并可以被一些小分子化合物或药物所干预。当 RCD 在生理条件下发生时，也被称为程序性细胞死亡（programmed cell death，PCD）。根据 RCD 的定义和分子特征，在过去的几十年里已经发现了多种 RCD 的亚型。本章主要介绍目前 RCD 中的热点研究类型，包括凋亡、坏死性凋亡、焦亡、铁死亡、内吞性细胞死亡、NETosis、Parthanatos（PARP-1 依赖性细胞死亡）、溶酶体依赖性细胞死亡、自噬依赖性细胞死亡、碱死亡和 Oxeiptosis。通过深入理解致病性细胞丢失的形态、机制及后果，有可能为揭示和开发避免致病性细胞丢失的新的治疗靶点提供依据。

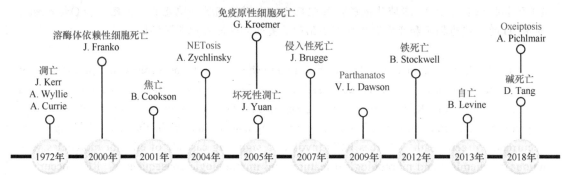

图 1-1 对细胞死亡研究的时间表

第一节 细胞凋亡

1972 年 Kerr 提出了细胞凋亡（apoptosis）的概念。凋亡（apoptosis 中的 apo 为脱落，ptosis 为飘零）意味着落下（falling off）或丢掉（falling away），好像秋风落叶或头发脱落的自然凋落。细胞凋亡是种系发育史中早就存在的，是为了维持内环境稳定，由基因控制的细胞自主的有序的死亡，如在胚胎发育（embryogenesis）、正常组织更新（tissue turnover），以及在增殖淋巴细胞群体中选择适当的克隆，有利于许多生命功能的实现。由于细胞凋亡不引起局部组织损伤或炎症反应，机体的凋亡在于维持内环境的稳定，参与免疫系统细胞的发育和克隆选择，从而发挥积极的防御作用。

细胞凋亡的主要生物学意义在于以下几方面。

（1）清除多余的细胞：凋亡机制在胚胎器官发育的过程中，可以保持器官的大小与稳定状态。人脑神经元在发育过程中约 95% 的细胞发生凋亡；脊髓背根的运动神经元，当所支配的肌肉相对恒定后，约 50% 的运动神经元凋亡；胚胎肢端发育指（趾）蹼的退化；空腔器官的管、腔、室的形成等。

（2）清除无用的细胞：在形态发育中有些"遗迹"随发育而凋亡、萎缩，最终消失。人体发育过程中"尾、芽"的消失；人的生殖腺早期无性别差异，生殖腺分化取决于生殖腺细胞膜上的 H-Y 抗原，存在 H-Y 抗原时，生殖腺分化为睾丸，同时女性中肾管发生凋亡，若无 H-Y 抗原时则分化为卵巢，男性中肾管凋亡。

（3）清除有害的细胞：在研究自身免疫病、病毒感染和肿瘤的发病机制中发现，自身反应性T、B 淋巴细胞及某些病毒感染的细胞（细胞毒性靶细胞）和一些肿瘤细胞，通过凋亡可得以清除。机体正是将细胞凋亡作为自身保护的防御机制。

（4）清除衰老的细胞：在整个细胞生命周期中，细胞在分裂、分化的同时，也建立了一套限制自身无限增殖和自然淘汰的机制，如人红细胞分化成熟 120 天后即自然凋亡、结肠上皮每天可更换 100 亿个细胞、胃黏膜上皮每 3～5 天即更新 1 次等。

（5）有选择性地清除细胞：在低剂量毒性刺激时（如细胞毒性药物、高温、电离辐射等），甚至极低度缺氧的组织，凋亡可明显发生在某类细胞，如睾丸经暴露于放射线后精原细胞选择性地死亡，淋巴细胞增殖分化过程中的免疫选择，一些激素依赖性器官（如乳腺、子宫）因激素撤除引起靶细胞凋亡而萎缩等。

细胞凋亡作为细胞死亡的一种形式一直是组织病理学研究的中心议题。采用什么样的标准可以对比不同情况下、不同类型的细胞凋亡呢？尽管"凋亡"一词 1972 年已开始使用，但由于检测技术的限制，这种细胞现象只停留在形态学的描述上，直到 20 世纪 80 年代末，随着细胞生物学、分子生物学等科学理论的发展，凋亡的检测技术也有了很大的发展，生物学家逐渐认识到细胞凋亡的特殊生物学意义，由此形成了医学研究热点，促进了凋亡理论在生物医学各领域的广泛应用。正是由于发现了细胞凋亡的规律，三位科学家 [英国人诺埃尔（Noel）、萨尔斯顿（Sulston）和美国人霍维茨（Horvitz）] 获得了 2002 年的诺贝尔生理学或医学奖。

细胞凋亡的发生是由基因控制的个别细胞发生 PCD 的表现形式，是由体内外因素触发细胞内预存的死亡程序而导致的细胞主动性死亡方式，是细胞内遗传信息程序性调控的结果。参与凋亡调控的基因又联系着细胞周期调控、细胞增殖、分化基因之间的复杂网络调节。大多数动物细胞均能自我致死，且此种普遍性的自杀程序也能由发自其他细胞的信号所激活或抑制。因此，凋亡是一种能量依赖性的细胞自我销毁的主动过程。各种细胞凋亡在形态学上具有一致性，但基因或生化标记在不同细胞类型是不同的。这种由基因控制的细胞有目的、有选择性的自我消亡过程是保证生命进化的基础。

细胞凋亡是否完全等同于 PCD？更多人认为，凋亡是个形态学的概念，描述了一整套与坏死不同的形态学特征；而 PCD 侧重于功能上的描述，指由细胞内特点相同的程序性表达介导的细胞死亡。细胞凋亡和 PCD 具有非常密切的联系，大多数情况下 PCD 是以凋亡的方式进行，但并不是所有 PCD 都采取凋亡的方式，如烟草蛾节间肌肉细胞、哺乳动物某些神经元和红细胞等的PCD 是以非凋亡的方式进行（细胞溶解，不形成凋亡小体）。有时由外源性理化因子刺激诱发的细胞死亡，形态上虽似凋亡，但其并不是由细胞内自身程序所引发，也不能称为 PCD（如放疗后在肿瘤坏死组织中可以看到的鬼影细胞）。

一、凋亡发生的机制

凋亡是哺乳动物细胞对生理性、病理性刺激作出的快速且机制复杂的反应，各种细胞外刺激（如各种引起 DNA 损伤的细胞外刺激、热休克、生长因子缺乏等）均可启动凋亡。

1. 凋亡的生化特征 主要通过受体介导的细胞信号通路（receptor-mediated cellular signaling pathways）诱导细胞凋亡因子，或刺激因素通过第二信使系统传递信号，信号传递途径决定了细胞的命运。凋亡的生化特征主要表现为：①核小体间 DNA 双链裂解，形成 180～200bp 大小及其倍数的核苷酸片段；② Ca^{2+} 的堆积和重新分布；③谷氨酰胺转移酶积累并激活；④细胞表面糖链、植物血凝素的增加；⑤细胞骨架的改变。其中以下 3 个酶的改变最重要。

（1）核酸内切酶（endonuclease）：该酶活化能在 DNA 核小体间连接区（internucleosomal linkage region）将 DNA 双链裂解，形成 180～200bp 大小及其倍数的核苷酸片段，在电泳胶上呈梯状条带（DNA ladder）（图 1-2）。

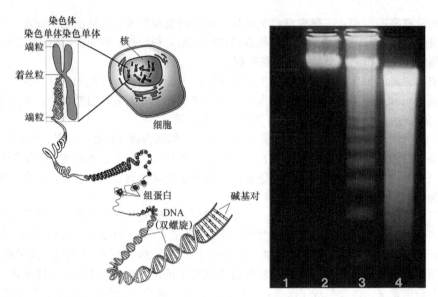

图 1-2　核酸内切酶在 DNA 核小体间连接区将 DNA 双链裂解（左），形成 180～200bp 大小及其倍数的核苷酸片段，在电泳胶上呈梯状条带（右）

（2）组织转谷氨酰胺酶（tissue transglutaninase，TTG）：活化、催化 εlr- 谷氨酰赖氨酸，交联形成僵硬的不溶性蛋白质。在老化与终末分化的角化上皮中，TTG 活化形成内披蛋白（involucrin），这些蛋白质可以网住细胞内的细胞器等内容物，使其不易溢出。

（3）钙依赖蛋白酶（calcium-dependent proteinase）：活化后使 Ca^{2+} 堆积和重新分布，破坏细胞骨架结构，细胞表面形成泡状突起。降低细胞质内钙离子浓度可以抑制凋亡发生，增加细胞质内钙离子浓度可以促进凋亡。

（4）其他：细胞表面糖链、植物血凝素的增加和细胞骨架的改变均参与细胞凋亡的发生。

2. 细胞凋亡的途径　来自细胞内外的各种信号可诱导细胞发生凋亡，但凋亡的不同类型的细胞却呈现一致的特征性形态和生化改变，这些改变由胱天蛋白酶（caspase，CASP）家族降解所造成。

按启动 CASP 和信号转导机制的不同，凋亡发生有不同的途径：一条为外源性途径，即死亡受体（death receptor，DR）介导途径；另一条为内源性途径，也称为线粒体介导途径。它们通过一系列分子和生物化学途径导致两个途径共同的"中央处理器"分子（即 CASP）的活化，并诱导许多细胞核和细胞质内相关底物的降解。最新研究显示，内质网应激（endoplasmic reticulum stress）途径也可以导致细胞凋亡。未折叠或错误折叠的蛋白质在内质网中过度积累，导致内质网产生应激反应，从而激活保护细胞的信号通路，通常称为未折叠蛋白反应（unfolded protein response，UPR）。如果内质网受到的刺激不减弱，UPR 会恢复且保持内质网的动态平衡，或者诱导细胞凋亡。

（1）外源性 DR 途径

1）死亡配体（death ligand）：与死亡受体结合而促发的凋亡，这些配体包括肿瘤坏死因子（tumor necrosis factor，TNF）、Fas 的配体（FasL）、肿瘤坏死因子相关凋亡诱导配体（TNF-related apoptosis-inducing ligand，TRAIL）、Apo-3L（也称为死亡因子）。相应的 DR 包括 TNF 受体（TNF receptor，TNFR）、细胞表面死亡受体（cell surface death receptor，Fas，也称为 CD95）、TNFR 超家族成员 1A（TNFRSF1A，也称为 TNFR1）、CD40、OX40、4-1BB 等，它们的细胞内都具有一个由约 80 个氨基酸残基组成的保守的蛋白结合域，且是传导细胞死亡信号所必需的，称为死亡结构域（death domain，DD）。DD 有自身联合的倾向，该倾向有助于在启动信号转导时受体聚集，当受体高表达时可导致配体非依赖性信号转导。由于 DD 无酶解功能，除了自身结合外，它们也可直接或间接通过锚定蛋白与其他蛋白质结合转导信号。死亡因子以三聚体的形式与靶细胞上的 DR 结合并诱导受体三聚体化，激活的受体通过与多种也具有 DD 的受体连接蛋白或接头蛋白，如 Fas 与 Fas 相关死亡结构域蛋白（Fas-associated protein with death domain，FADD）、肿瘤坏死因子受体相关死亡结构域蛋白（TNFR-associated death domain protein，TRADD）结合，再与 CASP8 相互作用并使后者激活，FADD 和 CASP8 都含有死亡效应子结构域（death effector domain，DED），它们之间通过 DED-DED 相互作用激活 CASP8，启动 CASP 激酶家族的级联反应，通过执行死亡蛋白激酶 CASP3、CASP6、CASP7 功能导致细胞凋亡。

2）Fas/FasL 系统：Fas 介导细胞凋亡的调控途径为 Fas 配体（Fas ligand，FasL）与 Fas 结合可以导致 Fas 细胞内的死亡结构域形成三聚体而活化，并引起与之结合的 FADD 构象改变，使 CASP8 前体集聚、断裂和激活，产生有活性的 CASP8，从而激发一系列下游的 CASP 级联反应，诱发细胞凋亡。这是一条基本的通过 DD 和 FADD 互相作用的细胞凋亡调控途径。FasL 和 Fas 系统除了诱导细胞凋亡外，还有导致细胞活化和增生的功能（图 1-3A）。

3）TNF 系统：TNF 是由 157 个氨基酸亚单位组成的同源三聚体，主要由因感染而活化的巨噬细胞和 T 细胞产生，TNF 与 TNFR1 结合诱导细胞凋亡。TNF 三聚体与 TNFR1 的细胞外功能域结合启动信号转导，TNFR1 细胞内结构域释放抑制蛋白死亡结构域沉默子（silencer of death domain，SODD），聚集的 TNFR1 细胞内结构域被接头蛋白 TRADD 所识别，募集了其他接头蛋白，如受体相互作用蛋白（receptor-interacting protein，RIP）、肿瘤坏死因子受体相关因子 2（TNFR-associated factor 2，TRAF2）和 FADD。募集的这些蛋白质是启动 TNFR1 信号转导关键酶（图 1-3B）。

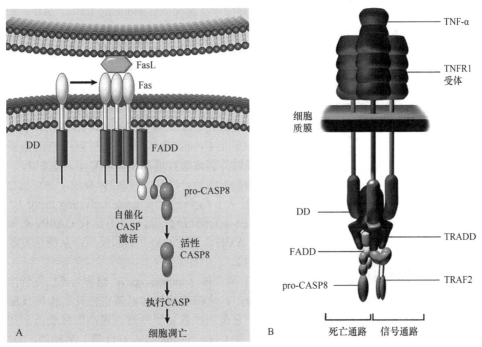

图 1-3　外源性死亡受体介导的细胞凋亡途径

A. Fas/FasL 系统；B. TNF 系统

　　TNFR1 与 DD 和 TNF 相互作用后，是通过 TRAF2 和 RIP 两条途径分别进行信号转导的。TRAF2 和 RIP 可以激活核因子 κB（NF-κB）诱导激酶（NF-κB inducing kinase，NIK），NIK 反过来又可以激活 IκB 激酶（IKK）的抑制剂（inhibitor of IKK，IκB），导致 IκB 降解和允许 NF-κB 转移到细胞核内，发挥转录激活效应。从 TRAF2 和 RIP 到 c-Jun 氨基末端激酶（c-Jun N-terminal kinase，JNK）的途径中还涉及一个包括丝裂原激活蛋白激酶 /MEKK1（MAPK/ERK 激酶激酶 1）-

JNKK（JNK 激酶）-JNK 的传导通路。这样，抑制性蛋白就可以最终发挥抑制细胞凋亡的效应了。TNFR1 还可以和 RADD 或 CRADD（caspase recruitment domain-associated death domain，一种接头蛋白）相互作用，RADD 通过其死亡结构域和 RIP 死亡结构域相结合或者通过 CASP 募集域（caspase recruitment domain，CARD）序列与死亡效应分子 CASP2 结合，也可以诱发细胞凋亡产生。

（2）内源性线粒体途径：启动内源性凋亡途径的关键因素是线粒体外膜通透性（mitochondrial outer membrane permeabilization，MOMP）功能紊乱。线粒体是含有丰富的腺苷酸载体（adenine nucleotide transporter，ANT）、电压依赖性阴离子通道（voltage-dependent anion-selective channel，VDAC）、B 细胞淋巴瘤 2（B-cell lymphoma-2，Bcl-2）分子等的双层膜包裹的囊状结构。外膜通透性较大，容许分子量在 15kDa 以下的物质自由通过，内膜通透性小，大于 1.5kDa 的物质不易通过，该双层膜通透性的改变在细胞凋亡中起重要作用，而外膜通透性改变与内膜相比更具有凋亡特征。线粒体调节细胞凋亡有 3 种机制：① 线粒体电子传递与能量代谢的破坏；② 细胞氧化状态的改变；③ 线粒体膜通透性改变导致介导细胞凋亡分子的释放。其中线粒体膜通透性改变在细胞凋亡中起重要作用。

线粒体膜通透性的改变可释放多种分子启动凋亡，主要包括 CASP 前体、细胞色素 c（cytochrome c，Cyt-c，CASP 的激活剂）、暗黑破坏体 IAP 结合线粒体蛋白 [DIABLO IAP-binding mitochondrial protein，也称为第 2 个线粒体来源促凋亡的 CASP 激活剂（second mitochondria-derived pro-apoptotic activator of caspase，Smac），CASP 的协同激活剂] 和释放 HtrA 丝氨酸肽酶 2（HtrA serine peptidase 2，HTRA2），以及凋亡诱导因子（apoptosis-inducing factor，AIF，激活核酸酶裂解 DNA 成小片段）、凋亡抑制蛋白（inhibitor of apoptosis protein，IAP，CASP 的直接抑制剂）、内切核酸酶 -G（endonuclease G）等。简言之，MOMP 引起 Cyt-c、DIABLO 和 HTRA2 等物质的释放，随后激活启动 CASP9。

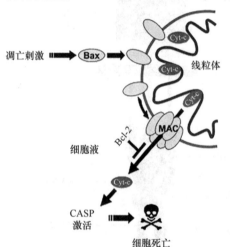

图 1-4　线粒体介导的细胞凋亡途径
MAC，线粒体膜通透性增高的膜间隙

1）Cyt-c：在脊椎动物细胞凋亡过程中，线粒体被认为是处于凋亡调控的中心位置，线粒体外膜的物理性损伤可导致定位于线粒体的 CASP 活化物释放，而最重要的分子是 Cyt-c。Cyt-c 是线粒体呼吸链的重要组成之一，线粒体膜通透性增高是释放 Cyt-c 的关键。

细胞损伤后，Cyt-c 从线粒体释放，并与凋亡蛋白酶激活因子 1（apoptosis protease activating factor 1，Apaf1，线虫 ced-4 的同源物）结合，并活化 CASP9 前体，进而激活 CASP3，引发 CASP 级联反应，从而诱发细胞凋亡（图 1-4）。

2）凋亡体（apoptosome）：也称为死亡复合体（death complex），是细胞线粒体对凋亡性死亡作出反应的关键步骤，它是由线粒体膜通透性增高而释放的某些线粒体蛋白（如 Cyt-c、Smac/DIABLO 等）启动的，是由 Cyt-c 和 Apaf1 形成的七聚体结构。Cyt-c 从线粒体间隙释放并结合细胞质中的 Apaf1 单体，诱导其变构与 ATP 稳定连接，随后形成七聚体凋亡体（heptameric apoptosome），再通过它的 CARD 募集并激活 CASP9 前体，激活的 CASP9 进一步水解，激活 CASP3、CASP6、CASP7，使凋亡达到峰值。

两条主要的细胞凋亡途径，因启动信号的亚细胞结构、部位不同，各自有其一定的独特性，但在细胞内凋亡信号转导中存在广泛的"交谈"（cross talk），形成了一个细胞凋亡的信号转导网络。如在死亡受体诱导的凋亡中，CASP8 对 Bcl-2 家族成员 Bid 的剪切可以活化线粒体途径，并使凋亡信号放大。线粒体就被作为凋亡信号的"放大器"（图 1-5）。依赖受体如 unc-5 神经突起生长导向因子受体 B（unc-5 netrin receptor B，UNC5B），也称为 UNC5H2 和结肠癌缺失分子（DCC）

神经突起生长导向因子 1 受体，可能通过激活起始 CASP9 或死亡相关蛋白激酶 1（death-associated protein kinase 1，DAPK1）去磷酸化来启动 DR 途径的细胞凋亡。由于 CASP8 或 CASP9 的激活并不能保证细胞死亡，CASP3、CASP6 和 CASP7 被认为是重要的"刽子手"，因为它们参与底物裂解和破坏亚细胞结构，使细胞最终获得凋亡形态。

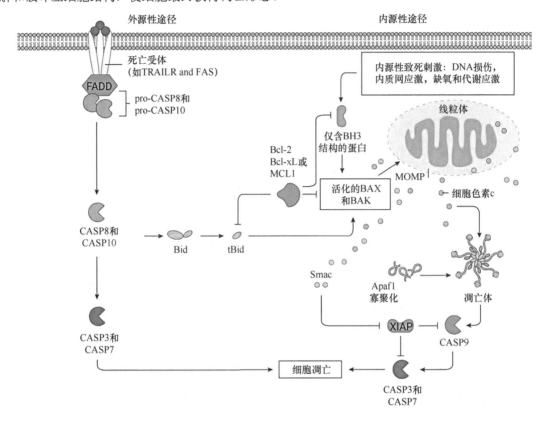

图 1-5　两个主要的凋亡信号途径的"交谈"
MOMP：线粒体外膜通透性；XIAP：X 连续凋亡抑制蛋白

　　（3）内质网应急途径：当新合成的蛋白质 N 折叠蛋白反应末端糖基化、二硫键形成及蛋白质由内质网向高尔基体转运等过程受阻时，非折叠或错误折叠的新合成的蛋白质在内质网中大量堆积，或者是 Ca²⁺ 平衡状态的打破，都会损伤内质网的正常生理功能，称为内质网应激反应（endoplasmic reticulum stress response，ESR）。

　　当 ESR 时，UPR 可激活 3 种转录因子，肌醇需求酶 1（IRE1）/内质网核心信号 1/（ERN1）、ERK/ 蛋白激酶样内质网激酶（PERK）和转录激酶因子 6（activating transcription factor 6，ATF6），引起未折叠的和错误折叠的蛋白质在内质网内沉积降解（图 1-6）。IRE1 是一个内质网 I 型跨膜糖蛋白，它有 3 个功能区，包括细胞质区的激酶域和核糖核酸酶（ribonclease，RNase）域、内质网腔中的氨基末端区域，能感知未折叠蛋白质的蓄积，并能跨过内质网膜进行 UPR 信息传递。PERK 也是一个内质网 I 型跨膜糖蛋白，ESR 时，N 端感受应激信号，免疫球蛋白结合蛋白（binding immunoglobulin protein，BIP）与 PERK 的二聚化位点解离，PERK 形成寡聚体且发生自身磷酸化而被激活。ATF6 是内质网上的 II 型跨膜糖蛋白，ESR 时，ATF6 与 BIP 分离，ATF6 以囊泡转移的方式从内质网膜转移到高尔基体，在高尔基体内被蛋白酶 S1P（site-1 protease）和 S2P（site-2 protease）切割，产生游离的 N 端片段。活化的 ATF6 N 端切割段转移到细胞核内作为转录因子与 ESR 元件结合，激活应激元件基因启动子区域，这些基因激活分子伴侣、折叠酶和环磷酸腺苷反应元件结合转录因子同源蛋白（C/EBP-homologous protein，CHOP）的转录（图 1-6）。

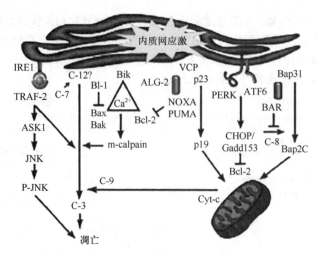

图 1-6　内质网应激途径

ESR 诱导细胞凋亡的 3 条主要信号途径（图 1-7）如下。

1）CHOP 通路：生长停滞及 DNA 损伤基因 153（growth arrest and DNA-damage-inducible gene 153，CHOP/GADD153）是 ESR 特异的一个转录因子，在其启动子中能与 C/EBP 和转录因子 fos-jun 家族成员形成异二聚体（heterodimer）。IRE1、PERK 和 ATF6 都能诱导 CHOP 的转录，其中 PERK-eIF2α-ATF4 是 CHOP 蛋白表达的主要途径。CHOP 能激活 GADD34、内质网氧化物蛋白（endoplasmic oxidoreductin-1-like protein，ERO1）和死亡受体 5（DR5）等凋亡反应蛋白。PERK 磷酸化酶 eIF2α 能诱导 ATF4、ATF3 和 CHOP 的表达，然后转录因子上调 GADD34，GADD34 通过蛋白磷酸酶（protein phosphatase，PP1）介导真核翻译起始因子 2α（eIF2α）去磷酸化，增加内质网伴侣蛋白（chaperonin）的生物合成。因此，在细胞应激状态时，内质网合成伴侣蛋白明显增加，过量表达的 CHOP 能促进细胞凋亡。ERO1 是一个内质网氧化酶，使内质网产生一个过氧化的环境。CHOP 可减少细胞糖化，增加内质网中活性氧（reactive oxygen species，ROS）的产生。干扰 ERO1 功能后可使内质网中的 ROS 减少，导致细胞的保护，表明 ERO1 是 CHOP 下游的重要凋亡效应子。CHOP 能转录性下调抗凋亡蛋白 Bcl-2 和上调死亡受体家族成员 DR5，Bcl-2 和 DR5 在非内质网应激的凋亡通路中有同样的作用。CHOP 还能与环磷酸腺苷（cAMP）反应元件结合蛋白（cAMP-response element binding protein，CREB）形成异二聚体，能抑制 Bcl-2 蛋白的表达，这可以促进线粒体的凋亡通路。

2）CASP 通路：在 ESR 诱导的细胞凋亡中 CASP 家族促凋亡蛋白也起着关键的作用。CASP12（一个鼠源性蛋白，大部分人不表达 CASP12，在人类是 CASP4 起该作用）定位于内质网外膜，是介导 ESR 引起凋亡的关键分子，非内质网应激性凋亡不能激活该分子，即在 DR 和线粒体凋亡途径中是不被活化的。动物实验发现，CASP12 缺陷鼠能抵抗 ESR 引起的凋亡，而对其他死亡刺激仍可发生细胞凋亡，这说明 CASP12 与 ESR 介导凋亡的机制有关，而与非内质网应激介导的凋亡无关。CASP12 活化的机制主要有下面几个方式：①细胞质中的钙活化蛋白酶 - 钙蛋白酶（calpain）是细胞质中另一半胱氨酸蛋白酶家族成员，其裂解与活化依赖于 Ca^{2+} 的存在。在 ESR 状态下，细胞内 Ca^{2+} 水平的升高引起细胞质中钙蛋白酶的活化并转位到内质网膜上，剪切内质网膜上的 CASP12 前体（pro-CASP12），使之活化并释放到细胞质中，同时活化的钙蛋白酶在环状结构域剪切 Bcl-xL，使之由抗凋亡分子变为促凋亡分子。②TRAF2 依赖性机制：CASP12 通过直接与 IRE1α 和转接蛋白 TRAF2 的联系而主动激活，具体机制尚不清楚。在正常状态下，细胞中的 TRAF2 与 pro-CASP12 形成稳定的异二聚体，而在 ESR 状态下，TRAF2 和 pro-CASP12 分离，引起 CASP12 的活化，并同时引起 JNK-IRE1 复合物募集 TRAF2，导致 JNK 磷酸化而活化。③CASP7 的内质网转位：ESR 时，CASP7 转位于内质网并活化，与 CASP12 形成复合物并剪切

pro-CASP12，破坏了膜与 CASP12 的联系，使之活化并释放到细胞质中。④葡萄糖调节蛋白 78（78-kDa glucose-regulated protein，GRP78）、CASP7、CASP12 复合物途径：ESR 诱导伴侣蛋白 GRP78 表达，并在内质网膜上与 CASP7 和 CASP12 形成复合物，阻止 CASP12 从内质网膜释放，脱氧腺苷三磷酸（dATP）可解离这种复合物，促使 CASP12 向细胞质转位并活化。

3）JNK 通路：c-Jun 氨基端激酶（c-Jun N-terminal kinase，JNK）属于丝裂原激活蛋白激酶（MAPK）家族或应激激活蛋白激酶（stress-activated protein kinase，SAPK）家族。IRE1 介导的 XBP1 剪接诱导的 UPR 能促进细胞的生存。激活的 IRE1，其胞质的酶结构域连接接头分子 TRAF2 与凋亡信号调节激酶 1（apoptosis signal regulating kinase-1，ASK1）共同形成 IRE1-TRAF2-ASK1 复合物，从而激活 JNK，活化后的 JNK 可从细胞质转移到细胞核中，通过磷酸化激活 c-Jun、c-Fos、EIK-1 等转录因子，而调节下游与凋亡相关靶基因的表达。活化的 JNK 也可以留在细胞质中，通过磷酸化直接调节 Bcl-2 家族成员的活性而介导细胞凋亡的发生。

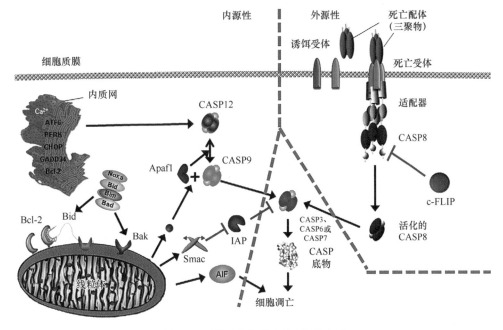

图 1-7 不同凋亡信号途径之间的交谈

外源性通路，细胞外死亡配体结合、膜受体三聚化、经由适配器募集和激活 CASP 启动子（CASP8）。在内源性通路，应急细胞经历由 Bcl-2 家族调控的涉及线粒体和内质网渗透性的区室变化，引起 CASP 启动子的活化。包括由 Cyt-c 释放在凋亡复合体中的 CASP9 或一系列分子相互作用之前发生的内质网中钙离子紊乱的 CASP2。不同的凋亡通路，活化启动子 CASP 和激活效应 CASP，随后裂解相关蛋白，引起细胞凋亡

3. 细胞凋亡信号转导系统 细胞凋亡信号转导特点为多样性、偶联性、同一性、多途性。主要的凋亡信号转导通路包括：①胞内 Ca^{2+} 信号系统；②cAMP/PKA 信号系统；③Fas 蛋白/FasL 信号系统；④神经酰胺（ceramide）信号系统；⑤二酰甘油（diacylglycerol）/蛋白酶 C（PKC）信号系统；⑥酪氨酸蛋白激酶（tyrosine protein kinase，PTK）信号系统（图 1-8）。

4. 细胞凋亡调控相关基因 细胞凋亡是一个多基因调控的过程。多数抑癌基因促细胞凋亡，多数癌基因抑制细胞凋亡。

（1）*Bcl-2* 基因家族：首先从第 14 和 18 号染色体异位断裂点 t（14，18）的滤泡性淋巴瘤中发现，Bcl-2 可抑制各种刺激诱发的细胞凋亡。进一步发现，Bcl-2 广泛存在于造血细胞、上皮细胞、淋巴细胞、神经细胞及多种瘤细胞，分布于线粒体内膜、细胞膜内表面、核膜及部分内质网。Bcl-2 可通过抗氧化、下调促凋亡蛋白释放（Cyt-c、AIF）、下调促凋亡蛋白 Bax/Bak 的细胞毒作用、抑制凋亡蛋白酶（CASP）激活，维持细胞钙稳态，发挥抑制细胞凋亡的作用。*Bcl-2* 基因家

族由一组 Bcl-2 的同源蛋白组成，含有 Bcl-2 同源结构域（Bcl-2 homology domain，BH）和跨膜结构域，4 个保守区具有同源结构域（BH1～4），20 多个家族成员分为三大类（图 1-9），其中抑凋亡成员具有 BH1 结构（Bcl-2、Bcl-xL、Bcl-w）、促凋亡成员具有 BH2 结构（凋亡调节因子 Bax、Bak、Bok、Bcl-xs）和仅有 BH3 结构的促凋亡成员（Bik、Blk、Hrk、Bim、Bnip3）和 BH4 结构的 Bcl-2 家族成员相互作用域死亡激动剂（BH3-interacting domain death agonist，Bid）、Bad。*Bcl-2* 基因家族分子通过形成同源二聚体或异源二聚体来调节细胞凋亡，只有形成同源二聚体才能有效发挥该基因的作用。Bcl-2/Bax 的比例对决定细胞凋亡的敏感性起重要作用，抑制凋亡因子／促进凋亡因子的总比率，最终决定细胞的生存或死亡（图 1-10）。MOMP 受 *Bcl-2* 基因家族严格控制，包括促凋亡（如 Bax、Bak）和抑凋亡（如 Bcl-2 和 Bcl-xL）成员。

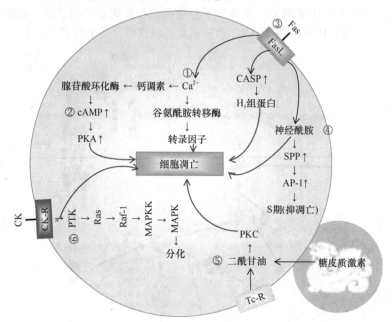

图 1-8　主要的凋亡信号转导通路

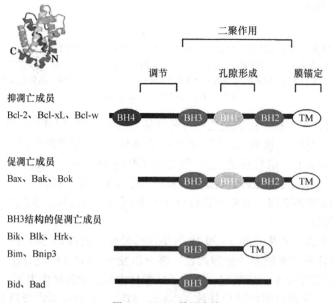

图 1-9　*Bcl-2* 基因家族

Bcl-2 基因家族由一组 Bcl-2 的同源蛋白组成，含有 Bcl-2 同源结构域和跨膜结构域，4 个保守区具有同源结构域（BH1～4），
20 多个家族成员分为三大类

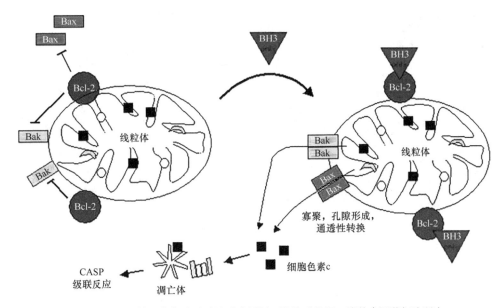

图 1-10 *Bcl-2* 基因家族分子通过形成同源二聚体或异源二聚体来调节细胞凋亡

1）Bcl-2 的结构：Bcl-2 是最早发现的可抑制细胞凋亡的蛋白质，由 *Bcl-2* 基因编码。*Bcl-2* 基因是从滤泡性淋巴瘤相关的 t（14；18）染色体易位的断裂点克隆到的。*Bcl-2* 基因有 2 个外显子，转录后经选择性剪切产生 2 个蛋白质，分别为分子量 26kDa 的 Bcl-2α 和分子量 22kDa 的 Bcl-2β。对 Bcl-2α 的研究较多（以下简称 Bcl-2），它是定位在线粒体膜、核外膜和内质网外膜的整合素，通过操控线粒体膜间隙蛋白质的释放对细胞凋亡加以调控。Bcl-2 的主要作用并非加速细胞分裂、增殖，而是抑制细胞凋亡，延长细胞生存。Bcl-2 在成熟和衰老细胞中不表达或低表达。

2）Bcl-2 在正常组织中的表达：①在成人的上皮组织中，Bcl-2 的表达可分为两大类：一类受内分泌控制，在激素作用下的上皮组织中出现了 Bcl-2 的不同表达与定位；另一类不受内分泌控制。在后一类中，Bcl-2 主要表达在增殖状态的细胞内，如皮肤、咽、气管黏膜的基底细胞及肠隐窝细胞。②在成人的前列腺中，Bcl-2 主要表达在不依赖雄激素的细胞内，如基底细胞，而对雄激素敏感的分泌细胞则不表达 Bcl-2。这一发现对临床治疗可能有指导作用，因为 Bcl-2 表达阳性的前列腺癌对激素治疗不敏感。③增生状态的子宫内膜腺中 Bcl-2 表达强阳性，这使内膜细胞在月经周期开始时能够存活，随着月经周期的进行，该蛋白质的表达量逐渐减少。④ Bcl-2 在乳腺小叶上皮组织中的表达最强，其表达水平在月经期末也会减少。⑤在骨髓的前体细胞中 Bcl-2 表达阳性，而在成熟的细胞中表达阴性。

3）Bcl-2 在肿瘤中的表达与肿瘤发生的相关性：Bcl-2 可在多种肿瘤中表达，如造血系统肿瘤（白血病、淋巴瘤）、乳腺癌、神经母细胞瘤、鼻咽癌、前列腺癌、肺鳞癌、肺腺癌等。Bcl-2 阳性的肿瘤要比 Bcl-2 阴性的肿瘤预后差。在 85% 的滤泡型恶性淋巴瘤中，存在 t（14；18）（q32；q21），这一染色体易位使位于 14 号染色体长臂的免疫球蛋白重链基因和位于 18 号染色体的 *Bcl-2* 基因的转录活性位点拼接，造成 *Bcl-2* 基因的过度表达，使 B 淋巴细胞免于凋亡而长期存活，并可能附加其他基因的突变而发展成淋巴瘤。Bcl-2 的免疫染色最常用于区别反应性滤泡增生和滤泡性淋巴瘤，阳性染色位于细胞质，在滤泡性淋巴瘤的滤泡中出现 Bcl-2 表达强阳性，而反应性滤泡增生只在滤泡中心的单个细胞内出现阳性（大多数是 T 细胞）。染色上的这一区别并非由于 Bcl-2 mRNA 的下调或减少，而主要是因为翻译后导致蛋白质水平下降，此时，Bcl-2 免疫染色不能用于区别不同类型的淋巴瘤（图 1-11）。

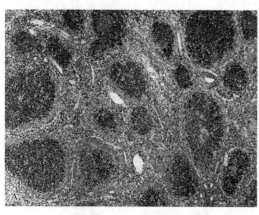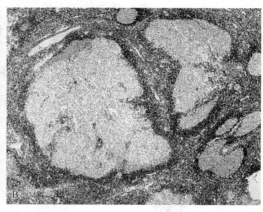

图 1-11　Bcl-2 免疫染色区别
A. 淋巴瘤（滤泡性）；B. 反应性滤泡增生

现在已经发现，*Bcl-2* 既是抗凋亡基因，又是一种新型的耐药基因。单独 Bcl-2 蛋白的表达增多不足以引发肿瘤状态，但因为 Bcl-2 能够增强细胞的生存能力，*Bcl-2* 基因可能与某些癌基因和病毒产生协同作用，*Bcl-2* 和 *c-myc* 的协同作用已经在这两种基因的转基因小鼠中得到证实，这种包含 *Bcl-2* 和 *c-myc* 两种基因的小鼠比缺少其中任何一种基因的小鼠能够更快地发生肿瘤。

4）Bcl-2 家族的其他成员：① Bcl-xL（Bcl-2 like 1，BCL2L1）：是一个重要的抑制细胞凋亡的蛋白质，由 *Bcl-x* 基因编码。*Bcl-x* 基因在人类有 2 种 cDNA 形式，*Bcl-xL* 和 *Bcl-xs*。Bcl-xL 蛋白在大小、结构上均与 Bcl-2 极为相似；相反，Bcl-xs 蛋白则缺乏与 Bcl-2 高度同源的 63 个氨基酸。Bcl-xs 与 Bcl-2、Bcl-xL 不同，它具有促进细胞凋亡的作用，转染 Bcl-xs cDNA 的细胞，可使 Bcl-2 丧失抑制细胞凋亡的作用。② Bax（Bcl-2 associated X，Bax）：是应用免疫共沉淀方法获得的，分子量为 21kDa 的促进凋亡因子，在保守区 BH1、BH2、BH3 都与 Bcl-2 同源。Bax 高表达，能促进和加速细胞凋亡，增加细胞对凋亡信号的敏感性。野生型 P53 蛋白（widespread type P53，WTP53）可以诱导 Bax 的合成，从而促使 DNA 受损的细胞发生凋亡。③ Bak（Bcl-2 antagonist/killer 1，BAK1）：是另一个促进凋亡的因子，与 Bax 相似，在适当的刺激下，Bak 可促进细胞凋亡，增加细胞凋亡的敏感性；与 Bax 不同的是，Bak 在 EB 病毒转化的细胞株中抑制细胞凋亡。另有报道，它还能抑制由细胞毒试剂——维生素 K_3 诱导的凋亡。

5）Bcl-2 家族成员的相互作用：细胞内 Bax 高表达时，细胞对死亡信号敏感，可加速细胞凋亡，当 Bcl-2 高表达，细胞则长期存活；Bcl-2 可与 Bax 形成异源二聚体，抑制细胞凋亡。因此，Bcl-2/Bax 的比例对决定细胞凋亡的敏感性起重要作用，抑制凋亡因子 / 促进凋亡因子的总比率，最终决定细胞的生存或死亡。

Bcl-2 过度表达并不影响 Bax 的表达，但是可以抑制细胞质中 c-myc 的蓄积和 CASP3 的活性，进而促进神经元的存活。Bcl-2 可通过抑制氧自由基而发挥抗细胞凋亡作用。正常情况下，Bcl-2 和 Bax 在细胞内保持平衡，Bcl-2 家族能调节线粒体膜的通透性，下调 Bcl-2 或过度表达 Bcl-2 家族中促凋亡基因 Bax 均能增加线粒体膜的通透性。研究大鼠模型时发现，应用西洛他唑（cilostazol）清除羟氧基和氧自由基，可以减少缺血区的 Bax 蛋白表达水平，相应地提高 Bcl-2 蛋白表达和抑制 Cyt-c 的释放，减少缺血脑组织梗死的体积，抑制细胞凋亡和氧化性死亡。

（2）CASP 家族：1993 年发现 *Ced-3* 基因和哺乳动物白介素 -1β 转换酶（interleukin-1β-converting enzyme，ICE）基因存在功能和序列相似性，1996 年将 ICE/Ced-3 统一命名为 caspase。其中"c"指半胱氨酸，"aspase"指天冬氨酸，即该酶的作用部位都在天冬氨酸残基后的位点上。

1）CASP 家族成员：至今已发现至少有 14 种 CASP（图 1-12A），在哺乳动物细胞中，CASP 可分为 4 组：启动性 CASP（CASP2、CASP8、CASP9 和 CASP10）、效应 CASP（CASP3、

CASP6 和 CASP7）、炎症性 CASP（CASP1、CASP4、CASP5、CASP11、CASP12 和 CASP13）和角化相关的 CASP（CASP14）。人 CASP4 和 CASP5 分别是小鼠 CASP11 和 CASP12 的功能同源物。小鼠基因组缺乏 CASP10。启动性 CASP 和效应性 CASP 可调节细胞凋亡，而炎症性 CASP 控制细胞凋亡。CASP3、CASP6 和 CASP7 是各种类型的细胞凋亡中必需的杀手 CASP，它们通常分别被 CASP8 和 CASP9 激活。CASP8 可协调 TNF 诱导炎症、凋亡和坏死性凋亡的反应，TNF 是 NF-κB 通路最有效的生理诱导因子之一，可以反激活、编码细胞因子和促生存因子的基因，这种效应是通过包括 FADD 在内的 TNFR1 复合物来实现的。活化的 CASP8 通过切割受体相互作用蛋白激酶 1（RIPK1）使 TNFR1 复合物失活，从而有利于 CASP3 或 CASP7 的激活和随后的细胞凋亡。

CASP2 和 CASP10 是在某些条件下导致 RCD 的替代启动子 CASP，但其潜在机制尚不清楚。CASP1、CASP4、CASP5 和 CASP11 通过裂解焦孔素（gasdermin，GSDM）家族成员，特别是 GSDMD（gasdermin D）来引发焦亡，从而诱导孔隙形成和质膜破裂。CASP12 参与内质网应激相关的 RCD（尽管这一发现后续没有相关深入研究并存在争议），并作为抗炎调节因子，部分原因是抑制了 CASP1 炎症体和 NF-κB 通路。

2）CASP 分子结构：像许多蛋白酶一样，CASP 蛋白酶的特征为：①都是半胱氨酸蛋白酶（cysteine protease），最初以非活化的酶原形式存在于细胞质中，必须经过剪切形成活性亚单位才能发挥作用；② CASP8 和 CASP10 有 4 个结构域，包括小亚基、大亚基、CASP 激活、CASP 募集域（caspase recruitment domain，CARD）和 DED。CASP1、CASP2、CASP4、CASP5、CASP9 和 CASP12 缺乏 DED 修饰，但包含其他 3 个结构域。相比之下，效应 CASP（CASP3、CASP6 和 CASP7）和 CASP14 都需要其他酶作用裂解成小亚基和大亚基组装成活性酶（图 1-12B、C），这些活化的 CASP 可以切割底物，如下游的 CASP、细胞结构蛋白和免疫分子，从而导致细胞死亡和炎症。CASP 可以识别其底物中至少 4 种相邻的氨基酸，即 P4-P3-P2-P1，这些底物在 C 端残基（P1）后被 CASP 裂解，作用部位都在天冬氨酸（aspartic acid，Asp）残基后的位点，被切断后从酶原转化成活性蛋白酶，依据一定的顺序，裂解一些重要的蛋白质底物，在即将死亡的细胞中介导高效而特异的蛋白质水解，裂解 DNA 酶的抑制剂，使得 DNA 酶被激活，进一步降解 DNA 为 180～200bp 的片段。因此，CASP 在细胞凋亡的启动和完成中起重要作用，是细胞凋亡的执行者。

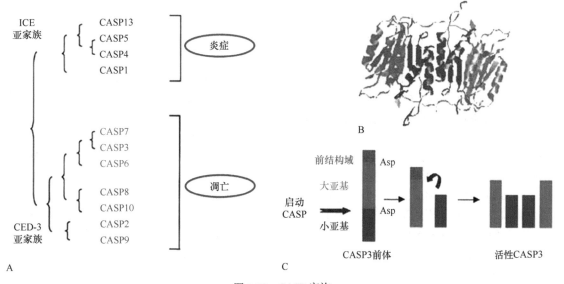

图 1-12 CASP 家族
A. CASP 家族成员；B. CASP3 的结构模型；C. CASP3 的活化过程

3）CASP 的作用底物：凋亡细胞独特的形态特征与活化的 CASP 裂解一系列蛋白质底物有关。细胞凋亡过程一旦启动，就有不同的蛋白质被裂解。目前，已知的底物有：①与基因组功能相关的酶，如多聚（ADP-核糖）聚合酶 [poly（ADP-ribose）polymerase，PARP]，这是依赖 DNA 的蛋白激酶 460kDa 的催化亚基，组成 DNA 复制复合物的 140kDa 多肽；②结构蛋白（核和细胞质骨架），如核层蛋白、肌动蛋白等，细胞凋亡时细胞核骨架和胞质骨架的分解被易化；③核有丝分裂相关蛋白，如核内有丝分裂装置蛋白（NUMA）、D4G 等；④ DNA 断裂因子（DNA fracture factor，DFF），复合物中的 45kDa 多肽水解后，DFF 活化引起 DNA 断裂。

（3）IAP 家族：IAP 构成第三类调节蛋白，IAP 结合并抑制 CASP，它们同样具有泛素连接酶（ubiquitin ligase）的功能，促进与之结合的 CASP 的降解。IAP 以具有杆状病毒 IAP 重复序列（baculoviral IAP repeat，BIR）功能域为特点。人类细胞中存在 9 个 IAP 家族成员，包括 XIAP（hILP、MIHA、ILP1）、cIAP1（MIHB、HIAP-2）、cIAP2（HIAP-1、MIHC、API2）、NAIP、ML-IAP、ILP2、livin（KIAP）、apollon 和 survivin（生存素）。尽管如此，并不是所有含 BIR 的蛋白质都是抑制凋亡的，其中有些并不抑制 CASP。IAP 被称为 Smac/DIABLO（次级线粒体源性的 CASP 启动子 / 低 pI 的直接 IAP 结合蛋白，second mitochondria-derived activator of caspase/direct IAP binding protein with low pI）的蛋白质所抑制，即在细胞凋亡过程中，该蛋白质随 Cyt-c 从线粒体释放，促进 CASP 的活化，结合并抑制 IAP。有研究表明，以上蛋白质的过度表达，都可以不同程度地抑制多种细胞凋亡。作用强度为 XIAP > cIAP2 > cIAP1 > survivin。

1）IAP 家族蛋白生存素：生存素的表达具有高度的肿瘤特异性，它存在于大多数人类肿瘤，但不存在于正常的组织。在神经母细胞瘤中生存素的表达导致侵袭性更强，预后不良。尽管生存素具有 BIR 功能域，但其是否直接作为凋亡抑制因子尚不清楚。生存素对细胞周期的完成也是必需的。在某些情况下，生存素的过度表达会抑制凋亡，如在转基因小鼠皮肤中表达生存素使其抗凋亡功能较在细胞分裂中的功能更为显著。在体内外，生存素均可抑制紫外线 B（ultraviolet B，UVB）诱导的凋亡，却不影响 CD95 引起的细胞死亡。生存素非磷酸化突变体的表达可引起 Cyt-c 的释放及细胞死亡，在异种肿瘤移植物模型中，这种突变可以抑制肿瘤的生长并减少肿瘤播散。有报道说，生存素与肿瘤细胞的抗药性、肿瘤转移过程中的血管生成有关。

体外实验表明，生存素可特异性地与细胞死亡蛋白酶的终末阶段分子 CASP3 和 CASP7 结合，因此对于暴露于多种凋亡刺激因素，如 Fas（CD95）、Bax、CASP 及化疗药物的细胞可起到抑制 CASP 活性和细胞死亡的作用。CASP3 是 DR 途径及线粒体途径介导的凋亡过程中必需的死亡因子，在细胞中，CASP3 通过与线粒体中 p21 或与 IAP 家族成员 ILP2 的作用可使其失活。生存素和 Bcl-2 基因都是由无 TATA 且富含 GC 的启动子调节的，因此推测二者具有调节转录的共同机制，从而产生协同作用，发挥抗凋亡效应。生存素可作用于细胞周期调节因子细胞周期蛋白依赖性激酶（CDK）4，使 CDK2/ 细胞周期蛋白 E（cyclin E）活化并使 Rb 磷酸化。生存素 /CDK4 复合物的形成，可使 p21 从 p21/CDK4 复合物中释放，并作用于 pro-CASP3，形成 pro-CASP3/p21 复合物，抑制 pro-CASP3 激活成活化的 CASP3，从而发挥其抗凋亡作用。

2）cIAP2：IAP 家族的另一个成员 cIAP2 受到染色体转位 t（11；18）（q21；q21）的影响，约50% 的黏膜相关淋巴组织（mucosa-associated lymphoid tissue，MALT）淋巴瘤中存在该现象，这说明 cIAP2 在 MALT 淋巴瘤的发生中具有一定的作用。在黑色素瘤细胞株中黑色素瘤凋亡抑制蛋白（melanoma-IAP，ML-IAP）的表达水平很高，而在原代细胞中并非如此，表明表达 ML-IAP 的黑色素瘤细胞株较不表达者能更显著抵抗药物诱导的凋亡。

（4）Fas：是 1989 年由两家实验室同时发现的在细胞株表面介导凋亡的蛋白质分子，属于肿瘤坏死因子受体（TNFR）和神经生长因子受体（nerve growth factor receptor，NGFR）家族，分子量为 45kDa，是一种具有重要功能的膜受体，含 1 个死亡功能域，是由 317 个氨基酸组成的 I 型跨膜糖蛋白，细胞外有 3 个富含半胱氨酸结构域（cysteine-rich domain，CRD），具有 TNFR 超家族的特点。FasL 是主要由免疫系统表达的配体，为 T 淋巴细胞上 Fas 的天然配体（ligand），又称为 CD95L。FasL 为 Ⅱ 型膜蛋白，是 TNF 家族成员，FasL 与表达 Fas 的细胞结合即导致后者走向凋亡。

许多肿瘤细胞有广泛的 Fas 抗原表达，如结肠癌、乳腺癌、肝癌、肾细胞癌、膀胱癌、前列腺癌、恶性胶质瘤等。Fas 能抑制肿瘤细胞增殖，诱导凋亡。许多耐药与复发的肿瘤中常有 CD95 和 FasL 突变，尤其在淋巴瘤、白血病和肠癌患者中常有 Fas 的表达，对预后有一定的影响。抗肿瘤的免疫活性细胞，如细胞毒性 T 细胞（cytotoxic T lymphocyte，CTL）在介导肿瘤细胞死亡的机制中有凋亡作用，其主要是通过渗透性溶解的凋亡方式，即在诱导肿瘤细胞凋亡中有多个穿孔素在肿瘤细胞膜聚集成小管道，颗粒酶进入肿瘤细胞，引起肿瘤细胞 DNA 切割，导致细胞凋亡；同时 CTL 也可以释放一些细胞因子，诱导肿瘤细胞上调凋亡抗原 Fas，后者与 CTL 上的 FasL 结合，激活肿瘤细胞中 DNA 核酸内切酶使细胞凋亡。反之，肿瘤细胞也可以引起 CTL 的凋亡，有些肿瘤细胞高表达 FasL，可以激活 CTL 上的 Fas，导致 CTL 凋亡。

（5）*p53*：1979 年莱恩（Lane）等在乳头多瘤空泡病毒（papovaviruses）、猿猴空泡病毒 40（simian vacuolating virus 40，SV40）感染的小鼠细胞中发现了 *p53* 基因，随后研究证实 *p53* 来源于细胞而不是病毒，在同一年报道的化学致癌剂转化的小鼠细胞同样表达 *p53* 肯定了这一结论。*p53* 基因定位于染色体 17p13.1。编码的正常 WTP53 蛋白存在于细胞核内，作为转录因子的核蛋白，一般以同源四聚体的形式存在于细胞中，即 4 个相同的多肽亚基组装在一起。在 20 世纪 80 年代初发现，*p53* 基因主要表现在癌中，因此认为 *p53* 基因是一种癌基因。后来研究发现，最初的 *p53*cDNA 是以肿瘤细胞的 mRNA 为模板合成（并不是正常细胞），而随后在正常细胞中获得的 *p53*cDNA 并不能使细胞转化，相反抑制了细胞的转化，在比较两种来源的 *p53*cDNA 的序列之后发现，两者的区别在于肿瘤细胞中 *p53*cDNA 的序列中有一个碱基的替换——一个点突变，这个突变导致了 P53 蛋白中的一个氨基酸的改变。研究发现，在 30%～50% 的人类肿瘤中都存在 *p53* 等位基因的点突变，该结果显示 wtp53 等位基因的实际功能是抑制细胞增殖，当其阅读框发生点突变时，P53 蛋白就会获得促进细胞增殖的功能，因此当初发现的在癌细胞中的 *p53* 基因实际上是突变型基因。*p53* 基因发生突变后，因空间结构的变化影响其转录、活化功能，从而丧失 wtp53 抑制肿瘤作用，反而具备癌基因的功能，通常在 DNA 结合域中发生氨基酸替换。突变的 *p53* 还能有效干扰同一个细胞中 wtp53 亚基与其形成四聚体复合物干扰 P53 的正常功能。在 1989 年确定 *p53* 基因是一种抑癌基因。*p53* 并不是一种典型的抑癌基因，并不是正常细胞增殖中的负性调控因子，而是特异地阻止非正常细胞的出现，尤其是阻止那些可能发展成肿瘤的细胞。

p53 的转录活性对其促凋亡功能是非常重要的。*p53* 可以通过诱导 $p21^{CIP1}$ 的表达使细胞周期停滞，并通过诱导许多凋亡蛋白的表达促进凋亡。CASP 激酶的级联反应，通常在 1h 内导致细胞破裂，它能被 *p53* 及外界刺激细胞信号活化，特别是由细胞表面死亡受体转导的信号［如 CD95、肿瘤坏死因子相关凋亡诱导配体受体 1（TRAIL-R1）和 TRAIL-R2］及诱导线粒体途径中一些蛋白质表达（如 Bax、NOXA、PUMA 和 p53AIP1）的信号活化。除此之外，*p53* 的转录非依赖活性介导了一些促凋亡效应，包括蛋白质和蛋白质之间的相互作用，以及线粒体中的直接效应和细胞表面死亡受体的重新分布。当细胞中的 DNA 损伤时，可以激活 wtp53，作为转录因子通过抑制周期蛋白依赖性激酶（cyclindependent kinase，CDK，该酶促使细胞从 G_1 期进入 S 期），阻止 DNA 损伤后的细胞进入增殖周期的进程，允许细胞修复，DNA 避免突变。如修复成功，细胞进入 S 期；如修复失败，则通过活化 *Bax* 基因使细胞凋亡，以保证基因组的遗传稳定。因此，*p53* 的激活可以阻止细胞增殖或启动细胞凋亡程序（图 1-13）。消化道上皮组织因最易受到食物中所含致癌物质的影响而受损或恶性变，为维持正常功能，上皮组织每 3～5 天更新 1 次，主要以凋亡方式进行，凋亡过程中常有抑癌基因（*p53*、*Rb* 等）的激活和表达。基于 wtp53 基因在维持细胞生长、抑制细胞恶性增殖中的重要作用，*p53* 被誉为基因卫士和分子警察（molecular policeman）。

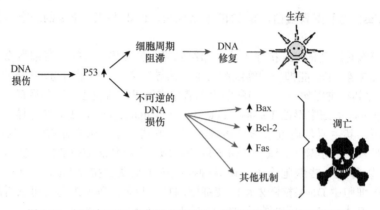

图 1-13　细胞中 DNA 损伤时上调 P53，使细胞周期停滞和细胞凋亡

P53 蛋白是由泛素蛋白酶体系统降解，该系统由两个重要的上游调控者组成，即鼠双微体基因 2（murine double minute 2，MDM2）和生长素响应因子（auxin response factor，ARF）基因，即 *MDM2* 降解 P53，*ARF* 抑制 MDM2。在正常细胞中 P53 的快速降解由 MDM2（在人类细胞中）和 MDM4（P53 binding protein homolog mouse，在小鼠细胞中）的蛋白质调控。MDM2 是一种泛素连接酶，将 P53 作为一个合成后需要立即被泛素化标记且迅速降解的靶蛋白来识别，通过蛋白酶体靶向抑制 P53 的作用。在许多人类肿瘤中，MDM2 的人类同源基因（HDM2）均有过度表达或扩增。通过对 MDM2 的拮抗物研究发现，另一个影响 MDM2 的机制是小鼠细胞中的 *p19^{ARF}* 和人类细胞中的 *p14^{ARF}*，通过精确的序列分析后被命名为 *ARF* 基因，它的序列与周期蛋白依赖性激酶抑制子 *p16^{INK4A}* 基因重叠，后者是 CDK4 和 CDK6 的抑制剂，可启动 Rb 的磷酸化。通过 MDM2 与 ARF 的相互作用可使 P53 逃离 MDM2 介导的泛素化降解，或 MDM2 直接磷酸化失活后稳定并活化 P53，引起蛋白酶体的靶向破坏，使细胞周期停滞和细胞发生凋亡。ARF 能快速诱导 P53 水平的上调就是因为 ARF 能结合并抑制 P53 的敌人——MDM2，即敌人的敌人就是朋友。在正常情况下，MDM2 的作用是保证 P53 的浓度维持在较低的水平。同时，P53 转录因子的一个重要靶基因就是 *MDM2* 基因，当作为转录因子被激活时，P53 促进 MDM2 的合成，而 MDM2 促使 P53 降解。这个悖论的解释又说明 *p53* 突变不能激活 MDM2，从而使 P53 逃离降解，并高水平地积累，因此免疫组化可以检测到多数肿瘤细胞中高浓度、无功能、突变的 P53 分子，此时 P53 的半衰期可以延长到 24h。此外，很多翻译后修饰可以增强 P53 的转录活性，包括磷酸化、甲基化、糖基化、核糖基化和乙酰化。P53 蛋白分子的半衰期较短，约 20min，说明 P53 是一种高度不稳定的蛋白质，被合成后可迅速被降解。因此在细胞稳态（在静止细胞和终末期细胞）中该蛋白质的水平很低，诱导细胞凋亡是困难的，但在许多细胞生理作用的刺激下，如应激、缺氧、DNA 损伤可使细胞内的生长调节机制失衡。如果 P53 迅速降解受阻，其功能活化，将导致 P53 的共价修饰，会调节其作为转录因子的活性，激活多种基因表达，通过翻译后机制对各种形式的应激做出反应，如参与凋亡、衰老、生长阻滞等。

30%~50% 及以上的人类肿瘤中发现有 *p53* 基因的缺失和突变，则凋亡过程减弱，尤其在结肠癌、肺癌、乳腺癌和胰腺癌中，*p53* 突变更为多见。*p53* 基因异常方式包括纯合缺失和点突变。在大多数肿瘤中两个 *p53* 等位基因可均有失活。具有遗传性 *p53* 基因突变的患者，如利-弗劳梅尼（Li-Fraumeni）综合征，存在散在的 *p53* 阅读框多种点突变，其发生第二次突变产生恶性肿瘤的可能性高于 *p53* 基因正常的人群的 25 倍，主要发生肉瘤、乳腺癌、白血病等。那些遗传了 *p53* 等位基因突变的家族成员在生命早期将有更高的可能发生某种恶性变，不同肿瘤发生的年龄不同，如 5 岁时易发生肾上腺皮质癌，16 岁时易发生肉瘤，25 岁时易发生脑肿瘤，37 岁时易发生乳腺癌，50 岁时易发生肺癌等。

二、凋亡细胞的形态特征

1. 凋亡细胞的形态学

（1）凋亡细胞表面特殊结构的丧失：凋亡细胞丧失了特殊的表面结构（如微绒毛等）和接触区，形成光滑的轮廓，容易从周围活细胞中分离出来。

（2）细胞体积缩小：①细胞质细胞器集中（squeeze）；②细胞膜出芽（budding）或起泡（blebbing）；③细胞质致密；④细胞皱缩（shrinkage）（图 1-14）。

（3）凋亡细胞中细胞器保持完整：①线粒体不肿胀，内膜不破裂；②短暂滑面内质网（smooth endoplasmic reticulum，SER）扩张，扩张间隙与细胞表面融合；③有时有聚集排列的半结晶状核糖体（ribosome）；④可有与细胞表面平行的微丝束（microfilament bundle）。

（4）细胞核内染色质结构改变：凋亡细胞最具特征性的改变在于细胞核。细胞核改变包括：①核质固缩（pyknosis）；②染色质边集（margination）；③核质紧实（compaction）；④核膜皱折（fold）。在透射电镜（transmission electron microscope，TEM）下，染色质浓缩在一起呈颗粒状、半月形

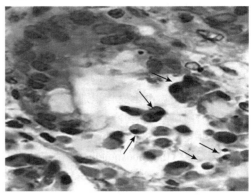

图 1-14 结肠上皮细胞的凋亡
箭头示凋亡的细胞

蘑菇状，或完整的念珠形；核孔集中于少数区域，浓缩的染色质并不贴附在核膜上；转录复合物（transcriptional complexes）从核仁中脱落到核质中呈一簇嗜锇酸小体。残留的核仁蛋白核心转移到周围染色质特征性部位。核扭曲、断裂呈若干片段，所有片段开始时均有核膜包绕。

（5）形成凋亡小体：凋亡细胞细胞质芽突并脱落形成若干个由质膜包绕的小体，称为凋亡小体（apoptotic body）。凋亡小体中可含有细胞器的成分和细胞核碎片。

2. 凋亡细胞被清除的过程 凋亡细胞或凋亡小体迅速被邻近的实质细胞（通常为同类细胞，为同源性 homogeneous）或吞噬细胞（为异源性 heterogeneous）识别、吞噬（图 1-15），被噬于吞噬细胞体内形成吞噬体（phagosome），所以凋亡小体最常见于细胞异吞噬体（heterophagosome）中，经溶酶体消化后形成溶酶体残留小体（lysosomal residual bodies），最终被降解。偶尔凋亡小体逃避被吞噬，如凋亡的导管上皮可以掉入导管腔中，这种凋亡小体最终丧失其密度，膜断裂。细胞凋亡被吞噬后留下的空隙由周围细胞填充，不留痕迹。

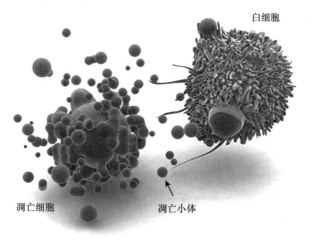

白细胞

凋亡细胞　凋亡小体

图 1-15 扫描电镜下白细胞吞噬凋亡小体
箭头（↑）示凋亡小体

（1）凋亡发生早期细胞体积缩小（＜50%）、密度增加、细胞质细胞器保留完整，说明细胞是有选择性地丧失了水和电解质，而较致密的结构成分得以保留下来，这种水分的迅速输出可能在内质网，使之在与细胞表面融合前呈短暂性扩张。

（2）细胞质、细胞核冒泡的机制还不十分清楚，在细胞核冒泡时，TTG的活性可在受损细胞中检测到，TTG是交联蛋白酶，能使蛋白质变质而不被溶解，在凋亡细胞膜下构成一层由TTG诱导的交联蛋白质形成的僵硬壳，引起凋亡细胞的形态改变。因此，TTG与凋亡细胞体积缩小和不溶解性有关。

（3）凋亡细胞、凋亡小体被邻近吞噬细胞或其他细胞识别与吞噬，这需要一种特殊的非免疫性识别机制。近期研究显示，人体巨噬细胞通过巨噬细胞玻连蛋白受体（macrophage vitronectin receptor）与凋亡的中性粒细胞或其他凋亡细胞上的相关配体相连接。巨噬细胞玻连蛋白是整合素家族的一个成员，属于细胞黏附分子（cell adhesion molecule，CAM），分子量为75kDa，分布于血浆和组织中。至于受体识别凋亡细胞表面配体后发生连接的性质还有待于进一步研究。除了巨噬细胞吞噬凋亡细胞外，上皮细胞、肿瘤细胞也有这一功能，最近发现吞噬细胞上至少有三类受体，包括植物凝集素（phytohemagglutinin）、磷脂酰丝氨酸受体（phosphatidyl serine receptor）和血栓连接素（thrombospoudin），凋亡细胞上出现有相应的配体，可介导两者相互应答反应。

（4）吞噬细胞的识别机制

1）凋亡细胞表面膜结构发生改变，表面糖蛋白失去唾液酸侧键，使原来处于隐蔽状态的单糖暴露出来，其与吞噬细胞表面的植物凝集素结合而被吞噬。

2）细胞膜内侧的磷脂酰丝氨酸翻露到细胞外，被吞噬细胞表面相应的受体识别，并吞噬。

3）吞噬细胞可以分泌血栓连接素，也是细胞外基质（ECM）成分，存在于血小板、巨噬细胞、内皮细胞、成纤维细胞中，可黏附纤连蛋白（fibronectin，FN）、纤维蛋白原和糖蛋白。

4）介导多种细胞相互作用的或细胞表面的蛋白多糖、硫酸酯等受体也可与凋亡小体表面的相应成分结合而有利于凋亡小体被吞噬。

（5）定时电动摄像研究发现，凋亡开始得很突然，受致死亡刺激后不久，被攻击的细胞突然皱缩、冒泡并凋亡，这时期仅持续数分钟，然后产生皱缩的凋亡小体。凋亡小体一旦形成，停留在组织中被辨认出来的时间为4～9h，这个时间段与巨噬细胞在体内吞噬大生物结构完全被降解的时间相符，由于这一过程很短，因此在组织切片中，所见到的凋亡小体即便是少量地增加，也可能隐藏着较大的细胞丧失率，如在历经3天细胞数已丧失50%的萎缩组织中，这时在光镜下见到的凋亡小体数还不到5%。凋亡发生迅速，在短期内即完成细胞死亡和细胞被清除。凋亡细胞迅速被吞噬，其空隙由周围细胞来填充，凋亡小体的完整膜使之周围缺乏炎症反应。

（6）尽管凋亡对细胞死亡来说是非常有意义的生物学行为，但至今为止凋亡表现在不同组织中仍有不同的名称，如：①存在于淋巴滤泡生发中心中的含有凋亡淋巴细胞或其他细胞碎片的巨噬细胞，称为可染体巨噬细胞（tingible body macrophages）；②银屑病中的凋亡性角化细胞称为西瓦特小体（Civatte bodies）；③病毒性肝炎中凋亡的肝细胞称为康斯曼小体（Councilman bodies）。

3. 细胞凋亡和细胞坏死的区别 细胞凋亡与细胞坏死是不同的过程与生物现象。在形态学、生化代谢、分子机制、结局和意义等方面都有本质的区别。

坏死常是由于严重紊乱了细胞外环境条件所致，并伴有不可控制的细胞肿胀和破裂，细胞坏死首先是细胞膜通透性的增加，继之细胞外形发生不规则变化，内质网扩张，细胞核染色质不规则移位，进而线粒体和细胞核肿胀，溶酶体破坏，细胞膜破裂，细胞质外溢，周围引起炎症反应，形态上表现为核固缩、碎裂、溶解。坏死的细胞内ATP和蛋白质的合成受抑与终止。细胞坏死常显示出被杀的特点，常为成组细胞同步发生。

凋亡细胞的特征如前所述，细胞收缩变圆与周围细胞脱离，失去表面结构，细胞质浓缩，内质网扩张与细胞膜融合，线粒体无明显变化。细胞核染色质密度增加并凝聚于核膜下，核仁裂解，进而细胞膜内陷将细胞自行分割为多个具膜包裹的凋亡小体，这种细胞死亡过程不发生溶酶体、线粒体及细胞膜破裂，没有细胞内含物的外泄，故不引起炎症反应，不影响局部微环境和周围组织的次级损伤，凋亡时 ATP、某些 mRNA 和蛋白质的合成仍在进行，细胞第二信使系统仍能活动。发生凋亡的细胞有蛋白质和 RNA 合成的功能，有某些特殊基因的表达，显示出主动自杀性特点。从形态学方面鉴别凋亡与坏死，见表 1-1 和图 1-16。

表 1-1 凋亡与坏死的主要鉴别

比较指标	凋亡	坏死
细胞形态	细胞膜出芽、冒泡，但完整性好	细胞完整性破坏
过程	核固缩，细胞质浓染，细胞脱离，形成凋亡小体	细胞肿胀，细胞核淡染，凝固性坏死，无膜性小体
细胞器	细胞器未遭破坏，细胞质浓缩	细胞器肿胀、溶解
染色质	染色质致密、凝集或边集浓染	染色质疏松变性、粗糙、块状
溶酶体	完整	损伤
线粒体	浓缩，跨膜电位受损，Cyt-c 释放等	肿胀，破坏，ATP 生成受损
染料排斥试验	开始排斥	染料掺入（细胞膜破坏或通透性增加）
DNA 破坏机制	核酸内切酶作用，DNA 裂解为 180～200bp 或其倍数片段（核小孔处裂开），梯状电泳条带	随机降解，弥漫性细胞膜损伤，扫尾状电泳条带
蛋白质	CASP 活化	非特征性降解
底物	特异性降解	非特异性水解
对 ATP 的要求	必须	无须
组织分布	活组织中单个细胞或小簇细胞	成片细胞死亡，破坏组织结构
结局	凋亡小体可被同种或异种细胞识别、吞噬	吞噬细胞碎片、溶解
组织反应	不引起炎症反应，无整个组织崩解，不诱发组织的再生与修复，细胞生长增殖，凋亡	引起炎症反应，继发性组织损伤，诱发组织再生与修复，形成瘢痕，坏死，补偿性增生，细胞增殖

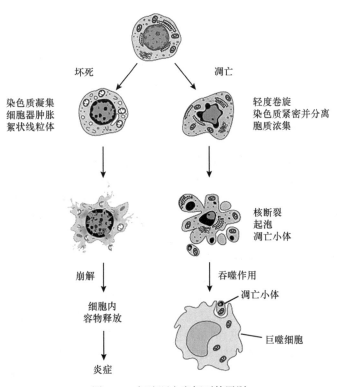

图 1-16 细胞凋亡和坏死的区别

三、凋亡与疾病

1. 诱发细胞凋亡的因素

（1）诱导性因素：①激素和生长因子失衡，如在部分生理性萎缩与退化中有凋亡机制参与，凋亡在正常周期性刺激的上皮（如人体子宫内膜表皮等）细胞更新中与核分裂相平衡。临床使用大量糖皮质激素时可导致淋巴细胞凋亡。②射线、高温、酸、碱、乙醇、抗癌药物等理化因素。在有些情况下凋亡明显表现为对某些细胞具有选择性，如睾丸经放射或暴露于放射性药物后，精原细胞选择性死亡，而间质细胞却保留着（保留了性功能、性特征，但生精能力降低）。③免疫性因素，如细胞毒性 T 细胞（cytotoxic T，CTL）分泌穿孔素在靶细胞膜聚合，使之释放颗粒酶，其能够进入靶细胞并活化靶细胞中的 CASP。此外，颗粒酶 B 可直接剪切 Bcl-2 家族成员 Bid 以活化线粒体死亡途径，导致靶细胞凋亡。④微生物学因素，如人类免疫缺陷病毒（HIV）感染使 $CD4^+$ 细胞凋亡等。

（2）抑制性因素：包括细胞因子 [IL-2/ 神经生长因子（NGF）] 和激素 [促肾上腺皮质激素（ACTH）、睾丸酮、雌激素]，可抑制靶细胞的凋亡。反之，一旦细胞因子释放减少或信号转导及受体功能障碍，就会引起效应细胞的凋亡发生，如前列腺、肾上腺皮质在嗜该器官的激素减少后（由于手术或药物的作用）可引起细胞萎缩；哺乳后乳腺的生理性萎缩与退化；结扎主导管后腮腺的萎缩等，在这些萎缩中部分有上皮细胞的凋亡参与。其他因素如金属阳离子（Zn^{2+}）、药物（苯巴比妥、半胱氨酸蛋白酶抑制剂）、病毒（EB 病毒、牛痘病毒）等，均能抑制靶细胞的凋亡。

2. 细胞凋亡异常增加的情况

（1）神经退行性变性疾病（neurodegene-rative disease）：是一类严重影响人类健康的常见病，神经元死亡是一些神经退行性变性疾病的共同特征，其中包括较少数病程进展较快（2～3 年）的肌萎缩侧索硬化（amyotrophic lateral sclerosis，ALS）及病程较长（20 年或更长）的如帕金森病（Parkinson disease，PD）、阿尔茨海默病（Alzheimer disease，AD）、亨廷顿病（Huntington disease，HD，亨廷顿舞蹈症）等，某些导致这些疾病的发病机制现已得到基本确认，其中线粒体功能失调及由线粒体介导的神经细胞凋亡在神经退行性变性疾病发生、发展中起了重要作用。线粒体是控制细胞凋亡的中心和产生氧自由基的主要场所，线粒体功能失调可以导致许多神经退行性变性疾病的发生。氧化应激是指活性氧生成与抗氧化防御系统之间的不平衡状态，可在活性氧生成超过抗氧化防御系统时或者在抗氧化剂活性降低时发生，导致线粒体能量代谢失调，进一步损伤线粒体，从而促进神经退行性变性疾病的发生、发展，如 AD 中线粒体氧化应激与退行性疾病神经元凋亡存在重要联系，其能够增加线粒体膜的通透性、抑制线粒体呼吸链功能和导致线粒体 DNA 损伤，从而导致细胞凋亡。

（2）损伤性疾病：临床上，急性肾损伤（acute kidney injury，AKI）的主要病因包括败血症、缺血再灌注损伤（ischemia reperfusion injury，IRI）和内源性及外源性毒性物质作用。AKI 的主要病理学改变为肾小管损伤。1992 年，舒默（Schumer）等的研究首次证实 AKI 中存在细胞凋亡的现象，而缺血再灌注损伤和毒性物质（如顺铂）所引起的 AKI 有不同的导致细胞凋亡的发病机制。在 AKI 中，肾皮质和髓质都有凋亡的细胞，主要出现在近曲小管和远曲小管的上皮细胞。多种肾保护药物，如米诺环素（minocycline），均能通过减少肾小管上皮细胞凋亡以减轻 AKI。最新研究显示，针对 CASP3 的裸小干扰核糖核苷酸能够保护猪的离体肾冷缺血造成的损伤。尽管多种类型病因导致的 AKI 中都有细胞凋亡的证据，但是引起凋亡的上游信号通路各有不同。研究表明，缺氧条件下培养的肾小管上皮细胞，缺氧可直接改变 MOMP，导致 Cyt-c 的释放，Cyt-c 与 Apaf1 结合，进一步激活 CASP9，即内源性凋亡通路。该通路中，Bcl-2 蛋白家族成员 Bak 和 Bax 能够促进细胞凋亡，而这两个基因的敲除能够减轻 AKI。缺血和败血症所引起的 AKI 中，死亡受体 TNF-α、Fas 和配体相结合后可募集适体蛋白，然后激活 CASP8，即外源性凋亡通路。TNF-α 受体敲除的小鼠能够抵抗顺铂造成的 AKI。内质网应激激活 CASP12 也是肾小管上皮细胞凋亡的通路。

（3）感染性疾病：病毒感染导致的细胞死亡多数属于细胞凋亡，可能引起细胞凋亡的病毒，包括腺病毒、HIV、肝炎病毒等。HIV-1 感染可使被感染者体内 $CD4^+$ 细胞数量减少，最终导致艾滋病。细胞凋亡是 HIV-1 诱导细胞死亡的一个重要机制，HIV 可直接诱导细胞凋亡，也可以通过活化作用，通过同源被感染的细胞的介导，以及 $CD8^+$ T 细胞诱导细胞凋亡，且细胞因子在 HIV 诱导细胞凋亡的过程中发挥着重要的作用。HIV 编码的蛋白质可以通过各种不同的机制诱导感染和未被感染的细胞凋亡。HIV 感染伴随着被感染和未被感染 HIV 的 $CD4^+$ T 细胞中细胞凋亡的增多。HIV-1 表达的病毒蛋白 R（VPR）不仅通过使 $CD4^+$T 细胞周期停止在 G_2 期而诱导细胞凋亡外，还可直接导致线粒体膜通透性增加激活内源性凋亡途径诱导细胞死亡。HIV 病毒的外膜糖蛋白 120（gp120）与 $CD4^+$ T 细胞的交叉结合可引起对 Fas 介导的杀伤作用敏感性的升高，在已激活的 $CD4^+$ T 细胞中，gp120 的交叉结合可引起细胞凋亡（可能由干扰素（IFN）、TNF 或两者同时介导）、Bcl-2 表达的下调及 CASP3 的活化。另外，破伤风抗毒素（tetanus antitoxin，TAT）还被视为在未被感染的 T 细胞中的细胞凋亡的诱导者，它可能是通过依赖于 Fas 的机制，或过氧化物歧化酶的抑制作用，或者周期蛋白依赖性激酶（cyclindependent kinase，CDK）的活化作用诱导细胞死亡。由于负调控因子（Nef）蛋白在 HIV 病毒的致病性中是必需的，所以 HIV 编码的 Nef 蛋白已经被视为一个潜在的细胞凋亡的中介体。HIV 蛋白酶直接分裂 CASP8，并且通过对抗凋亡蛋白质 Bcl-2 的蛋白酶的降解作用而改变细胞对凋亡的易感性，但 HIV 蛋白酶不能影响未感染细胞的死亡。CTL 介导的靶细胞凋亡：CTL 活化后大量表达并分泌 FasL，释放颗粒酶，可借助穿孔素构筑的小孔穿越靶细胞膜，激活另一个起始于 CASP10，引发 CASP 级联反应，导致靶细胞凋亡。

在病毒性肝炎中，由于机体对病毒发生免疫反应，可引起肝细胞的凋亡，表现为嗜酸性小体的形成，甚至肝细胞碎屑状坏死中也有凋亡机制的作用。

（4）缺血性损伤：心肌缺血再灌注损伤中细胞凋亡情况主要表现为 4 个方面。①缺血早期的细胞凋亡为主；②梗死灶周边的细胞凋亡为主；③轻度缺血区的细胞凋亡为主；④发生缺血再灌注损伤较单纯缺血时的细胞凋亡增加。

心力衰竭时由于氧化应激 / 压力、容量负荷增加、神经 - 内分泌失调、TNF、缺血、缺氧可引起心肌细胞凋亡。引起凋亡的机制：①氧化应激：超氧化物歧化酶（superoxide dismutase，SOD）的作用；②受体 Fas 上调导致 FasL 反应；③ P53 激活。缺血性脑病有相似的情况。

3. 凋亡过度减少的情况 以细胞凋亡不足为特征的疾病包括肿瘤、自身免疫病和某些病毒感染的疾病等。细胞凋亡不足，可导致细胞群体失稳态，病变细胞异常增殖或凋亡减少，将影响器官功能。

（1）自身免疫病：最主要的特征是自身抗体或致敏 T 细胞攻击含有自身抗原的细胞，造成器官、组织损伤。淋巴细胞发育成熟过程中，约有 95% 的细胞发生凋亡。正常情况下，免疫系统在发育过程中通过细胞凋亡可将针对自身抗原的免疫细胞有效清除。胸腺通过正向选择（positive selection）将具有与非己抗原——主要组织相容性复合体（major histocompatibility complex，MHC）抗原结合的 T 细胞受体（T cell receptor，TCR）的单阳性细胞选择性地保留和存活下来，并进入外周 T 细胞库，这样可以确保正向选择的 T 细胞不会针对自身抗原而仅针对非己抗原产生免疫反应。如 TCR 基因发生重排时，TCR 基因某一连接点上发生等位基因无意义突变，不能产生或产生不正确的 TCR 分子，细胞即发生凋亡。即使产生正确的 TCR 分子，细胞还必须经过进一步严格选择的机制，使可能导致自身免疫病的细胞凋亡，这就是胸腺的阴性选择（negative selection）机制。胸腺通过阴性选择将具有与自身抗原——MHC 抗原有高度亲和力的 TCR 的双阳性细胞选择性地去除（即在自身抗原与胸腺上皮细胞膜的 MHC 分子共同作用下，通过细胞凋亡而清除）。如果胸腺功能异常，阴性选择机制失调，那些针对自身抗原的细胞就可存活并增殖，进而攻击自身组织，产生自身免疫病，如多发性硬化症、1 型糖尿病（胰岛素依赖型糖尿病）、慢性甲状腺炎等。在淋巴细胞中调节细胞凋亡的一个重要的细胞表面受体为 Fas，病毒感染或抗原刺激能诱导 T 淋巴细胞产生 FasL，FasL 与靶细胞表达的 Fas 结合能引起靶细胞的凋亡。

B 细胞的发育过程与 T 细胞相似，编码免疫球蛋白的基因片段要经过基因重排才能在细胞表面产生独特的个体型免疫球蛋白的受体。发育成熟的 B 细胞表面免疫球蛋白，在抗原的刺激下可引起克隆消除，从而把可能引起自身反应性的 B 细胞清除掉，这就是 B 细胞的阴性选择机制。成熟白细胞的寿命以天计算，凋亡一批，生成一批，互相交替，非常严格有序，若细胞凋亡障碍，只生不死，就会出现白细胞堆积而发生白细胞增生症。如果 B 细胞的发育过程发生错误重组，表面免疫球蛋白就不能正常表达，对自身抗原反应的细胞来说该凋亡的不凋亡，即发生自身免疫病。60% 的系统性红斑狼疮（systemic lupus erythematosus，SLE）患者外周血中存在可溶性 Fas，它能竞争性地抑制 Fas 和 FasL 的相互作用，结果减少了 Fas 介导的凋亡而加速了自身免疫性淋巴细胞的增生。Bcl-2 过量表达的转基因小鼠亦通过影响 B 细胞的凋亡而出现 SLE 类似症状。此外，Bcl-2 过量表达也与自身免疫性糖尿病有关。因此，从细胞凋亡角度看，自身免疫病的发病是由于细胞凋亡不足，未能有效清除自身免疫性淋巴细胞所致。迄今为止，糖皮质激素仍是治疗自身免疫病的有效药物之一，其主要机制就是诱导那些异常存活的自身免疫性 T 细胞凋亡。

（2）感染性疾病：生物因素引起的组织损伤称为感染，炎症是感染的主要形式。炎症的基本病变中，渗出是最重要的。炎症时，从血管渗出的中性粒细胞在病灶中完成抗炎任务后，不能重回血管，需要启动细胞凋亡的机制，使炎症终止。创口修复中的肉芽组织、成纤维细胞增生与胶原分泌，以及随后成纤维细胞转变为纤维细胞及瘢痕形成，凋亡机制也可能参与愈合。

肿瘤相关的 EB 病毒（Epstein-Barr virus，EBV）和人单纯疱疹病毒 8（human herpes simplex virus 8，HHV8）或者卡波西肉瘤相关疱疹病毒编码 Bcl-2 同源性蛋白。来自 EBV 的 BHRF1 和来自 HHV8 的 KSbcl-2（vBcl-2）这两个病毒蛋白均具有抗凋亡功能并能增强感染细胞的存活。由此看来，在病毒感染后，它们有助于肿瘤的形成并使肿瘤抵抗治疗。病毒感染（腺病毒、疱疹病毒、痘病毒等）与细胞凋亡之间关系密切，表现在病毒基因及其表达产物对细胞凋亡具有显著的调节作用。病毒感染时通过其特定基因组的表达，可抑制或促进细胞凋亡，与病毒形成长期潜伏感染、致正常细胞的恶性转化、调节免疫功能、自身免疫病的发病等有着极为密切的关系。病毒的靶目标是宿主活细胞，它需要利用宿主细胞的物质和能量系统来复制自己，完成自身的生活周期。病毒侵入对细胞造成的损害，以及为病毒复制需要而表达的病毒蛋白，都会激发宿主细胞的凋亡机制，这对周围未感染细胞和机体是一种保护，但对病毒的大量复制则是不利的。经过选择和进化的病毒具有抑制细胞凋亡的能力，病毒通过自身抗凋亡基因的表达或者激活宿主细胞的抗凋亡基因的表达以阻止细胞凋亡，完成病毒的复制和生活周期。如 SV40 的 T 抗原和人乳头状瘤病毒（human papilloma virus，HPV）的 E6 蛋白通过灭活 P53 而抑制细胞凋亡，因此在病毒感染的局部常呈增生性改变，如尖锐湿疣等。部分病毒是肿瘤发生的诱因，与肿瘤发生密切相关，称为肿瘤相关病毒（tumor-associated virus），如 EBV、HPV、乙型肝炎病毒（HBV）、丙型肝炎病毒（HCV）等。在 EBV 阳性的伯基特（Burkitt）淋巴瘤细胞株中，含死亡效应结构域的凋亡抑制蛋白（FLIP）和 CASP8 比例的升高与对 CD95 介导的凋亡的抵抗相关。FLIP 的病毒类似物称为病毒性 FLIP（v-FLIP），由一些肿瘤病毒编码，包括 HHV8，在潜在感染 HHV8 的细胞中，v-FLIP 的表达水平较低，而在卡波西肉瘤进展期表达增加，这种情况也出现在体外培养的淋巴瘤细胞中。因此，v-FLIP 可能赋予了 v-FLIP 编码病毒的持续性和致瘤性。虽然 FLIP 的表达可通过 DR 途径阻碍凋亡，但它并不抑制由穿孔素/颗粒酶、化疗药物或放疗诱导的细胞死亡，在小鼠模型中它介导了肿瘤的免疫逃逸。在体内，穿孔素/颗粒酶途径存在的情况下，FLIP 表达水平高的肿瘤逃避了 T 细胞介导的免疫。因此，FLIP 水平高的肿瘤细胞具有选择优势。FLIP 过度表达也可以通过穿孔素缺乏的自然杀伤细胞（natural killer cell，NK cell）防止肿瘤的抵抗。此外，人黑色素瘤和鼠科 B 细胞淋巴瘤细胞株可表达高水平 FLIP，它在 DR 水平上干扰凋亡。

近来还发现某些 DNA 病毒，如 HPV 和 SV40，其致癌作用是通过它们的癌蛋白与活化的 Rb 蛋白或 P53 蛋白结合而使得转录因子 E2F 活化实现的。

（3）肿瘤性疾病：在多细胞器官中，有效的生理机制控制着细胞增殖和内环境的稳定。很多这种生长调控机制都和凋亡相关：在不当部位细胞的过度增殖或生长均会引起细胞凋亡。目前认为细胞增殖和分化异常是肿瘤发病的机制之一，而凋亡受抑、细胞死亡不足是肿瘤发病的另一机制。肿瘤细胞对凋亡的抵抗可能是癌症发生的基本特征。肿瘤在形成中，过表达生长促进的癌基因如 c-myc，腺病毒早期区 1（E1A）或者 E2F-1 的细胞是对凋亡不敏感的细胞。除了表达促进细胞增殖的蛋白质，肿瘤的发生、发展还需要抗凋亡蛋白的表达或者必要的凋亡前体蛋白失活。

许多人类恶性肿瘤细胞对生理刺激做出凋亡反应的能力显著下降。肿瘤细胞通过表达抗凋亡蛋白，或者下调或使促凋亡蛋白突变，获得对凋亡的抵抗力。多种肿瘤组织（如前列腺癌、结肠癌等）中 Bcl-2 基因的表达显著高于周围正常组织，提示这些肿瘤与细胞凋亡减少有关。肿瘤细胞可以通过不同的机制获得对凋亡的抗性，这些机制在不同水平干扰了凋亡信号，其中一种机制是抗凋亡基因的过表达，滤泡性 B 细胞淋巴瘤的特点是染色体易位 t（14；18），偶联 Bcl-2 基因至免疫球蛋白重链，导致 Bcl-2 表达增强。Bcl-2 和癌蛋白 c-myc 或者急性前髓细胞性白血病中的前髓细胞性白血病视黄酸受体（PML-RAR）可融合蛋白协同作用，由此可导致肿瘤的形成。一些研究证实了高水平 Bcl-2 表达和人类肿瘤恶性程度相关。此外，体内实验和体外实验表明 Bcl-2 的表达可引起机体对多种化疗药物和放疗的抵抗，在一些肿瘤中，高水平 Bcl-2 的表达与对化疗的低反应性相关，并可能预示较短的无瘤生存期。乳腺作为激素控制的靶器官，乳腺细胞凋亡受激素控制，细胞凋亡调控异常是乳腺癌发生的原因之一。雌激素受体（estrogen receptor，ER）或孕激素受体（progesterone receptor，PR）阳性的乳腺癌采用内分泌干预的抗雌激素治疗，能使瘤细胞发生凋亡。Bcl-2 阳性乳腺癌产生耐药的主要机制是抑制化疗药物多柔比星（阿霉素）诱发细胞凋亡的作用。前列腺癌是男性激素依赖性肿瘤，随着前列腺特异性抗原（prostate specific antigen，PSA）的应用，新发现的前列腺癌增多。雄激素依赖性前列腺癌（androgen-dependent prostatic carcinoma，ADPC）Bcl-2 阴性时，性腺切除、雄激素拮抗剂的治疗有效，其机制是诱导对雄激素敏感的癌细胞在缺乏雄激素后凋亡；雄激素非依赖性前列腺癌（androgen-independent prostate cancer，AIPC）Bcl-2 阳性时，上述治疗效果差。对于 70% 的转移性前列腺癌患者只有短暂疗效，3 年内复发转变为 AIPC。

除了过表达抗凋亡基因外，肿瘤还可以通过下调或使促凋亡蛋白突变获得对凋亡的抗性，在某些类型的癌症中，可发生促凋亡 Bcl-2 家族成员 Bax 突变。两种较常见的突变是：移码突变（frameshift mutation）导致表达丢失；BH 功能域的突变导致功能丧失。发生移码突变的肿瘤细胞株对凋亡更具有抵抗力。Bax 的表达下降与对化疗的反应性差相关，并在某些情况下缩短了存活期。除此以外，其他研究表明，野生型 Bax 的失活在肿瘤的克隆演变中赋予了其很强的优势，给裸小鼠注入野生型或突变 Bax 克隆，在这两种情况下，如果 Bax 没有表达，均可产生肿瘤。

大约 50% 的肿瘤中有 p53 的突变。当 p53 基因突变或缺失时，细胞凋亡减弱，机体肿瘤的发生率明显增加，如在非小细胞肺癌中 p53 基因突变率为 50% 以上，小细胞肺癌甚至高达 80%。许多肿瘤凋亡指数（apoptotic index，AI）与肿瘤进展、预后有关。在基底细胞癌中，癌细胞异型性和分化程度应为高度恶性的肿瘤，其生物学行为却为低度恶性表现，仅为局部浸润，很少转移，研究发现，该肿瘤中细胞凋亡明显，这对降低肿瘤浸润与转移有一定的关系。

在不同的癌细胞株中可以观察到，X 连锁凋亡抑制蛋白相关因子 1（X-linked inhibitor of apoptosis protein associated factors 1，XAF1）的表达下降，可能是由于 XAF1 与 XIAP 结合，从而在 CASP 水平抵抗其抗凋亡功能。

转移性黑色素瘤可以通过另外一种途径避免线粒体依赖的凋亡。这些肿瘤往往不表达凋亡蛋白酶激活因子（apoptotic protease activating factor-1，Apaf1），该分子可以形成凋亡体，并且 Apaf1 基因座具有很高的等位基因丢失（allelic loss）率。剩余的等位基因通过基因甲基化（methylation）发生转录失活。Apaf1 阴性的黑色素瘤不能对化疗发生反应，这种状况在该类型肿瘤中较为常见。

此外，在很多肿瘤中出现 DR 下调或失活。死亡受体 CD95 在一些肿瘤细胞中是减少的，如与它们的正常组织相比，在肝癌、结肠癌、黑色素瘤和其他一些肿瘤中表达减少。或许，通过转录下调引起的 CD95 的丢失是抗药性和免疫逃逸的原因。癌基因 ras 可能下调 CD95，并且在

CD95 表达缺失的肝癌中伴有 *p53* 的异常。据报道，在骨髓瘤和 T 细胞白血病中有几种 CD95 基因突变，突变包括 CD95 细胞质死亡功能域中的点突变及可以导致死亡受体截断形式的缺失，CD95 的这些突变形式可能通过明显相反的途径干扰由其诱导的凋亡。在遗传性 CD95 突变的家族中，常导致自身免疫性淋巴细胞增殖综合征（autoimmune lymphoproliferative syndrome，ALPS）。在肿瘤中，同样也观察到了死亡受体 TRAIL-R1 和 TRAIL-R2 的缺失和突变。在头颈部癌症和非小细胞肺癌中，染色体 8p21-22 的缺失可影响 TRAIL-R2 基因，TRAIL-R1 或 TRAIL-R2 的外功能域或死亡功能域中发现有突变，进一步的突变导致这些 TRAIL 受体缩短或转为其他抗凋亡形式。

在肿瘤中干扰 DR 介导的细胞凋亡的另一种机制，可能是作为死亡配体诱饵的可溶性受体的表达。到目前为止，两种不同的可溶性受体——可溶性 CD95（soluble CD95，sCD95）和诱饵受体 3（decoy receptor 3，DcR3）已被证明可以竞争性地抑制 CD95 信号转导。sCD95 在多种恶性肿瘤中可表达，在癌症患者的血清中表达水平升高。血清 sCD95 水平与黑色素瘤患者预后不良相关。DcR3 与 CD95L 和 TNF 家族成员 LIGHT（一种与淋巴毒素同源的细胞因子）结合后可诱导其表达，并与单纯疱疹病毒（herpes simplex virus，HSV）糖蛋白 D 竞争疱疹病毒入侵介质（herpesvirus entry mediator，HVEM，这是一种 T 细胞表达的受体），抑制 CD95L 诱导的细胞凋亡，它在肺癌和结肠癌中有基因扩增，在几种腺癌、胶质瘤细胞系和胶质母细胞瘤中过表达。DcR3 在大鼠胶质瘤模型中的异位表达导致免疫细胞浸润减少，表明 DcR3 参与了恶性胶质瘤的免疫逃逸。在各种癌细胞系中都可以观察到 XAF1 的表达减少，表明 XAF1 与 XIAP 结合，并在 CASP 水平上拮抗其抗凋亡功能。大部分肿瘤依靠磷脂酰肌醇 3 激酶 / 蛋白激酶 B 通路（PI3K/Akt）途径改变的生存信号而不依赖于能防止正常细胞死亡的生存信号。致癌基因（如 *ras* 或 *BCR-ABL*）可以增强 PI3K 的活性，在卵巢癌细胞中 PI3K 的催化亚单位得到增强。第 10 号染色体上缺失与张力蛋白同源的磷酸酶（PTEN）是 PI3K 的细胞性抵抗物，在进展期肿瘤中常缺失。在不同的癌症类型中可以发现 PTEN 的突变率较高。

在神经母细胞瘤中，*n-myc* 致癌基因被放大，在该肿瘤中，启动子 CASP8 常由于基因缺失或甲基化而失活，CASP8 缺失的神经母细胞瘤细胞可以抵抗 DR 介导的凋亡和阿霉素介导的凋亡。

在机体与肿瘤细胞的对抗中，细胞凋亡具有十分重要的生物学意义。一方面，机体利用细胞凋亡机制，主动出击、围剿、清除肿瘤细胞，实现机体的抗肿瘤作用；另一方面，肿瘤细胞不仅通过 DR 途径，还通过干扰穿孔素 / 颗粒酶途径来抵抗细胞毒性淋巴细胞的杀伤。丝氨酸蛋白酶抑制剂 PI-9/SPI-6 的表达可以抑制颗粒酶 B（granzyme B），导致肿瘤细胞对细胞毒性淋巴细胞的抵抗，引起免疫逃逸，维持肿瘤细胞高速增长。肿瘤的形成、恶化或消退是两者相互制约、相互对抗的结果。增加癌细胞的凋亡能干扰肿瘤的生物学过程。

4. 细胞凋亡不足与凋亡过度并存的情况　人类组织器官通常由不同种类的细胞构成，如心脏的主要细胞是心肌细胞和心肌间质细胞，血管则以内皮细胞和平滑肌细胞为主。由于细胞类型的差异，各种细胞在致病因素的作用下，有些细胞可以表现为凋亡不足，而另一些细胞则可表现为凋亡过度，因此在同一疾病或病理过程中两种情况可同时并存。动脉粥样硬化（atherosclerosis，AS）的粥样斑块中，内皮细胞凋亡，而平滑肌细胞的增殖始终占主导地位，使 AS 的血管壁变厚、变硬。研究表明，当血管平滑肌增殖活性升高的同时，伴随的细胞凋亡活动也有所增强，试图维持平滑肌细胞数的动态平衡。正常情况下，血管平滑肌细胞也有低水平（约 0.06%）凋亡存在，在 AS 过程中血管平滑肌细胞的凋亡大幅度升高。有人定量地测定冠状动脉粥样硬化病灶内凋亡的平滑肌细胞可达 29%，显然，平滑肌细胞的凋亡是为了抗衡平滑肌增殖，是一种防止血管壁增厚的保护性反应。有学者在实验性经皮腔内冠状动脉成形术（percutaneous transluminal coronary angioplasty，PTCA）后再狭窄模型中发现，在内皮损伤后第 9 天，平滑肌细胞增殖与凋亡均达到峰值，但细胞凋亡数仅为增殖数的 75%，因此，增殖与凋亡相抵后平滑肌细胞数的净增值仍然增加。最近有学者提出，促进平滑肌细胞凋亡防止其过度增殖是抗 AS 的新思路。

此外，细胞凋亡机制在其他许多疾病，如骨质疏松、1 型糖尿病、白血病、胶原病、皮肤病、肝病及胃、肠道疾病等的发生和发展中均具有重要作用。对细胞凋亡的研究必将为上述疾病的防治开辟新的领域。

5. 针对细胞凋亡的治疗策略　目前临床上所采用的各种抗肿瘤的治疗方法，如化疗、放疗、物理治疗、生物治疗、促细胞分化治疗甚或基因治疗多是通过诱导细胞凋亡，以求达到治疗肿瘤的目的。抗癌药物分为 DNA 损伤剂、抗代谢药、有丝分裂抑制剂、核苷酸类似物或拓扑异构酶（topoisomerase）抑制剂，用这些药物进行治疗或者放疗能引起细胞应激并最终导致细胞死亡，但在肿瘤治疗中癌细胞的耐药则是化疗中最棘手的问题。

（1）合理利用凋亡因素：如中、小剂量放疗可引起细胞凋亡而不引起坏死（坏死对组织损害较大）。低剂量照射使急性 T 细胞性白血病发生细胞凋亡；TNF-α 可在体外引起白血病细胞株 U937 凋亡；高温（43℃）时肿瘤细胞发生凋亡；神经生长因子（nerve growth factor，NGF）可防止阿尔茨海默病；激素依赖性肿瘤治疗中配合内分泌干预等。

（2）干预凋亡信号转导：如化疗药物阿霉素通过促进靶细胞中 Fas/FasL 表达增加，使肿瘤细胞凋亡。治疗诱导的细胞应激最终可导致肿瘤细胞死亡，特别是肝肿瘤细胞死亡的最明确的机制涉及 CD95 系统。肿瘤化疗常激活细胞内应激活化蛋白激酶（stress-activated protein kinase，SAPK）通路，SAPK 是 MAPK 家族的成员，可调节凋亡蛋白 1（apoptotic protein 1）转录因子的活性，已知凋亡蛋白 1 促凋亡靶基因是 CD95L 和 TNF-α。此外，由活性氧中间体的产生和谷胱甘肽（GSH）的消耗引发的氧化应激也可诱导 CD95L 的表达。

（3）调节凋亡相关基因：肿瘤细胞的凋亡中，P53 是一关键的分子，如通过基因转移将 *wtp53* 导入 *p53* 基因突变肿瘤细胞来抑制肿瘤增生；利用核酸干扰技术或反义寡核苷酸技术下调突变型 P53、Bcl-2、IAP（如生存素）的活性与表达，减弱其对细胞凋亡的抑制；使异常表达癌基因失活或修复突变基因、向肿瘤细胞导入细胞凋亡活化基因，如 CASP、Bax、Bad 等，使其过表达可诱导细胞凋亡；导入药物敏感基因，有助于细胞凋亡。如上所述，P53 被 MDM2 所抑制，但 MDM2 与 ARF 结合后可失去活性。放疗或化疗可引起细胞应激，或者通过抑制 MDM2 直接活化 P53 而诱发细胞凋亡，或者间接地由 ARF 活化引起 MDM2 失活。ARF 可以被增殖癌基因（如 *ras*）所抑制。活化的 P53 可反式激活凋亡前体基因，包括 Bax、NOXA、CD95 和肿瘤坏死因子相关凋亡诱导配体受体 1（TRAIL-R1）以促进凋亡（图 1-17）。化疗药物，如核苷酸类似物 5- 氟尿嘧啶（5-fluorouracil，5-FU）可通过转录调节 P53 依赖性机制诱导 CD95 的产生，它们同样参与 SAPK/JNK 途径，最终导致 CD95L 的上调，CD95 和 CD95L 的上调可引起细胞自杀或杀伤邻近细胞。显然，这不是化疗药物引起细胞死亡的唯一途径，很多药物可直接通过线粒体途径发挥作用。除此以外，细胞的死亡并不一定需要 CASP 的激活，化疗药物是否具有单独的主要效应途径值得研究。也许，这种途径有赖于应激刺激、细胞类型、肿瘤环境和许多其他因子。由于化疗和放疗主要通过诱导凋亡发挥作用，因此对凋亡信号途径中关键分子的调控能直接影响治疗，引起肿瘤细胞死亡。此外，抗凋亡 Bcl-2 家族成员也参与了肿瘤对凋亡的抵抗，如在细胞株中，Bcl-xL 可以

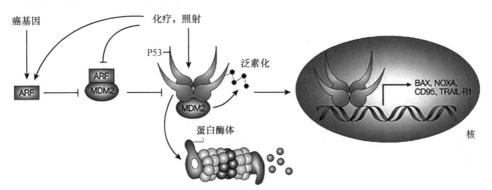

图 1-17　由放疗或化疗引起细胞应激或者抑制 MDM2，间接活化 ARF 后激活 P53，促进细胞凋亡

引起对多种凋亡诱导途径的抵抗，并且在体外构成性活化的突变表皮生长因子（EGF）能使其表达上调。髓细胞性白血病序列1（myelogenous leukemia sequence 1，MCL1）同样也能赋予细胞株对化疗的抵抗，在一些白血病的患者中，MCL1的表达在复发时增加，提示可以针对具有较高水平MCL1的白血病细胞选择一些靶向性抗癌药物。穿孔素在靶细胞膜聚合，使颗粒酶B能够进入细胞，颗粒酶B可活化靶细胞中的CASP。此外，颗粒酶B还能直接剪切Bcl-2家族成员Bid，以活化线粒体死亡途径。

（4）控制凋亡相关酶的活性：如提高核酸内切酶和CASP的活性。Ca^{2+}载体可使核酸内切酶活性增加；相反Ca^{2+}阻断剂使核酸内切酶活性降低；增加Zn^{2+}水平可使CASP活性降低。

（5）防止线粒体跨膜电位的下降：如环孢素A，环孢素A的衍生物等。

在进行肿瘤治疗的疗效判定时应考虑到：① 是否经过治疗后发生凋亡，这是肿瘤化疗效果好坏的关键之一；② 增加AI对细胞增殖指数（proliferation index，PI）的比值（AI/PI）已成为新的治疗目标；③ 能否同时诱导细胞凋亡已成为筛选抗癌药物的新标准；④ 诱导细胞凋亡的治疗将是对肿瘤治疗方法的重要补充与革新。

四、凋亡的检测方法

1972年克尔（Kerr）提出细胞凋亡的概念，1980年用电泳检测细胞凋亡，并证实了DNA断裂的特征，即DNA断折成180～200bp或其倍数大小的片段，电泳呈梯。1986年在秀丽隐杆线虫（*Caenorhabditis elegans*）中观察1090个体细胞，其中131个细胞在发育过程中通过凋亡而消失，并找到*ced3*、*ced4*两个基因，它们的表达与细胞凋亡密切相关，故称为死亡基因。因此，细胞凋亡的检测经历了以下几个过程：从单纯形态学辨认→形态与生化结合→形态、生化、分子生物学技术相结合的多种手段联合研究。

1. 凋亡检测要解决的问题

（1）被研究体系中是否有凋亡发生，即定性。

（2）凋亡的发生率，这显示群体细胞的量度。当然这还是一个相对的概念，应同时结合细胞群体的增殖率来分析则更客观，更能反映细胞群体的生长状态。

（3）了解细胞凋亡的严重程度，以反映凋亡的阶段。

2. 检测方法 主要方法包括电镜、荧光显微镜、琼脂糖凝胶电泳、TUNEL检测（terminal deoxynucleotidyl transferase-mediated dUTP-biotin nick end labeling assay）原位凋亡检测、流式细胞术（flow cytometry，FCM），以及逆转录PCR（reverse transcription-PCR，RT-PCR）、RT-qPCR、酶联免疫吸附试验（enzyme linked immunosorbent assay，ELISA）和蛋白质印迹法（Western blotting）分别检测凋亡相关基因mRNA和蛋白质水平等。

（1）形态学观察：这是认识凋亡的基本方法，在拥有众多检测手段的今天仍有其特定的价值，因为各种检测细胞凋亡的结果，必须与组织学比较，其结果分析才具有实际意义。

通过显微镜观察培养器皿中的细胞死亡，表现为细胞圆锯齿状、气泡、细胞鬼影或膜残骸中的碎片。光学显微镜下可以看见细胞膜起泡现象和凋亡小体，被认为是最方便、简捷的方法，但凋亡细胞的形态学变化大多发生在超微结构水平，在凋亡不同时期扫描电镜可以观察凋亡细胞的形态变化，透射电镜可清楚地观察到细胞结构的变化。电镜形态学观察是迄今为止判断凋亡最经典、最可靠的方法，被认为是确定细胞凋亡的金标准。缺点：①只能定性，不能定量；②标本处理过程复杂，操作技术水平要求较高，不适于大批量标本的检测；③在电镜观察时，凋亡与正常细胞有丝分裂有时难鉴别，因为这两种情况下都可出现染色质浓聚，如同时进行免疫组织化学（immunohistochemistry）技术和免疫荧光（immunofluorescence）法检测，可弥补电镜检查的不足。检测细胞凋亡的各种形态学方法比较见表1-2。

表 1-2 检测细胞凋亡各种形态学方法比较

检查方法	可鉴定凋亡细胞的特征
光学显微镜（LM）	细胞体积缩小、核浓缩、细胞周围呈透明圈
相差显微镜（PCLM）	细胞鼓泡、凋亡小体
透射电镜（TEM）	微绒毛消失、核染色质沿核膜分布、新月体形成、凋亡小体
扫描电镜（SEM）	细胞表面有泡状突起
激光扫描共聚焦显微镜（CLSM）	凋亡细胞染色质固缩及核碎片定位
流式细胞术（FCM）	低前向散射光、高侧向散射光
缩时摄影术（TLP）	凋亡细胞的形成过程

（2）锥虫蓝排斥试验：其原理是拥有完整细胞膜的健康细胞排斥染料。

（3）Annexin V-FITC 单染法：在正常的活细胞，磷脂酰丝氨酸（phosphatidylserine，PS）位于细胞膜的内侧，但在凋亡早期 PS 从细胞膜的内侧翻转到细胞膜的表面，可通过一种与带负电荷磷脂高度亲和的蛋白——Annexin V 来检测。Annexin V（膜联蛋白V）是一种分子量为 $35\sim36kDa$ 的 Ca^{2+} 依赖性磷脂结合蛋白，能与 PS 高亲和力结合。因此，将 Annexin V 进行荧光素［如异硫氰酸荧光素（FITC）、藻红蛋白（PE）］或生物素（biotin）标记作为探针，利用流式细胞术或荧光显微镜可检测细胞早期凋亡的发生（图 1-18）。

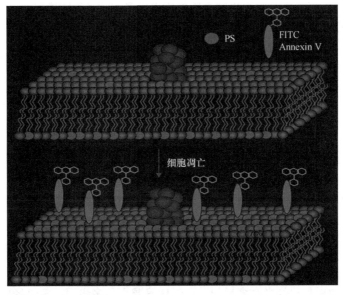

图 1-18 Annexin V-FITC/PI 双染流式细胞仪检测细胞早期凋亡

（4）FCM 检测［碘化丙啶（PI）染色法］：利用细胞内 DNA 能够和荧光染料 PI 结合的特性，可检测细胞各个时期，由于其 DNA 含量不同从而结合的荧光染料不同，FCM 检测的荧光强度也不一样。如 $G_2\sim M$ 期 DNA 含量是 $G_0\sim G_1$ 的两倍，而 S 期介于两者之间。在细胞凋亡中 DNA 含量较少，因而在细胞 $G_0\sim G_1$ 期前面有一个亚二倍体峰（凋亡细胞峰）。但是死亡的细胞本身其 DNA 含量也是减少的，因而难于区分凋亡和死亡的细胞。经典的 FCM 检测的图是凋亡细胞紧挨着 $G_0\sim G_1$ 期峰的一个峰，死亡细胞峰离 $G_0\sim G_1$ 期峰较远，即在凋亡细胞峰前，但是这种典型的结果较难获得。

（5）核酸电泳检测细胞凋亡（DNA 片段检测）：细胞凋亡和坏死时，细胞中的 DNA 发生断裂，小分子 DNA 片段增加，大分子 DNA 减少，胞质内出现 DNA 片段。凋亡细胞的 DNA 断裂是由内源性的内切酶作用，断点都是规律性地发生在核小体之间，因此出现 180～200bp 及其倍数的 DNA 片段，而坏死细胞的 DNA 片段是无特征的随机片段。提取细胞或组织 DNA 后进行琼脂糖凝胶电泳检测，在凝胶电泳中可出现特征性的 DNA 梯状条带（DNA ladder），可以判断存在凋亡细胞。其优点是简单、成本低。但这方法缺乏组织定位特性，出现 DNA 梯状条带的结果也比较难。

（6）CASP 活性检测：将 CASP3 序列特异性的多肽偶联至发色基团（DEVD-pNA），当该底物被 CASP3 剪切后，发色基团（pNA）即游离出来，可通过酶标仪或分光光度计（λ=405nm 或 400nm）测定其吸光值，观察 CASP3 的活化程度。根据处理组与空白对照组的倍增关系来反映组织 CASP3 活性的高低。根据组织 CASP3 活性的高低可在一定程度上反映处理因素有无诱发细胞凋亡。

（7）DNA 片段原位标记：原位标记的原理为细胞凋亡中 DNA 断裂是内切酶的作用，其断端 3′ 端的羟基（—OH）暴露，这是凋亡细胞 DNA 断裂的特征，可以此区别细胞坏死 DNA 断裂。在末端脱氧核苷酸转移酶（terminal deoxynucleotidyl transferase，TdT）的作用下，在无须模板的情况下可进行 3′- 脱氧核苷酸合成。如果在反应体系中加入标记的脱氧核苷酸，则在 3′ 端出现带有标记物的寡核苷酸，通过荧光或其他显色反应，可以在原位较特异性地显示凋亡的细胞。1993 年韦斯曼（Wijsman）等提出 DNA 片段末端标记（ISNT）法，1994 年费泽尔（Fehsel）等提出 TUNEL 检测的方法，该法与免疫组化、FCM 相结合可定量凋亡细胞的百分比。这些技术发展把凋亡研究带进了新阶段，特别是原位凋亡检测试剂盒在基础和临床研究方面得到了广泛的应用。TUNEL 的敏感性远高于 ISNT，尤其是对早期凋亡的检测更为适用。这两种方法还可以同时进行细胞表面标志检测，以明确多细胞组成的组织或细胞悬液中发生凋亡的细胞种类。缺点：①坏死细胞亦有 DNA 裂点，无规则，其中也有少数细胞出现了 3′ 端—OH 暴露，也可呈现 TUNEL 检测反应阳性，因而特异性较差。据报道，TUNEL 检测反应中坏死细胞的标记量比凋亡细胞的标记量少一个数量级。②TUNEL 结合免疫组化检测时，细胞固定、切片的薄厚对检测的影响较大。

（8）细胞活力试验：可用于区分和定量活细胞，这些试验通过测定细胞功能如酶活性、ATP 生成、质膜功能和细胞黏附等评估细胞活力。

3. 凋亡检测的注意点　截至目前，已有许多种凋亡检测的方法，但任何一种方法都有自身的缺点和应用的局限性，影响了检测结果的判断和意义分析。

（1）因为凋亡是多因素、多信号通路参与的过程，一般需进行多指标同时检测。

（2）由于凋亡细胞在不同时间出现的凋亡事件不同，而每个指标维持有一个时间段，所以需要在不同的时间点进行采样，以保证检测结果的准确性。

（3）检测细胞凋亡的实验需要合理设定阳性和阴性对照，建立正常时该体系的凋亡状态，设置正常对照组，以判断检测组凋亡是生理性还是病理性的情况。

（4）如何排除其他干扰定量发生的凋亡细胞。

小　结

发现细胞凋亡的现象已经半个多世纪，已经明确凋亡是多步骤、多途径的细胞死亡过程，有 3 种主要的凋亡途径：①外源性凋亡途径。这是一种较为复杂的途径，又称死亡受体途径。主要包括两部分：Fas/FasL 和 TRAILR/TRAIL 途径与 TNFR1/TNF-α 途径。该途径是由死亡受体配体的加入或依赖性受体配体的退出引起的。CASP8 和 CASP10 启动，CASP9 则可以逆转这一过程。②内源性凋亡途径。当内源性压力刺激细胞后，细胞内 Bax 和 Bak 形成二聚体，作用在线粒体外膜导致 MOMP，膜电位失衡，Cyt-c 从线粒体内释放到细胞质中，Apaf1 接应 Cyt-c，二者结合形成凋亡复合体，激活 CASP9，进而引发 CASP 级联反应，最后细胞被分割成很多凋亡小体。因为整个过程线粒体起了决定性作用，因此该途径也称为线粒体途径凋亡。CASP3、CASP6 和 CASP7 被认为是外源性和内源性细胞凋亡的共同效应因子。③内质网途径。内质网应激引起 CASP12 的活化，从而导致凋亡。细胞凋亡是机体每个细胞所固有的生理性过程，受到各种蛋白质的严格调控，很多控制细胞增殖和组织内环境稳定的生理性生长调控机制都与凋亡有关，其中有 CASP 活化，它剪切细胞底物可引起特征性的生化和形态学改变，同样也存在 CASP 非依赖性细胞死亡。通过表达抗凋亡蛋白（Bcl、生存素）或者下调或使促凋亡蛋白（P53 等）突变，细胞可以获得对凋亡的抵抗力。肿瘤细胞对凋亡的抵抗可能是癌症发生的基本特征。免疫细胞（T细胞和 NK 细胞）通过颗粒胞吐途径或 DR 途径杀死肿瘤细胞。肿瘤细胞对凋亡的抵抗可能导致其对免疫监视的逃逸并影响免疫治疗的有效性。化疗和放疗杀死靶细胞的癌症疗法主要是通过诱导凋亡。因此，凋亡信号关键成分的修饰直接影响治疗，诱导肿瘤细胞死亡。

　　细胞凋亡仍然是当今生命科学研究的重要议题，在细胞凋亡研究中还有许多问题未得到解决，包括：① 细胞发育过程中，细胞凋亡究竟是何时，又是如何开始的（时间与方式）？② 机体是如何决定一个细胞将要走向死亡的？③ 在细胞有丝分裂和成熟之间是否有能激活细胞凋亡的开关点基因（switch gene）？④ 机体内是否有真正的杀手基因（killer gene）？⑤ 是否有活命基因（survival gene）？⑥如何选择凋亡相关基因并干预其表达以达到减轻疾病过程中组织损伤的目的？等等。

　　目前对凋亡的认识是一个连续的过程，如果能发现凋亡特异性的基因、其产物或其他特异性的标志物，就可能成为检测凋亡的指标。进一步研究也许会发现凋亡存在不同的阶段，而不同阶段可能会出现不同的标志物，从而发现凋亡阶段性标志物。凋亡过程在细胞生长、发育过程中所具有的独特的生物学效应，可以研究增加或降低某些特定的细胞对凋亡的敏感性来研发治疗疾病的新方法和药物。阻断凋亡可能有利于艾滋病的治疗，某些神经激素的基因替代疗法可能对中枢神经系统的退行性病变有益。在肿瘤治疗中多数抗癌药物是促进细胞凋亡的，而癌细胞的耐药是化疗中最棘手的问题。从凋亡角度来研究肿瘤的耐药性，可能会找到新的解决方法。应该承认，对细胞凋亡的研究还有许多哑区有待探索，还有很多工作要做。如何利用分子生物学和细胞生物学等当代最新技术，从分子细胞水平上深入揭示细胞凋亡的启动、发生和发展规律，为研究胚胎发生、发展、个体形成、器官的细胞平衡稳定、自身免疫病、肿瘤形成的原因等增加新的理论内容，并以此来指导医疗实践将是医学科学工作者未来工作的重点。随着对细胞凋亡机制的深入研究，将对一些重大疾病（如肿瘤、免疫系统疾病、心脑血管疾病等）的治疗产生重大的突破。

第二节　坏死性凋亡

　　坏死性凋亡（necroptosis）是类似于细胞坏死的一种程序性细胞死亡，其死亡的方式既以坏死的形态为特征，如细胞肿胀、细胞膜破裂、释放核碎片、引起周围炎症和血管生成等，又与细胞凋亡类似，由死亡受体的配体激活所引起，其中 RIPK1 和 RIPK3 激活混合谱系激酶结构域样假激酶（mixed lineage kinase domain-like pseudokinase，MLKL）是坏死性凋亡的关键信号通路，因此又称为程序性坏死（图 1-19）。坏死性凋亡在许多疾病的病理过程中发挥了重要作用，包括神经变性、炎症性疾病、多种癌症和肾损伤等。坏死性凋亡及其关键调节蛋白 MLKL、RIPK1 和 RIPK3 是治疗与坏死性凋亡相关疾病的有潜力的靶点。

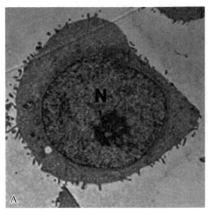
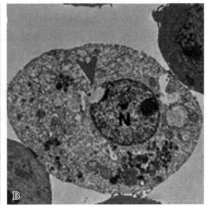

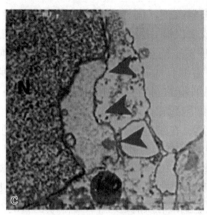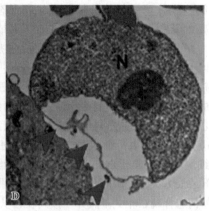

图 1-19　用 TNF、IAP 抑制剂和 CASP 抑制剂 ZVAD-FMK（3188-v）处理人 HT29 结肠癌细胞 5 小时，
70% 的 HT29 细胞发生坏死性凋亡

A. 未处理；B、C. 电镜下细胞核（N）外膜和核内膜之间的核周隙扩大；D. 挤压细胞核呈镰状（箭头表示核周隙扩张）

坏死性凋亡是 1996 年首次在牛痘病毒感染的牛肾细胞中观察到的，牛痘病毒表达的细胞因子反应修饰因子 A（cytokine response modifier A，CrmA），是一种病毒 CASP1 和 CASP8 抑制剂。1998 年研究发现，当小鼠成纤维细胞系（L-M 细胞）对 TNF-α 强烈敏感时就诱导细胞坏死性凋亡，这一观察结果扩展了对坏死性凋亡的认识，提示 CASP8 抑制这类细胞死亡。分子研究始于 2000 年，发现受体相互作用的 RIPK1 可作为 FasL 诱导 T 细胞坏死性凋亡的调控因子。当细胞经历细胞应激（内质网应激、氧化应激、DNA 损伤、促炎刺激）时，首先是细胞的一种适应性反应，包括许多基因的开始表达和靶蛋白的翻译后修饰（蛋白质水解、磷酸化和泛素化），以维持稳态，如果细胞不能适应则细胞死亡。

RIPK1 是一种多功能信号激酶，是许多细胞应激和免疫受体通路下游的中心枢纽。如 Toll 样受体（Toll-like receptor，TLR）和 TNFR 家族成员，它调节促生存基因（如 Bcl2、XIAP 和 FLIP）、炎症因子、细胞因子和激酶依赖机制和细胞死亡的诱导。RIPK1 有两个主要的作用：①作为一种支架，它以泛素化依赖的方式募集因子，启动 NF-κB 和 MAPK 级联的激活，并防止 CASP8 依赖的细胞凋亡和 RIPK3/MLKL 依赖的坏死性凋亡。②作为一种酶，激活后的激酶，诱导 CASP8 介导的细胞凋亡和 RIPK3/MLKL 介导的坏死。通过研究 TNF 诱导的信号通路，获得了对 RIPK1 这两种相反功能的最详细的调控。TNF 与 TNFR1 结合首先导致受体相关复合物 I 的形成，该复合物 I 包含 TRADD、RIPK1 和 E3 连接酶［TRAF2、cIAP1/2 和线性泛素链组装复合物（LUBAC）］，在 RIPK1 上添加 K63 和线性泛素基链，这种多聚泛素基链网络形成了一个平台，募集 IKK 复合物和有丝分裂原激活蛋白激酶激酶 7/ 转化生长因子激酶 1（MAP3K7/TAK1）复合物，控制 NF-κB 和 MAPK 信号通路，并导致促生存和促炎基因的诱导。然而，最近发现，IKK 和 MAPK 活化蛋白激酶 2［MAPKAPK2（MK2）］（被 TAK1/p38MAPK 轴激活）都可在不同的位点磷酸化 RIPK1，阻止其催化自激活。当这些磷酸化依赖的"刹车"缺失时，RIPK1 在复合物 II 中被募集，进而转导细胞凋亡（复合物 II b），或者在 CASP8 缺失的条件下，触发 RIPK1/RIPK3 坏死体（necrosome）的形成和坏死性凋亡。TRAF 联合 NF-κB 激酶结合激酶 1（TBK1）是应激和免疫受体信号通路的主要整合因子，也会导致 RIPK1 激酶活性失活，这表明 RIPK1 的生存调控超越了 TNF 信号通路。随后发现，一系列信号通路可以多种不同的方式促进 RIPK3 的激活（图 1-20），涉及 RIP 同型相互作用基序（RIP homotypic interaction motif，RHIM），包含结构域的受体、适配器和激酶 [ZBP1、Toll 样受体适配器的同型相互作用分子 1（Toll-like receptor adaptor molecule 1，TICAM1，也被称为 TRIF）和 RIPK3]。在 DR 诱导的坏死性凋亡中 RIPK1 的下游中介为 RIPK3。进一步研究发现 MLKL 是坏死的效应分子。

现在已知坏死性凋亡可由多种刺激触发，包括 TNFR 家族成员（如 TNFR1）、TLR 家族成员（TLR3、TLR4）、干扰素、细胞内 RNA 和 DNA 传感器结合蛋白 1（如 Z-DNA-binding protein 1，ZBP1，也称为 DAI）、视黄酸受体应答器 3（retinoic acid receptor responder 3，RARRES3，也称为 RIG1）、跨膜蛋白 173（transmembrane protein 173，TMEM173，也称为 stit）和黏附受体（adhesion receptor，AR）。这些上游诱导因子分别通过不同分子途径激活 RIPK1 或 RIPK3。① DR 通过 RHIM 介导 RIPK1 通路：死亡受体配体可诱导 RHIM 介导的 RIPK1 与 RIPK3 的结合，触发特定信号复合物的形成，即"坏死体"，最终导致 MLKL 的激活。这一过程需要蛋白质翻译后修饰，由泛素连接酶 STIP1 同源性和含 u 框蛋白 1（STUB1，也称为 CHIP）、极光激酶 A（aurora kinase A，AURKA）、Mg^{2+}/Mn^{2+}- 依赖性蛋白磷酸酶 1B（protein phosphatase Mg^{2+}/Mn^{2+}-dependent 1B，PPM1B，也称为 PP1BPP2CB）和去泛素酶 TNF-α 诱导蛋白 3（TNF alpha-induced protein 3，TNFAIP3，也称为 A20）的调节。② TICAM1 是 RIPK3-MLKL 依赖的坏死所必需的，可以响应 RIPK1。如 TLR 配体通过 TICAM1 介导 RIPK3-MLKL 依赖性坏死的发生。③某些病毒可以直接与 RIPK3 结合或促进宿主蛋白 ZBP1 与 RIPK3

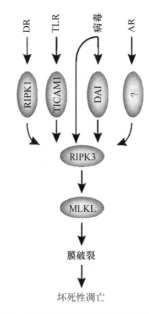

图 1-20　坏死性凋亡中细胞膜破裂必须经过 RIPK3 刺激 MLKL 的过程

上游诱导因子包括 DR、TLR 和病毒，它们分别通过 RIPK1、TICAM1 和 ZBP1 诱导 RIPK3 的激活。此外，RIPK3 通过一种未知的适配器蛋白或激酶被 AR 激活

的结合及随后的 MLKL 激活。④干扰素 α 受体或 AR 对 RIPK3 的激活是通过另一种不依赖 RIPK1、TICAM1 或 ZBP1 的替代途径激活 RIPK3。

RIPK3 活化后，RIPK1 和 RIPK3 与受体蛋白相互作用，后者转导死亡信号并进一步募集和磷酸化 MLKL。通过介导 MLKL C 端假激酶结构域不同位点的磷酸化，导致 MLKL 构象变化，并与带正电荷的六磷酸肌醇（IP6）结合，随后募集到磷脂酰肌醇中，并在质膜中插入和多聚化，从而导致质膜透化，促进特定信号复合物"坏死体"的形成，最终导致 MLKL 的激活。已经有研究表明，在细胞核中与 RIPK1、RIPK3 和 MLKL 形成坏死小体可能会增加质膜中的 MLKL 活性。MLKL 寡聚和质膜易位也可以通过与分子伴侣热休克蛋白 90α 家族 A 类成员 1（heat shock protein 90 alpha family class A member 1，HSP90αA1，也称为 HSP90）或通过肌醇磷酸激酶 [如肌醇聚磷酸多激酶（inositol polyphosphate multikinase，IPMK）和肌醇四磷酸 1- 激酶（inositol tetrakisphosphate 1-kinase，ITPK1）] 的局部积累所致。MLKL 作为细胞死亡的引发剂并最终诱导坏死性凋亡的发生。反之，作为膜切割机的转运必需内体分选复合物（endosomal sorting complexes required for transport，ESCRT）- Ⅲ能限制 MLKL 介导的坏死性凋亡并促进膜修复。因此，膜损伤和修复之间的良好平衡最终决定了细胞的命运。MLKL 也被证明可以调节内体运输和细胞外囊泡的生成。另外，同样的配体，如 TNF、TNF 超家族成员 10（TNF superfamily member 10，TNFSF10，也称为 TRAIL）和 FasL 可启动外源性凋亡途径，当 CASP8 被死亡诱导信号复合物（death-inducing signaling complex，DISC）激活后即通过 CASP 抑制剂（如 Z-VAD-FMK）或通过 FADD 耗尽，可以触发坏死性凋亡。RIPK3 也可以不依赖于其激酶活性和 MLKL，在细胞凋亡和 NLRP3 炎症体活化和焦磷酸化中起调节作用，坏死性凋亡和坏死、凋亡的信号调控见图 1-21。RIPK3 及其底物 MLKL 对于坏死性凋亡是必需的，而上游 RIPK1 在某些情况下参与了这一过程（如死亡受体激活）。RIPK3 还在细胞凋亡和 NLRP3 炎症体（inflammasome）的激活和焦亡（pyroptosis）中发挥调节作用。坏死性凋亡在发育和稳态中的作用仅在 FADD 或 CASP8 缺乏的条件下才可能被启动，这表明 CASP8 具有体内控制坏死性凋亡的重要检查点功能。

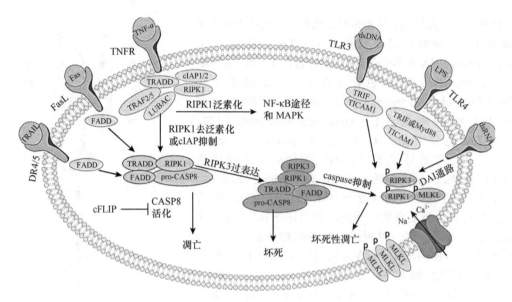

图 1-21　坏死性凋亡与坏死、凋亡相关的信号通路

　　早期研究线粒体事件表明，线粒体活性氧（reactive oxygen species，ROS）的产生、线粒体丝氨酸 / 苏氨酸蛋白磷酸酶家族成员 5（mitochondrial serine/threonine phosphatase，PGAM5）的激活，或者线粒体通透性改变可能会引发坏死性凋亡。虽然线粒体 ROS 的产生究竟如何有助于坏死性凋亡诱导尚未解决，但它可能涉及 RIPK1 激活和 RIPK3 募集上游的氧化还原反应。有氧代谢和坏死性凋亡敏感性之间可能存在联系，这可以通过 RIPK3 介导的谷氨酰胺（glutamine）分解和丙酮酸脱氢酶（pyruvate dehydrogenase）活性的正调控得到证明。此外，还原型烟酰胺腺嘌呤二核苷酸磷酸（nicotinamide adenine dinucleotide phosphate，NADPH）氧化衍生的 ROS 与中性粒细胞坏死性凋亡有关。不同 ROS 来源在坏死性凋亡中的功能意义及其如何影响信号转导仍有待进一步研究。

第三节　焦　亡

　　细胞焦亡（pyroptosis）是 2001 年由库克森（Cookson）和同事在描述被沙门菌或志贺菌感染的巨噬细胞中出现的，是 CASP1 依赖的并与白介素 -1β（IL-1β）的释放有关的，由炎性小体激活驱动的一种 PCD 形式，又称细胞炎性坏死。其特征为一种细胞质的多蛋白复合物，负责释放白细胞介素（interleukin，IL）1 家族成员（如 IL-1β 和 IL-18），凋亡相关斑点样蛋白（apoptosis-associated speck-like protein containing a CARD，ASC），也称为 PYCARD 或 PYRIN 和 CARD 结构域斑点的形成。细胞焦亡依赖于促炎性细胞因子 CASP 的激活，表现为细胞不断胀大直至细胞膜破裂，导致细胞内容物的释放或大量促炎性细胞因子的释放，进而激活强烈的炎症反应。这是一种异于凋亡的具有促炎性质的细胞死亡方式，是机体的一种重要天然免疫反应，在拮抗感染和内源危险信号中发挥着重要作用。有可能是生命科学研究的一个新的风向标。

一、焦亡的发生机制

1. 调控焦亡的要素

　　（1）炎症体（inflammasome）：机体对外界侵入的病原体产生免疫应答是一个极其复杂的过程，有促进炎症介质活化，达到免疫防御的作用。炎症体复合物是机体应对病原微生物和危险信号时的一种促炎症反应的方式，是位于细胞内的大分子、多种蛋白质组成的复合体，感受病原体及危险信号后组装而成，是先天性免疫系统在各种信号的刺激下形成的细胞内信号转导的蛋白复合物，能激活一系列的促炎性细胞因子 IL-1β 和 IL-18，最终导致细胞焦亡。

巨噬细胞或单核细胞中炎症体的激活需要两个信号：①启动信号，可能由 TLR 配体和 IFN 信号介导，通过 NF-κB 诱导炎症体成分的转录上调；②感应信号，如三磷酸腺苷（adenosine triphosphate，ATP）和脂多糖（lipopolysaccharide，LPS），触发促炎性细胞因子 CASP 介导的焦亡。炎症体可以分为典型的 CASP1 依赖性炎症体和非典型的 CASP11 依赖性炎症体。典型的 CASP1 依赖性炎症体分为两种亚型：Nod 样受体（Nod-like receptor，NLR），如 NLR 家族的 NLRP1、NLRP2、NLRP3、NLRP6、NLRP7、NLRC4（NLR family CARD containing 4）；非 NLR，如黑色素瘤缺乏因子 2（absent in melanoma 2，AIM2）。它们可以被病原体相关分子模式（pathogen associated molecular pattern，PAMP）、损伤相关分子模式（damage associated molecular pattern，DAMP）或其他免疫反应选择性激活。例如，NLRP3 是研究最深入的炎症体，可以被多种炎症刺激激活，如细菌肽聚糖（bacterial peptidoglycan）、细胞外 ATP 和尿酸晶体，由有丝分裂基因 a（NIMA）激酶 7（NIMA-related kinase 7）促进。涉及 AIM2 的非 NLR 炎症体被来自细菌或宿主细胞的胞质双链 DNA 激活。非典型的 CASP11 依赖性炎症体由巨噬细胞、单核细胞或其他细胞胞质中的 LPS 激活，脂质 A 部分是细胞质中 LPS 结合 CASP11 的 CARD 结构域所必需的，这就导致了 CASP11 寡聚。虽然 TLR4 是 LPS 的细胞膜受体，但非典型的 CASP11 依赖性炎症体不依赖细胞膜的 TLR4 受体。LPS 的细胞质传递需要革兰氏阴性菌释放细菌外膜囊泡（outer membrane vesicle，OMV）或 LPS 与高迁移率族蛋白 B1（highy mobility group box 1，HMGB1）连接。典型类型和非典型类型的炎症体可以在感染、组织损伤或代谢失衡的情况下被激活。不同的炎症体的结构不尽相同，但均含有细胞内受体，包括核苷酸结合寡聚化结构域（NOD）样受体（NOD-containing protein-like receptor，NLR，或称传感蛋白 sensor protein）、接头蛋白 ASC（或称构架蛋白）、无活性的 CASP1 前体蛋白等。炎症体的激活是介导后续 GSDMD 蛋白活化和细胞焦亡的关键步骤。虽然真核翻译起始因子 2α 激酶 2（eukaryotic translation initiation factor 2 alpha kinase 2，eIF2αK2）/ 依赖双链 RNA 的蛋白激酶（PKR）和糖酵解可能在某些条件下参与 CASP1 依赖的炎症体的激活，它们在 CASP11 炎症体中的作用尚不清楚。

（2）CASP1 和 CASP11

1）CASP1：是 CASP 家族中最早在哺乳动物细胞中被鉴定的成员，细胞内的 CASP1 一般以非活性的酶原状态存在，在微生物感染和细胞内危险信号存在时，CASP1 可通过与炎症体结合而被激活，所以其活化受到炎症体的调控。活化的 CASP1 使 GSDMD N、C 两端的结构域分开，进而释放 N 端的片段。加工 IL-1β、IL-18 等炎症因子能使其成熟和释放，在炎症反应中起关键调控作用，可有效提高机体针对内源性和外源性的刺激。CASP1 的激活主要发生在巨噬细胞或树突状细胞中，焦亡细胞的细胞膜破裂及染色质 DNA 降解均依赖于 CASP1 的激活。

2）CASP11：人同源的 CASP4、CASP5 是 CASP11 炎症体复合物组成成分之一，早期以单体形式存在，CASP11 在激活过程中，与细胞内宿主炎症模式识别受体（pattern recognition receptor，PRR）、炎症体适配器 ASC 三部分组成 CASP11 炎症体复合物。新近的研究发现，CASP11 可能在细胞内 LPS 的识别中发挥关键作用，其通过 LPS 的 6- 乙酰基脂质 A 识别炎症体复合物中的 CARD 结构域并与其结合而被激活，在活化条件下形成二聚体和剪切体。CASP11 活化主要产生两种效应：①产生的炎性介质为对病原体刺激产生固有免疫的重要媒介。②从两方面介导细胞焦亡。一方面剪切下游 GSDMD 分子，导致促炎性细胞因子产生（IL-1β/IL-18、pannexin-1）；另一方面激活 NLRP3/ASC-CASP1 通路，使细胞分泌促炎性细胞因子 IL-1β 和 IL-18 等介导细胞焦亡。在严重内毒素血症过程中，由于 CASP11 过度活化，大量细胞发生焦亡，致使大量的细胞内促炎症介质被释放到细胞外，导致机体出现难以调控的炎症反应，最终发展成内毒素性休克，因此 CASP11 是内毒素性休克发生的关键分子。CASP11 还能通过促进吞噬体和溶酶体融合，增强细胞对革兰氏阴性菌的杀灭。细胞内吞 LPS 后，CASP11 在细胞质内特异性识别定位的何种细胞器一直未有明确定论，这为精准的靶向定位带来一些困难。因此，对 CASP11 细胞内信号靶点的探索，将是未来某些疾病治疗的新的研究方向。

（3）执行蛋白 GSDMD 和 GSDME：GSDMD（gasdermin D）是焦亡的关键效应因子，是介导细胞焦亡的杀手蛋白，即细胞焦亡的最终执行蛋白（图 1-22B）。GSDMD 是由 500 多个氨基酸组成的 GSDM 家族蛋白之一，由 487 个氨基酸构成，全长 53kDa，包含特征性 GSDMD 结构域，其基因编码的胞质蛋白在不同细胞和组织中被广泛表达。GSDMD 是所有炎性细胞因子 CASP（CASP1、CASP4、CASP5、CASP11）下游的共有底物，而凋亡 CASP（CASP3、CASP6、CASP7、CASP8）并不能对其进行切割。如活化的 CASP1 和 CASP11 能在 Asp276 位点上切割激活 GSDMD，产生 1 个 22kDa 的 C 端（GSDMD-C）和 1 个 31kDa 的 N 端片段（GSDMD-N）。CASP11 在亚基间连接子上的自动裂解对于最佳的催化活性和随后的 GSDMD 裂解是必不可少的。GSDMD-N 产生后立即从细胞质中移位到质膜的内部与膜磷脂结合，通过单体的寡聚化形成蛋白孔洞（打孔蛋白），可使离子交换产生电化学梯度，并允许体积小于孔洞内径的胞质蛋白（如 IL-1β 和 CASP1）外流。活化的 GSDMD-N 结构域重组蛋白只能从真核细胞内部破坏细胞膜。利用负染电镜的方法，可观察到 GSDMD-N 结构域能在磷脂组成的膜上打孔，形成很多蜂窝状的孔道，进一步的电镜分析揭示这些分子孔道内径为 12～14nm。GSDMD-N 是细胞焦亡的任务执行者，最终导致细胞膜裂解。在盲肠结扎穿刺术（cecal ligation and puncture，CLP）诱导脓毒症后虽然髓系来源细胞中磷脂氢过氧化物、谷胱甘肽过氧化物酶 4（glutathione peroxidase 4，GPx4）的缺乏增加了 CASP1 或 CASP11 介导的 GSDMD-N 的产生，以及焦亡和致死率。药物抑制磷脂酶 G1（phospholipase C gamma 1，PLCG1）强烈地保护了焦亡和 CLP 诱导的脓毒性死亡，表明脂质过氧化促进焦亡。蛋白激酶 A（protein kinase A，PKA）是一种主要的环磷酸腺苷（cyclic adenosine monophosphate，cAMP）效应因子，可直接阻断巨噬细胞中 CASP11 介导的 GSDMD-N 的产生。像坏死性凋亡一样，ESCRT-Ⅲ 也被招募到 GSDMD 激活后的质膜上来触发膜修复。GSDMD-N 在细胞内可介导焦亡，释放出细胞的 GSDMD-N 并不对邻近细胞产生细胞毒性，而是可以直接杀伤游离细菌。如中性粒细胞弹性蛋白酶（neutrophil elastase，ELANE）是一种抗菌丝氨酸蛋白酶，它能在 N 端比 CASP 切割位点更近的位点触发 GSDMD 裂解。ELANE 可介导 GSDMD-N 产生诱导中性粒细胞死亡及中性粒细胞胞外陷阱（neutrophil extracellular trap，NET）的形成，以拦截入侵的微生物。此外，GSDMD-N 可以与心磷脂（cardiolipin）结合并在其细胞膜上形成孔后，能直接溶解细菌 [如大肠埃希菌（Escherichia coli）、金黄色葡萄球菌（Staphylococcus aureus）和单核增生李斯特菌（Listeria monocytogenes）]，而 GSDMD-C 抑制 GSDMD-N 的这一活性。

感染等刺激可通过炎症体介导多种 CASP（CASP1、CASP4、CASP5、CASP11）的激活，引起多种 GSDM 家族成员，特别是 GSDMD 及其他成员（GSDMA、GSDMB、GSDMC、GSDME/DFNA5 和 GSDMA3）发生剪切和多聚化，造成细胞膜穿孔，进而引起细胞死亡。GSDME 不同于 GSDMD，仅能被 CASP3 切割，释放出可导致细胞膜穿孔的 N 端片段，形成细胞焦亡，与细胞凋亡相关。诱导焦亡还可以通过其他机制，如 CASP8-GSDMD 和 CASP3-GSDME。GSDMEA3 也可以引发细胞的炎症坏死。尽管这些体内替代途径引发焦亡的贡献仍有待于进一步评估，但现有的发现提示 GSDM 家族的蛋白质都有可能执行细胞焦亡，细胞焦亡有可能被重新定义成 GSDM 依赖的程序性细胞死亡。

（4）IL-1β 和 IL-18：IL-1β 和 IL-18 这两种炎症因子是 CASP1 的关键下游分子，活化的 IL-1β 和 IL-18 可清除机体细胞内的病原微生物，同时 GSDMD 蛋白介导成熟 IL-1β 和 IL-18 的细胞外分泌，作用于邻近的免疫细胞，最终激活整个免疫系统，清除体内感染的细胞并阻止病原体（脓毒）扩散。因此，IL-1β 和 IL-18 在细胞焦亡中扮演着重要角色，是宿主清除病原微生物的有效免疫机制，介导宿主保护作用。

2. 细胞焦亡信号通路　经典炎症体通路由 CASP1 介导，非经典炎症体通路由 CASP4、CASP5、CASP11 介导。细菌、病毒等信号刺激细胞内的模式识别受体，可通过接头蛋白 ASC 与相应 CASP 的前体结合，通过炎症体介导，使 CASP 活化，一方面切割 GSDMD，诱导细胞膜穿孔，致使细胞肿胀破裂，释放内容物，引起炎症反应；另一方面切割 IL-1β 和 IL-18 的前体，使其活化并释放，募集炎症细胞聚集，扩大炎症反应（图1-22）。

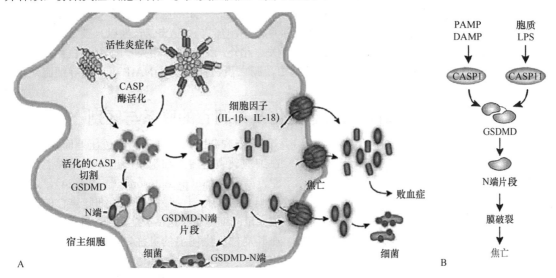

图1-22 焦亡主要是由 CASP1 和 CASP11 对 PAMP 和 DAMP 或细胞质的 LPS 进行裂解后的 GSDMD 驱动的

（1）依赖 CASP1 的经典途径：在经典焦亡途径中，细胞受到病原体感染或炎症因子损伤时，PAMP 或 DAMP 激活细胞模式识别受体（传感蛋白），通过接头蛋白 ASC 与 CASP1 的前体结合，形成多蛋白复合物——炎症体，后者使 CASP1 活化，活化的 CASP1 一方面切割 GSDMD，形成含有 GSDMD-N 活性域的肽段，从真核细胞内部破坏细胞膜引起膜穿孔，孔道内径为 12~14nm，释放内容物，引起炎症反应；另一方面活化的 CASP1 分别介导 pro-IL-1β 和 pro-IL-18 的蛋白质水解加工成成熟的 IL-1β 和 IL-18。IL-1β 的直径为 4.5nm，完全可以通过孔道，并释放到细胞外，募集炎症细胞聚集，扩大炎症反应。因此，GSDMD-N 引起的细胞膜孔道是 IL-1β 分泌至细胞外的重要途径。

（2）依赖 CASP4、CASP5、CASP11 的非经典途径：细胞焦亡也是 CASP4、CASP5、CASP11 激活后的主要应答反应，在巨噬细胞和非巨噬细胞中均可发生。在细菌等信号的刺激下，CASP4、CASP5、CASP11 被活化，切割 GSDMD，形成含有 GSDMD-N 活性域的肽段，一方面诱导细胞膜穿孔，使细胞破裂，释放内容物，引起炎症反应；另一方面，又活化 CASP1 的经典焦亡途径。

CASP1 和 CASP11 在抗菌宿主防御中也发挥着焦亡独立的作用。经典（如 NLRP3 和 AIM2 依赖）和非经典炎症体途径之间的相互作用可以放大炎症反应和焦亡（图1-23）。

GSDMD 孔的形成可以直接触发巨噬细胞发生焦亡前的 IL-1β 分泌。孔隙形成的动力学和与离子通道的相互作用允许存在不同阶段和程度的质膜渗透，导致 IL-1β 的释放，随后细胞完全渗透，DAMP 溢出。因此，不同的激活阈值可能控制活细胞的主动 IL-1β 释放。这种类型的炎症细胞死亡可以通过在小鼠的巨噬细胞、单核细胞和其他细胞的 CASP1 或 CASP11

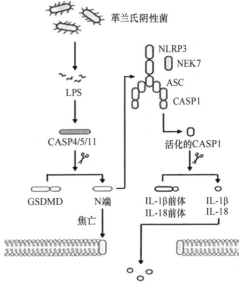

图1-23 经典和非经典炎症体途径之间的相互作用可以放大炎症反应和焦亡

NLRP3：核苷酸结合寡聚化结构域样受体，富含亮氨酸重复序列和含 PYRIN 结构；NEK7：有丝分裂基因 a 相关激酶7

（后者对应于人类的 CASP4 和 CASP5）的激活来触发。

在 TNF-α 或化疗药物通过激活 CASP3 引起细胞凋亡时，如细胞中也存在 GSDME 蛋白，则会使细胞从凋亡迅速转入焦亡的进程，或者直接走向细胞焦亡。CASP3 长期以来被认为是发生细胞凋亡的标志，而如今则与细胞焦亡的发生也有关。此外，细胞自噬相关基因 *Atg7* 沉默后，可激活细胞焦亡途径。嗜肺军团菌感染的巨噬细胞中，凋亡蛋白抑制因子 NAIP 可以诱导细胞焦亡的发生。

二、焦亡细胞的形态变化及与凋亡的联系与区别

1. 细胞焦亡的形态改变 焦亡在形态学上不同于细胞凋亡，是细胞因渗透压差而发生膨胀，

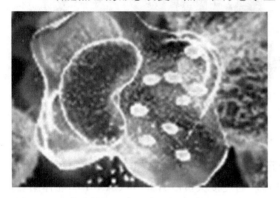

在细胞破裂之前，细胞膜凸出和在质膜上形成大空泡焦亡小体（pyroptosome）（图 1-24），之后细胞膜上形成孔隙，最终破裂。细胞焦亡的同时释放大量的细胞质（包括炎症因子、乳酸脱氢酶等），在其局部产生明显的炎症。此时，细胞核位于细胞中央，随着形态学的改变，细胞核固缩、凝结。细胞焦亡时，质膜小孔能够被穿透破损细胞膜的染料（如溴化乙锭）穿过并嵌入细胞核 DNA，使其染色阳性。焦亡细胞的核 DNA 降解是由一种未知的核苷酸内切酶所介导的，TUNAL（DNA 末端转移酶介导的缺口末端标记法）染色阳性。扫描电镜和透射电镜下观察顺铂、表鬼臼毒素诱导细胞焦亡

图 1-24　扫描电镜下观察，焦亡细胞膜凸出形成空泡状焦亡小体和细胞膜孔隙（白色）

的形态显示细胞膜凸出形成空泡状焦亡小体和细胞膜孔隙（图 1-24、图 1-25）。

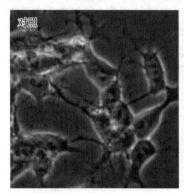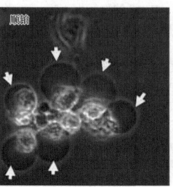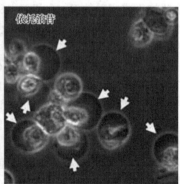

图 1-25　在透射电镜下观察顺铂（cisplatin）、依托泊苷（etoposide）诱导细胞焦亡的形态（箭头指示细胞膜上形成大空泡的焦亡小体）

2. 凋亡、坏死性凋亡和焦亡的联系与区别 凋亡，是生物体内绝大多数细胞在一定发育阶段由基因调控的、自主的、有序的主动死亡过程，更多的是为了适应生存环境而主动争取的一种死亡过程。凋亡细胞的细胞膜保持了完整性，核染色质固缩，DNA 片段化，"梯"状电泳，细胞质密度增加，线粒体膜电位消失，通透性改变，释放 Cyt-c 到细胞质，核质浓缩，核膜、核仁破碎等，不发生炎症反应。

坏死性凋亡是由于外界因素（如微生物）侵袭等造成细胞急速死亡，是一种程序性死亡过程。细胞结构溶解、破坏，DNA 随机降解，电泳呈弥漫条带，溶酶体破裂，细胞内容物释放到细胞外，会引起炎症反应。

细胞焦亡最显著的特征是质膜完整性丧失和细胞质物质释放到细胞外环境，这一特征与细胞坏死性凋亡相似，区别于细胞质、细胞膜保持完整性且形成凋亡小体的细胞凋亡，但是它又不同

于坏死性凋亡，它依赖于 CASP1 或 CASP11 的激活。相比于细胞凋亡，细胞焦亡发生更快，细胞膜通透性增加，导致细胞肿胀，进一步释放细胞质内容物，伴随大量促炎性细胞因子的释放，又有"继发性坏死"之称。在电镜下焦亡细胞与凋亡、坏死性凋亡有明显区别（图 1-26）。

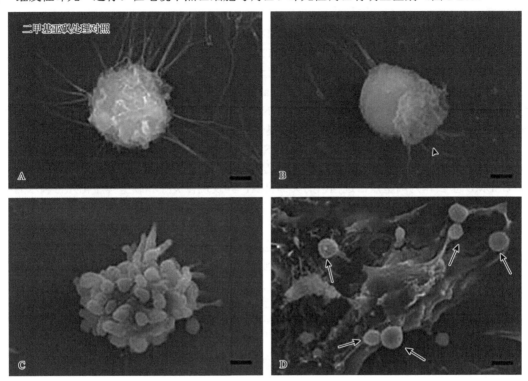

图 1-26　扫描电镜下对照（A）、细胞坏死性凋亡（B）、凋亡（C）、焦亡（D）的形态

3. 细胞焦亡的检测方法

（1）电镜下观察细胞形态。

（2）检测焦亡相关蛋白质基因：① qPCR/ 蛋白质印迹法检测焦亡相关基因或蛋白质的表达水平（如 CASP1、CASP4、CASP5、CASP11、GSDMD、cleaved-CASP3 等）；② ELISA 试剂盒检测 IL-1β、IL-18 等炎症因子的水平；③ MTT 法测定细胞活力；④ TUNEL 染色；⑤免疫荧光染色（GSDMD/GSDME）；⑥溴化乙锭（能够穿透破损细胞膜的染料）染色检测细胞焦亡。

三、焦亡与疾病

焦亡是 GSDMD 介导的 RCD 的一种形式，是机体抵御病原体机制中重要的组成部分。在感染性疾病中细胞的焦亡不仅可以破坏细菌赖以生存的环境，限制细菌的复制，并且将细菌暴露给机体其他的抗菌机制，因此适度的细胞焦亡可清除致病微生物，但过度的细胞焦亡释放炎症因子，可扩大炎症反应，造成发热、低血压、败血症等症状。

焦亡是细胞程序性死亡的一种强烈炎症模式，即细胞质内容物和促炎性细胞因子包括 IL-1β 的释放，这条死亡通路连接了人类免疫缺陷病毒（HIV）感染的两个重要特征——CD4+ T 细胞耗竭和慢性炎症。研究表明，CASP3 介导的细胞凋亡在 HIV 感染后已活化的和有效感染的 CD4+ T 细胞死亡中所占比例很小，余下超过 95% 的静息 CD4+ T 细胞是由病毒感染引发的 CASP1 介导的焦亡作用使 CD4+ T 细胞耗竭。将死的 CD4+ T 细胞会释放炎症信号，以吸引更多的细胞死亡，导致恶性循环，此循环可被 CASP1 抑制剂所阻断，且证明在人类中是安全的，这为靶向宿主而不是病毒本身的新型抗艾滋病治疗策略提供了理论依据。

癫痫发作时引起钾离子外流等途径可激活 NLRP1 炎症体，进而激活依赖 CASP1 的焦亡途径，导致癫痫进一步发展。

在高血脂、氧化修饰的低密度脂蛋白等刺激下，激活 CASP1 可介导血管内皮细胞、巨噬细胞、血管平滑肌细胞的焦亡与炎症反应，导致粥样斑块坏死中心的形成与稳定，最终促进动脉粥样硬化的进展。

细胞焦亡参与了肿瘤化疗耐药的机制。GSDME 蛋白在大多数人类肿瘤细胞中均不表达。只有表达了 GSDME 的癌细胞才会被化疗药物或 TNF-α 诱导进入细胞焦亡。在许多不表达或表达极少 GSDME 蛋白的癌细胞中，*GSDME* 基因的启动子区甲基化，使其处于转录抑制状态，如果对其施以 DNA 甲基化酶抑制剂 [地西他滨（decitabine）]，则会上调 GSDME 蛋白的水平，增加化疗药物对癌细胞的杀伤力。GSDME 也能够将 TNF-α 或化疗药物作用下 CASP3 介导的瘤细胞凋亡转化为焦亡，这一发现为研究肿瘤的化疗耐药提供了新思路。

已知过度的细胞焦亡对机体有害。抑制 CASP1 的活性，可以抑制焦亡相关疾病中出现的炎症反应、细胞死亡和器官功能障碍。这些都提示 CASP1 是一个药物作用的靶点。

GSDMD 蛋白作为细胞焦亡过程中的关键物质，其发现在炎症和细胞程序化死亡领域为我们打开了新的视角，GSDMD 在相关疾病的发生、发展中是否发挥作用，以及发挥怎样的作用，有望成为下一阶段的研究热点。

焦亡作为一种细胞的"自杀"程序，本应是机体的一种抵制内、外源刺激的有力武器，然而在某些条件下焦亡被过度激活，炎症反应得不到控制，导致相关疾病的发生和发展，甚至威胁生命。因此，对于细胞焦亡机制的研究不仅有利于我们进一步了解细胞程序性死亡的多样性，而且能够为我们在炎症性自身免疫病和那些以焦亡为死亡方式的疾病中提供新的治疗思路，开发新的药物靶点。

第四节　铁　死　亡

早在 2003 年就观察到，使用一种高含量细胞渗透性化合物伊拉斯素（erastin）可以特异性诱导 *ras* 突变细胞死亡，但没有典型的细胞凋亡特征。2012 年由斯托克韦尔（Stockwell）正式提出"铁死亡"（ferroptosis）的概念。铁死亡是铁依赖的脂质过氧化活性氧（ROS）累积介导的一种 RCD 形式，在形态学和机制上不同于其他 RCD。作为新的细胞死亡机制，铁死亡是近几年来的研究热点，其可能参与癌细胞死亡、神经毒性、神经退行性变性疾病、急性肾衰竭、药物性肝毒性、肝和心脏缺血再灌注损伤和 T 细胞免疫等生命过程。有关研究表明，通过激活或抑制铁死亡可以干预疾病的发展，因此通过对影响铁死亡的相关基因的整理，探讨铁死亡在各类疾病中发挥的作用，对于人类疾病的临床治疗具有重要的现实意义。

一、铁死亡的形态特征

铁死亡的形态特征为畸形的小线粒体，线粒体膜电子密度的增高，嵴减少或消失，线粒体膜破裂增加。细胞核、细胞质呈低电子密度，或细胞核形态变化不明显（图 1-27）。

二、铁死亡的发生机制

细胞铁死亡是通过铁催化的脂质过氧化过程发生的，通过二价铁的芬顿（Fenton）反应和脂氧合酶（lipoxygenase）的机制启动（图 1-28）。在二价铁或脂氧合酶的作用下，催化细胞膜上高表达的多不饱和脂肪酸（polyunsaturated fatty acid，PUFA），发生脂质过氧化，利用分子动力学模型假设膜的变薄和曲率的增加引起氧化剂不断进入恶性循环，最终使细胞膜不稳定，导致孔隙和胶束形成从而诱导细胞死亡。铁死亡的发生是由细胞内脂质过氧化，ROS 的生成与降解平衡失调所致。

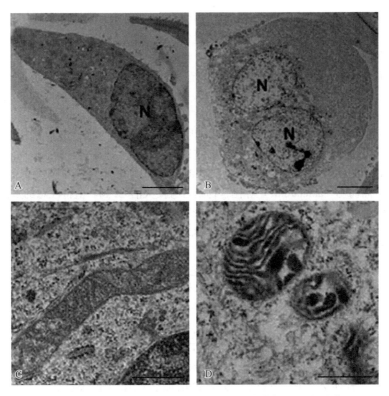

图 1-27　透射电镜下观察铁死亡诱导剂刺激肺腺癌 A549 细胞表现

A. 未处理细胞；B. 铁死亡诱导剂处理细胞出现细胞质扩张，随着铁死亡的进展，细胞质、细胞核（N）呈低电子密度；C. 未处理
细胞；D. 铁死亡诱导剂处理细胞的线粒体膜电子密度的增高，嵴减少或消失

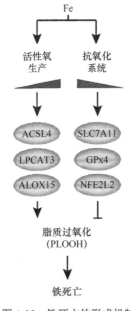

图 1-28　铁死亡的形成机制

铁死亡是细胞死亡的一种形式，它依赖于脂质过氧化过程中铁积累诱导的 ROS 产生和抗氧化系统之间的平衡。ACSL4-LPCAT3-
ALOX15 通路介导脂质过氧化。相比之下，一些抗氧化系统，特别是胱氨酸 / 谷氨酸反向转运体（系统 xc-），包括核心成分
SLC7A11，GPx4 和 NFE2L2，抑制了这一过程。SLC7A11，溶质载体家族 7 成员 11；LPCAT3，溶血磷脂酰胆碱酰基转移酶 3

1. 脂氧合酶（lipoxygenase）**的机制**　细胞膜上抗氧化体 [谷胱甘肽（glutathione，GSH）系
统] 调控核心酶谷胱甘肽过氧化物酶 4（glutathione peroxidase 4，GPx4）的 PUFA 是细胞膜脂质过

氧化的主要靶点。甲硫氨酸可以通过硫转移途径转化为腺苷同型半胱氨酸和胱氨酸（cystine，Cys），这是 GPx4 生物合成所必需的。GPx4 可使脂质过氧化的过氧键转变为羟基，失去其过氧化物的活性。GPx4 酶活性的主要靶标有：系统 xc-（负责将 GSH 的合成原料半胱氨酸转运至细胞内）、谷氨酸 - 半胱氨酸连接酶、谷胱甘肽 S- 转移酶、还原型烟酰胺腺嘌呤二核苷酸（NADH）脱氢酶等。此外，脂质氢过氧化物分解为活性有毒性醛，如 4- 羟基壬烯醛（4-hydroxy-2-noneal）或丙二醛（malondialdehyde），这可能使蛋白质交联而失活。灭活 GPx4 是生物膜抗过氧化损伤的主要保护机制。已经描述了有两种机制灭活 GPx4：①间接方式是通过剥夺辅助因子谷胱甘肽来耗尽前体胱氨酸，从而抑制胱氨酸 / 谷氨酸逆向转运体系统 xc- 或转硫途径；②通过与鲨烯合酶、β- 羟 -β- 甲戊二酸单酰辅酶 A（HMG-CoA）还原酶、GPx4 抑制剂（如 RSL3、ML、FINO2）或美国食品药品监督管理局（FDA）批准的抗癌药物（altretamine）等化合物结合直接灭活 GPx4。值得注意的是，GPx4 的消耗也被证明对细胞凋亡、坏死和焦亡敏感。这些发现表明，脂质过氧化可以加速一系列不同的 RCD 模式。

2. 芬顿反应 铁死亡可能由铁积累诱导的 ROS 产生和避免脂质过氧化的抗氧化系统之间的平衡决定。过量的铁是铁死亡的基础。循环铁以 Fe^{3+} 的形式与运铁蛋白结合，然后通过运铁蛋白受体（transferrin receptor，TfR，也称为 TFR1）进入细胞。Fe^{3+} 形式的铁被氧化铁还原酶（STEAP3）脱氧为 Fe^{2+} 形式的铁，最终，Fe^{2+} 从二价金属离子转运体（divalent metal ion transporter 1，DMT1）介导的内体释放到细胞质中的不稳定铁池中。经过铁离子输入与铁离子还原，向细胞中输入大量的 Fe^{2+}，通过芬顿反应可启动脂质过氧化。此外，最近的研究结果提出了一种非典型的铁死亡诱导途径，如使用氯化铁、血红蛋白或硫酸亚铁以诱导细胞铁死亡。CDGSH 铁硫结构域 1（CDGSH iron sulphur domain 1，CISD1）是一种线粒体铁输出蛋白，也可通过阻止线粒体铁积累和 ROS 的产生来抑制细胞铁死亡。

3. 其他机制 有研究表明，铁死亡诱导会增加脂化微管相关蛋白 1 轻链 3β（microtubule associated protein 1 light chain 3 beta，MAP1LC3β，也称为 LC3，自噬体的标记体）及自噬体与溶酶体的融合（即自噬溶酶体形成），这与脂质氧化刺激自噬的观点一致。核心自噬效应分子，如自噬相关基因 5（autophagy-related 5，*Atg5*）和 *Atg7* 的基因消耗可通过抑制铁死亡阻断细胞死亡。Tat-Beclin-1 是一种很强的自噬直接诱导因子，也会增强癌细胞的铁死亡。自噬导致铁死亡的分子机制可能涉及多种途径，如通过核受体共激活因子 4（nuclear receptor coactivator 4，NCOA4）依赖的铁蛋白自噬（如铁蛋白特异性自噬）降解铁蛋白，通过形成 BECN1[①]-SLC7A11 蛋白复合物来抑制系统 xc- 的活性，以及通过 *ras* 相关蛋白 RAB7（ras-associated protein RAB7，RAB7A）依赖的脂噬（lipophagy）来降解脂滴。此外，伴侣介导的自噬可促进 GPx4 的降解和随后的铁死亡。此外，线粒体外膜蛋白电压依赖性阴离子通道 2（voltage-dependent anion channel 2，VDAC2）和 VDAC3 已被确定为 erastin 的直接靶点，能调节线粒体功能并导致细胞铁死亡。然而，线粒体对细胞铁死亡的贡献仍存在争议，可能与细胞环境有关。Bid 和 Bcl-2 结合成分 3（Bcl-2-binding component 3，BBC3，也称为 PUMA）也参与铁死亡的调控，并不是 Bax 或 Bak1 机制。

除了铁之外，锌也被证明对某些癌症的铁死亡至关重要。通过加入锌螯合剂或 ZIP7 抑制剂可触发内质网应激反应来保护细胞，对抗铁死亡。

三、影响铁死亡的相关因素

1. 系统 xc- 系统 xc-（system xc-）由溶质载体（solute carrier，SLC）中的调节亚基溶质载体家族 3 成员 2（solute carrier family 3 member 2，SLC3A2）和催化亚基溶质载体家族 7 成员 11（solute carrier family 7 member 11，SLC7A11）组成。该复合物促进细胞外 Cys 和细胞内谷氨酸（glutamate，Glu）通过质膜的交换，将细胞内的 Glu 转运至细胞外间隙，将细胞外 Cys2 转运至细胞内，再转化为 Cys 合成 GSH。GPx4 利用 GSH 来消除磷脂氢过氧化物（phospholipid hydroperoxides，PLOOH）的产生，PLOOH 是脂氧合酶链式反应的主要介质。黏蛋白 1-C（MUC1-C）与 CD44v 结合促进系统 xc- 的稳定性。系统 xc- 抑制剂，如 erastin、柳氮磺胺吡啶（sulfasalazine）、

① BECN1 为苄氯素 1，重组人自噬效应蛋白。

索拉非尼（sorafenib）和谷氨酸被认为是 I 类铁死亡诱导剂（ferroptosis inducer，FIN），如 AMP 活化蛋白激酶（AMPK）介导的 BECN1 磷酸化和 BRCA1 相关蛋白 1（BRCA1-associated protein 1，BAP1）直接抑制系统 xc- 活性，导致 ROS 水平升高和铁死亡。而直接的 GPx4 抑制剂被称为 II 类 FIN。这些铁死亡诱导剂通过不同的通路直接或间接作用于 GPx4，导致细胞抗氧化能力降低、ROS 堆积，最终引起细胞氧化性死亡。

2. 与脂质过氧化相关的脂质和酶 脂质过氧化受到几种脂质和酶的影响，包括花生四烯酸（arachidonic acid，AA）的催化途径，通过酰基辅酶 A 合成酶长链家族成员 4（acyl-CoA synthetase long chain family member 4，ACSL4）、溶血磷脂酰胆碱酰基转移酶 3（lysophosphatidylcholine acyltransferase 3，LPCAT3）和花生四烯酸脂氧合酶（arachidonate lipoxygenase，ALOX），特别是 ALOX15 的氧化是铁死亡脂肪毒性所必需的。磷脂酰乙醇胺结合蛋白 1（phosphatidylethanolamine binding protein 1，PEBP1，也被称为 RKIP），是一种蛋白激酶级联的支架蛋白抑制剂，是铁死亡中 ALOX15 酶活性所必需的。ACSL4 的上调，而不是其他 ACSL 成员的上调，似乎是铁死亡的标志。除了系统 xc- 和 GPx4 外，一些整合的抗氧化和促存活蛋白，如转录因子、核转录因子红系 2 相关因子 2（nuclear factor-erythroid -derived 2-related factor 2，NFE2L2，也被称为 NRF2）和某些热休克蛋白（heat shock protein，HSP），也可以抑制铁死亡中的脂质过氧化。

3. NFE2L2 是一个关键的转录因子，可调节抗氧化，防御或解毒各种压力源。NFE2L2 介导的金属硫蛋白 1G（NFE2L2-mediated transactivation of metallothionein 1G，MT1G，一种富含半胱氨酸的蛋白质，对二价重金属离子具有高亲和力）、SLC7A11 和血红素加氧酶 1（heme oxygenase 1，HMOX1）的逆转录激活限制了铁死亡。然而，在 NFE2L2 被过度激活时，HMOX1 也被过度激活，并通过增加代谢血红素时的不稳定铁池来诱导铁死亡。因此，HMOX1 的保护作用是由于其抗氧化活性，而其毒性作用是通过亚铁的产生来促进铁蛋白介导的过氧化物分解。

4. TP53 和 BAP1 抑癌蛋白 TP53 和 BAP1 可分别通过转录和表观遗传机制下调 SLC7A11 来促进铁死亡。TP53 还可以通过直接抑制膜结合糖蛋白二肽基肽酶 4（dipeptidyl peptidase 4，DPP4，也称为 CD26）或通过增加细胞周期调节周期蛋白依赖性激酶抑制剂 1A（cyclin-dependent kinase inhibitor 1A，CDKN1A，也称为 P21）的表达来抑制铁死亡。这已在一些癌症，特别是在结直肠癌中观察到，表明 TP53 在铁死亡调节中起着承上启下的作用。TP53 的一个非特异性编码区变异 Pro47Ser 也会影响铁死亡的敏感性和肿瘤表达。

5. HSP 是一个高度保守的分子伴侣家族，在特定环境下表达，并使细胞抵抗不同类型的细胞死亡，包括铁死亡。特别是 HSP 家族 B（小）成员 1 [heat shock protein family B (small) member 1，HSPB1]，也被称为 HSP25 或 HSP27，通过磷酸化阻断细胞骨架介导的铁吸收来诱导铁死亡抗性，如通过减少铁摄取和氧化损伤，发挥肌动蛋白细胞骨架保护来抑制铁死亡。HSP 家族 A（HSPA）成员 5（HSPA5，也称为 BIP 或 GRP78），能结合并稳定 GPx4，从而间接抑制铁死亡中的脂质过氧化。蛋白激酶 C 介导的 HSPB1 是铁死亡的负调节因子，通过抑制 ROS 产生和减少铁摄取进行调节。然而，HSP90 抑制剂 2- 氨基 -5- 氯 -N-3- 二甲基苯甲酰胺 [2-amino-5-chloro-N,3-dimethylbenzamid，化学名 CDDO，又名巴多索隆（bardoxolone）] 可以抑制癌细胞的铁死亡，说明 HSP90 可能在铁死亡中发挥了不同的作用。

四、铁死亡与疾病

铁死亡是一种非凋亡的由铁积累和脂质过氧化驱动的 RCD 形式，因此，铁死亡研究中最重要的目标是确定铁依赖性 ROS 代谢的下游信号通路或执行者，以便将铁死亡与其他类型的 RCD 区分开来。特别是铁死亡可能涉及自噬、氧化性死亡过程，这取决于触发因素的作用。过度的铁死亡可能发生在某些人类疾病中，特别是神经退行性变性疾病和铁过载性疾病，需要其治疗抑制。相比之下，铁死亡的诱导是癌症治疗的一种潜在策略。进一步定义癌症中铁死亡的基因型选择性活性及所涉及的机制，对于指导基于铁死亡的治疗干预非常重要。铁死亡为抗肿瘤治疗提供了一种新方法，临床也在积极探讨如何诱导多种细胞死亡机制进行抗肿瘤治疗，如将顺铂前药 Pt（Ⅳ）通过酰胺键偶联到 FMO 载体表面，导致 Pt-FMO 形成磁性纳米颗粒（Pt-FMO），进而转入细胞诱导其凋亡和铁死亡的联合抗肿瘤作用的研究（图 1-29），其作用机制为 FMO 载体可持续地将 Mn^{2+} 和 Fe^{2+}/Fe^{3+} 释放到酸性环境中，通过芬顿反应和芬顿样反应促进细胞的铁死亡。内源性 GSH 激活顺铂前药 Pt（Ⅳ），产生细胞毒性顺铂，从而触发细胞凋亡。同时，顺铂还介导氧（O_2）的转化，产生下游的 H_2O_2，进一步提高芬顿反应。目前的研究主要集中在以下几个方面：① GPx4 的抑制可刺激细胞铁死亡，可作为间充质状态细胞的杀手；②通过重塑或激活免疫细胞，协同增强免疫疗效；③在耐药细胞中诱导或增强铁死亡，提高化疗敏感性；④在 ras 突变细胞中通过大量小分子和药物，以 Ras 依赖性或非依赖性方式调节铁死亡；⑤在 P53 相关的细胞中，P53 以一种细胞类型特异性的方式调节铁死亡敏感性，通过这些措施消灭残余或耐药性的癌细胞（图 1-30）。

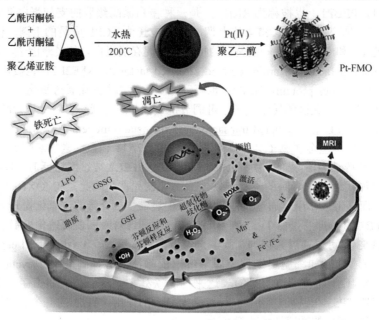

图 1-29　制备磁性 Pt-FMO 纳米颗粒诱导细胞凋亡和铁死亡的联合抗肿瘤作用机制

Pt-FMO：顺铂前驱药载锰沉积氧化铁纳米平台

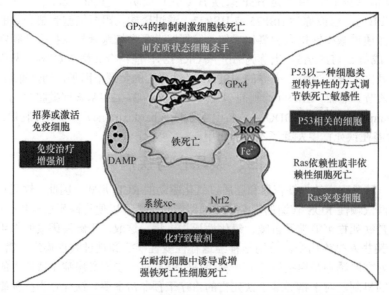

图 1-30　癌症中铁死亡的基因型选择性活性及治疗所涉及的机制

第五节 Parthanatos

哈拉茨（Harraz）等发现了一种多聚（ADP-核糖）聚合酶1 [poly（ADP-ribose）polymerase-1, PARP-1] 依赖性细胞死亡，将其命名为 Parthanatos（thanatos：希腊神话中死亡的象征）。其明显的生化特征是 PARP-1 的快速激活、早期多聚（ADP-核糖）[poly（ADP-ribose），PAR] 的积累，又称为 PARP-1 依赖的 RCD。有凋亡诱导因子线粒体相关 1（apoptosis-inducing factor mitochondria associated 1, AIFM1，也称为 AIF）依赖性和非依赖性 Parthanatos，可被氧化应诱导的 DNA 损伤和线粒体溶解（图 1-31）。

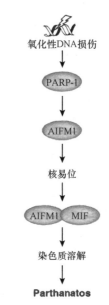

图 1-31 Parthanatos 的形成机制

Parthanatos 是一种依赖于 PARP-1 的细胞死亡形式，它依赖于 AIFM1-MIF 途径。AIFM1：凋亡诱导因子线粒体相关 1；MIF：巨噬细胞抑制因子

一、Parthanatos 的形态学特征

Parthanatos 与凋亡和坏死有一些相同的细胞学和形态学特征，但也存在明显的区别。与凋亡相比，Parthanatos 不能形成凋亡小体和小片段的 DNA 碎片；与坏死相比，Parthanatos 不能诱导细胞膨胀；与自噬相比，Parthanatos 没有自噬泡结构和溶酶体的降解作用；与坏死性凋亡相比，Parthanatos 不能够引起细胞膜和细胞器膨胀及细胞溶解，也没有受体相互作用蛋白激酶 -1（receptor interacting protein kinase 1, RIP1）的激活等反应。Parthanatos 不发生细胞肿胀，但因 PARP-1 的快速激活、早期 PAR 的积累、线粒体通透性的改变（线粒体通透性改变本身就是细胞死亡信号的重要组成部分），随后发生 CASP 激活、细胞萎缩、核浓缩和膜裂解等。

PARP-1 是一种与染色质相关的核蛋白，在 DNA 单链或双链断裂的修复中发挥着关键作用。PARP-1 可以识别 DNA 断裂，并使用烟酰胺腺嘌呤二核苷酸（nicotinamide adenine dinucleotide，NAD）和 ATP 触发多聚（ADP-核糖）糖基化。CASP 裂解介导的 PARP-1 失活被认为是细胞死亡的标志。虽然 CASP 在 Parthanatos 中发生激活，但是广谱的 CASP 抑制剂并不能抑制 Parthanatos，因此有人推测在此过程中 CASP 并没有起到实质性的作用。相比之下，8-二氢鸟嘌呤（8-oxo-7,8-dihydroguanine）是由氧化损伤（如 ROS、紫外线和烷基化剂）引起的常见 DNA 碱基修饰，会触发 PARP-1 的过度活化。过度激活的 PARP-1 通过至少两种机制介导 Parthanatos，即 NAD^+ 和 ATP 的消耗（因为它在坏死期间发生）和线粒体内膜跨膜电位的耗散（这一通常与细胞凋亡）相关的事件。

二、Parthanatos 的发生机制

PARP-1 是 PARP 家族成员中被广泛研究的细胞核内的酶类，大约占细胞内 PARP 活性的 90% 以上。在正常生理条件下，PARP-1 对 DNA 损伤起到修复功能；在病理条件下，如脑卒中、外伤性脑损伤和缺血再灌注损伤中，PARP-1 大量激活并导致 Parthanatos。由 PAR 或钙黏蛋白酶（calpain）介导线粒体释放 AIFM1 可能是引发 Parthanatos 的主要原因。

1. PARP-1 的激活 Parthanatos 中 PARP-1 的激活起到关键作用。病理情况下，细胞 Ca^{2+} 内流可以激活 NO 合成酶，产生大量的 NO 和 O_3，过氧化物和 NO 结合形成 $ONOO^-$，过量的 $ONOO^-$ 和其他的自由基参与诱导 DNA 断裂反应，最终激活 PARP-1。除此之外，环境刺激、自由基、过氧化氢、羟自由基、电离辐射和 DNA 烷基化剂 N-甲基 -N'-硝基 -N-亚硝基胍（N-methyl-N'-nitro

N-nitrosoguanidine，MNNG）也能够触发 DNA 产生缺口或断裂，激活 PARP-1。PARP-1 激活以后可以利用 NAD 为底物催化合成 PAR，同时产生烟酰胺。NAD 是产能过程的辅助因子，PARP-1 大量激活会过度消耗 NAD，导致细胞内的能量衰竭，引发细胞死亡。增加细胞内的能量物 NAD 可以抑制 Parthanatos 的发生。

2. PAR 的介导作用　PAR 是由细胞核 PARP-1 催化合成的多糖，在促进细胞发生 Parthanatos 的过程中起到重要作用。在 Parthanatos 的早期 PAR 大量积累。在细胞内能够直接调节 PAR 的有 N-甲基 -D- 天冬氨酸（N-methyl-D-aspartate，NMDA），用 NMDA 处理外皮质神经元细胞，可激活 PARP-1 产生 PAR。相反，多聚（ADP- 核糖）水解酶 [poly（ADP-ribose）glycohydrolase，PARG] 激活后可以将 PAR 水解成游离的 PAR 或者 ADP- 核糖单体，因此当细胞质内 PARG 发生过量表达后可以抑制 PARP-1 依赖性的 Parthanatos 发生。

3. AIF 的释放　AIF 是细胞死亡途径中重要的信号分子，在 Parthanatos 过程中超活化的 PARP-1 可结合 AIF，介导 AIF 从线粒体释放移位到细胞核，继而导致部分染色体的溶解。这一过程可以通过多聚（ADP- 核糖）降解蛋白 ADP- 核糖 - 水解酶样 2（protein ADP-ribosylhydrolase-like 2，ADPRHL2，也称为 ARH3）和多聚（ADP- 核糖）结合蛋白环指蛋白 146[poly（ADP-ribose）binding protein ring fifinger protein 146，RNF146，也被称为 IDUNA] 通过阻断 PARP-1 的活性进行负调控。也可通过 DNA 糖基化酶 8- 氧代鸟嘌呤 DNA 糖基化酶（8-oxoguanine DNA glycosylase，OGG1），增强 PARP-1 活性来正向调控。最近，巨噬细胞移动抑制因子（macrophage migration inhibition factor，MIF）被鉴定为具有核酸酶活性的 AIF 结合蛋白，在诱导 Parthanatos 中可产生大的 DNA 片段。实验证明，PAR 可以诱导活细胞内的 AIF 发生迁移，通过 PAR 的中和抗体作用或过量表达 PARG 可以抑制 AIF 的迁移和细胞死亡。在 Parthanatos 过程中，PAR 是通过诱导线粒体释放 AIF 来完成死亡信号传递的。也有实验证明线粒体接收到 PAR 的信号后，线粒体膜的通透性发生改变，同时 62kDa 的 AIF 与本身疏水集团分裂，形成 57kDa 的成熟 AIF，并且发生迁移。

AIF 的释放对 calpain 激活具有依赖性，calpain Ⅰ可以促进成熟 AIF 的形成与释放。Vosler 等以 NMDA 诱导细胞死亡为例提出了一个 AIF 释放模式：NMDA 激活细胞膜上的 NMDA 受体，导致大量的 Ca^{2+} 内流，线粒体吸收了一部分过量的 Ca^{2+}，过量的 Ca^{2+} 导致线粒体承载氧的能力下降，从而促进线粒体释放 O_2。同时，在 NMDA 受体作用下，细胞质内产生大量的 NO，O_2 与 NO 反应生成 $ONOO^-$，$ONOO^-$ 进一步导致 DNA 损伤。在损伤的 DNA 的作用下激活 PARP-1，PARP-1 催化消耗 NAD 合成 PAR，在 NAD 减少和 PAR 增加的共同作用下导致线粒体内的 Ca^{2+} 再一次失调，此次 Ca^{2+} 失调可以激活线粒体内的 calpain，calpain 进一步介导成熟 AIF 的形成和释放。

三、Parthanatos 与疾病

目前发现人类大量的疾病与 Parthanatos 密切相关，包括脑卒中、帕金森病、心力衰竭、糖尿病及缺血再灌注损伤，尤其是各种神经系统疾病。如果能够通过调节 PARP-1、PAR、AIF 的活性来抑制 Parthanatos，对这些疾病的治疗一定有积极作用。因此靶向 PARP-1、PAR 和 AIF 药物的开发和应用不但可以抑制 Parthanatos，而且可以控制相关疾病的恶化。

但是在 Parthanatos 过程中依然存在很多未知问题，如细胞内能量衰竭问题、PAR 与线粒体如何作用、AIF 的释放过程，以及 AIF 在线粒体内的定位等具体机制还有待研究。相信随着分子生物学技术的进步，将会进一步揭示 Parthanatos 的作用机制，为相关疾病提供新的治疗方案。

第六节　内吞性细胞死亡

内吞性细胞死亡（entotic cell death）由布昌热（Brugge）在 2007 年提出，是指细胞"同类相食"的一种 RCD 形式，即一个细胞吞噬并杀死另一个细胞，其特征是细胞内细胞结构（cell-in-cell structures）。内吞性细胞死亡常发生在异常增殖的上皮性肿瘤细胞及葡萄糖饥饿、基质去黏附或有丝分裂应激的细胞。可在肿瘤患者的尿液和腹水中观察到细胞内细胞结构。

　　虽然目前对于内吞性细胞死亡的潜在机制不完全清楚，但细胞黏附和细胞骨架重排途径在控制内吞性细胞死亡诱导中起着关键作用。活细胞进入邻近细胞需要形成黏附连接，这是由黏附蛋白钙黏着蛋白 1（cadherin 1，CDH1，也称为上皮钙黏着蛋白）和联蛋白 α1（catenin alpha 1，CTNNA1）介导。在内吞性细胞死亡过程中，完整的肌动蛋白和微管都是细胞骨架重排所必需的，特别是肌动球蛋白（actomyosin），细胞骨架中的肌动肌球蛋白复合物，对于内吞性细胞死亡中细胞内细胞结构的形成是必不可少的。肌动球蛋白的产生和激活在时空上由 ras 基因同源家族成员 A（ras homolog family member A，RHOA）、Rho 相关的线圈蛋白激酶（Rho-associated coiled-coil containing protein kinase，ROCK）和肌凝蛋白（myosin）通路控制。因此，通过 c3 毒素（c3-toxin）、Y-27632 和泡比他汀（blebbistatin）等抑制剂靶向这些核心途径可以减少体内、外细胞的内吞性细胞死亡。

　　除了细胞黏附和细胞骨架重排途径外，其他信号分子和调控因子也通过不同的机制参与内吞性细胞死亡的调控。例如，细胞分裂周期 42（cell division cycle 42，cdc42）的消耗增强了有丝分裂形态的变化和随后的内吞性细胞死亡；AURKA 和 AMP 活化蛋白激酶（AMP-activated protein kinase，AMPK）分别通过控制微管可塑性或能量代谢促进内吞性细胞死亡。染色质结合蛋白核蛋白 1（chromatin binding protein nuclear protein 1，NUPR1，也称为 P8），是一种转录调控因子，可通过调节 AURKA 活性或自噬负调控内吞性细胞死亡。

　　被吞噬细胞的可能命运包括细胞分裂、释放或死亡。内吞性细胞死亡涉及宿主细胞对被吞噬细胞的消化，这需要通过 LC3 相关吞噬作用（LC3-associated phagocytosis，LAP）和组织蛋白酶 B（cathepsin B，CTSB）介导的溶酶体降解途径吞噬和杀死同类细胞（图 1-32）。内吞性细胞死亡不涉及凋亡效应 CASP，也不受 Bcl-2 家族蛋白的调控。LAP 连接吞噬和自噬这一过程受核心 LC3 脂化机制的调控，如自噬相关基因 Atg5、Atg7、III 类磷脂酰肌醇 3- 激酶复合物 [如磷脂酰肌醇 3- 激酶催化亚基 3 型（phosphatidylinositol 3-kinase catalytic subunit type 3，PI3KC3，也称为 VPS34）、磷脂酰肌醇 3 激酶调节亚基 4（phosphoinositide 3-kinase regulatory subunit 4，PI3KR4，也称为 VPS15 和 BECN1）、细胞色素 b-245 链（cytochrome b-245 beta chain，CYBB，也称为 NOX2）] 介导的 ROS，以及其他自噬调节因子 [如紫外线辐射抗性相关基因（UV radiation resistance-associated gene，UVRAG）、RUN 结构域和富含半胱氨酸结构域的 Beclin-1 相互作用蛋白 [RUN domain and cysteine-rich domain-containing beclin 1 interacting protein，RUBCN，也被称为 Rubicon）] 等。

　　内吞性细胞死亡在肿瘤发生中起着明确的作用，因为它可能在吞噬的肿瘤细胞中触发非整倍体，并为肿瘤生长提供营养支持，但也可能介导健康的邻近细胞对癌细胞进行清除。在肿瘤中观察到内吞性细胞死亡的频率与肿瘤分期相关，目前尚未发现用什么试剂可以在不影响其他细胞死亡模式的情况下以选择性的方式抑制或诱导内吞性细胞死亡，尚需要进一步深入评估靶向这一现象的可能性。

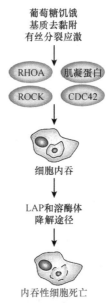

图 1-32　内吞性细胞死亡的机制

内吞性细胞死亡是一种细胞同类相食的细胞死亡形式，通过激活内吞，然后通过 LAP 和溶酶体降解途径吞噬和杀死细胞。内吞需要 RHOA、ROCK、肌凝蛋白和 cdc42

第七节 NETosis

NETosis 是一种由中性粒细胞胞外陷阱（neutrophil extracellular trap，NET）释放驱动的 RCD 形式。NET 是指中性粒细胞释放其核和线粒体的 DNA，并由细胞质和颗粒蛋白修饰，即细胞在应对感染或损伤时释放在细胞外的网样 DNA 蛋白结构。NET 在几个小时内产生并伴随着细胞死亡，称为 NET 导致的细胞死亡。如果 NET 产生但没有细胞死亡为非溶性 NET 形成（non-lytic NET formation）。这是 2004 年 Zychlinsky 的实验室首次观察到在中性粒细胞接触乙酸酯（acetate）或 IL-8 后形成和释放 NET 以杀死细菌。进而发现，在多种应激条件下的其他细胞，如肥大细胞、嗜酸性粒细胞、嗜碱性粒细胞、上皮细胞和癌细胞都可产生 NET。NET 是由 DNA、瓜氨酸化组蛋白（citrullinated histone）和抗菌肽组成的蜘蛛网状纤维（fiber in a spider-web like）构成的细胞外陷阱，能够直接杀死一些细菌。NETosis 细胞的改变是染色质的内源性肿胀使其去浓缩、核肿胀和破裂，然后释放网状结构的 DNA，其机制尚不清楚。染色质去浓缩是细胞核从多分叶状向球形、卵圆形变化的基础，这是不同于坏死和凋亡的 NETosis 细胞的特征。

一、NETosis 的调控途径

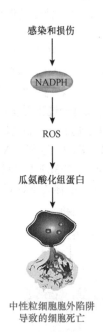

图 1-33 NADPH 氧化酶介导的 ROS 产生和瓜氨酸化组蛋白调控 NET 释放驱动 NETosis

NETosis 的发生是涉及多个信号和步骤的动态过程。迄今为止，至少已经确定了利用不同的生化介质的两种不同的体外 NETosis 机制，即受 NADPH 氧化酶介导的 ROS 产生和肽基精氨酸脱亚胺酶 4（peptidyl arginine deiminase 4，PAD4）介导瓜氨酸化组蛋白的调节途径（图 1-33）。

1. ROS 介导的途径 ROS 产生可由 NADPH 氧化酶介导，或由蛋白激酶 C（protein kinase C，PKC）、颗粒蛋白酶（granular protease）激活后产生，如中性粒细胞弹性蛋白酶（neutrophil elastase，NE）、基质金属蛋白酶（matrix metalloproteinase，MMP）、髓过氧化物酶（myeloperoxidase，MPO），以及抗菌肽家族多肽（cathelicidin antimicrobial peptide，CAMP，也称为 LL37），这些酶的激活、释放和从细胞质到细胞核的易位，以及随后瓜氨酸化组蛋白产生，有利于 NETosis 发生中性粒细胞染色质的内源性肿胀，引起去浓缩，核膜破坏，染色质纤维释放。

2. PAD4 介导的途径 PAD4 是一种负责催化组蛋白中精氨酸转化为瓜氨酸残基的酶。PAD4 可催化组蛋白的精氨酸残基瓜氨酸化，导致 DNA 和组蛋白之间的静电相互作用减少。用靶向 PAD4 抑制剂可在体外和动物模型中成功抑制 NETosis。

3. 不依赖于 PAD4 的 NETosis 通路 最近发现的一个不依赖于 PAD4 的 NETosis 通路可能发生在其他类型 RCD 的死亡信号下游，如焦亡、坏死性凋亡和自噬依赖性细胞死亡。GSDMD 除了在焦亡中起关键作用外，还参与诱导 NETosis 消化病原体，如中性粒细胞颗粒成分乳铁蛋白（lactoferrin）在体内外都可以阻断 NETosis 和炎症，表明在先天免疫中，焦亡和 NETosis 通路之间存在串扰。

4. 细胞中 Na^+/Ca^{2+} 交换泵的调节作用 细胞中的 Na^+/Ca^{2+} 交换泵可调节细胞内的钙平衡和 NETosis 细胞死亡。抑制 Ca^{2+} 流出和 Na^+ 内流，可促进细胞内 Ca^{2+} 的积累，进而激活 NADPH 氧化酶，产生超氧化物（superoxide），由此产生 NET 的释放。所以抑制 Na^+/Ca^{2+} 交换的药物 [如

EIPA（5-N- 乙基 -N- 异丙基）、MIA（5-N- 甲基 -N- 异丁基）] 可激活 NADPH 氧化酶触发 NETosis 细胞死亡，而不依赖于感染刺激。经 EIPA 和 MIA 处理的分离的人中性粒细胞在 NADPH 氧化酶激活后，细胞内 Ca^{2+} 增加，从而导致 NETosis 细胞表达上调。EIPA 和 MIA 介导的细胞内 Ca^{2+} 的增加是由于 EIPA 和 MIA 与 Na^+/Ca^{2+} 交换泵 1（NCX1）的竞争性结合。这些结果表明了一种不依赖于感染的 NET 产生的新机制，并暗示 NCX1 可作为细胞内钙平衡和 NETosis 细胞死亡的生理调节因子。

二、NET 和 NETosis 的临床意义

NETosis 是生物体中保守进化的免疫系统的重要组成部分，是对危险信号做出的反应。中性粒细胞在宿主防御中形成了一种重要的免疫细胞类型，是先天免疫防御中清除入侵病原体的第一道防线，也是体内最丰富的先天免疫细胞类型，占人类中所有循环白细胞的 40%～75%。中性粒细胞在循环中的寿命只有几个小时，这显著增加了中性粒细胞离开循环迁移到组织的天数。尽管中性粒细胞寿命较短，但它们可不断从骨髓干细胞中补充。来自骨髓中的中性粒细胞可以吞噬并杀死病原体。在感染或无菌组织损伤期中，中性粒细胞是首先被招募到局部提供免疫保护并有助于愈合和恢复的应答细胞类型。当暴露于 PAMP 或 DAMP 时，中性粒细胞通过氧化和非氧化机制吞噬并降解它们。NET 的形成依赖于致病相关分子模式，如 LPS 和 DAMP（HMGB1）是中性粒细胞 NET 形成的重要激活物，DAMP 可以激活中性粒细胞导致 NET 的释放。中性粒细胞 NET 由中性粒细胞弹性蛋白酶（一种丝氨酸蛋白酶）、瓜氨酸化组蛋白和细胞外 DNA 组成。NET 和 NETosis 的增加不仅通过诱捕病原微生物（如细菌和病毒）来对抗感染的传播，而且还促进 DAMP 的释放，从而可能导致自身免疫病（如系统性红斑狼疮、类风湿关节炎、哮喘、血管炎和银屑病）、缺血再灌注损伤和肿瘤发展的发病机制。新的证据已经表明 NET 与促进血栓形成有关。过度的 NETosis 与严重的炎症和疾病进展相关，最近的一项研究显示，炎症相关的 NET 可以唤醒附近休眠的癌细胞重新分裂，这种效应可能依赖于基底膜主要黏附分子层粘连蛋白（laminin）的降解，但其机制需要进一步探讨。因此，应避免不必要地暴露于与感染无关的 NET 产生的触发环境中。同时应研究 NET 释放的触发因素，如医源性触发因素、可预防的医源性治疗副作用。如肺癌患者体内氧化血清白蛋白的积累可通过细胞内 ROS 的积累来触发与感染无关的 NETosis 细胞死亡，这有助于促进肺癌转移。用 DNase-1 消化 NET 的核心成分可防止缺血再灌注损伤、吸烟或机械通气引起的肺损伤和深静脉血栓形成，而使用 DNase 消除 NET 有增加细菌、真菌和病毒病原体的毒力的风险。

NETosis 已成为一些临床试验中的一个重要指标、终点和靶点。例如，对酒精性肝炎（alcoholic hepatitis，AH）的研究以往都集中在中性粒细胞失控的迁移、吞噬和炎症因子释放特性上。发现 AH 的肝中性粒细胞增加与临床预后不良相关。AH 的死亡率与脓毒症和多器官功能衰竭的发展密切相关。最近研究发现，先天免疫细胞不仅在识别和响应 PAMP 方面发挥着重要作用，而且还参与激活与 AH 严重程度相关的炎症级联反应，在 AH 的发病机制中中性粒细胞引起或加重肝损伤的能力与其 NET 形成的特性有关。有研究结果显示，急性乙醇暴露可以诱导中性粒细胞自发形成和释放 NET，但随后对乙醇暴露的中性粒细胞进行抗原刺激却抑制了进一步的 NET 形成，与没有乙醇暴露的中性粒细胞相比，体外抗原刺激比原先有乙醇暴露的中性粒细胞释放的 NET 数量显著降低，说明在 AH 中除了中性粒细胞的迁移和吞噬特性降低外，NET 的产生减少，这可能导致肝炎和损伤的病程延长（图 1-34A）。重要的发现是在没有额外的体外激活时中性粒细胞在急性乙醇暴露后，会自发形成 NET。同时抑制体外刺激下的进一步 NET 的形成，这表明乙醇对 NET 的形成有复杂的影响。小鼠酗酒模型体内研究表明，在血清内毒素（脂多糖）诱导的脓毒症模型中，乙醇暴露显著减少了肝中性粒细胞浸润，说明乙醇除了抑制中性粒细胞的迁移和吞噬作用外，乙醇还可以抑制中性粒细胞的 NET 形成（图 1-34B）。为了维持发生 NETosis 后的器官稳态，巨噬细胞（mφ）清除 NETosis 的中性粒细胞是必不可少的。在吞噬 NETosis 中性粒细胞后，mφ

可以极化为 M1 或 M2 表型，M1 表型的 mφ 对吞噬初期清除细菌是必要的。M2 表型的 mφ 可以减少炎症并促进组织修复。在急性乙醇暴露的 mφ，除了它们对 NETosis 的中性粒细胞的吞噬作用减少外，还抑制 mφ 极化到 M1 表型，使其含量显著降低，但并不抑制 M2 表型，而且吞噬 NETosis 中性粒细胞后，M2 表型显著增加（图 1-34C）。上述结果表明，除血清内毒素外，NET 成分在 AH 患者和小鼠酗酒模型的循环系统和肝中均增加，并可作为 DAMP 加重肝损伤。此外，NET 中组蛋白和 HMGB1 也可能发挥额外招募和激活中性粒细胞形成 NET 的作用，从而维持肝脏炎症和损伤。鉴于中性粒细胞在 AH 的病理机制中的重要作用，使用一种 ly6g 特异性的单抗，可以消耗小鼠循环系统和肝内的中性粒细胞，减轻急性乙醇刺激诱导的肝损伤和全身炎症。短暂中性粒细胞消耗可能会作为脓毒症相关的 AH 患者治疗的可行选择。

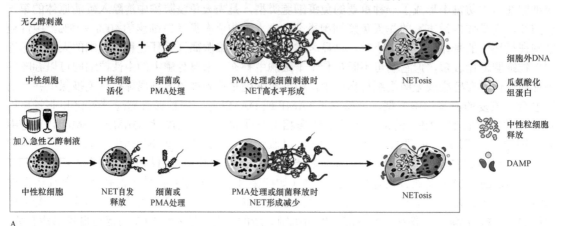

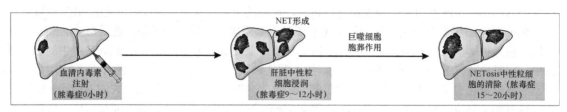

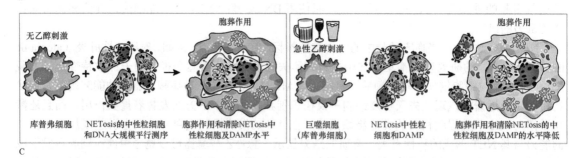

图 1-34　肝细胞在乙醇暴露及其与脓毒症相关的 NET 形成和清除

A. 上行：无乙醇刺激的中性粒细胞在细菌感染或叠氮溴化丙锭（PMA）处理时被激活，产生 NET 增加，随后细胞 NETosis；下行：急性乙醇刺激中性粒细胞可以自发释放 NET，在细菌感染或 PMA 处理中产生 NET 减少，随后细胞 NETosis。B. 注射抗原刺激（脂多糖）制备野生型 C57BL/6 小鼠的急性脓毒症模型 9～12h 即发生肝内中性粒细胞浸润，形成的脓肿与 NET 形成相关。制模 15～20h 巨噬细胞（mφ）通过吞噬作用清除 NETosis 中性粒细胞。C. 在 NETosis 中性粒细胞和 DAMP 的环境中，无乙醇刺激的 mφ（库普弗细胞）可提高吞噬作用和清除 NETosis 中性粒细胞及 DAMP；乙醇刺激的 mφ 显著降低了巨噬细胞的吞噬能力和清除 NETosis 中性粒细胞及 DAMP

三、研究 NET 和 NETosis 的方法和挑战

目前研究更多的是通过分子生物学的方法结合高通量、自动化的图像分析，如通过 ELISA 靶向瓜氨酸化组蛋白来定量 NETosis、检测 NET 和相关蛋白、评估 DNA 相关 NE 的活性，以及基于定量 NETosis 的试剂盒使用的图像分析估计 NET 覆盖区域的比例，也可使用智能系统监督机器学习方法引入高通量的 NET 区域分析。但这些研究手段有一个局限性，就是由于 DNA 释放也发生在坏死等其他细胞死亡的过程之后，假阳性的风险如何避免？此外，在缺乏瓜氨酸化组蛋白抗体等特异性标记物的情况下，NET 的定量无法提供涉及 NETosis 通路的信息。其他定量 NETosis 的主要策略是利用细胞核形状的可识别变化（固定和黏附荧光标记中性粒细胞 DNA 的图像分析、流式细胞术和细胞成像术），评估混合细胞群中 NETosis 细胞核的比例。越来越多的证据表明，中性粒细胞黏附是 NETosis 的重要组成部分，某些诱导剂需要中性粒细胞黏附到基质上才能诱发 NETosis。因此，在培养基中检测 NETosis 细胞的潜在缺点是低估了 NETosis 细胞的数量。改进方法可用自动显微镜系统通过捕获数千张细胞图像，使用卷积神经网络来分类 NETosis 和非 NETosis 贴壁中性粒细胞、预测 NETosis 调控途径、区分 NETosis 细胞和坏死细胞。

第八节　溶酶体依赖性细胞死亡

在 1955 年迪夫（Duve）发现溶酶体是细胞降解机制，在 2000 年他提出溶酶体依赖性细胞死亡（lysosome-dependent cell death，LCD），也被称为溶酶体细胞死亡。这是溶酶体渗透性增加释放的水解酶 [组织蛋白酶（cathepsin，CTS）] 或铁释放到细胞质中发生的一种 RCD 形式，其特征是溶酶体破裂（图 1-35）。溶酶体是酸性细胞器，可以降解各种异噬和自噬物质，包括失用的细胞内大分子（核酸、蛋白质、脂质和碳水化合物）、整个细胞器（如线粒体）和入侵的病原体。

当细胞暴露于嗜溶酶体试剂（如 O- 甲基丝氨酸盐酸十二酰胺）、二肽甲酯（如 leu-leuome）、脂质代谢物 [如鞘氨醇（sphingosine）和磷脂酸（phosphatidic acid）] 和 ROS 时，溶酶体渗透性增加继而释放大量的水解酶，导致 LCD 的发生。溶酶体膜通透性增加也可能在凋亡、自噬依赖性细胞死亡和铁死亡的背景下放大或启动细胞死亡信号。

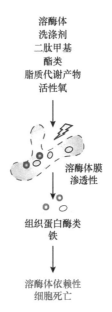

图 1-35　溶酶体依赖性细胞死亡是通过在溶酶体膜渗透性（lysosomal membrane permeability，LMP）增加后释放水解酶（组织蛋白酶）或依赖 LMP 的铁释放来介导

在 LCD 中溶酶体水解酶半胱氨酸肽酶（cysteine peptidases）家族（半胱氨酸肽酶的一个大家族）起着主要作用。不同的 CTS 负责 LCD 的启动和执行，这取决于溶酶体膜的通透性。信号转导及转录激活因子 3（signal transducer and activator of transcription 3，STAT3）和 TP53 可能通过选择性上调 CTS 如 CTSB、CTSL 和 CTSD 的表达来诱导 LCD。相反，NF-κB 诱导的蛇形蛋白家族 A 成员 3（serpin family A member 3，SERPINA3）的表达则抑制 CTSB 和 CTSL。此外，溶酶体中黏磷脂 1 的离子通道（mucolipin 1，MCOLL1，也称为 TRPML1）的抑制可导致溶酶体运输缺陷，促进 CTSB 的释放和随后发生 LCD。

阻断 CTS 的表达或活性可以阻断 LCD，然而，CTS 并不是 LCD 的唯一效应物，因为溶酶体

储存了丰富的铁，这意味着溶酶体膜通透性增加可以导致这种有毒的铁释放到细胞质中，从而导致铁死亡。溶酶体降解受损和 LCD 通路与氧化损伤增加相关，可导致溶酶体储存障碍和衰老等相关疾病。形态学上，LCD 可以采用坏死性凋亡、凋亡、自噬或铁死亡的细胞特征，有时几种 RCD 形态叠加增加了 LCD 的复杂性。

第九节　自噬依赖性细胞死亡

自噬依赖性细胞死亡（autophagy-dependent cell death）是由自噬的分子机制驱动的一种 RCD，它现在被 NCCD 定义为一种可以通过抑制自噬来阻断的 RCD。

自噬是一种溶酶体降解途径，以双层膜自噬泡的形成为特点。自噬过程依次形成三种独特的膜结构，即游离的双层膜结构的前自噬体、自噬泡和自噬溶酶体。从粗面内质网的无核糖体附着区或线粒体脱落的呈游离的双层膜膜性结构即前自噬体（preautophagosome）。前自噬体逐渐延展，包裹形成自噬泡（autophagic vacuole，AV），又被称为自噬体（autophagosome），其中可吞没部分细胞溶质、受损的细胞器、变性的大分子物质、蛋白质聚集体及细菌等。自噬泡通常是沿着微管运输定位到细胞核周围，随后自噬泡的外膜与溶酶体融合，形成自噬溶酶体（autophagolysosome），自噬溶酶体脱颗粒降解其所包裹的内容物和自噬泡的内膜，使其被分解为氨基酸、核苷酸及游离脂肪酸等，可被细胞再利用以组成细胞成分，实现细胞自身代谢的需要和某些细胞器的更新（图 1-36）。

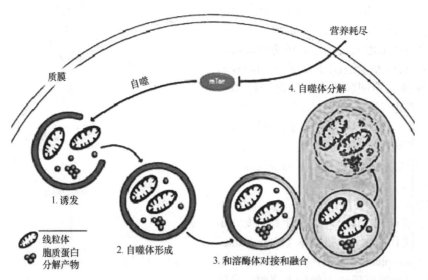

图 1-36　自噬过程依次形成三种膜结构，即前自噬体、自噬泡和自噬溶酶体

自噬通过降解细胞中的细胞器和蛋白质导致细胞死亡，它是一个在进化上保守并且能够高度调控一些重要细胞功能的过程，几乎是所有存活细胞的基本能力，以维持细胞的功能，如蛋白质和细胞器转化等。在体内常见的自噬多是由细胞应激所诱导，包括营养物质、生长因子、缺氧，以及维持正常细胞生存的功能。当细胞需要营养物质及能量（如在饥饿和生长因子摄取或有高能量需求）时，自噬会上调，通过细胞内代谢循环维持细胞新陈代谢和提高细胞生存能力。在氧化应激下，需清除聚合的蛋白质、受损的细胞器或细胞内病原体时自噬也会上调。自噬还可以选择性地降解与其他类型 RCD 相关的促生存蛋白，从而改变细胞从生到死的平衡，并可以预防一些损伤或不必要的成分的毒性积累。因此，自噬过程通常被认为是一个动态的再循环系统，是响应多种类型的细胞应激的促生存机制，通过回收一些成分来维持体内代谢平衡。自噬作为细胞内自卫机制是一种进化保守的降解途径，许多信号通路与自噬系统交织在一起，这种交互作用允许一

个严格调控和动态的自噬以应对相应环境的变化。一旦自噬的调节异常会使正常的生理过程紊乱，并且与人类各种疾病的发生和衰老有关，如在神经毒性和缺氧、缺血诱导的神经元死亡中起致病作用。

2016 年诺贝尔生理学或医学奖授予日本工业大学的大隅（Ohsumi），因为他的研究阐明了细胞自噬的分子机制和生理功能，帮助人们认识到自噬不仅是耗损细胞元件的一个垃圾处理系统，而且是一种必不可少的细胞功能。该研究推动了对自噬的分子生物学机制及自噬的生理功能的认识。他还是首批撰写酵母中自噬信号通路相关蛋白质名单的研究人员之一。

一、细胞自噬的形态学特征

自噬现象最早由阿什福德（Ashford）和波滕（Porten）于 1962 年用电子显微镜在人的肝细胞中观察到，因此通过透射电镜检测细胞超微结构的形态学一直被认为是检测自噬发生的"金标准"。细胞自噬的形态特征是细胞 - 底物黏附增强，内质网结构呈碎片或消失，细胞核周围的局灶性肿胀和轻微的染色质凝聚。典型的自噬超微结构改变包括细胞器肿胀、出现空泡状双层膜结构，以及由双层膜结构环绕的自噬泡和不能完全降解的残体等（图 1-37）。

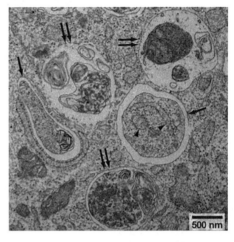

图 1-37 电子显微镜分析营养饥饿小鼠胚胎的成纤维细胞
↑ 表示自噬体；↑↑ 表示吞噬溶酶体 / 吞噬体。▲指示的是内质网内自噬体的碎片

1. 自噬与吞噬的联系与区别 自噬是基于对细胞内物质的清除，形成自噬泡的双层膜来自细胞内的粗面内质网、线粒体等细胞器，与溶酶体融合形成自噬溶酶体。吞噬则是对细胞外物质的清除，由细胞膜的内陷包裹吞噬物形成吞噬体，与溶酶体融合形成吞噬溶酶体。此后自噬溶酶体、吞噬溶酶体均经溶酶体降解（图 1-38）。

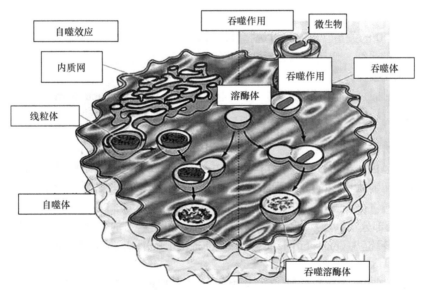

图 1-38 自噬与吞噬的联系与区别

2. 自噬与凋亡的联系与区别 凋亡依赖 CASP 参与，具有染色体浓聚、细胞皱缩、DNA 降解和凋亡小体形成等特征，其细胞的残余部分最终被巨噬细胞清除。

自噬性细胞死亡以自噬泡的出现为特征，不依赖于 CASP 的参与，自噬泡和其内的成分最终通过自身的溶酶体系统清除。因此，自噬和凋亡无论在生化代谢途径，还是形态学方面都有显著的区别。

凋亡和自噬也可共存于同一细胞内，两者间的作用和功能相互影响、制约和平衡（图 1-39）。

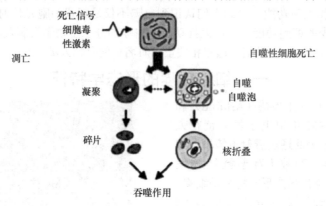

图 1-39 比较自噬与吞噬

作为两种不同形式的程序性细胞死亡方式，自噬与凋亡之间的关系一直是近年来研究的热点。目前的研究表明，自噬与凋亡之间的关系分为以下 3 种类型。

（1）自噬为凋亡所需：自噬通常早于凋亡发生，进而启动凋亡。自噬降解外源性凋亡的负调节因子蛋白酪氨酸磷酸酶非受体型 13（protein tyrosine phosphatase nonreceptor type 13，PTPN13），有利于细胞凋亡的发生。

（2）自噬抑制凋亡保护细胞：自噬对线粒体的分隔可防止促凋亡因子（如细胞色素和凋亡诱导因子）的扩散，避免凋亡因子进入细胞质，保护细胞。自噬刺激物能够促进细胞质线粒体异位和细胞外释放核内 HMGB1，HMGB1 作为一种胞质因子，自身就可以促进自噬，增加 ATP 产生，并限制细胞凋亡。3- 甲基腺嘌呤（3-methyladenine，3-MA）抑制自噬后通过激活 CASP3 诱导细胞发生凋亡。

（3）自噬和凋亡共同促进细胞死亡。抑制一种细胞死亡途径将激活另一种细胞死亡途径。

3. 与其他 RCD 的关系 自噬可以选择性地降解与其他类型的 RCD 相关的促生存蛋白，从而改变细胞生与死的平衡。通过自噬选择性降解铁蛋白（一种铁储存蛋白）可导致铁死亡，从而导致铁的释放和氧化损伤。

而坏死性凋亡的负调节因子含有的 2 个杆状调节器重复序列（baculoviral IAP repeat containing 2，BIRC2，也称为 cIAP1）的自噬消化也有助于促进坏死性凋亡的启动。

二、自噬发生的机制

1. 自噬相关基因 最初被发现是在酵母菌中，因而酵母菌是自噬研究最常见的模型。超过 40 种自噬相关基因 / 蛋白（autophagy-related gene/protein，Atg）在自噬膜动力学和产生过程中发挥着关键作用。最初，在不同的实验室自噬基因有不同的命名，如 APG、AUT、CVT 等，现在已统一命名为 Atg。而部分哺乳动物细胞的自噬基因命名仍沿用以前的名称，如 Atg8 在哺乳动物称为微管相关蛋白 1 轻链 3（microtubule-associated protein 1 light chain 3，MAP1-LC3 或 LC3），Atg6 称 Beclin-1 等。

（1）Beclin-1（哺乳动物和酵母 Atg6 基因）：是梁（Liang）等在研究 Bcl-2 相关基因时发现的一种蛋白质。2013 年，莱文（Levine）将 "autosis" 描述为由营养剥夺或 Tat-Beclin-1 诱导的自噬依赖性细胞死亡的一种亚型。Beclin1 是一种融合了 BECN1 和 HIV Tat 蛋白氨基酸的自噬诱导肽。在分子水平上，Tat-Beclin1 诱导的自噬可以通过阻断上游的 Na^+/K^+-ATP 酶来抑制，该酶是一种连接离子稳态和内质网应激的血浆泵。铁过载刺激人红细胞膜中的 Na$^+$/K$^+$-ATP 酶活性，可能导致铁死亡。然而，自噬与铁死亡之间的确切关系仍有待确定。Beclin-1 是介导其他自噬蛋白定位于前自噬体的关键因子，参与调控哺乳动物自噬泡的形成，是细胞自噬过程中最重要的正向调节因子。

Beclin-1 是自噬过程中的一个重要基因，招募自噬降解的细胞质蛋白质或提供膜成分的自噬通路，在胚胎发育阶段及抑制肿瘤的过程中通过调节自噬活性而发挥重要作用。Beclin-1 失活增加了小鼠肿瘤的发生。在多种人类肿瘤中发现了 Beclin-1 的异常表达，在人黑色素瘤、结肠癌、脑肿瘤、肝细胞癌、乳腺癌、卵巢癌和前列腺癌中有高频率的 Beclin-1 单等位基因缺失。因此在肿瘤发生中，Beclin-1 可能扮演着肿瘤抑制基因的角色，其表达下降可能导致人类癌症的发生。

（2）自噬相关基因 *LC3*：LC3 作为自噬标志物最初被确定为微管相关蛋白 1A 和 1B 的一个单元，它是哺乳动物与自噬泡膜紧密相关的酵母 Atg8 的同系物。LC3 不仅对自噬泡的形成至关重要，而且也代表了自噬活性。LC3 前体被合成、加工、修饰后，其羧基末端甘氨酸残基（Gly-）暴露于细胞质中形成可溶性的 LC3-Ⅰ，再被 Atg7、Atg3 活化，以 LC3-Ⅱ 膜结合的形式定位于前自噬体和自噬泡的内外膜上（图 1-40）。

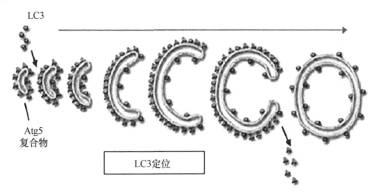

图 1-40 LC3 在自噬泡的内外膜定位后，Atg 复合物从膜上脱离继续参与下次自噬泡的形成

一旦 LC3 整合到双层膜上，它会产生载体连接蛋白质，即自噬受体，如 P62、Nbr1、NIX。这些蛋白质可从细胞质招募载体以促进自噬泡的闭合，然后这些自噬泡被运输到溶酶体，在溶酶体中被水解酶降解后释放这些降解产物到细胞质以便重复使用。没有被溶酶体水解酶降解的自噬泡成分会由多种外膜 Atg9、Atg2、Atg18 及 Atg21 组成的系统来实现其再循环。由于 LC3-Ⅱ 始终存在于自噬泡形成到与溶酶体融合的整个过程中，直到自噬泡与溶酶体融合后 LC3-Ⅱ 才被溶酶体中的酸性水解酶降解，所以 LC3-Ⅱ 是自噬泡的标志性分子。在癌症中，自噬是双刃剑，不仅具有抑制肿瘤的作用，也有维持肿瘤生存的作用。目前通过评估 LC3 在肿瘤中的表达可以代表细胞自噬活性，并将其结果与患者的临床病理参数联系起来进行综合研究。

2. 两个泛素样的蛋白质修饰过程 酵母和哺乳动物的自噬过程及其分子机制亦具相似性，表现在自噬作用的分子水平上有两个重要步骤。

PI3K 对自噬前体形成的作用：自噬的形成始于磷酸肌醇信号的生成，这些磷酸肌醇源于多蛋白复合物膜的表面，包括 PI3K、VPS34 及 Beclin-1 的作用。

两条泛素样的蛋白质修饰过程：

1）Atg12 首先被 Atg7 活化，然后在 Atg10 的作用下形成偶联，Atg12 与 Atg5 为共价键，连接成异二聚体，多个 Atg12-Atg5 复合物再与 Atg16 形成一个更大的复合物，从而形成前自噬体。

2）通过泛素样蛋白质共轭级联，LC3-Ⅰ 可以发生脂化，其涉及 Atg7、Atg3 的依赖激酶和级联传递，且与磷脂酰乙醇胺（phosphatidylethanolamine，PE）共轭，随后由半胱氨酸蛋白酶（Atg4）裂解产生 LC3-Ⅱ，使 LC3 可以与这些协调自噬泡生成和载体连接的膜融合（图 1-41）。两条泛素样的蛋白质修饰途径存在串扰与联系（图 1-42）。

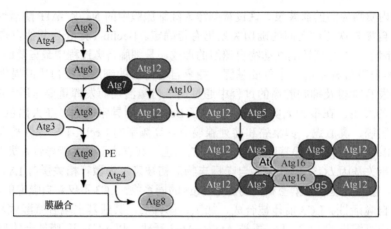

图 1-41　两条泛素样的蛋白质修饰过程

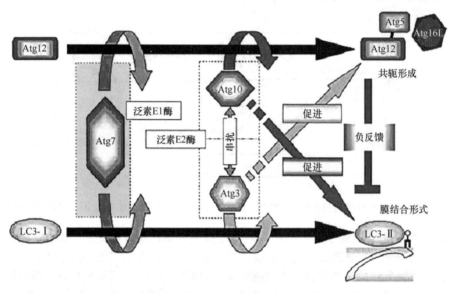

图 1-42　两条泛素样的蛋白质修饰途径存在串扰与联系

三、自噬与疾病

一些研究强调了肿瘤细胞的代谢、自噬、免疫耐受性是紧密联系在一起的，表明这种类型的 RCD 可能被用于神经保护、提高免疫与抗癌治疗。

1. 自噬、免疫和癌症　在癌症中自噬的作用具有环境依赖性。一方面自噬可以支持已经建立的肿瘤生存，另一方面自噬促进瘤细胞死亡抑制肿瘤的发展，说明自噬在肿瘤中是一柄双刃剑。肿瘤发生的初期，自噬可作为一种抑制因素，对自噬的抑制使清除有害因子能力下降，这些相关因素会导致慢性组织损伤和炎症，并且会引起细胞突变，这些突变可以引起癌症并促进其进展。同时抑制自噬可使蛋白质降解减少，合成代谢增加，最终导致癌细胞持续增殖。在肿瘤生长过程中，尤其是当肿瘤内还未形成足够的血管为其扩增提供营养时，肿瘤细胞可通过自噬来克服营养缺乏和低氧的环境而得以生存，因此在肿瘤微环境中自噬也能促进肿瘤细胞的存活。在肿瘤中研究自噬作用主要集中在三个方面。

（1）癌基因激活和肿瘤抑制基因失活在决定肿瘤细胞自噬水平和功能中的作用。

（2）在靶向治疗中自噬激活的作用。

（3）在蛋白酶体、内质网应激反应和自噬调节网络的交互作用中通过免疫系统、肿瘤间质和血管在细胞外调控自噬，如代谢物质、环境因素和雷帕霉素〔rapamycin，哺乳动物雷帕霉素靶蛋白复合物 1（mTORC1）抑制剂〕、内质网应激释放的信号分子等均可诱导自噬。自噬通过清除受损的细胞器参与应对不同的压力，聚合蛋白质，回收大分子来维持细胞生存，发挥保护作用（图 1-43）。

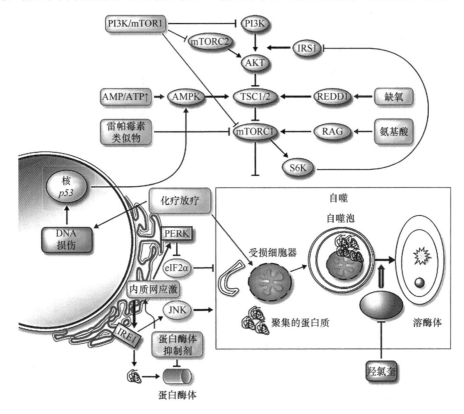

图 1-43　网络激酶信号、蛋白质代谢和自噬之间的相互作用

代谢和治疗压力刺激 mTORC1 抑制剂和内质网应激介质诱导自噬。自噬是通过清除受损的细胞器参与应对不同的压力，聚集蛋白质、回收大分子来维持细胞生存，发挥保护作用。箭头表示激活，平线表示抑制。IRS1，胰岛素受体底物 1；REDD1，发育及 DNA 损伤反应调节物 1,；TSC，结节性硬化症基因；RAG，重组活化基因；S6K，核糖体 S6 激酶

肿瘤微环境是以无序状态为特点，这种无序状态与缺氧、糖酵解、自噬和坏死相关。特别强调了肿瘤细胞代谢、自噬、免疫耐受性是密切相关的。研究集中在高度保守的 HMGB1 的作用上。细胞外 HMGB1 作为一种 DAMP，可以将晚期糖基化终末产物受体（AGER）与 Toll 样受体（TLR）相互作用来产生炎症细胞，并聚集在损伤部位。因此，HMGB1 是将细胞新陈代谢、细胞死亡及免疫力联系起来的重要分子。自噬失衡导致癌症患者的免疫耐受（图 1-44）。

三项随机调查表明免疫疗法有利于治疗最难治的癌症。对肿瘤组织和免疫细胞中自噬的研究发现，癌症患者具有全身自噬综合征（autophagy syndrome），即癌细胞中增加自噬，免疫细胞中抑制自噬。自噬在肿瘤中的功能是以促进细胞存活为主，肿瘤细胞可通过自噬对抗细胞毒性物质的干扰，这可能是放、化疗耐受的机制之一。因而，抑制自噬可作为提高肿瘤放、化疗敏感性的一种方法。改善肿瘤免疫细胞的自噬反应之间失衡的方法有 T 细胞疗法、树突状细胞（dendritic cell，DC）疫苗、抗体制剂，以及人类重组细胞因子（如 IL-2）等，只有改善了宿主免疫细胞和肿瘤细胞自噬之间的失衡才能对免疫疗法抱有希望。肿瘤的细胞外基质中存在自噬载体，这些自噬载体则是作用于 T 细胞启动抗原 DC 的良好刺激物。在适应性免疫中，早期自噬的系统性诱导也许可以预防免疫耐受，并且在抗原存在下来自体内的自噬诱导可以提高细胞免疫疗法的疗效。

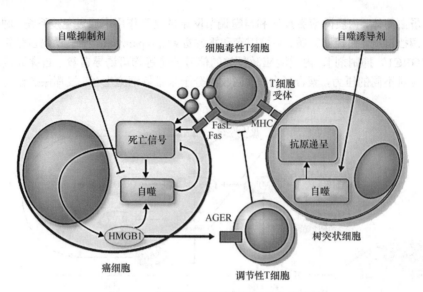

图 1-44　自噬失衡导致癌症患者的免疫耐受

增加肿瘤细胞自噬可防止免疫效应细胞介导细胞毒性。此外，压力诱导释放的损伤相关模式分子 HMGB1 可诱发保护性自噬，一旦释放到细胞外基质，可招募调节性 T（Treg）细胞导致过敏。树突状细胞抑制自噬，限制有效启动抗原呈递给细胞毒性 T 细胞。同时或随后用树突状细胞药物诱导自噬和肿瘤细胞的自噬抑制，能较好地扭转这种失衡，增强抗肿瘤作用。Fas，FS7 相关的细胞表面抗原；FasL，Fas 配体

2. 针对自噬的药物靶点　自噬在生存、适应及整个生理过程中有着重要作用，其作用的广度表明了自噬有多种模式，这些模式可以定位，也可以通过细胞间的特定成分及组织间的组织特异性来判断。因此，抑制或诱导自噬的治疗策略需要根据不同原因所引起的自噬作出相应的调整。所谓自噬开关（autophagic switch）就是指可以调整体内从抑制自噬过渡到增强自噬的过程。抑制自噬对于肿瘤形成的初期很重要，而增强自噬会导致恶性进展。自噬又是一种辅助性的细胞死亡机制，抑制自噬，可下调自噬对肿瘤细胞死亡的辅助性介导作用，具有潜在的促进肿瘤生长的作用，这一安全性问题又限制了其在肿瘤治疗中的应用。理解这些复杂的过程有利于发展合理的肿瘤治疗策略。主要针对自噬的控制点如下。

（1）自噬启动与 mTORC1 活性下调有关。通过 Atg13 的高磷酸化来活化的 mTORC1 抑制剂可降低 Atg1/unc51 样激酶 1（ULK1）的相互影响，并通过控制自噬效应物（如 Beclin-1 复合物）的磷酸化来抑制自噬。蛋白质组学研究显示了 mTORC1 的抑制途径是如何控制自噬的，在核心共轭、脂质激酶和回收复合物中并没有明显的变化，当自噬途径活化时，翻译后修饰可能涉及自噬泡的积累，这对于控制自噬或许是一个潜在的方法。

（2）自噬泡成核代表了第 2 个自噬控制点，涉及 VPS34、Beclin-1 和 P150 的相互作用。干扰 VPS34 膜成分的药物有可能作为有效的（尽管非特异性）自噬抑制剂，这些药物包括渥曼青霉素和 3-MA。VPS34 的直接抑制剂和某些可单独去除 Beclin-1 的药物也将用于抑制自噬。许多 PI3K/Beclin-1 复合物会涉及哺乳类动物的自噬。3-MA 与化疗药物联用可增加化疗的敏感性。自噬的特异性抑制剂可能会成为肿瘤化疗的增敏剂。

（3）泛素蛋白与 Atg 家族蛋白是自噬泡成熟的中央调节器，这是第 3 个自噬控制点。载体连接涉及 LC3 表面表达且其与载体连接结合蛋白的基序相互作用，这些基序的突变会使载体连接适配器蛋白如 P62、Nbr1、NIX 减少与 Atg8 的绑定，并且干扰自噬泡载体连接向溶酶体的转移，Nbr1 和 P62 除了包含能与 LC3 相互作用的一些基序外还包含泛素结合域，从而允许这些适配器蛋白将泛素蛋白载体与 LC3 及少量的细胞质内容物结合起来。表达 LC3 的膜包围少量的细胞质内容物，使泛素蛋白载体紧密封存。同样，这些载体适配器蛋白 NIX 会招募线粒体到含有 LC3 的膜

上，直接使载体通过与载体适配器蛋白的相互作用结合起来，从而决定在自噬中的载体类型。

（4）自噬泡内容物的运输和降解代表着第4个自噬控制点。因为自噬泡和溶酶体沿着微管移动，一些能干扰微管移动的药物，如诺考达唑、秋水仙碱、紫杉烷、长春新碱等会抑制自噬泡与溶酶体融合，从而引起自噬泡累积。Rab 蛋白 GTP 酶很可能在囊泡成熟和与溶酶体融合的过程中起作用。溶酶体是酸性细胞器，其消化水解酶依赖低 pH，因此一些药物（如巴佛洛霉素、氯喹衍生物）可干扰液泡型氢离子 ATP 酶酸化溶酶体，这些药物会阻止自噬进展，从而导致自噬泡的累积。

药物动力学分析自噬抑制剂见图 1-45。

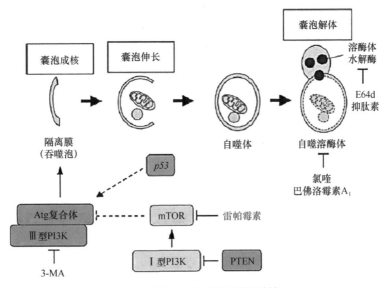

图 1-45 药物动力学分析自噬抑制剂

3. 自噬调节药物开发 在靶向性的药物开发时代，尽量去理解、调节、开发自噬生物标志物，检测其作为肿瘤细胞承受压力的一种生存机制的效果是极其重要的。除了最初由温伯格（Weinberg）和他的同事所提出的癌症标志物之外，还提出了关于癌细胞的基本特点，包括代谢、氧化、DNA 损伤、有丝分裂及蛋白毒性的作用。以前在制药公司或者癌症治疗评价计划（cancer treatment evaluation program，CTEP）开发的许多药物可以调节自噬，包括组蛋白脱乙酸酶抑制剂、抗血管生长药物、mTOR 抑制剂、BH3 域模拟药、糖酵解抑制剂，关键是预测自噬的生物标志物、对自噬的评估及与它相关的特异性药物的疗效评估。

在先前开始自噬生物标志物的研究中，初步的数据支持通过免疫化学评估 Beclin-1 可以作为衡量自噬水平的指标，检测或干扰自噬过程中的重要基因 Beclin-1 和 LC3 可以了解细胞自噬的水平，可以直接通过电子显微镜观察或通过 LC3、P62 的水平去评估自噬泡的数量，因而将其作为自噬调节的标志。在许多组织和肿瘤中的高水平泛素化磷酸化角蛋白 8（phosphokeratin 8，pCK8）、自噬载体连接物 P62 和异常线粒体都是自噬缺陷的潜在指标。

在临床试验中，2- 脱氧葡萄糖（2-deoxyglucose）作为一种能抑制糖酵解的经典药物，可克服并减少在外周血单核细胞中能诱导自噬的 P62 的作用。临床前研究表明，2- 脱氧葡萄糖能诱导与调节自噬，可以增加细胞毒性，这一点支持了通过药物可以诱导自噬的假设。因此，2- 脱氧葡萄糖的进一步研究应结合自噬抑制剂进行试验。

在许多组织学的不同临床前试验中显示，自噬抑制能够增加抗癌药物的疗效。文献报道，在体内有效地抑制自噬可以通过抗疟药氯喹（chloroquine，CQ）来实现，CQ 主要抑制自噬泡与溶酶体发生融合之前的过程（图 1-46），在此基础上对于有晚期恶性肿瘤的患者来说，临床试验是可行的。在过去的 70 年间，CQ 衍生物已经确定用于疟疾、类风湿关节炎及 HIV 感染的临床治疗，这些药物都是价格不太贵的口服药，能够穿过血脑屏障。由单一药片误食导致婴儿死亡的案例报告表明，高浓度的 CQ 能导致显著的毒性。相反，羟氯喹（hydroxy chloroquine，HCQ）不会导致意外死亡，表明 HCQ 在癌症患者中可以适当安全地增加剂量。通过试管内的研究发现这两种药物抑制自噬的作用是相等的。用 HCQ 结合 IL-2 形成的自噬抑制剂已经在小鼠肿瘤模型中进行试验，并准备快速应用到多种肿瘤的临床试验。

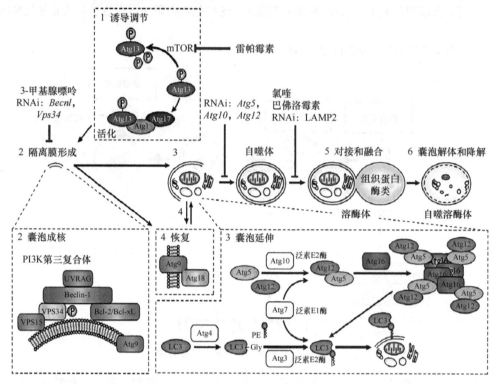

图 1-46　检测或干扰自噬过程中的重要基因 Beclin-1 和 LC3 可以了解细胞自噬的水平

LAMP2：溶酶体相关膜蛋白 2

　　除了将研究方向集中于确定哪一种抗癌治疗方法并存在抑制自噬外，人们更感兴趣的是开发出新的能够通过化学库高效筛选出来的，能识别新的上述提到的各个控制点并针对自噬的候选化合物用于癌症治疗。目前已经发现了一些化合物能够抑制自噬，如 2- 苯乙炔磺酰胺（2-PES）是一个小分子热休克蛋白 70（heat shock protein 70，HSP70）的抑制剂，其能够导致许多溶酶体蛋白质的错误折叠。

　　自噬是肿瘤治疗的一个新的靶点，然而，很多分子机制还有待于进一步阐明，自噬在肿瘤治疗方面的研究仍处于起步阶段，相关报道有限，对于如何进一步应用于临床，关键是依赖于自噬机制及自噬与凋亡等过程相关理论的完善。通过药效和药物动力学分析结果和在这些研究中用到的预测生物标志物将会引导更有效和特异性自噬抑制剂由学术界和工业界来联合研制。

四、检测自噬的方法

　　1. 自噬诱导剂与抑制剂　　正常培养的细胞自噬活性很低，不适于观察，因此，必须对自噬进行人工干预和调节，主要的工具药有以下几种。

　　（1）自噬诱导剂

　　1）Bredeldin A/Thapsigargin/Tunicamycin：模拟内质网应激。

　　2）Carbamazepine/L-690，330/Lithium Chloride：IMP 酶抑制剂肌醇单磷酸酶（inositol mono-phosphatase）。

3）厄尔（Earle）平衡盐溶液：制造饥饿。

4）N- 乙酰基神经鞘氨醇（N-Acetyl-D-sphingosine）：Ⅰ型 PI3K 通路抑制剂。

5）雷帕霉素：mTOR 抑制剂。

6）Xestospongin B/C：IP3R 阻滞剂。

（2）自噬抑制剂

1）3- 甲基腺嘌呤：（Ⅲ型 PI3K）hVPS34 抑制剂。

2）巴佛洛霉素（Bafilomycin）A1：质子泵抑制剂。

3）羟氯喹：溶酶体腔碱化剂（lysosomal lumen alkalizer）。

在研究中除了选用上述工具药外，一般还需结合遗传学技术对自噬相关基因进行干预，包括 RNA 干扰技术、突变株筛选、外源基因导入等。

2. 自噬的检测方法 通常检测自噬的方法有直接形态学观察与分子生物学检测。

（1）直接形态学观察

1）透射电镜（TEM）观察：迄今认可的研究自噬的金标准。

2）激光扫描共聚焦显微镜观察细胞自噬。

3）标记蛋白免疫荧光检测：在哺乳动物细胞中鉴别自噬，检测自噬泡中的 LC3 已被证明是一个有用的和敏感的标志。

4）单丹磺酰戊二胺（MDC）染色法：是一种特异的检测自噬泡的方法。自噬泡形成过程中，自噬相关蛋白 Atg8 定位于自噬泡膜上，能够与荧光染料 MDC 相结合，通过荧光染色，在荧光显微镜下可见核周区域阳性。

5）免疫组化 Beclin-1、LC3、pCK8、P62 等。

（2）分子生物学检测手段：LC3 为自噬发生的特异性标志物，检测 LC3 水平是评价自噬的常用方法。另外 Beclin-1 也可反映细胞自噬的活性。

1）检测相关基因的蛋白表达：实时荧光定量 RT-PCR、蛋白质印迹法检测目的基因表达，可同时检测长寿蛋白的降解，自噬是真核细胞内降解细胞质内细胞器和长寿蛋白的一种溶酶体途径，它与降解短寿蛋白的泛素依赖蛋白酶体系统一起在细胞的新陈代谢中发挥着至关重要的作用。与蛋白质聚集相关的疾病，尤其是神经退行性变性疾病可被归类为一大类蛋白质构象病（protein conformational disease），也称蛋白质性状调控障碍性疾病。研究表明，自噬 - 溶酶体途径在清除与疾病相关的错误折叠和突变的易聚集蛋白质方面起着关键作用。

2）间接自噬体检测法：检测自噬溶酶体及其不能降解的产物——残体，主要是显微镜观察脂褐素颗粒。

小　　结

自噬机制就像是细胞自身净化和实现自动环保的一条运输线。它将细胞内的代谢废物及一些过期无用或有损伤的细胞零件，装到其独特的运输工具——自噬体中，然后沿着特定路线，送到"垃圾加工厂"——溶酶体中进行回收和废物再利用。

自噬机制还能在细胞能量匮乏时开启紧急运输通道，以供应能量。因此，自噬机制是细胞内庞大运输网络体系中非常重要的一部分，它对于维系细胞基本的生存需求与平衡是不可或缺的。

自噬是细胞质内的一种进化保守过程，自噬几乎是所有存活细胞的基本能力，通过隔离细胞器和蛋白质到自噬泡，进而与溶酶体融合形成自噬溶酶体，导致自噬泡内成分的降解。自噬处于复杂的细胞应激反应网络的中心，许多信号通路与自噬系统交织在一起，这种交互作用允许一个严格调控和动态的自噬以应对相应的环境变化，维持细胞内稳态和解压的需要。

自噬紊乱与多种疾病密切相关，如神经退行性变性疾病和免疫功能缺陷。肿瘤抑制效应包括：①防止染色体稳定性降低及致癌突变积累；②限制氧化应激；③减轻瘤内坏死和局部炎症。当发生自噬障碍时可使肿瘤细胞对增殖抑制信号反应迟钝、凋亡障碍、无限增殖、产生血管生长因子、转移而致组织侵袭、逃避免疫监视、增加合成代谢，同时使肿瘤细胞对低氧代谢、分化诱导和治疗性应激反应减弱。因此，自噬障碍是肿瘤细胞的基本特征之一。

药物调节自噬是抗肿瘤治疗的有效工具，一方面，化学药物诱导自噬可能用于肿瘤的预防；在治疗方面，联合自噬抑制可增加疗效，减少常规药物的副作用。但由于抑制自噬后，又具有保护肿瘤细胞的潜能，使该方法的临床应用有所限制。因此，自噬对肿瘤细胞作用的分子机制及用于治疗的安全性等问题尚需进一步探讨。进一步阐明自噬对肿瘤影响的分子机制及整体效应，对辅助放、化疗及发展新疗法将产生深远的影响。

虽然在癌症发生、发展，以及在判断治疗的反应中自噬被看作一把双刃剑，但越来越多的证据表明，自噬的主要作用是促进癌细胞的生存和抗细胞凋亡，自噬有助于癌症的形成。总之，有关自噬与肿瘤的复杂关系还有待更深入的研究。

第十节 碱 死 亡

碱死亡（alkaliptosis）是一种由细胞内碱化（alkalization）作用驱动的新型 RCD，即依赖于碱性 pH 内环境的细胞死亡新形式，表现为坏死样细胞形态。2018 年由 Daolin Tang 小组命名。他们在靶向 G 蛋白偶联受体（G-protein-coupled receptor，GPCR）的小分子化合物库中对人胰腺癌细胞系的细胞毒进行筛选，发现了一种阿片类镇痛药物 JTC801。JTC801 可有效杀死人类组织器官（胰腺、肾、前列腺、皮肤）的癌细胞和脑肿瘤细胞系。由于在基因或药物上阻断凋亡、坏死性凋亡、自噬或铁死亡形式的 RCD 并不能逆转 JTC801 诱导的细胞死亡，所以该药的细胞毒性作用与凋亡、坏死性凋亡、自噬或铁死亡无关。但使用 N- 乙酰半胱氨酸（N-acetyl cysteine）、N- 乙酰丙氨酸（N-acetyl alanine acid）和酸性培养基对细胞内碱化的抑制作用可阻断 JTC801 诱导的细胞死亡。在分子机制上，阿片类相关痛觉素受体 1（opioid-related nociceptin receptor 1，OPRL1）是 JTC801 镇痛活性的靶点，对于碱死亡是必需的，同时依赖于 NF-κB 通路。活化 NF-κB 通路是导致凋亡耐受的重要机制之一；相反，JTC801 能够利用这种传统上的促存活通路去诱导参与调控 pH 的碳酸酐酶 9（carbonic anhydrase 9，CA9）下调来诱导碱死亡，即通过 NF-κB 激酶亚基抑制剂（nuclear factor Kappa B kinase subunit beta，IKBKB，也称为 IKKβ）-NF-κB 依赖性 CA9 下调后，细胞内碱化驱动碱死亡（图 1-47）。因此，JTC801 可能起着双重作用：镇痛和直接杀死肿瘤细胞。值得注意的是，JTC801 也被报道可诱导人骨肉瘤细胞凋亡，表明 JTC801 触发的 RCD 类型取决于细胞环境。

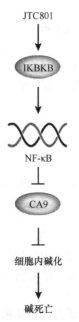

图 1-47 JTC801 通过 IKBKB-NF-κB 依赖性 CA9 下调后，细胞内碱化驱动碱死亡

在肿瘤治疗中，凋亡耐受是产生肿瘤耐药的重要机制，鉴定凋亡非依赖性细胞死亡形式（non-apoptotic form of cell death）是目前肿瘤研究的热点和难点。虽然代谢性碱死亡是一种独特的伴有肾或肺损伤的酸碱紊乱引起的疾病，但碱死亡在人类疾病中的病理意义并不清楚。碱死亡核心效应分子的意义也不清楚。

第十一节 Oxeiptosis

Oxeiptosis 是氧自由基诱导的不依赖 CASP 并由 Kelch 样 ECH 相关蛋白 1（KEAP1）- 线粒体丝氨酸 - 苏氨酸蛋白磷酸酶家族成员 5（PGAM5）- 凋亡诱导因子线粒体相关 1（AIFM1）途径驱

动的新型 RCD，细胞呈凋亡样形态改变。Oxeiptosis 是 2018 年由皮齐勒迈尔（Pichlmair）的实验室在一项研究关于培养的小鼠成纤维细胞和上皮细胞对臭氧（ozone）和过氧化氢（H_2O_2）反应的报告中介绍的。臭氧或 H_2O_2 诱导的细胞氧化性死亡不依赖于诱导凋亡或焦亡的 CASP，并与坏死性凋亡、自噬和铁死亡不同。通过研究体内臭氧暴露模型，发现了关于这种非典型活性氧（reactive oxygen species，ROS）敏感细胞的死亡途径。

　　具有多种细胞内功能的突出信号信使是 ROS。正常水平的 ROS 可导致细胞增殖和存活。然而，由致瘤过程、病毒感染或炎症导致的蛋白质折叠、能量产生或脂肪酸代谢不平衡，会引发 ROS 水平的病理性增加，从而导致氧化应激。在细胞死亡中的氧化应激是由于 ROS 的产生和抗氧化能力之间的失衡所致。ROS 包括超氧阴离子（O^{2-}）、羟自由基（·OH）、H_2O_2 和单态氧（$1O^{2-}$）。O^{2-} 是单电子还原产物，而 H_2O_2 是分子氧的双电子还原产物。OH 是脂过氧化的主要引发剂，可以由铁介导的芬顿反应或高能电离辐射产生。$1O^{2-}$ 是一种非典型的 ROS，是由光敏剂色素存在下的分子氧照射产生。除线粒体外，其他亚细胞结构或细胞器，包括质膜、内质网和过氧化物酶体等都有助于 ROS 的产生。

　　抗氧化系统可能依赖于酶反应和非酶反应。该酶系统由超氧化物歧化酶（superoxide dismutase，SOD）、过氧化氢酶（catalase，CAT）、谷胱甘肽过氧化物酶（glutathione peroxidase，GPx）和谷胱甘肽硫转移酶（glutathione-S-transferase，GST）组成。SOD 同工酶，包括细胞质和细胞核中的 SOD1、线粒体中的 SOD2 和细胞外的 SOD3，催化 O^{2-} 分解为 O_2 或 H_2O_2。CAT 主要位于过氧化物酶体中，负责将 H_2O_2 转化为水和氧气。GPx 在线粒体、细胞质和细胞核中有 8 个成员（GPx1～GPx8），其功能是减少脂质氧化还原为醇，并减少 H_2O_2 还原为水。GPx 的活性依赖于寡元素硒的存在。GST 通过与亲电底物结合来解毒亲电底物。细胞内主要的非酶促抗氧化剂包括谷胱甘肽（glutathione，GSH）、金属结合蛋白（metal-binding protein）、褪黑素（melatonin）、胆红素（bilirubin）和多胺（polyamine）。GSH 被认为是最重要的内源性抗氧化剂，能够直接与 ROS 或亲电化合物相互作用，并作为包括 GPx 在内的各种酶的辅助因子。

　　氧化损伤不仅是一种原因，而且也是各种类型的细胞死亡的结果。虽然已经进化出多种酶促和非酶促机制来保护细胞免受 ROS 的有害积累，但目前仍不完全了解 ROS 传感转化为抗炎或细胞毒性程序的分子机制。过量的 ROS 可导致脂质过氧化，以及对蛋白质和 DNA 的损伤。膜脂的过氧化不仅会导致细胞功能的改变，而且会导致细胞结构损伤，最终导致细胞破裂。氧化损伤参与了多种类型的 RCD，如细胞凋亡、铁死亡、焦亡、坏死性凋亡、自噬依赖性死亡、Parthanatoss 和 NETosis。氧化损伤 DNA 是基因融合疾病发展中基因组不稳定的主要原因。细胞凋亡和 Parthanatos 通常与 DNA 损伤有关。已知细胞中 KEAP1-NFE2L2 通路介导的是对氧化损伤的保护反应。细胞内的 ROS 传感器是 KEAP1。细胞内暴露于中等水平的 ROS 后，即通过其C 端半胱氨酸的氧化触发 KEAP1 的构象变化，导致 KEAP1-NFE2L2 复合物的解离和随后转录因子 NFE2L2 的释放、核易位，进而刺激细胞产生保护性反应。但当 KEAP1 缺失时却增加了 ROS 处理细胞的存活率，即使同时缺失 KEAP1 和 NFE2L2 也不影响这一结果，表明 KEAP1 除了通过 NFE2L2 激活发挥细胞保护作用外，还具有刺激细胞死亡的能力，以作为对细胞内高水平 ROS 的响应。所以细胞内高水平 ROS 使过度活化的 KEAP1 可以以 NFE2L2 非依赖的方式介导 H_2O_2 诱导的 Oxeiptosis，该过程涉及与 KEAP1 释放 PGAM5。PGAM5 是一种线粒体丝氨酸 - 苏氨酸蛋白磷酸酶，它在 AIFM1 上进化高度保守的 Ser116 位点处结合，使 AIFM1 去磷酸化，执行细胞死亡程序，即通过 KEAP1-PGAM5 途径介导 AIFM1 Ser116 的去磷酸化，最终导致细胞 Oxeiptosis（图 1-48），证明 PGAM5 是 Oxeiptosis 途径的关键下游效应器。因此，低水平的 ROS 可导致 NFE2L2 介导的细胞保护基因和蛋白质的表达；相反，高水平的 ROS 会激活 PGAM5 依赖性信号通路，表明不同的 ROS 水平可特异性和精细地调节 KEAP1-NFE2L2-PGAM5 三重复合物的组成而导致功能不同的细胞命运。因此，KEAP1 充当了定量监测细胞内 ROS 水平的关键开关。PGAM5 激活可以通过一组替代的 KEAP1 半胱氨酸残基的氧化来调节，从而使蛋白质能够整合关于 ROS 水

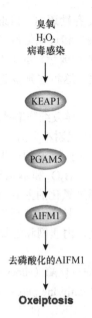

臭氧
H_2O_2
病毒感染

↓

KEAP1

↓

PGAM5

↓

AIFM1

↓

去磷酸化的AIFM1

↓

Oxeiptosis

图 1-48 Oxeiptosis 是一种氧自由基诱导的细胞死亡形式，由 KEAP1-PGAM5-AIFM1 通路的激活驱动

平的定量信息并启动适当的信号通路。不像 AIFM1 介导的 CASP 非依赖的凋亡和 Parthanatos，去磷酸化的 AIFM1 介导的 Oxeiptosis 不需要 AIFM1 从线粒体易位到细胞核，在 Oxeiptosis 中激活的 AIFM1 仅在线粒体中起作用。了解 AIFM1 的位置和修饰依赖性作用可能有助于区分这些不同类型的 RCD。

此外，ROS 可刺激细胞死亡途径并触发炎症，导致炎症体激活和焦亡，因此抑制 ROS 可能具有至关重要的抗炎作用。在体内，PGAM5 基因敲除小鼠对臭氧治疗或病毒感染后的炎症和损伤更为敏感，这表明氧化性死亡可能抑制炎症。甲型流感病毒介导的炎症和发病率在 PGAM5 基因敲除小鼠中增加，也说明 Oxeiptosis 在病毒感染期间具有防止过度免疫反应的核心作用。

总之，Oxeiptosis 作为新型的细胞死亡途径，具有抗炎的细胞凋亡样表型，可与其他细胞死亡途径一起发生。有人将 Oxeiptosis 和铁死亡视为相同的或至少是一个高度的细胞死亡途径。（图 1-49）

建立 Oxeiptosis 和不同细胞死亡途径之间的联系并确定其优先激活的分子机制将是重要的。不同的细胞类型可能对 ROS 积累的反应不同。虽然 Oxeiptosis 在成纤维细胞和上皮细胞中起着重要作用，但淋巴细胞似乎更具抵抗力，可能依赖其他途径。ROS 积累增加与各种生理和病理状况有关，包括衰老、病毒感染和癌症。Oxeiptosis 可能会导致各种疾病的进展，如 KEAP1 的突变与肺癌和前列腺癌的进展有关，PGAM5 和 AIFM1 都与体内神经病理学症状有关。进一步研究将确定 Oxeiptosis 在人类疾病的病理性细胞死亡中的作用，并确定针对该途径进行治疗策略及潜在临床益处。

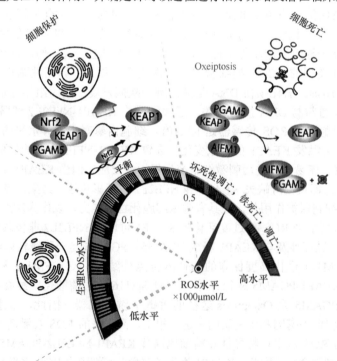

图 1-49 在不同时间和不同 ROS 水平刺激下细胞呈现不同的状态，以及 Oxeiptosis 与不同细胞死亡途径之间的联系

第十二节 细胞死亡的免疫后果

细胞死亡可能以一种向免疫系统报警的方式发生，从而触发机体对死亡细胞抗原的免疫，这是 2005 年提出的"免疫原性细胞死亡"（immunogenic cell death，ICD）的概念。相比较，在沉默的胞葬作用（efferocytosis）中死亡的细胞通过吞噬作用被清除而未发生任何炎症或免疫反应，属于免疫耐受性细胞死亡（tolerogenic cell death，TCD）。虽然细胞凋亡常被认为是一种 TCD，但越来越多的证据表明，在一定条件下诱导细胞凋亡可能是一种 ICD。由死亡细胞引起的急性或慢性炎症反应既能促进组织再生和限制感染，又可能导致组织损伤和疾病。鉴于炎症在多种人类疾病中的基本作用，了解驱动这种反应的关键介质和途径是很重要的。

已知死亡细胞释放 DAMP 是调节 ICD 和 TCD 之间平衡的重要因素。免疫系统可以识别 PAMP 和 DAMP 两种危险信号。来自微生物的 PAMP 被模式识别受体（pattern recognition receptor，PRR）识别。内源性 DAMP 与 PAMP 激活相同 PRR，可以是蛋白质 [如 HMGB1、组蛋白（histone）和转录因子 A 线粒体（transcription factor A mitochondrial，TFAM）] 和非蛋白质类（如 DNA、RNA 和细胞外 ATP）。DAMP 的释放是各种类型的细胞死亡的一个标志，尽管它们可能在不同的刺激下表现出不同的基因表达谱。DAMP 激活不同的 PRR，如 TLR、晚期糖基化终末产物受体（advanced glycation end product receptor，AGER）和 DNA 传感器，它们在白细胞和其他细胞类型中广泛表达。许多与炎症相关的途径，包括 RIPK1-NF-κB、DNA-TMEM173 和 IL-17A-IL-17R 通路已被证明可以介导 ICD 相关的免疫应答。然而另一项研究表明，坏死性凋亡细胞的免疫原性与 RIPK3-RIPK1-NF-κB 通路的激活并不相关。

基因组或线粒体 DNA 释放到细胞质或进入细胞外是 RCD 的一个标志。TMEM173、AIM2 和 ZBP1 是调节炎症和免疫反应的主要 DNA 传感途径。TMEM173 是一种内质网蛋白质，通过 CGAS 依赖和不依赖的途径识别来自细菌、病毒和宿主死亡中或死亡细胞的各种 DNA 产物。此外，其他细胞质核酸传感器（DDX41、MRE11、IFI16 和 ZBP1），以及膜受体间变性淋巴瘤激酶（ALK）受体型酪氨酸激酶（ALK receptor tyrosine kinase）和表皮生长因子受体（epidermal growth factor receptor，EGFR）的激活可以作为上游信号，启动 TMEM173 的激活，以响应来自病原体的异种 DNA 或来自宿主的异位 DNA。在机制上，TMEM173 与 TBK1 结合，然后触发干扰因子的激活，如干扰素调节因子 3（interferon regulatory factor 3，IRF3）、NF-κB、信号转导及转录激活因子 6（signal transducer and activator of transcription 6，STAT6），从而促进 I 型 IFN 和细胞因子的产生及随后的炎症和免疫反应（图 1-50）。

TMEM173 基因敲除小鼠对致命感染、无菌性炎症、炎症相关的癌变和肿瘤转移，以及炎症相关的老年性疾病具有抗性。至少在某些情况下，TMEM173 在 T 淋巴细胞和髓系细胞中的过度激活可导致细胞凋亡、坏死性凋亡、焦亡或 LCD，虽然 TBK1 在这些环境中的作用还不清楚。此外，TMEM173 有助于 ICD 介导的抗肿瘤免疫应答。这些观察表明，在免疫和非免疫细胞中 TMEM 是一个重要的 DNA 传感器。

AIM2 最初被鉴定为来自弗朗西丝菌（*Francisella*）、李斯特菌（*Listeria*）、分枝杆菌（*Mycobacterium*）、小鼠巨细胞病毒（mouse cytomegalovirus）、牛痘病毒（vaccinia virus）、曲霉（*Aspergillus*）和疟原虫（*Plasmodium*）的病原体双链 DNA 的受体。AIM2 还可以从炎症和焦亡的死细胞中检测到细胞质或核本身的 DNA，从而导致自身免疫病和炎症性疾病，如皮炎（dermatitis）、关节炎（arthritis）、胰腺炎（pancreatitis）和辐射诱导的炎症。AIM2 可能针对特定类型的癌症具有促进或限制肿瘤发展的不同作用。

ZBP1 作为病毒 DNA 或 RNA 的细胞质传感器，可通过激活 RIPK3-MLKL 依赖的坏死性凋亡及 TMEM173 通路来刺激炎症和免疫反应，但 ZBP1 在肿瘤免疫中的作用尚不清楚。

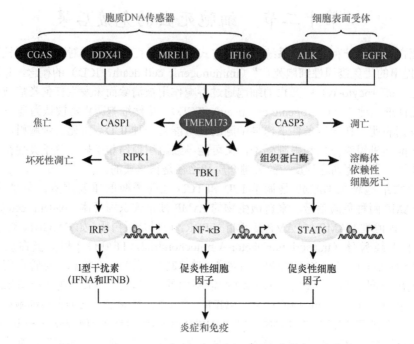

图 1-50　TMEM173 在炎症、免疫和细胞死亡中的中心作用

TMEM173 可以被细胞质 DNA 传感器（如 CGAS、DDX41、MRE11 和 IFI16）或细胞表面的受体（如 ALK 和 EGFR）激活，对来自病原体和宿主的各种 DNA 做出反应。干扰素基因刺激因子（STING）不仅通过 TBK1 介导的转录因子激活，促进炎症和免疫反应，还激发多种细胞死亡途径，包括凋亡、坏死性凋亡、焦亡和溶酶体依赖性细胞死亡

　　ICD 的病理、生理作用已经在化疗诱导的抗癌免疫反应中得到了充分的证实。几种细胞毒性抗肿瘤药物通过应激和杀死癌细胞来刺激免疫系统，导致 DAMP 暴露，如表面钙网蛋白（calreticulin），或释放 DAMP（如 ATP、Annexin A1、HMGB1 和 TFAM）进入细胞外环境。ICD 可能发生在细胞凋亡和坏死性凋亡的背景下，这意味着免疫后果与细胞死亡方式本身无关，而是与 DAMP 的暴露 / 释放有关，这可能是细胞死亡前应激反应的结果。因此，钙网蛋白暴露与部分内质网应激反应有关，而 ATP 的释放是通过自噬依赖的机制。恶性细胞的 ICD 有利于树突状细胞对肿瘤相关抗原的交叉呈递，从而诱导细胞毒性 T 细胞抗瘤免疫作用。除了癌症外，ICD 还与传染病有关。

　　值得注意的是，DAMP 的氧化还原状态可能会影响其免疫活性，如 HMGB1 常存在于细胞核中，经历细胞死亡时释放易位到细胞质。如果细胞外 HMGB1 未被氧化，它可以显著地启动、放大并延长炎症反应。然而，HMGB1 的氧化形式有利于诱导抗原呈递细胞（APC）的免疫耐受，也可能促进免疫检查点分子（immune checkpoint molecule）如 CD274（也被称为 PD-L1）的表达，以限制抗癌免疫。在某些条件下，HMGB1 的蛋白质裂解或降解也限制了其本身的免疫刺激活性。因此，HMGB1 可能作为一个严格控制的通用 DAMP，根据其丰度和氧化状态介导 ICD 和 TCD。

　　尽管已经获得了关于调控细胞死亡的免疫后果的丰富信息，但对非凋亡 RCD 的各种程序系统的探索仍在继续。

　　RCD 主要类型归纳见表 1-3。

表 1-3 RCD 主要类型归纳

类型	形态学特征	信号通路及分子机制	免疫特征	主要调节因子	主要抑制剂（靶点）
凋亡	细胞固缩、核凝结、膜泡、凋亡小体形成、电泳呈 DNA ladder	外源性凋亡途径、线粒体途径、内质网应急途径；CASP 激活、ΔΨm 耗散、磷脂酰丝氨酸暴露	TCD 或 ICD	阳性: 启动: CASP2、CASP8、CASP9 和 CASP10；效应: CASP3、CASP6 和 CASP7，促凋亡 Bcl-2 家族（Bak1、Bax、Bok、BCL2L11、BBC3、PMAIP1 和 Bid、TP53；阴性: 抗凋亡 Bcl-2 家族（Bcl-2、BCL2L1、MCL1、BCL2L2 和 BCL2L10）生存素及其嵌基因	Z-VAD-FMK (pan-caspase)、Z-DEVD-FMK (CASP3、CASP6、CASP7 和 CASP10)、Z-VDVAD-FMK (CASP2)、ivachtin (CASP3)、Q-DEVD-OPh (CASP3)、Ac-DEVD-CHO (CASP3、CASP7)、ZIETD-FMK (CASP8)、Q-LEHD-OPh (CASP9)
坏死性凋亡	细胞肿胀；核外膜和核内膜之间的核周空隙扩张，质膜破裂；挤压细胞核呈镰状；染色质凝结	RIPK1 和 RIPK3 激活 MLKL；胞质坏死环体形成	ICD	阳性: RIPK1、RIPK3 和 MLKL；阴性: ESCRT-III、cIAPs、LUBAC、PPM1B 和 AURKA	RIPK1、GSK872 (RIPK3)、HS-1371 (RIPK3)、坏死磺酰胺 (necrosulfonamide、MLKL)
焦亡	细胞肿胀不明显、质膜破裂，导致细胞内容物的释放或诱导炎性细胞因子的释放，进而激活强烈的炎症反应	激活 CASP1、CASP11 和 GSDMD，GSDMD 裂解，GSDME 诱导细胞膜上孔形成，IL-1β 和 IL-18 释放	ICD	阳性: CASP1、CASP11、GSDMD；阴性: GPx4、ESCRT-III、PKA	Ac-YVAD-Cmk-CASP1、Z-YVAD (OMe) -FMK (CASP1)、VX765 (CASP1)、Ac-FLTD-CMK (GSDMD 裂解)、CASP11 (wedelolactone)、MCC950 (NLRP3- 炎症体)、异喹啶素 (NLRP3- 炎症体)、格列本脲 (NLRP3- 炎症体)、CY-09 (NLRP3- 炎症体)、冬核苷素 (NLRP3- 炎症体)
铁死亡	畸形的小线粒体、线粒体嵴减少、线粒体膜密度升高、线粒体外膜破裂增加。细胞核、细胞质呈低电子密度，或细胞核形态变化不明显	铁积累，脂质过氧化，ΔΨm 耗散，MAP1LC3BI 向 MAP1LC3B-II 的转化，谷氨酰胺分解。与 CASP 无关	ICD	阳性: TfR1、ACSL4、LPCAT3、ALOX15、GLS2、DPP4、NCOA4、BAPA、BECN1、PEBP1、CARS、VDAC2/3、RAB7A、HSP90 和 ALK4/5；阴性: SLC7A11、GPx4、NFE2L2、HSPA5、NFS1、ITGA6、FANCD2、ITGB4 和 OTUB1；双向作用: TP53	脱铁胺、环基吡啶、易铁抑素、铁抑素 -1 (ROS)、利前列（脂）抑素 -1 (ROS)、β-巯基 - 乙醇 (ROS)、维生素 E (ROS)、β-胡萝卜素 (ROS)、XJB-5-131 (ROS)、N-乙酰-L-半胱氨酸 (NAC) (ROS)、CoQ10 (ROS)、黄芩素 (ROS)、维格列汀 (DPP4)、利那格列汀 (DPP4)、阿格列汀 (DPP4)、噻唑烷二酮、罗格列酮 (ACSL4)、硒 (GPx4)

类型	形态学特征	信号途径及分子机制	免疫特征	主要调节因子	主要抑制剂（靶点）
Parthanatos	稠核、染色质凝结、DNA 大碎片化；缺乏凋亡体和小规模的 DNA 片段；膜完整性丧失；缺乏细胞肿胀、细胞萎缩	PARP-1 过度激活，ΔΨm 耗散、与 CASP 无关，NAD^+ 和 ATP 消耗，聚 ADP- 核糖 (PAR) 聚合物积累；AIFM1 从线粒体释放异位到细胞核	ICD	阳性：PARP-1、AIFM1、MIF 和 OGG1 阴性：ADPRHL2 和 RNF	BYK204165 (PARP-1)、AG-14361 (PARP-1)、iniparib (PARP-1)
内容性细胞死亡	细胞 "同类相食" 细胞内结构	激活黏附蛋白和肌动球蛋白，细胞黏附和细胞骨架重排途径，与 LC3 相关吞噬作用有关	TCD 或 ICD	阳性：CDH1、CTNNA1、AMPK、RHOA、ROCK、肌凝蛋白、Atg5、Atg7、PI3KC3、BECN1、CYBB、UVRAG 和 RUBCN 阴性：cdc42 和 RNF	C3- 毒素 (RHOA)、Y-27632 (ROCK)、泡比他汀 [blebbistatin (myosin 肌凝蛋白)]
NETosis	质膜破裂、核膜破裂、释放染色质外样染色质纤维 (DNA 蛋白) 结构	受 NADPH 氧化酶介导 NET 的形成，颗粒酶的释放和转运，组蛋白瓜氨酸化	TCD 或 ICD	阳性：ELANE、MMP、MPO、CAMP/LL37 和肽基精氨酸去亚胺酶 4 (PADI4)	四氢异喹啉 (NET)、氯酰胺 (PADI4)、乳铁蛋白 (NET)、DNase (NET)
溶酶体依赖性细胞死亡	溶酶体和质膜破裂	溶酶体膜的渗透性增加，水解酶 (CTS) 释放。铁释放导致细胞质诱导的氧化损伤	ICD	阳性：CTS、STAT3 和 TP53 阴性：NF-κB 和 MCOLN1	CA-074Me (CTSB)、去铁胺 (Fe)、NAC (ROS)
自噬依赖性细胞死亡	双层膜自噬泡的形成，其中可容纳部分细胞质、受损的细胞器、变性的大分子物质、蛋白质聚集体及细菌等，最终溶酶体脱颗粒将其降解为氨基酸、核苷酸及游离脂肪酸等，可被细胞再利用	MAP1LC3B-I 向 MAP1LC3B-II 的转化；增加自噬通量 (flux) 和溶酶体活性	ICD	阳性：BECN1、Na^+K^+-ATP 酶、AMPK、Beclin-1、LC3 阴性：mTOR	氯喹（溶酶体抑制剂）、巴佛洛霉素（H^+-ATP 酶抑制剂）、刀豆素 A (H-A1、H ATP 酶抑制剂)、3- 甲基腺嘌呤 (3-MA、Ⅲ型 PI3 激酶、抑菌素 1 (USP10 和 USP13)、沃特曼宁 (PI3 激酶)、雷帕霉素 (mTOR 抑制剂)
碱死亡	坏死样形态	细胞内碱化、NF-κB 的激活，不依赖 CASP	ICD	阳性：IKBKB 和 NF-κB 阴性：CA9	NAC (pH)、N- 乙酰丙氨酸 (pH)、IMD0354 (IKBKB)、CAY10657 (IKBKB)、SC514 (IKBKB)
Oxeiptosis	凋亡样细胞形态	ROS 依赖 KEAP1 的激活，不依赖 NFE2L2，AIFM1 的核易位缺失，激活的 AIFM1 仅在线粒体中起作用	TCD	阳性：KEAP1、PGAM5 和 AIFM1	NAC (ROS)

本章小结与展望

　　细胞死亡是维持组织功能和形态所必需的。细胞死亡主要有两种形式：ACD 和 RCD。前者是细胞被动死亡，是 ATP 不依赖性细胞坏死；后者是细胞主动死亡，是 ATP 依赖性程序性死亡。凋亡和坏死是多种细胞死亡形式的两个极端，而且这两种进程之间存在大量的交互作用。RCD 通过不同的程序发生，导致细胞以不同的方式被废除，从而产生不同的形态学变化和免疫学后果，显示出"生物多样性"（biodiversity）。不同类型的 RCD 途径之间存在串扰，如癌细胞中凋亡、铁死亡和自噬之间的串扰。自噬可以通过各种途径调节细胞对铁死亡的敏感性。抑酯酶素、青蒿琥酯、MON-P53 和 Cys 将铁死亡与细胞凋亡紧密联系。ELAVL1 通过与 BECN1 mRNA 3′- 非翻译区 F3 内富含 AU 的元件结合来促进自噬。BECN1 可以通过直接阻断系统 xc- 促进铁死亡（图 1-51）。同一种致病因素也可能导致不同类型的 RCD，如氧化应激可导致各种类型的 RCD。ROS 的来源和抗氧化防御的功效是环境依赖的，如在不同时间和不同 ROS 水平刺激下细胞呈现不同的状态。当 ROS 为生理水平时，细胞保持正常的形态功能；当 ROS 水平接近临界阈值时则显示细胞保护作用；随着时间延长和 ROS 水平增加将导致 RCD，包括坏死性凋亡、Oxeiptosis、铁死亡、凋亡，这些类型的细胞死亡可以先后发生亦可以叠加并发，Oxeiptosis 和铁死亡被视为相同的或至少是一个高度重叠的细胞死亡途径（图 1-51）。凋亡，可以由外源性和内源性刺激触发，导致细胞收缩、细胞质钙离子浓度增加和细胞膜起泡。自噬，是通过细胞溶酶体系统降解和循环利用细胞成分，从正常促进细胞存活的进程发展到在极端条件的胁迫下导致细胞死亡，其特点是双层膜囊泡的形成，这些囊泡包围线粒体、内质网和核糖体，然后将其递送到溶酶体系统。已知通过抑制 CASP 抑制细胞凋亡可能激活坏死性凋亡途径，当其他细胞死亡模式被抑制时，类似的备份系统可能会发挥作用。各种类型 RCD 归纳见表 1-3。RCD 不仅在维持机体稳态中发挥着管家作用，而且可能在未授权的（莫须有的、无故的）细胞死亡中发挥作用。也就是说，RCD 是参与了"正常"的生理功能（如发育），还是只发生在病理状态（如组织损伤）或药理学处理（如抗癌治疗）的背景下，仍有待确定，需要进一步的证据来说明这一点。

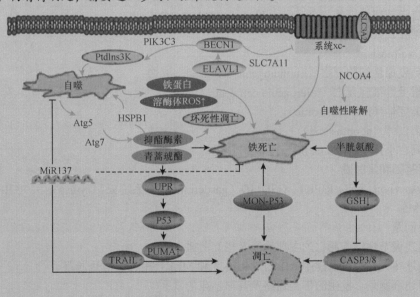

图 1-51　癌细胞中凋亡、铁死亡和自噬之间的串扰

SLC3A2，溶质载体家族 3 成员 2；SLC7A11，溶质载体家族 7 成员 11；NCOA4，核受体共激活因子 4；ELAVL1，胚胎期致死样蛋白 1；PtdIns3K，第Ⅲ类磷脂酰肌醇激酶

目前对 RCD 的研究目标是：①建立一个标准的生物标志物和功能测试（包括基因和药物抑制研究），准确区分不同形式的 RCD 可能发生"纯"形式或"混合"变异的情况。②确定各种类型 RCD 的独特分子效应因子、不同类型 RCD 死亡信号通路之间的相互作用和串扰，或不同层级的调控方式，评估针对 RCD 的促生存或重编程机制。此外，还需要更多的研究来确定促发每个 RCD 程序不可逆的临界点。③研究过度或有缺陷 RCD 在人类疾病中的意义。环境信号不断整合，可以激活多种途径启动细胞死亡程序，在 RCD 过程中 DAMP 的释放提供了强有力的信号刺激局部炎症或全身免疫反应，所以开发用于选择性地拦截（或激活）RCD 通路的新药物，将为预防和治疗人类疾病提供巨大的发展空间和希望。

思 考 题

1. 基本概念

（1）意外性细胞死亡（accidental cell death，ACD）。

（2）调节性细胞死亡（regulated cell death，RCD）。

（3）程序性细胞死亡（programmed cell death，PCD）。

（4）凋亡（apoptosis）。

（5）内质网应激反应（endoplasmic reticulum stress response，ESR）。

（6）坏死性凋亡（necroptosis）。

（7）细胞焦亡（pyroptosis）。

（8）铁死亡（ferroptosis）。

（9）Parthanatos。

（10）内吞性细胞死亡（entotic cell death）。

（11）NETosis。

（12）溶酶体依赖性细胞死亡（lysosome-dependent cell death，LCD）。

（13）自噬依赖性细胞死亡（autophagy-dependent cell death）。

（14）碱死亡（alkaliptosis）。

（15）Oxeiptosis。

（16）免疫原性细胞死亡（immunogenic cell death，ICD）。

（17）耐受性细胞死亡（tolerogenic cell death，TCD）。

（18）炎症体（inflammasome）。

（19）凋亡体（apoptosome）。

（20）凋亡小体（apoptotic body）。

2. 重要基因和蛋白质

Bcl-2、survivin、$p53$、RIPK1、GSDMD（gasdermin D）、系统 xc-（system xc-）、PARP-1、Beclin-1、LC3、PGAM5。

3. 思考问题

（1）阐述调节性细胞凋亡的主要途径及相互关系。

（2）简述坏死性凋亡调控中 RIPK1、RIPK3 和 MLKL 相关的信号通路。

（3）简述细胞焦亡发生的信号通路及其与临床的联系。

（4）什么是芬顿（Fenton）反应及其与铁死亡的关系？

（5）试述在 Parthanatos 中 AIF 的释放模式。

（6）简述在病原体感染中 NET 和 NETosis 的临床意义及 NETosis 的细胞形态。

（7）简述自噬相关基因（*Atg*）在自噬泛素化调控中的作用。

（8）根据自噬调控途径如何干预自噬的发生？

（9）比较 RCD 各型的特征及形态学改变。

（10）在 RCD 各型中 CASP 家族成员的作用。

（11）基于目前对 RCD 的研究目标，结合临床专业，聚焦一种与 RCD 相关的疾病，提出研究设想，包括拟采用哪些方法实施研究的计划。

（王桂兰　陈　莉）

第二章　细胞周期的调控

　　细胞从一次分裂结束起到完成另一次分裂结束止称为一个细胞周期，包括分裂期和间期两个阶段。分裂期细胞形态变化明显，间期是细胞增殖的物质准备和积累阶段。根据 DNA 合成的情况，间期可被进一步分为 G_1、S 和 G_2 期，其中 S 期是 DNA 合成期；G_1 期为 DNA 合成前期，处于 S 期与上次分裂期之间；G_2 期是 DNA 合成后期，处于 S 期与下次分裂期之间。

　　细胞周期被一系列复杂的调控网络严格控制，其中细胞周期蛋白（cyclin）、周期蛋白依赖性激酶（cyclin-dependent kinase，CDK）和周期蛋白依赖性激酶抑制因子（CDK inhibitor，CKI）在其中发挥着重要的作用。细胞周期检查点（cell cycle checkpoint）是一类细胞周期的负反馈调节机制，当细胞周期进程中出现异常事件，这类调节机制就被激活，即对各细胞周期检查点（G_1～S 期检查点、S 期检查点、G_2 期检查点和 M 期检查点）进行检查，以确保细胞周期时相的严格秩序和不重复性。

　　细胞周期的准确调控对生物的生存、繁殖、发育和遗传均是十分重要的。对简单生物而言，调控细胞周期主要是为了适应自然环境，以便根据环境状况调节繁殖速度，以保证物种的繁衍。复杂生物的细胞则需面对来自自然环境和其他细胞、组织的信号，做出正确的应答，以保证组织、器官和个体的形成、生长及创伤愈合等过程能正常进行，需要更为精细的细胞周期调控机制。

　　A cell cycle is defined as a period from the end of one division to the end of another division of a proliferative cell, consisting of two phases: metaphase and interphase. Interphase is the stage of preparation and accumulation of material for cell proliferation. Interphase can be further divided into G_1, S, and G_2 phases based on DNA synthesis, where the S phase is the DNA synthesis phase, the G_1 phase is the pre-DNA synthesis phase, between the S phase and the last division. The G_2 phase is the late DNA synthesis phase between the S phase and the subsequent division.

　　The cell cycle is tightly controlled by a complex network of regulators in which cyclin, cyclin-dependent kinase (CDK), and CDK inhibitor (CKI) play an essential role. The cell cycle checkpoint is a negative feedback mechanism that regulates the cell cycle. They are activated when abnormal events occur during the cell cycle. The cell cycle checkpoints (G_1～S, S, G_2, and M) are detected to ensure strict order and non-repetition of the cell cycle phases.

　　The regulation of the simple organism cell cycle mainly is to adapt to the natural environment to regulate reproduction rate based on environmental conditions. A complex organism needs to properly response to the natural environment and signals of the other cells and tissues to ensure that the formation, growth, and wound healing process can work on tissues, organs, and individuals. It needs a more elaborate cell cycle control mechanism.

　　自 1882 年发现细胞分裂以来，许多生物学家进行了大量的相关研究。直到 20 世纪 50 年代，随着 DNA 是遗传物质这一观念的形成及 DNA 双螺旋结构的确立，细胞周期的概念才逐渐成形，并不断揭示细胞周期调控的机制，在 2001 年 10 月 8 日，美国人哈特韦尔（Hartwell）及英国人纳斯（Nurse）、亨特（Hunt）因对细胞周期调控机制的研究而荣获诺贝尔生理学或医学奖。

第一节 细胞周期的基本概念

细胞从一次分裂结束起到完成另一次分裂结束止称为一个细胞周期（cell cycle），包括分裂期和间期两个阶段。分裂期细胞形态变化明显，间期是细胞增殖的物质准备和积累阶段。根据 DNA 合成的情况，间期可被进一步分为 G_1、S 和 G_2 期，其中 S 期是 DNA 合成期；G_1 期为 DNA 合成前期，处于 S 期与上次分裂期之间；G_2 期是 DNA 合成后期，处于 S 期与下次分裂期之间。细胞生长、分裂时，依次经过 G_1、S、G_2、M 期，使细胞一分为二，周而复始，故称为细胞分裂周期（cell division cycle）。

G_1 期：DNA 合成前期，其长短因细胞而异，主要为 S 期的 DNA 合成储备物质和能量。RNA 和蛋白质生物合成迅速进行，如合成各种与 DNA 复制有关的酶（数小时至数天数月）。细胞体积明显增大，其中线粒体、核糖体增多，内质网更新扩大，来自内质网的高尔基体、溶酶体等也增加。动物细胞的 2 个中心粒彼此分离并开始复制。

S 期：DNA 合成期，DNA 含量增加 1 倍（8～30h），是细胞周期的关键时期，使体细胞成为四倍体，每条染色质丝都转变为由着丝点相连接的两条染色质丝。与此同时，还合成组蛋白，进行中心粒复制。

G_2 期：DNA 合成后期，DNA 合成终止（2～8.5h），为分裂期做最后准备。在 G_2 期中 RNA 和蛋白质的合成逐渐减少，其中微管蛋白的合成可为分裂期（M 期）纺锤体微管的组装提供原料。中心粒完成复制，形成 2 对中心粒。

M 期：细胞分裂期。细胞的有丝分裂（mitosis）需经前期、中期、后期、末期，是一个连续变化的过程，由一个母细胞分裂成为两个子细胞，一般需 1～2h。

G_0 期：暂时离开细胞周期，停止细胞分裂，执行一定生物学功能的细胞所处的时期。处于此期的细胞接受刺激后可以进入细胞周期循环。

细胞在 G_1 完成必要的生长和物质准备，在 S 期完成其遗传物质——染色体 DNA 的复制，在 G_2 期进行必要的检查及修复以保证 DNA 复制的准确性，然后在 M 期完成遗传物质到子细胞中的均等分配，并使细胞一分为二，循环周而复始。细胞周期的基本任务是保证 S 期的 DNA 复制和 M 期有同等的染色体分布到两个子细胞中去。

第二节 细胞周期调控中的重要元素

细胞周期被一系列复杂的调控网络严格控制，其中细胞周期蛋白（cyclin）、周期蛋白依赖性激酶（cyclin-dependent kinase，CDK）和周期蛋白依赖性激酶抑制因子（CDK inhibitor，CKI）在其中发挥着重要的作用。细胞周期检查点是一类细胞周期的负反馈调节机制，当细胞周期进程中出现异常事件，这类调节机制就被激活，即对各细胞周期检查点（G_1～S 期检查点、S 期检查点、G_2 期检查点和 M 期检查点）进行检查，以确保细胞周期时相的严格秩序和不重复性。

一、细胞周期蛋白

1953 年霍华德等首先提出细胞分化是通过细胞周期完成的理论；1983 年，埃文斯（Evans）等首次在海洋无脊椎动物中发现一组蛋白质呈周期性出现，并调节细胞的生长，其被确定为细胞周期蛋白。1988 年科学家们发现，细胞周期调节蛋白能与细胞周期蛋白结合并激活相应的蛋白激酶，从而促进细胞分裂。所以周期蛋白是一类合成和分解都与细胞周期同步，驱动细胞周期运转的特殊动力蛋白，能组成 CDK 的调节亚单位。迄今，至少发现有 11 种不同的周期蛋白，分别为 A、B1、B2、C、D1、D2、D3、E、F、G 和 H，其中 8 种主要的周期蛋白已被分离。各类周期蛋白均含有一段约 100 个氨基酸的保守序列，称为周期蛋白框，介导周期蛋白与 CDK 结合。不同的周期蛋白框识别不同的 CDK，组成不同的周期蛋白复合体，表现出不同的 CDK 活性。

根据周期蛋白调控细胞周期时相的不同，可分为 G_1 期和 M 期两大类。

1. G_1 期周期蛋白（G_1-cyclin） 是指在 G_1 期或 G_1/S 交界期发挥作用，启动细胞周期和促进 DNA 合成的周期蛋白，包括周期蛋白 C、周期蛋白 D、周期蛋白 E。G_1 期是增殖细胞唯一能接受从外界传入的增殖或抑制增殖信号的时期。

（1）周期蛋白 D：首先在酵母菌中被发现，它能激活 CDK4、CDK6，驱动细胞通过 G_1 期检查点。G_1 期周期蛋白 D 表达，并与 CDK4、CDK6 结合，使下游的蛋白质（如 Rb）磷酸化，磷酸化的 Rb 释放出转录因子 E2F，促进许多基因的转录，如编码周期蛋白 E、周期蛋白 A 和 CDK1 的基因。E2F-1 介导 mRNA 转录使细胞进入增殖状态（图 2-1）。周期蛋白 D 有 3 个亚型，包括 D1、D2、D3，具有组织特异性。周期蛋白 D1 与周期蛋白 D2 功能相似，都在酵母子细胞中起作用，周期蛋白 D3 在酵母细胞中起作用。许多研究表明，在细胞周期的调节中周期蛋白 D 是一个比其他周期蛋白更加敏感的指标。

1）周期蛋白 D1 的编码基因位于 11q13 上，全长约 15kb，含有 5 个外显子，称为 PRAD1 或周期蛋白 D1，其编码的蛋白质含 295 个氨基酸，分子质量约为 34 000kDa，与其他周期蛋白相比为最小，主要是因为其 N 端缺少一个"降解盒"片段，该蛋白质半衰期很短，不足 25min。它的 C 端有一个富含脯氨酸（P）、谷氨酸（E）、天冬氨酸（S）、丝氨酸和苏氨酸（T）残基的 PEST 序列，在蛋白质转化和降解中起作用。其 N 端有 LX-Cys-X-Glu 序列，是与 Rb 蛋白及 P107 蛋白结合所必需的位点。在有生长因子的情况下，周期蛋白 D1 在细胞周期中首先被合成，并于 G_1 中期合成达到高峰，周期蛋白 D1 的功能主要是促进细胞增殖，是 G_1 期细胞增殖信号的关键蛋白质，其过度表达可致细胞增殖失控而恶性化，因此被认为是癌基因。

2）周期蛋白 D2 的编码基因位于 12p13，称为 CCND2，在正常的二倍体细胞及 Rb 阳性肿瘤细胞中周期蛋白 D2 的表达呈波动状态，其峰值在 G_1 晚期。给 G_1 期细胞微量注射周期蛋白 D2 抗体，可使表达周期蛋白 D2 的淋巴细胞停滞在 G_1 期，说明周期蛋白 D2 是细胞从 G_1 期向 S 期转移所必需的。

3）周期蛋白 D3 的编码基因位于染色体 6p21 上，称为 CCND3。正常和恶性组织中未见周期蛋白 D3 基因异常及其蛋白质的过度表达。目前认为周期蛋白 D3 似乎不直接反映恶性度，而是肿瘤发展到晚期的结果。

（2）周期蛋白 C：与所有周期蛋白的同源性最低，主要在果蝇及人类细胞中发现，它与其他 G_1 周期蛋白不同的是其 mRNA 和蛋白质水平在 G_1 早期达最高，表明可能在 G_1 早期发挥作用。

（3）周期蛋白 E：是人类的 G_1 周期蛋白，在周期蛋白 D 之后出现，于 G_1/S 转化过程中表达，人类周期蛋白 E 基因定位于染色体 19q12-q13 上，由 4 个外显子和 3 个内含子组成，mRNA 长约 2.2kb，编码一个含 395 个氨基酸的多肽，分子质量约为 50kDa。周期蛋白 E 中 1/3 段有一个约含 87 个氨基酸的高度保守区，为周期蛋白盒，此为 CDK 结合所必需。周期蛋白 E 蛋白的 C 端存在 PEST 序列。此外，周期蛋白 E 尚能被 S 期激酶相关蛋白 - 淘汰素 -F 盒蛋白复合物（SKP-cullin-F-box protein complex）中的 S 期激酶相关蛋白 2（S-phase kinase-associated protein 2，SKP2）经泛素路径降解，因此缺乏 SKP2 的细胞可表现为周期蛋白 E 蛋白降解不足并不断积累。周期蛋白 E 基因及其产物的表达在细胞周期的 G_1 中期上升，至 G_1 晚期或 S 早期达高峰，然后经与 PEST 序列有关的蛋白酶水解或泛素路径降解而迅速下降。周期蛋白 E 在正常细胞和肿瘤细胞中主要在 G_1 晚期发挥正调控细胞周期的作用。

周期蛋白 E 虽与 M 期细胞周期蛋白（M-cyclin）的同源性很高，但它的 mRNA 及蛋白质水平在 G_1/S 交界处急剧升高达峰值，因此它与周期蛋白 D 一样都是 G_1 期周期蛋白，与相应的 CDK 形成复合物，从不同方面调节 G_1 期，促进细胞通过 G_1 期进入 S 期。周期蛋白 E 对于 G_1/S 的转化更为重要，在人类细胞的 DNA 合成启动中起重要作用。

周期蛋白 D、周期蛋白 E 促进细胞进入增殖周期，见图 2-1。

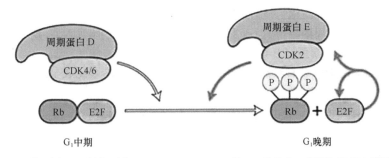

图 2-1 周期蛋白 D、周期蛋白 E、CDK4/6、CDK2 使 Rb 磷酸化，促进细胞进入增殖周期

2. M 期周期蛋白（M-cyclin） 是指在 G_2/M 交界期发挥作用诱导细胞分裂的一类周期蛋白，包括周期蛋白 A、周期蛋白 B，均为有丝分裂所必需。

（1）周期蛋白 A：它在周期蛋白 E 之后很快表达。周期蛋白 A 是 G_1 期向 S 期转移的限速因素，可促进细胞从 G_2 期向 M 期的转移。它由 *CCNA* 基因编码。与 CDK1 结合，CDK1 使底物蛋白磷酸化，发生染色体凝缩、核膜解体等下游细胞周期事件。

（2）周期蛋白 B：是有丝分裂蛋白激酶的一个亚单位，能促进 G_2 期向 M 期的过渡。哺乳动物的周期蛋白 B 在 S 晚期合成。

（3）周期蛋白 A 与周期蛋白 B 之间存在多种差异

1）周期积累方式不同：周期蛋白 A 含量在 S 期及 G_2 期初最高；周期蛋白 B 在 G_2 期末含量最高。

2）结合的催化亚基不同：周期蛋白 A 与 p33cdc2 结合；周期蛋白 B 与 p34cdc2 结合。

3）功能不同：周期蛋白 A 在 S 期发挥作用，与 DNA 的复制完成有关；周期蛋白 B 在 G_2/M 交界处发挥作用，诱发细胞分裂。

4）对细胞分裂的影响不同：周期蛋白 B 持续升高可使细胞停滞于分裂期，而周期蛋白 A 的持续升高并不影响细胞分裂的完成。

3. 周期蛋白的降解 G_1 期周期蛋白的 N 端没有降解盒，C 端有一段 PEST 序列与其降解有关。G_1 期周期蛋白可经与 PEST 序列有关的蛋白酶水解或经 SKP2 泛素路径降解。M 期细胞周期蛋白分子近 N 端含有一段 9 个氨基酸组成的破坏框，参与泛素介导的周期蛋白 A 和周期蛋白 B 的降解。分裂后期，通过泛素连接酶催化的泛素与周期蛋白结合后随之被蛋白酶体（proteasome）水解。周期蛋白 A、周期蛋白 B 的降解是细胞脱离有丝分裂所必需的。

综上所述，各种周期蛋白随特定细胞时相而出现（图 2-2）。

（1）G_1 早期：周期蛋白 D-CDK2/CDK4（启动子）。

（2）G_1 晚～S 早期：周期蛋白 E-CDK2（细胞进入 S 期）。

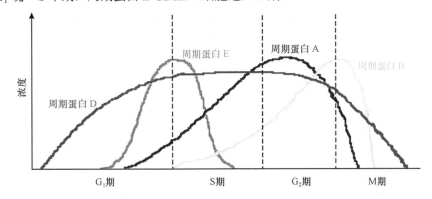

图 2-2 随特定细胞时相而出现的细胞周期蛋白

（3）S 期：周期蛋白 A-CDK2，周期蛋白 D、周期蛋白 E 降解。

（4）S 晚～G_2 早期：周期蛋白 A-cdc2、周期蛋白 B-cdc2（细胞进入 G_2 期）。

（5）G_2/M 转化期：周期蛋白 B-CDK1（细胞进入 M 期）。

周期蛋白 H 与周期蛋白 C 有较高的同源序列，可以与 CDK7 装配成全酶对细胞周期各阶段行使调节作用。

二、周期蛋白依赖性激酶

周期蛋白依赖性激酶（cyclin-dependent kinase，CDK）是调节细胞周期的另一个重要蛋白质，是一类重要的丝氨酸 / 苏氨酸蛋白激酶，包括 CDK1～CDK7。CDK 的主要生物学作用是启动 DNA 的复制和诱发细胞的有丝分裂，以复合物形式出现，该复合物分为催化亚基和调节亚基的两部分，催化亚基的为 CDK，调节亚基的为周期蛋白。CDK 有 3 个重要的功能区：第一功能区是 ATP 的结合部位，是该酶的活性部位；第二功能区是调节亚基的结合部位；第三功能区是 P13sucl 的结合部位（P13sucl 能抑制激酶的活性，阻止细胞进入或退出 M 期）。

G_0 期的静止细胞可由丝裂原刺激而诱导 CDK4 的表达，CDK4 可能是 TGF-β 介导的生长抑制靶点，下调 CDK4 的表达可能在细胞分化过程中起重要作用。

在高等真核生物中，周期蛋白主要有周期蛋白 A、周期蛋白 B、周期蛋白 C、周期蛋白 D、周期蛋白 E 5 种，它们都能与 CDK 结合，相对应的周期蛋白与 CDK 装配成全酶，促进细胞分裂。不同的周期蛋白在细胞周期不同时相表达量不同，并结合不同的 CDK。CDK 为调控中心，为催化亚单位；周期蛋白是调节亚单元，起正调控作用；反应底物为 Rb 蛋白，通过 Rb 蛋白的磷酸化而实现细胞周期的转化（正调控）；真核细胞的细胞周期由周期蛋白依次激活相应的 CDK 所推动。

CDK 协调细胞周期中 DNA 的复制及分离、中心体的复制及分离、纺锤体的形成等重要事件。周期蛋白必须与相应的 CDK 相结合，经磷酸化后方具有活性，促使细胞周期有关蛋白质的表达。G_1 早期周期蛋白 D 表达并与 CDK2 或 CDK4 结合，成为始动细胞周期的启动子。

G_1 晚期，进入 S 早期后周期蛋白 E 表达，并与 CDK2 结合，推动细胞进入 S 期；进入 S 期后，周期蛋白 A 表达，周期蛋白 D、周期蛋白 E 降解；在 S 晚期、G_2 早期，周期蛋白 A、周期蛋白 B 表达，并与 cdc2 结合，促进细胞进入 M 期。周期蛋白 A 和 CDK2 相结合可以调节 S 期进入 G_2 期；周期蛋白 B1、周期蛋白 B2 可与 CDK1 结合并在 G_2/M 转化期间活性达到最高峰；与周期蛋白 C 匹配的 CDK 及其酶解底物目前尚不清楚；周期蛋白 H 与周期蛋白 C 有较高的同源序列，可以和 CDK7 装配成全酶对细胞周期各个阶段行使调节作用。

三、周期蛋白依赖性激酶抑制因子

周期蛋白依赖性激酶抑制因子（CKI）是 CDK 的抑制蛋白，通过竞争性地抑制周期蛋白或周期蛋白 CDK 复合物，导致周期蛋白的生物学功能丧失，对细胞生长起负调控作用。

G_1 期 CDK 的负调节子有 2 个蛋白质家族：CDK 抑制物（INK）和 CDK 相互作用蛋白 / 激酶抑制蛋白（CIP/KIP）。

CKI 为负调控因子，CKI 通过抑制 CDK 的催化活性而发挥作用。癌基因和抑癌基因产物及由抑癌基因诱导产生的 CKI 等可抑制蛋白质群，通过 G_1 期控制点而发挥作用。

1. INK 家族　INK 家族包括 P15、P16、P18、P19，是 CDK4 和 CDK6 的特异性抑制物。

（1）P16：p16INK4 位于染色体 9p21 上，又称多肿瘤抑制基因 1（multiple tumor suppressor，MTS1），是 CDK4 的特异性抑制物，可和周期蛋白 D 竞争与 CDK4 或 CDK6 的结合，抑制 CDK4 对细胞生长分裂的正向作用，参与抑制细胞周期 G_1/S 的转化。P16 在缺乏功能性 Rb 的细胞中水平上升，提示 Rb 可能抑制 *p16* 的表达，同时 Rb 可刺激周期蛋白 D 的表达。

（2）P15：p15INKB 位于 9 号染色体上紧邻 *p16* 的区域，它与 P16 在前 50 个氨基酸有 44% 相同，在其后 81 个氨基酸有 97% 相同。这两个蛋白质都有 4 个锚蛋白区，都只能结合并抑制 CDK4 或 CDK6。p15 与 p16 一样属于抑癌基因。

2. KIP 家族 KIP 家族包括 P21、P27、P57 等，能抑制各种周期蛋白 CDK 复合物，阻止 CDK 激酶的激活，或阻止活化的 CDK 激酶活性。

（1）P27：目前被很多学者认为是最有可能直接影响 G_1/S 期限制位点的调控，可广泛抑制周期蛋白 CDK 复合物。正常情况下 p27 在 G_0/G_1 时表达增高，进入 S 期后表达下降。P27 通过与 CDK 亚单位的结合，使 CDK 激活酶（CDK-activating kinase，CAK）不能诱导 CDK 磷酸化（CDK 活性状态是以磷酸化形式存在）。非活化的 CDK 不能使 Rb 蛋白磷酸化，使细胞停留在 G_1 期，对细胞周期进行负调控。

1994 年波利亚克（Polyak）从用 TGF-β 处理抑制细胞生长和细胞间接触抑制生长的细胞系 MV1lu 中发现一个 27kDa 的热稳定蛋白，命名为 P27，并用亲和透析法分离出 P27，以自动埃德曼（Edman）降解法获得了数个 P27 的肽链序列，据此设计出数个寡核苷酸探针，用 TR-PCR 法进行 cDNA 文库筛选，克隆出人（肾）、鼠（胚胎）、貂 P27 的 cDNA，其基因定位于染色体 12p13.1 及 12p13.2 处，至少包含 2 个外显子和 2 个内含子。人的 P27cDNA 全长约 594bp，编码了 198 个氨基酸，是高度保守的蛋白质分子。在人、鼠、貂中 P27 的氨基酸主序列有 90% 同源性，其 C 端均含有 1 个双枝核定位信号，其 N 端介导抑制 CDK，有 12~87 个氨基酸主序列与 P21 同源。当其丢失 N 端的 8 个氨基酸或 C 端的 15 个氨基酸时，其抑制活性减弱；若再丢失 N 端 7 个氨基酸时其抑制活性完全丧失。P27 与 P21 在 N 端序列上有 42% 相同，且像 P21 一样能广泛抑制周期蛋白 CDK 复合物，但是 P27 介导抑制 CDK 的区域与 P21 不尽相同。P27 还可阻止 Rb 蛋白磷酸化，其过度表达能抑制细胞进入 G_1 期。P27 在调节细胞进入和退出 M 期中也起重要作用，抗丝裂原环境中细胞生长停滞与 P27-CDK2 复合物的量相关。

P27 还参与对细胞分化的调控，同 P21 一样可诱导未成熟细胞进行分化。有人对少突神经胶质细胞分化进行研究发现，P27 在少突神经胶质前体细胞增殖时可进行性地积聚，当其分化为少突神经胶质细胞时，P27 水平达最高峰，由此认为 P27 的积聚既部分地参与决定前体细胞何时停止增殖、启动分化的内在监控机制，又部分地参与在启动分化时使细胞周期停滞的效应机制。同时 P27 也可诱导肿瘤细胞分化，如外源性 P27 可诱导原巨核细胞白血病细胞分化，但 P27 不能诱导成熟正常细胞的衰老。

P27 表达水平受多种因素调控，如有丝分裂原、抗增殖信号因子、细胞因子、癌基因及接触抑制等。TGF-β 具有抑制细胞增殖、调节细胞分化、使细胞黏附亢进、调节血管生成和免疫抑制等多种功能。TGF-β 和接触抑制能共同调控转录 CKI P27 和 P15，通过靶因子 cAMP 介导 G_1 期停滞，其负调节信息的共同通路是抑制 CDK 和 G_1 期周期蛋白功能，发挥 CKI 的抑制作用。TGF-β 对 P27 表达的影响是双向的，在大多数细胞中，TGF-β 可诱导 P27 的表达，但是在正常垂体前部和垂体瘤细胞中，TGF-β 可下调 P27 mRNA 及蛋白质的表达。血小板衍生生长因子（PDGF）、表皮生长因子（EGF）等也可下调 P27 的表达。P27 对细胞周期的调控主要依赖于其蛋白质表达水平，而非基因突变。P27 的表达受多种因素调控，其表达下降或缺失会引起基因组不稳定，甚至导致肿瘤发生。P27 可抑制周期蛋白 CDK 复合物的负性调节作用。

（2）P21：p21 基因位于染色体 6p21.2 上，第 17~71 个氨基酸含有周期蛋白结合抑制区。P21 可能阻碍细胞进入 S 期；能抑制 SAPK 参与细胞应激状态时的信号转导级联系统的调节。

P21 与 P27 的 N 端序列上有 44% 相同，都能广泛抑制周期蛋白 CDK 复合物，但两者介导抑制 CDK 的区域不尽相同。

四、细胞周期调控中各元素间的相互作用

细胞周期的准确调控对生物的生存、繁殖、发育和遗传均是十分重要的。对简单生物而言，调控细胞周期主要是为了适应自然环境，以便根据环境状况调节繁殖速度，以保证物种的繁衍。

复杂生物的细胞则需面对来自自然环境和其他细胞、组织的信号，作出正确的应答，以保证组织、器官和个体的形成、生长，以及创伤愈合等过程能正常进行，需要更为精细的细胞周期调控机制。

细胞周期的调控可分为外源性和内源性调控。外源性调控主要是细胞因子及其他外界刺激引起的；内源性调控主要是通过周期蛋白-CDK-CKI 的网络调控来实现。细胞能否通过限制点从 G_1 期进入 S 期很大程度上取决于 G_1 期内周期蛋白 D1/ 周期蛋白 E/ 周期蛋白 A 的积累、CDK4/CDK6/CDK2 与细胞周期抑制蛋白的化学剂量关系及 Ink4 的活性。

1. *Rb* 基因 细胞一旦从 G_0 期进入细胞周期，周期蛋白 D（D1、D2、D3）即开始表达，其作用是延迟对生长因子刺激的早期反应，其合成和与 CDK（如 CDK4、CDK6）的结合依赖于有丝分裂信号的刺激。探讨 G_1 期调控机制可能为从细胞周期角度研究癌变机制和对癌症基因治疗提供重要依据。

Rb 基因位于 13q14.1 上，含 27 个外显子，编码了 928 个氨基酸的 110kDa 的蛋白质。30% 的视网膜母细胞瘤中可见包括 *Rb* 基因在内的 DNA 缺失，甚至染色体片段的缺失。

Rb 基因转录产物 Rb 蛋白是主要的转录信号连接物，是决定是否进入新的细胞周期的核心调控蛋白。它能与转录因子 E2F 结合并阻止相应基因转录、表达，从而抑制细胞生长。周期蛋白 D 是 Rb 调节细胞周期的基础。周期蛋白 D1-CDK4 复合物可看作 G_1 期 Rb 蛋白激酶，它能结合 Rb 的 N 端，磷酸化 Rb 蛋白，使转录因子释放，导致 G_1/S 转化。当细胞受到增殖刺激时周期蛋白 D1 与 CDK4、CDK6 结合形成二元复合物，使 Rb 磷酸化，Rb 一旦被磷酸化，其结合 E2F-1 的作用丧失，E2F-1 介导的 mRNA 转录得以进行，细胞进入增殖状态（图 2-3）。

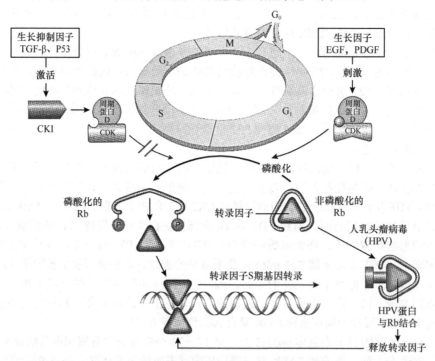

图 2-3 周期蛋白 D 介导的细胞周期中 *Rb* 基因的作用

有报道认为，Rb 可抑制 DNA 聚合酶Ⅲ的功能，Rb 的磷酸化也可能负性调节该通路。低磷酸化的 Rb 蛋白能使细胞停滞于 G_1 期。简言之，周期蛋白 D1 可灭活 Rb 使细胞进入 S 期开始 DNA 复制。周期蛋白 D1 与 Rb 的功能是相互依赖的，缺乏 Rb 功能的细胞显微注射周期蛋白 D1 抗体后，不能使细胞停滞于 S 期之前。低磷酸化的 Rb 还可刺激周期蛋白 D1 的转录，使其合成增加，并活化，再导致 Rb 磷酸化，这样形成负反馈环以调节周期蛋白 D1 的表达。

2. 细胞转录因子 在许多 DNA 合成基因和细胞生长调控基因的启动子中（如 c-myc、n-myc、c-myb、DNA 聚合酶等）均含有细胞转录因子 E2F 的位点，E2F 可以直接活化这些基因启动 DNA 合成使细胞进入 S 期。在 E2F 基因活化、转录的功能区内有一段 18 个氨基酸的残基序列可与 Rb 结合，Rb 通过与 E2F 功能区的结合可遮盖其功能区，从而抑制其活性及转录功能，使 E2F 介导的二氢叶酸还原酶基因、CDK 基因及 E2F 自身基因不能转录，抑制 DNA 的合成。其中二氢叶酸还原酶是体内四氢叶酸库稳定的关键酶，该酶不能转录时，与一碳单位转移有关的生化反应及 DNA 合成即受阻（图 2-4）。

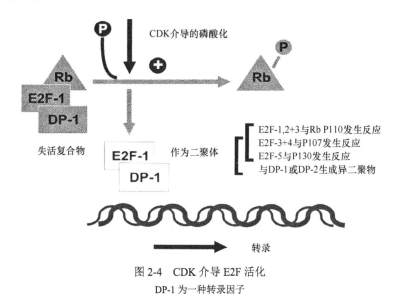

图 2-4 CDK 介导 E2F 活化

DP-1 为一种转录因子

3. S 期激酶相关蛋白 2（S phase kinase associated protein 2，SKP2） 是一种肿瘤标志物，SKP2 在正常组织中只表达于扁桃体和胎盘组织中，但在肿瘤组织中 SKP2 表达广泛，包括部分结肠癌、前列腺癌、胰腺癌和皮肤癌，尤其在肺癌、乳腺癌、卵巢癌和子宫内膜癌中高表达，并在淋巴瘤和乳腺癌等肿瘤发生中起重要作用。在结肠癌和肝癌中 SKP2 的表达与 P27 表达水平下降有一定的相关性。SKP2 还能使 E2F 通过泛素路径降解。

4. 周期蛋白 E、周期蛋白 A 和周期蛋白 B 周期蛋白 E 和磷酸化的 CDK2 可结合成复合物，周期蛋白 E-CDK2 的作用是通过正反馈以促进 Rb 磷酸化和 E2F 的释放。另外，E2F-1 能够刺激自身转录，E2F 和周期蛋白 E 在细胞进入 G_1/S 转换时，其活性快速升高。与不可逆性进入 S 期一致的是由周期蛋白 D 操纵的有丝分裂原依赖性 Rb 的活化转变为周期蛋白 E 操纵的有丝分裂原非依赖性 Rb 的失活。通过 Rb 磷酸化或直接损害 *Rb* 基因而使周期蛋白 E 失活可缩短 G_1 期，使细胞变小，但不能消除细胞对分裂原和黏附信号的要求，因为 Rb 阴性细胞保留了一些对生长因子的需求。周期蛋白 E 也能干扰 P107 和 E2F 的功能。

周期蛋白 E-CDK2 复合物受相应的 CKI（如 p21wafl 和 p27kipl）的抑制而失去活性。

CKI 与周期蛋白 E 可竞争 CDK 配体，阻止底物磷酸化，将细胞周期阻滞于 G_1 期，抑制细胞增殖。当抑制物的活性丢失或水平下降后，细胞可以通过 G_1 期进入 S 期。另外，周期蛋白 D1 的过度表达可以诱导周期蛋白 E 的表达及 CDK2 的磷酸化，从而在静止的细胞中激活周期蛋白 E-CDK2 复合物的活性，因此周期蛋白 D1 和周期蛋白 E 共同的高水平表达是使 G_1 期缩短的主要原因。此外，外来信号如生长因子（growth factor）的刺激可使周期蛋白 D1～D3 大量合成，并与 CDK4 和（或）CDK6 结合成复合物，从而调节 G_1 和 S 期的转化。

周期蛋白 A 在 S 期与 CDK2 结合，在 M 期与 cdc2 结合。周期蛋白 B 与 cdc2 结合，结合后的复合物立即由于 cdc2 的 14、15 位酪氨酸磷酸化而被灭活。S 期及 G_2 期灭活的复合物在细胞质内积累，直到 G_2 晚期由 cdc25 介导 cdc2 的 14、15 位酪氨酸去磷酸化而激活。正常细胞 DNA 损伤后会阻止 cdc2 的 14、15 位酪氨酸去磷酸化，使细胞停滞于 G_2 期，此时细胞体积较大，细胞核深染，不能进行核分裂。有人通过实验发现，在细胞质中存在一种因子叫 M 期促发因子（促成熟因子）（maturation promoting factor，MPF），是一种由 cdc2 蛋白激酶和周期蛋白构成的复合物，当周期蛋白与 cdc2 激酶结合形成一个有活性的 MPF 时，与转录有关的因子即被磷酸化，DNA 合成有关的基因也被活化。当细胞分裂完成后，周期蛋白自行降解，而 cdc2 蛋白继续参与下一个细胞循环。在细胞周期中，cdc2 蛋白的含量是稳定的，而周期蛋白的含量和种类则是处于一种动态变化过程中，在不同的生物中或一个细胞周期的不同时期，周期蛋白都不尽相同，有丰富的多样性或变化性。

细胞周期进行时，可使周期蛋白 A-CDK 和周期蛋白 B-CDK 保留高度的磷酸化状态，直到完成有丝分裂和重新进入 G_1（或 G_0）期。许多细胞进入 S 期对生长因子和黏附信号有双重要求，既要有周期蛋白 A 基因表达，也要有 Rb 磷酸化。

在 S 晚期周期蛋白 A-CDK2 激活后，嵌合的周期蛋白 A 可以干扰正常的周期蛋白 A 与 Rb 相关蛋白 P107 和转录因子 E2F 的相互作用，导致转录抑制。刺激 S 期必须依赖 E2F 的基因转录。

5. *p21* 和 *p27*

（1）*P21* 结合并抑制多种周期蛋白 -CDK 复合物，包括周期蛋白 A-CDK2、周期蛋白 D-CDK4、周期蛋白 E-CDK2，负性调节 CDK 功能，并结合及灭活 DNA 复制机制中的成分（如 PCNA 和 DNA 多聚酶Ⅵ等）。实验证明，正常细胞中多数周期蛋白 -CDK 复合物都能与 P21 结合，而多数转化细胞中则不结合。*p21* 是 *p53* 作用的靶点，*p21* 启动子含有 *p53* 的结合位点，野生型 *p53* 可激活 *p21* 转录。*p21* 在 *p53* 介导的 DNA 损伤所致的 G_1 期停滞中起重要作用。G_1 期 DNA 损伤可激活 *p53*，诱导 *p21* 转录，导致周期蛋白 D-CDK4 和周期蛋白 E-CDK2 抑制，从而阻止细胞进入 S 期。缺乏 *p53* 的细胞，DNA 损伤后不能诱导 *p21* 转录合成，从而不能使损伤的 DNA 得到修复，导致染色体异常和基因不稳定。在 G_1 期细胞对 DNA 损伤应答中，*p53* 和 *Rb* 起关键作用，较低水平的 DNA 损伤即可诱导 *p53* 依赖的 G_1 期停滞延长，并长时间诱导 *p21*。提示 *p53* 的关键作用是阻止损伤的 DNA 复制，其在 DNA 损伤诱导的凋亡中起重要作用。通过凋亡可剔除 DNA 损伤的细胞以抑制肿瘤发生的重要作用已被人们所接受。*p21* 基因的多态性在增强某些肿瘤的易感性中起重要作用。

（2）P27 主要通过与 CDK 或周期蛋白 -CDK 复合物结合，实现对 CDK 活性的抑制。CDK 活性状态是以磷酸化形式存在的。CAK 可诱导 CDK 磷酸化，而 P27 通过与 CDK 亚单位的结合，使 CAK 不能与 CDK 直接发生作用，从而阻断了 CAK 诱导 CDK4Thr172 和 CDK2Thr160 的磷酸化过程，使 CDK 处于非活性状态。非活化的 CDK 不能使 Rb 蛋白磷酸化，从而对细胞周期进行负调控。*p27* 还可阻止 Rb 蛋白磷酸化，其过度表达能抑制细胞进入 G_1 期。同时，CDK 在 S 期是必需的，该基因不能表达，细胞不能实现从 G_1 到 S 期的转换。里瓦德（Rivard）等发现在体外 *p27* 能与周期蛋白 E-CDK2、D-CDK4、D-CDK6、A-CDK2 等具有活性的复合物结合，且能抑制其活性，使细胞停留在 G_1 期。

p27 在调节细胞进入和退出 M 期中起重要作用，抗丝裂原环境中细胞生长停滞与 P27-CDK2 复合物的量相关。*p27* 的功能可能是建立了一个 G_0 期 CDK 激活和进入 S 期前必须超越的抑制性门槛。

G_1～S 期调控中各元素间的相互作用见图 2-5。

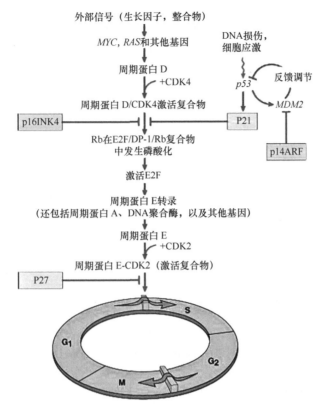

图 2-5　G_1～S 期调控中各元素间的相互作用

第三节　细胞周期检查点

细胞在长期的进化过程中发展出了一套保证细胞周期中 DNA 复制和染色体分配质量的检查机制，通常被称为细胞周期检查点，又称为限制点（restriction point）。这是一类细胞周期的负反馈调节机制（negative feedback mechanism）。

一、细胞周期检查点功能

当细胞周期进程中出现异常事件，如 DNA 损伤或 DNA 复制受阻，这类调节机制就被激活，即对 DNA 损伤进行检查（确定有无损伤、合成、复制错误细胞周期时相检查），以确保细胞周期时相的严格秩序和不重复性，从而保证了在细胞周期中上一期事件完成以后才开始下一期事件。细胞周期检查点构成了 DNA 修复的完整元件。在应激和损伤的情况下阻止细胞周期循环；在修复过程中，限制点对保持基因组的稳定性特别重要。检查点通过延缓细胞周期的进展，为 DNA 复制前的修复、基因组的复制、有丝分裂及基因组的分离提供了更多的时间，待细胞修复或排除了故障后，细胞周期才能恢复运转。

根据细胞周期的时相细胞，周期检查点主要有 G_1～S 期检查点、S 期检查点、G_2 期检查点和 M 期检查点（图 2-6）。作为一种保护机制，细胞周期检查点在真核生物生命活动中起着十分重要的作用。每一个完整的检查点由 4 个步骤组成，即发现或传感（detect or sensor）、制动或扣留（stop or arrest）、修复（repair）和继续分裂或死亡（division or death）。检查点功能缺陷可能会导致基因突变和染色体结构异常的细胞获得增殖，从而导致肿瘤发生。

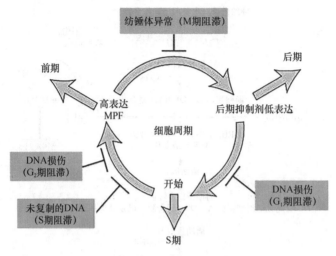

图 2-6　各细胞周期检查点

二、各检查点相关的细胞事件

1. G_1～S 期检查点　G_1/S 检查点：在酵母中称开始位点，在哺乳动物中称 R 点（restriction point），控制细胞由静止状态的 G_1 期进入 DNA 合成期，这是细胞顺利完成细胞周期最关键的检查点。细胞在该检查点对各类生长因子、分裂原及 DNA 损伤等复杂的细胞内、外信号进行整合和传递，决定细胞的发展方向（分裂、凋亡或进入 G_0 期）。

该检查点相关的事件包括：DNA 是否损伤？细胞外环境是否适宜？细胞体积是否足够大？

细胞顺利完成其周期需经过若干关键性的检查点，其中最重要的控制点是 G_1 晚期的检查点，此时细胞开始又一轮的 DNA 复制，同时也是正、负外部信号整合入细胞周期的部位。肿瘤发生时这些控制点调节紊乱，尤其是开始位点调节失灵，将导致细胞越过正常的程序限制进入 S 期，并允许细胞复制未修复的突变 DNA，从而积累形成肿瘤表现型的基因改变。开始位点的异常可能是由于正调节子（如周期蛋白）的过度表达所致，也可能是由于负调节子（如 CKI-CDK 抑制蛋白）的减少所致。哺乳动物细胞中开始位点的调节主要靠周期蛋白 D 及其相应的 CDK（图 2-7）。许多肿瘤的发生都与 G_1～S 检查点的缺陷有关。G_1～S 期检查点缺陷导致肿瘤的原因主要是 *p53* 缺失和周期蛋白 D1 上调，当细胞出现 DNA 损伤时，P53 诱导细胞周期阻滞在 G_1 期，并试图在 DNA 复制之前修复损伤的 DNA 或者诱导细胞凋亡；周期蛋白 D1 上调可加速细胞周期，或使细胞逃避检查点，进而使肿瘤发生的风险增加。

p16^{INK4a} 蛋白质抑制周期蛋白 D-CDK4、6，活化 Rb 以抑制细胞进入 S 期。p14^{ARF} 蛋白质抑制 MDM2 诱导 *p53*，导致 *p53* 依赖性凋亡或对 CDK2 抑制剂 p21^{Cip1} 的诱导。p21^{Cip1} 蛋白抑制周期蛋白 E-CDK2 而诱导 Rb 依赖性细胞周期阻滞。

一旦发生癌变，失控的癌细胞倾向于保留在细胞周期中持续循环，一旦细胞通过 G_1 晚期限制点，将对细胞外生长调控信号产生不应期而代之以自律性程序，并带着这些信息进入有丝分裂。对限制点调控的研究是弄清癌细胞是怎样和如何持续进入细胞周期的关键所在。

2. S 期检查点　S 期检查点的主要任务是检查 DNA 复制是否完成，包括损伤检查和复制检查两方面。损伤检查点与复制检查点的关系密切，损伤检查点的作用因子正是复制检查点的上游调控因子。S 期检查点允许细胞通过阻滞复制叉的组装来使复制暂停，以修复损伤或复制异常，同时稳定已组装的复制叉，防止损伤的 DNA 结构和复制过程中的异常导致基因组不稳定性和肿瘤发生。关于如何稳定复制叉的机制还不是很清楚，但 S 期检查点缺陷的细胞在复制暂停时会在染色体脆性部位发生染色体重排，形成非整倍体细胞。复制重新开始时，DNA 会复制有损伤的 DNA 模板，在这种情况下，可产生 DNA 继发性损伤或双链缺口，形成双链断裂，导致细胞表型改变或形成肿瘤。S 期 DNA 复制检查点的功能常常是通过参与 DNA 复制的蛋白质来进行，如 DNA 聚合酶（pol）α、β 和 ε。瓦加（Waga）等在非洲爪蟾（xeropus）卵提取物中证实了 polε 在 DNA 复制中起重要作用。polε 和复制因子 C（replication factor C，RFC）的亚基 RFC5 能够结合在 DNA 复制起始区，并探测 DNA 复制异常，从而阻滞复制，另外 polε 还参与初生态 DNA 复制又处复制蛋白的合适组装。贝尔格里奥（Bergoglio）等研究认为，polβ 表达的改变会导致肿瘤细胞恶性表型的增加。

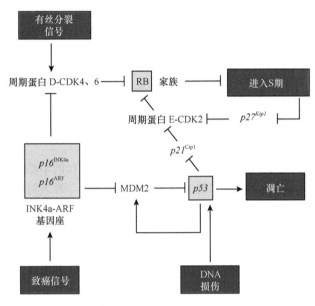

图 2-7　细胞周期检查点的调控

3. G₂/M 检查点　G_2/M 检查点是决定细胞一分为二的控制点，可防止受损的 DNA 和未完成复制的 DNA 进入有丝分裂。DNA 损伤诱导的 G_2 期检查点途径主要是抑制 cdc2 的活性。细胞损伤后，磷脂酰肌醇 3 激酶（phosphatidylinositol 3-kinase，PI3K）家族成员［DNA 依赖性蛋白激酶（DNA-PK）、共济失调毛细血管扩张突变基因（ATM）和 ATM 和 Rads 相关蛋白（ATR）］被激活，并开始转录与 DNA 损伤修复和细胞周期转换相关的基因。PI3K 家族的成员可直接磷酸化 P53，导致 Chk1 和 Chk2 激酶的激活。Chk1 和 Chk2 磷酸化 cdc25C 的 Ser-216，从而在 cdc25C 上生成一个结合位点，14-3-3σ 蛋白可结合在该结合位点，使 cdc25C 从细胞核中运出，抑制细胞质中的磷酸化，从而抑制 cdc2 的活性，使细胞阻滞在 G_2 期。同 G_1/S 期检查点一样，p53 是 DNA 损伤诱导 G_2 期阻滞的关键机制，因此 p53 缺失导致的 G_2 期检查点缺陷与许多肿瘤的发生有关。另外 14-3-3σ 蛋白缺失引起的 G_2 期检查点缺陷会使细胞过早地进入有丝分裂而导致肿瘤发生，在乳腺癌中发现有 14-3-3σ 的高频缺失。长田（Osada）等亦发现，在 13 种小细胞肺癌细胞系中有很高比例（69%）的 14-3-3σ 甲基化所导致的基因沉默。在 7 种大细胞肺癌细胞系中，14-3-3σ 基因沉默的比例是 57%。成纤维细胞中周期蛋白 B1 或 cdc25C 的过表达使生长抑制 DNA 损伤基因 45（Gadd45）诱导的 G_2 期阻滞失败，从而使细胞异常扩增形成肿瘤。

4. M 期检查点　又叫纺锤体组装检查点，主要是阻止细胞分裂、阻止细胞两极形成纺锤体、阻止染色体附着到纺锤体上。任何一个着丝点没有正确连接到纺锤体上，都会抑制相关激酶的活性，引起细胞周期中断。参与该检查点最重要的两类基因是 Mad2 和 Bub。Mad2 和 Bub1 存在于尚未结合微管的着丝点上，这两种蛋白质在着丝点上可以探测着丝点与微管的结合，并诱导检查点信号途径。对酵母的研究显示，Mps 和 cdc20 在有丝分裂检测点中也起作用，cdc20 在人类的同源基因是 p55 cdc 或 cdc20，已证实也是哺乳动物细胞中有丝分裂检查点的调节因子。在有丝分裂后期，后期促进复合物会降解 M 期的周期蛋白，从而推动细胞从 M 期又进入 G_1 期。M 期检查点可诱导 Mad2 与 cdc20 的结合，使 cdc20 无法激活后期促进复合物，导致细胞周期停止在 M 期。染色体与纺锤体如果不能正常结合，姐妹染色体就不能有效分离，导致染色体的缺失或倍增，如果在检查点有缺陷的情况下，细胞仍然分裂，则会产生带有不稳定性染色体的细胞增殖，从而导致肿瘤发生。有丝分裂检查点缺陷与具有染色体不稳定表型的癌症密切相关，研究发现有丝分裂检查点中起重要作用的蛋白 Mad2 表达下降会导致乳腺癌的发生。在白血病和淋巴瘤中都有 *Bub1* 基因的缺陷。*Mad1L1* 基因是人类嗜 T 细胞病毒 -1（HTLV-1）逆转录病毒素 Tax 蛋白的靶点，它能够使感染的 T 细胞中的 M 期检查点失活，从而导致肿瘤发生。目前检查点基因如 *Bub1* 已被作为肿瘤治疗中引人注意的候选基因。正常细胞一旦进入 M 期，在 M 中期末有一控制点，若有染色体错排或有丝分裂装置错误，则会导致停滞；肿瘤细胞 M 中晚期控制点调节失控可能破坏周期蛋白 B 的机制。

理论上说，检查点的任何一部分出了问题，如发现不了 DNA 损伤（如 ATM 突变）、不能使细胞周期停下来（如 *p53* 突变）、DNA 修复错误（如 MLH1/PSM 突变）、决定错误（如 Bcl-2 突变）等都会导致遗传的不稳定性、基因受损细胞的存活和复制或细胞遗传物质的改编（adaptation）。这样突变基因累积而促使的细胞多步骤进化将最终导致肿瘤。

细胞周期检查点功能的减弱，会导致突变基因的累积和遗传的不稳定性，但只有当累积的突变基因破坏了细胞周期驱动机制时，细胞才能进入失控性生长。有人将细胞周期驱动机制比作一辆汽车，驱使其运行的因素（positive agents）好似"油门"，制动其运行的因素（negative agents）犹如"刹车"；持续踏住"油门"或"刹车"失灵都将导致失控。

检查点功能的丢失或减弱可能通过降低 DNA 复制效率来增加和诱导基因突变与染色体畸变。在某些遗传性癌症和细胞转化早期中，已经能观察到检查点调控的缺失，后者可能导致遗传失稳态，促使向肿瘤的转化。

第四节　细胞周期的调控与肿瘤

细胞周期紊乱与多种人类疾病相关，其中最重要的莫过于与肿瘤的关系。正常组织中细胞数增加与丢失保持动态平衡。肿瘤发生的机制之一是细胞周期调控机制的破坏，使细胞增殖大于细胞丢失，并呈相对无限制生长。

一、在肿瘤中细胞周期调控的异常

从分子水平上分析，是由于基因突变致使细胞周期的促进因子异常活化和（或）抑制因子失活，造成细胞周期调节失控。其中，破坏检查点的正常控制、由癌蛋白"谎报军情"使细胞周期调控系统总得到"增殖"的指令，如多数肿瘤中周期蛋白 A、周期蛋白 D1 的过表达及 P15、P16 的失表达，都可导致肿瘤的发生和进展。

1. 周期蛋白 D 与原癌基因　很多原癌基因与细胞周期的调控有关。与 G_0/G_1 期转化有关的原癌基因有 *myc*、*ras* 等，它们在转化细胞中与周期蛋白 D 共同作用。静止的成纤维细胞中 *myc* 可诱导周期蛋白 D1 的表达，这提供了丝裂原通路与 G_1 期过程的联系，但持续过度表达 *myc* 会抑制周期蛋白 D1 的表达，这说明 *myc* 对周期蛋白 D1 的调节是复杂的。周期蛋白 -CDK 复合物介导的 Rb 磷酸化使 Rb 释放转录因子 E2F，E2F 可刺激 *c-myc* 和周期蛋白 A 的表达。E2F 释放可以进一步增加 *c-myc* 的表达，诱导周期蛋白 E 和周期蛋白 A。*Ras* 活性的抑制，E2F 靶基因的活化，导致细胞停滞于 G_1 期。*ras* 激活是 G_1 期 CDK 活性的产生所必需的，而周期蛋白 E-CDK 的激活则依赖于 *ras* 和 *myc* 的共同作用。

正常情况下，周期蛋白 D1 在 G_1 期保持恒定的极低水平，在正常组织中除了扁桃体（检查周期蛋白 D1 最理想的组织）、血管内皮细胞、一些组织细胞和鳞状上皮的基底细胞表达周期蛋白 D1 外其他组织均不表达周期蛋白 D1。周期蛋白 D1 过度表达可导致 G_1 期缩短。周期蛋白 D1 的表达在许多人类原发肿瘤和细胞系中被检出。周期蛋白 D1 由于基因的扩增或重排，在多种肿瘤中有过度表达，但在有些肿瘤中，如乳腺癌、肝癌、食管癌及胰腺癌中，周期蛋白 D1 RNA 和（或）蛋白质出现了过度表达，但相应的基因却没有出现扩增，这种扩增与表达不一致的现象，在肿瘤中周期蛋白 D1 基因扩增为 11%～20%，周期蛋白 D1 蛋白过度表达率约为 50% 或更高，这可能是基因启动子区域的改变或调节转录因子如 *c-jun* 的异常表达所致，或是由于周期蛋白 D1 mRNA 3′ 非翻译区的截短导致其稳定性增加引起，或 mRNA 半衰期延长也可能导致这种结果。

在肿瘤中周期蛋白 D1 过表达的意义：周期蛋白 D1 过表达与某些肿瘤的组织类型相关，在不同肿瘤中阳性检出率不同；与组织分化程度相关，在分化差的肿瘤中表达增强；与预后相关，在多种肿瘤中是独立的预后差的指标。

周期蛋白 D1 在正常和反应性淋巴细胞中总是阴性；但在套细胞淋巴瘤（mantle cell lymphoma，MCL）中周期蛋白 D1 呈阳性。仅约 7% 的 MCL 是阴性。MCL 遗传学的主要特征性是 t（11，14）（q13，q32），该区正好是 *Bcl-1* 基因编码细胞周期蛋白 D1。该基因的易位就造成周期蛋白 D1 mRNA 的过度表达，因此大多数 MCL 中均有周期蛋白 D1 蛋白的过度表达。国际淋巴瘤协会认为，MCL 中染色体 11q13 的易位和周期蛋白 D1 的过表达是很重要的特征。在 MCL 中，由于周期蛋白 D1 具有高度的敏感性和相对的特异性，成为区别 MCL 与其他淋巴瘤的特异性标记。

尽管周期蛋白 D1 与肿瘤的关系最为密切，但单独的周期蛋白 D1 过度表达不足以使原代细胞发生转化，不足以造成细胞的恶性转化，还必须与其他能使细胞退出 G_0 期的原癌基因共同作用，如与 *ras* 共同导致幼鼠肾细胞转化，与 *myc* 共同诱导转基因小鼠 B 细胞淋巴瘤发生等。

2. 周期蛋白 A 在人类恶性肿瘤中研究的意义 最早使人们将肿瘤与细胞周期机制联系在一起的是周期蛋白 A，当时有两条线索提示周期蛋白 A 的改变可能与细胞转化（癌变）有关。在肝细胞癌的细胞中，乙肝病毒的 DNA 片段整合到周期蛋白 A 的基因中，这是克隆肝细胞中 HBV 的唯一插入点。病毒插入后整合人宿主 DNA 形成嵌合体，周期蛋白 A 的 N 端直至周期蛋白盒（cyclin box）的区域被病毒的基因序列取代，所形成的蛋白质缺乏周期蛋白降解盒（cyclin destruction box）不能在正常的有丝分裂期被降解。同样从腺病毒转化细胞中可以看到周期蛋白 A 与腺病毒转化蛋白 E1A 结合在一起，E1A 能促进释放出更多的游离 E2F，影响一些与转化表型有关的特定基因表达在正常细胞的 S 期，而周期蛋白 A 蛋白与 E1A 结合形成的复合物使具有高活性的游离 E2F 减少，因此周期蛋白 A 可以对基因转录起到一定的限制作用。

3. *p27* 在人类恶性肿瘤中研究的意义 *p27* 作为一种抑癌基因，其蛋白表达水平与肿瘤的形成有关。P27 的表达与 Ki-67 呈显著负相关。P27 的表达增加还可抑制脑肿瘤的生长和异倍体细胞的积聚，而敲除了 *p27* 基因的小鼠则出现多种组织器官增生综合征，表现为体态肥胖、细胞生长加速、多器官肥大、组织增生、视网膜变性、雌性不育。多种肿瘤中 P27 蛋白表达水平与恶性肿瘤的恶性程度、侵袭性的强弱及预后明显有关，低 P27 表达与预后不良显著相关，高 *p27* 表达与良好预后相关。翻译后期调节可能是影响癌组织中 P27 蛋白表达水平的关键。

某些癌基因对 *p27* 有调节作用。*C-myc* 表达增加可防止周期蛋白 E-CDK2 灭活，允许细胞在 *p27* 存在的情况下继续增殖。*C-myc* 在此过程中，既没有改变周期蛋白 E-CDK2 对 *p27* 抑制作用的易感性，也没有改变 *p27* 原有的抑制作用，只是诱导 P27 以一种不能与周期蛋白 E-CDK2 结合的形式存在。表面免疫球蛋白交联在激活脾 B 细胞过程中，*c-fos* 高表达可下调 *p27* 水平而使周期蛋白 E-CDK2 复合物活性增强，促使细胞增殖。*C-myc* 与 *ras* 在细胞内共表达时可使细胞内 *p27* 消失。

二、细胞周期的调控与肿瘤治疗

实际上多数肿瘤化疗药物均是细胞周期的抑制剂，但缺点是它们"良莠不分"，也抑制正常细胞。对细胞周期分子机制的研究，不仅使我们能深刻认识这一重要生命活动的本质，还可能通过针对性的设计和筛选，开发出更专一、更有效的治疗药物及治疗方法，使相关疾病病因的基因诊断和针对性基因治疗成为可能。靶向细胞周期调节因子的药物已用于癌症治疗，见表 2-1。

1. 处于不同细胞周期中的细胞对肿瘤治疗的敏感性不同　处于细胞周期的细胞对抗肿瘤药物或放射治疗较为敏感。处于休止状态的 G_0 期细胞暂不增殖，对抗肿瘤药物、放射治疗不敏感，可成为肿瘤复发的根源。

2. 针对肿瘤细胞周期各时相的药物　有些药物是周期非特异性药物，可作用于细胞周期的各个时相，包括 G_0 期细胞。有些药物是周期特异性药物，仅对增殖周期中处于某些时相的细胞敏感、对 G_0 期细胞不敏感。

3. 细胞周期调控与肿瘤治疗的策略　限制 CDK 活性可抑制肿瘤细胞过度生长，目前已经开发出多种靶向细胞周期的药物（表 2-1），其中靶向细胞周期治疗肿瘤的成功案例中最典型的是 CDK4 和 CDK6 的抑制剂治疗乳腺癌，这是乳腺癌治疗中的突破性进展，并且对其他肿瘤类型的治疗产生了深远影响。另外，最近的研究发现细胞周期蛋白在肿瘤发展中还发挥着额外的作用，不仅可以直接影响肿瘤细胞，还影响其微环境，如调节抗肿瘤免疫反应。抑制周期蛋白表达可阻止瘤细胞异常增殖。提高 CKI 水平可减轻肿瘤细胞增殖失控。利用细胞周期检查点的缺陷，或将其作为靶点，可加快肿瘤细胞的死亡。

表 2-1　靶向细胞周期调节因子的药物用于癌症治疗

分子靶标	药物	临床应用
强迫退出细胞周期		
CDK4、CDK6	帕博西尼（palbociclib）	批准用于 ER 和人表皮生长因子受体 2（HER2）阳性转移性乳腺癌及多发性实体肿瘤的临床试验
	瑞博西尼（ribociclib）	批准用于 ER 和 HER2 阳性转移性乳腺癌及多发性实体肿瘤的临床试验
	阿贝西利（abemaciclib）	批准用于 ER 和 HER2 阳性转移性乳腺癌及多发性实体肿瘤的临床试验
CDK7	ICEC 0942	Ⅰ/Ⅱ期 ER 阳性乳腺癌和急性髓细胞性白血病（AML）
强迫进入细胞周期		
WEE1	阿达色替（adavosertib）	Ⅱ期复发小细胞肺癌（SCLC）、卵巢癌、非小细胞肺癌（NSCLC）、AML、胃腺癌和各种晚期实体肿瘤
损害复制应激耐受		
ATR	VX-970	Ⅱ期复发性卵巢癌、原发性腹膜癌或输卵管癌及转移性尿路上皮癌
Chk1	LY2606368	Ⅱ期 SCLC、乳腺癌相关基因（BRCA）1/BRCA2 突变的乳腺癌或卵巢癌、三阴性乳腺癌（TNBC）、高级别浆液性卵巢癌（HGSOC）、转移性去势抵抗性前列腺癌（CRPC）和伴有同源重组修复（HRR）缺陷或由于复制压力引起遗传改变的晚期实体肿瘤
	MK-8776	Ⅰ期急性白血病、实体肿瘤或淋巴瘤 Ⅱ期、复发 AML Ⅰ期、晚期实体肿瘤
诱发灾难性基因组不稳定性		
纺锤体	紫杉烷（taxanes）	被批准用于卵巢癌、乳腺癌、肺癌、膀胱癌、前列腺癌、黑色素瘤和食管癌
	长春花生物碱（vinca alkaloid）	被批准用于急性淋巴细胞白血病（ALL）、霍奇金淋巴瘤（HL）、神经母细胞瘤和 NSCLC
纺锤体组装检验点（SAC）	MPSI 抑制剂	神经母细胞瘤、成神经管细胞瘤和乳腺癌的临床前研究
	极光激酶 B（Aurora B）抑制剂	Ⅱ期 AML、多发性骨髓瘤、SCLC、前列腺癌及各种Ⅰ期实体肿瘤

本章小结与展望

细胞经过一个完整的细胞周期后，有的细胞继续增殖，有的细胞可能暂不增殖或永不增殖。决定细胞周期后各类细胞命运的关键是细胞周期的调控，其中细胞周期蛋白（cyclin）、周期蛋白依赖性激酶（cyclin-dependent kinase，CDK）和周期蛋白依赖性激酶抑制因子（CDK inhibitor，CKI）发挥了重要的作用。周期蛋白在细胞周期进程中呈现周期性表达模式，CDK可以启动 DNA 的复制和诱发细胞的有丝分裂，需要与细胞周期蛋白结合才能发挥生物学作用，CKI 为负调控因子，通过抑制 CDK 催化活性而发挥作用。细胞周期检查点（cell cycle checkpoint）作为细胞周期的负反馈调节机制，当细胞周期进程中出现异常事件，这类调节机制就被激活，即对各细胞周期检查点（G_1～S 检查点、S 期检查点、G_2 期检查点和 M 期检查点）进行检查，以确保细胞周期时相的严格秩序和不重复性。

细胞周期通常受到信号转导途径和反馈环路的精确调控，其正常与否和细胞及个体的生长、分化、衰老和癌变密切相关。细胞周期是正常生命活动的基础，一旦发生紊乱会导致多种人类疾病的发生，其中最值得注意的莫过于诱导肿瘤的产生。肿瘤是一组细胞持续过度分裂的疾病，常伴随着细胞周期失控和细胞周期检查点缺陷。基于肿瘤细胞以上特性，恢复肿瘤细胞的周期调控和取消检查点等都成为潜在的治疗肿瘤靶点。已经有多个细胞周期的调节因子用于肿瘤治疗的临床或研究阶段，特别是 CDK4/CDK6 抑制剂在临床上取得成功，标志着靶向单个细胞周期成分将会是一种有效的抗肿瘤策略。

目前对细胞周期调控的研究已成为生命科学研究的热点，随着研究的深入，研究细胞周期调控机制，揭示细胞周期蛋白的功能及其与疾病的相关性，对精准有效调控细胞周期及认识生物的生长发育和肿瘤的防治等具有重要意义。

思 考 题

1. 基本概念

（1）细胞分裂周期（cell division cycle）。

（2）细胞周期蛋白（cyclin）。

（3）周期蛋白依赖性激酶（cyclin-dependent kinase，CDK）。

（4）周期蛋白依赖性激酶抑制因子（CDK inhibitor，CKI）。

（5）细胞周期检查点（cell cycle checkpoint）。

2. 重要基因和蛋白质

Rb、*p27*、*p16*、周期蛋白 D1、周期蛋白 E。

3. 思考问题

（1）简述细胞周期调控中周期蛋白 D1 的作用和病理学意义。

（2）简述 *Rb* 基因在细胞周期调控中的作用。

（3）简述随特定细胞时相而出现的周期蛋白和 CDK。

（4）简述细胞周期检查点的功能。

（5）阐述细胞周期 G_1 期的调控因子和肿瘤形成的相关性。

（6）根据细胞周期调控理论阐述 HPV 引起宫颈上皮癌变的机制。

（董福禄）

第三章 细胞内吞

内吞作用是通过细胞膜变形将细胞外的物质转运到细胞内的过程。所有真核细胞都需要通过内吞作用与环境发生交换，使微量元素内化和细胞表面成分翻转。内吞作用在细胞信号转导、营养物质摄取、神经递质运输和调控细胞命运中起着关键作用。内吞作用过程是通过质膜内陷形成小泡，以此运输"货物"分子。内吞始于质膜表面内陷，随后质膜收缩形成内吞囊泡，在胞内转运、分选或者循环回到细胞表面，维持细胞信号转导或送往溶酶体降解。此外，细胞内吞也被许多病原体（如病毒、细菌等）当作入侵宿主细胞的突破口。因此，研究和了解内吞作用对揭示细胞的基本生物学过程有着重要意义，也是研究疾病治疗干预和药物靶点的重要领域。

Endocytosis is the process by which substances from extracellular space are transported into the cell by membrane deformation. All eukaryotic cells need to exchange with their environment through endocytosis, leading to the internalization of trace elements, and the reversal of cell surface composition.

Endocytosis plays a crucial role in cell signal transduction, nutrient intake, neurotransmitter transport, and the regulation of cell fate. The endocytosis process starts with the formation of vesicles through invagination of the plasma membrane that transports "cargo" molecules. Once the plasma membrane surface invaginates, endocytosis vesicles are transported from the plasma membrane, sorted, or recycled back to the cell surface to maintain cell signaling or for lysosomal degradation. In addition, endocytosis is also used by some pathogens (such as viruses and bacteria) as a breakthrough to invade host cells. Therefore, the study and understanding of endocytosis are of great significance to revealing the fundamental biological processes of cells and are also an essential field in the study of disease treatment intervention and drug targets.

一个多世纪前，梅奇尼科夫（Metchnikoff）对吞噬作用的观察奠定了内吞作用领域的基础。"内吞"（endocytosis）一词是由迪夫（Duve）在1963年创造的。在细胞新陈代谢过程中，不断有各种物质进出细胞，这些物质包括离子、小分子物质、大分子物质和一些颗粒性物质。大分子物质及颗粒性物质不能穿过细胞膜，而是以一种特殊方式进行跨细胞膜转运，即物质在进出细胞的转运过程中都是由膜包裹，形成囊泡，并与膜融合或断裂使细胞外的物质进入细胞内，这就是目前公认的生物体摄取生物大分子的主要途径——内吞（又称胞吞）。

内吞是细胞摄取营养物质、细胞感应外环境及维持质膜成分、表面积和张力的稳态等细胞生物学过程所必需的。目前的研究发现，内吞作用的异常可能参与糖尿病、神经性病变等疾病的发生机制，也与细胞的恶性转化密切相关。细胞内吞作用在疾病发生中的意义日益受到重视。这一领域的深入研究，将有助于我们认识这些疾病，从而发现新的治疗方法。

2013年诺贝尔生理学或医学奖授予谢克曼（Schekman）、罗思曼（Rothman）和聚德霍夫（Südhof）这三位科学家，他们发现了细胞内的主要运输系统——囊泡运输的调节机制。细胞内外的分子通过包封的囊泡被传递。其中Schekman发现了囊泡传输所需的一组基因；Rothman阐明了囊泡是如何与靶蛋白融合并传递；Südhof则揭示了信号是如何引导囊泡精确释放其运输物质的。

本章主要介绍细胞内吞的类型、调控机制、与内吞作用相关的蛋白质和内吞作用的意义。

第一节　内吞的类型和机制

近年来对内吞的分类有比较大的修订，为便于概念上的衔接，本章首先介绍 21 世纪初内吞作用的分类。根据摄取的物质主要由液体和溶质组成还是由大颗粒物质组成，内吞作用被分为胞饮作用（pinocytosis）和吞噬作用（phagocytosis）两个主要类型。前者涉及细胞通过小囊泡（直径＜150nm）摄入液体和分子，后者涉及细胞通过被称为吞噬体的较大囊泡（直径＞250nm）摄入微生物和细胞碎片等大颗粒。真核细胞不断通过胞饮作用摄入液体和分子，较大颗粒主要由特化的吞噬细胞摄入。胞饮作用根据其产生的机制不同，进一步分为发动蛋白依赖性（dynamin dependent）内吞，包括网格蛋白介导（clathrin mediated）内吞和小凹蛋白依赖性（caveolin dependent）内吞；非发动蛋白依赖性（dynamin independent）内吞，包括非网格蛋白介导内吞、非小凹蛋白依赖性内吞、膜筏（又称脂筏）介导的（lipid mediated）内吞和大型胞饮作用（图 3-1）。

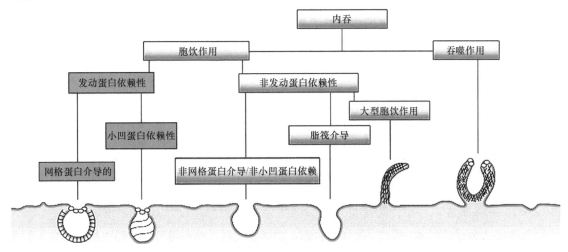

图 3-1　内吞作用的主要类型（2009 年）

随着相关领域研究的深入，对内吞的分类也在不断完善，最新分类包括：①网格蛋白介导的内吞（clathrin-mediated endocytosis，CME），依赖网格蛋白（clathrin）和发动蛋白（dynamin）；②吞蛋白介导的快速内吞（fast endophilin-mediated endocytosis，FEME），是一种配体驱动的特定膜蛋白快速内吞作用，不依赖于网格蛋白但依赖于发动蛋白；③非网格蛋白依赖载体（clathrin-independent carrier，CLIC）/富集糖基磷脂酰肌醇锚定蛋白的早期内吞小室（glycosyl-phosphatidyl-inositol-anchored protein enriched early endocytic compartment，GEEC）介导的内吞作用，这一途径既不依赖网格蛋白，也不依赖发动蛋白，内吞小泡（又称胞吞泡）形成富含磷脂肌醇的早期内体，简称为 CLIC/GEEC 内吞；④大型胞饮作用（macropinocytosis）；⑤吞噬作用（phagocytosis）（图 3-2）；⑥曾经的小凹蛋白依赖性（caveolin dependent）内吞作用可列为第 6 种内吞作用，小凹（caveolae）是从质膜中萌出，理论上有助于内吞摄取，但最近的研究发现几乎没有任何货物是依靠小凹摄取的，由于内吞抑制剂的特异性较差，FEME 和 CLIC/GEEC 通路介导的内吞作用有可能与小凹通路混淆。内化完成后，上述各通路中形成的囊泡在进一步分选前都运送到早期内体（early endosome，EE），其装载的货物有可能被送回细胞表面，或继续进入晚期内体（late endosome，LE）和溶酶体（lysosome）。

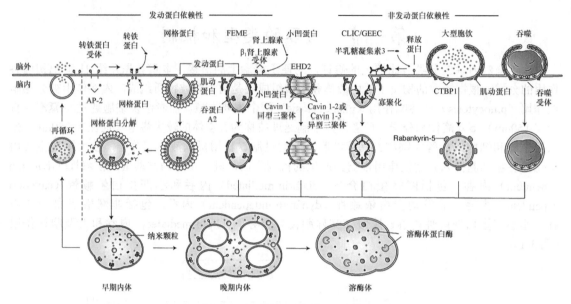

图 3-2　内吞的主要类型（2021 年）

CME 是由转接蛋白 2（adaptor protein，AP-2）复合物驱动的，AP-2 将网格蛋白引入胞质受体结构域，启动网格蛋白包被坑的形成。FEME 是由配体 - 受体相互作用触发，并由吞蛋白 A2（endophilin A2）募集和肌动蛋白聚合调节。CME 和 FEME 都需要发动蛋白来促进细胞膜的缢裂，并涉及细胞表面受体的细胞内区域与细胞质的相互作用。小凹（caveolae）的形成依赖于小凹蛋白和蛋白复合体。Eps15 同源结构域蛋白亚型 2（Eps15 homology domain-containing 2，EHD2）帮助稳定小泡颈部，调节内吞作用。CLIC/GEEC 内吞似乎是一个结构性的连续内吞摄取过程，不依赖于网格蛋白和发动蛋白。细胞外的半乳糖蛋白与糖蛋白和糖脂聚合成簇，以驱动载体的形成和货物的结合。大型胞饮作用通常是摄取大量液体的途径。CLIC/GEEC 内吞和大型胞饮作用受肌动蛋白的动态变化和不同 Bin/amphiphysin/Rvs（BAR）结构域蛋白的调控，大型胞饮泡从细胞表面分离还受 C 端结合蛋白 1（C-terminal-binding protein 1，CTBP1）的影响。细胞表面的结合事件引发肌动蛋白聚合可触发吞噬作用（phagocytosis），并在结合物质周围形成紧密包裹的囊泡。Cavin，小凹相关蛋白

　　细胞外大分子、配体 - 受体 - 配体复合物、功能膜蛋白（如通道蛋白、细胞粘连蛋白）和膜脂等通过内吞作用内化进入细胞，随后在细胞内的囊泡状或管状膜性结构的内体（endosome）中进行一系列内体分类（endosomal sorting）和定向运输。内吞进入细胞的大分子经过分选后主要有 3 条运输途径，一部分经由再循环内体（recycling endosome，RE）回到质膜，一部分通过逆向运输被运送到高尔基体，还有一部分经由晚期内体送到溶酶体进行降解（图 3-3）。在有极性的细胞中，分选后的货物大分子还可以通过穿胞运输（transcytosis）被运送到对侧的质膜和细胞外区域。穿胞运输对上皮细胞、内皮细胞和血脑屏障的物质转运具有重要的生理意义。对于功能膜蛋白和膜脂，持续的内吞作用会导致其在细胞膜中的丰度降低，因此需要通过循环运输的机制将内吞的大部分大分子物质重新送回质膜进行补偿并再次利用。内吞和循环的平衡维持了质膜组成物质的稳定，可保证多种细胞进程的正常进行，包括营养摄取、细胞黏附和连接形成、细胞迁移、细胞质分裂、细胞极性和信号转导等。细胞每小时内吞的物质总量大约为细胞表面物质的 1～5 倍，因此需要快速稳定的循环运输以维持质膜组成的稳态。

一、网格蛋白介导内吞

　　网格蛋白介导内吞（clathrin-mediated endocytosis，CME）经由网格蛋白有被小窝（clathrin-coated pit，CCP）和网格蛋白有被小泡（clathrin-coated vesicle，CCV）的形成得以发生（见图 3-2）。网格蛋白有被小窝占细胞表面的 0.5%～2%，网格蛋白有被小泡直径在 100～150nm。网格蛋白介导内吞作用存在于所有哺乳动物细胞中，是蛋白质、脂类、营养物质、抗体和生长因子等从质膜转运到细胞内的方式，是细胞获取营养的主要途径，也是蛋白质和脂类从高尔基网外侧到核内体的载体。在不同类型的内吞方式中，对 CME 的研究开展较早，其分子调控机制也相对比较

清晰。一旦细胞表面受体被其特异性配体或物质激活，胞内网格蛋白和转接蛋白（AP）就在膜受体上装配形成网格蛋白有被小窝，而后形成有被小泡。早期研究发现，CME 介导了低密度脂蛋白和运铁蛋白的摄取，二者分别与质膜上相应的低密度脂蛋白受体（low density lipoprotein receptor, LDLR）和运铁蛋白受体（transferrin receptor，TfR）结合，随后被细胞识别并内吞。

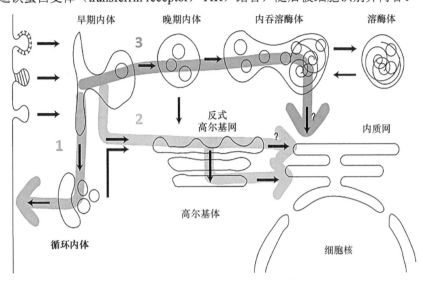

图 3-3　内吞作用的运输途径

网格蛋白（clathrin）是包被在小泡外面的骨架蛋白，形似蜘蛛。网格蛋白分子由 1 个网格蛋白重链（大约 190kDa）和较小的网格蛋白轻链（大约 25kDa）组成，3 个网格蛋白重链和轻链形成了三聚体网格蛋白三曲臂结构（triskelion）。冷冻电子显微镜下，可以看到 3 个三曲臂结构紧密地结合在一起，形成一个六边形或五边形的边缘。众多网格蛋白相互重叠覆盖形成多面笼状结构（图 3-4）。网格蛋白并不直接与细胞膜或跨膜蛋白结合，而是通过各种转接蛋白（adaptor protein, AP）与细胞膜连接。

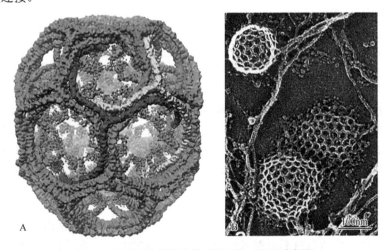

图 3-4　网格蛋白笼的结构（可扫描二维码看彩图）

A. 冷冻电子显微镜获得的网格蛋白笼的结构：单个网格蛋白三曲臂结构用红色、绿色和黄色标出；B. 电子显微镜观察成纤维细胞质膜表面，显示了不同曲率的网格蛋白格子，在成纤维细胞中发现的原型网格蛋白笼是一个截短的二十面体，包含 12 个五边形和 20 个六边形

转接蛋白位于有被小泡的内部，通常与跨膜蛋白胞内域的短肽结合，有的与质膜上丰富的磷

酸肌醇（4，5）P2 结合，还有一些转接蛋白可以与泛素结合。现已发现 4 种转接蛋白（AP-1～AP-4）分别由一对 100～130kDa 亚单位组成，这些亚单位能识别 6- 磷酸甘露糖受体（mannose 6-phosphate receptor，M6PR）、运铁蛋白受体、低密度脂蛋白受体和表皮生长因子受体（epidermal growth factor receptor，EGFR）、蛋白酶和脱唾液酸受体。AP-2 复合物是质膜上参与 CME 通路的主要配体，一般以异四聚体形式存在：μ_2-AP、β-AP、α-AP 和 σ-AP。AP-2 一边连接质膜双分子层及货物分子，一边连接网格蛋白外壳，在货物识别中发挥着重要作用。

网格蛋白介导内吞的作用机制：网格蛋白从招募到解离是非常短暂的过程，多种相互作用蛋白在配体结合，于 30～120s 形成一个小凹，凹坑迅速内陷形成网格蛋白有被小泡，小泡通过发动蛋白（dynamin，一种大型机械性 GTP 酶）的活性从质膜上挤压出来。CME 主要经过以下 4 个步骤（图3-5）。

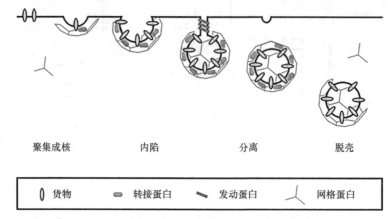

| 聚集成核 | 内陷 | 分离 | 脱壳 |

| 〇 货物 | ⬭ 转接蛋白 | ╲ 发动蛋白 | Ｙ 网格蛋白 |

图 3-5　网格蛋白介导的内吞作用

4 个主要步骤：①聚集成核（nucleation）；②内陷（invagination）；③分离（scission）；④脱壳（uncoating）

（1）成核（nucleation）：转接蛋白和网格蛋白的聚集，在质膜上形成网格蛋白有被小窝（CCP），装载物聚集在形成中的小凹内。CCP 的装配形成由 AP-2 复合物引发，在质膜受体细胞质尾区分类信号和停靠蛋白质（docking protein）的作用下，富含磷酸肌醇（4，5）P2 的质膜募集 AP-2 复合物上膜；AP-2 复合物随之迅速招募网格蛋白，其他辅助蛋白分子（如 FCHo、EPS15）在 CME 起始和稳定新生 CCP 中发挥功能。虽然体外试验已经证明网格蛋白可自发组装成封闭的笼状结构，但在细胞中还需要招募其他功能蛋白到新生 CCP 以促使质膜出芽，如 Bin/amphiphysin/Rvs（BAR）结构域蛋白的构型呈弧形，可促进膜弯曲变形，是 CCP 发展所必需的调控因子。

（2）内陷（invagination）：随着 CCP 的生成，AP-2 复合物和其他货物特异性转接蛋白在细胞质膜上协同招募和浓缩货物。与此同时，网格蛋白的聚合进一步稳定了 CCP 的内陷形态，促进 CCV 的成熟。网格蛋白有被小窝的进一步内陷、缢缩和液泡的芽殖，在离体没有核酸和细胞质条件下，网格蛋白平面网格能转型为弯曲的小凹；在活体内，网格蛋白有被小窝也不同程度地弯曲。内陷可能是由于网格蛋白在晶格内或网格蛋白间组装时结构的改变和重排所引起。网格蛋白有被小泡的芽殖需要含有 GTP 酶的发动蛋白，该蛋白质在体外形成指环形或管形，它是小泡从膜上解离的扳机。

（3）分离（scission）：有被小泡颈部的发动蛋白夹断质膜。成熟的 CCV 从质膜上缢裂和释放依赖于发动蛋白。发动蛋白通过脯氨酸富含结构域（PRD）与吞蛋白（endophilin）和 sorting nexin 9（SNX9）的 SRC 同源 3（SH3）结构域相互作用，进而被招募到 CCP 上。吞蛋白和 SNX9 属于 BAR 结构域蛋白，发动蛋白属于 GTP 酶蛋白。发动蛋白在深度凹陷的 CCV 与质膜相连处环绕组装成颈环状结构，通过 GTP 水解将化学能转化为机械能驱动膜缢裂。

（4）脱壳（uncoating）：有被小泡表面的网格蛋白包被脱离，新生囊泡释放。分离和脱壳是耗能的过程，需要热休克蛋白 70（HSP70）、辅助蛋白（auxilin）和 ATP。网格蛋白的大链上有两个位点与转接蛋白和 HSP70 相互作用。HSP70 与网格蛋白相互作用能破坏网格蛋白与转接蛋白间的作用。过表达 HSP70 突变型能阻断运铁蛋白受体的循环，使"装配—拆卸"平衡向装配方向移动。在体外 HSP70 介导网格蛋白从包被液泡上解离，但不解离转接蛋白。转接蛋白在网格蛋白脱壳的过程中起重要作用。转接蛋白不仅具有招募 HSP70 到网格蛋白有被小泡的活性，还可刺激 HSP70 ATP 酶的活性。

网格蛋白包被从囊泡上解离使得囊泡和早期内体（EE）靶区膜相互作用。小 GTP 酶 Rab5 通过效应蛋白促进物质运送到早期内体，效应蛋白通过可溶性 N- 乙酰马来酰亚胺敏感因子附着蛋白受体（SNARE）复合体激活膜融合作用。从早期内体，在 Rab4 或 Rab11 机制的介导下，物质可以回到细胞表面被再利用。未回收的物质残留在内体从而获得 Hrs 标记。蛋白质如 ESCRT（传输所需的细胞内分选复合物）被招募到内体，促进腔内囊泡（intraluminal vesicle，ILV）的出芽和断裂，形成晚期内体/多泡体（late endosome/multivesicular body，LE/MVB）。MVB 与含有蛋白酶、脂肪酶等消化酶的溶酶体融合，最终导致物质降解（图 3-6）。

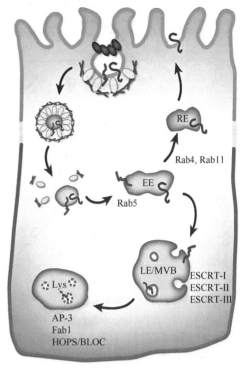

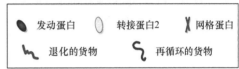

图 3-6 囊泡运输和内吞作用中的关键因子
HOPS：同型融合和蛋白分选；BLOC：溶酶体相关细胞器生物发生复合体

近年的研究发现，一些营养受体、信号转导受体、细胞黏附蛋白及调节膜转运蛋白的细胞内化过程不同于常规的 CME 内吞，而是经由非依赖网格蛋白的内吞介导的。非网格蛋白介导内吞是多种不依赖网格蛋白内吞作用的总称，非网格蛋白介导内吞的内吞小泡没有明显的网格蛋白外壳包被，除前述 CME 外，本章节中介绍的其他内吞作用都属于非网格蛋白介导内吞。相比于 CME 通路，非网格蛋白介导内吞通路可以作为感受器感受细胞所处的内外部环境，能更精细地调控细胞膜蛋白质的局部和整体构成。例如，表皮生长因子受体（EGFR）的内吞作用，在同一细胞中既可以通过 CME 通路也可以通过非网格蛋白介导内吞通路，CME 是构建 EGFR 信号通路最初需要的信号平台，而当处于高剂量 EGF 环境中，则非网格蛋白介导内吞通路开始发挥作用，介导 EGFR 的降解。

网格蛋白介导和非网格蛋白介导内吞作用的膜系统见图 3-7。

二、非网格蛋白介导/发动蛋白依赖性内吞

吞蛋白介导的快速内吞作用（fast endophilin-mediated endocytosis，FEME）是一种非网格蛋白介导/发动蛋白依赖性内吞（nonclathrin-mediated/dynamin-dependent endocytosis），是由配体驱动特定膜蛋白的快速内吞作用（图 3-2）。FEME 依赖配体、肌动蛋白和发动蛋白，过程不超过 10s，非常迅速，形成直径为 60～80nm、长度约几百纳米的管状载体。发动蛋白和 PI3K 抑制剂可下调 FEME 作用，肌动蛋白聚合的调节因子及 Rho 家族的小 GTP 酶、RhoA 和 Rac1 也是 FEME 功能所必需的。

FEME 是特异性跨膜受体快速内吞的重要途径，其在白细胞介素 2 受体胞吞作用中起作用，并主导许多其他细胞因子受体及其成分的摄取，在生长因子信号传递和细胞迁移中发挥重要作用。FEME 装载的货物包括：G 蛋白偶联受体（α2a- 和 β1- 肾上腺素能、多巴胺能和乙酰胆碱受体）、

IL-2 受体和表皮生长因子受体（EGFR）、肝细胞生长因子受体（HGFR）。

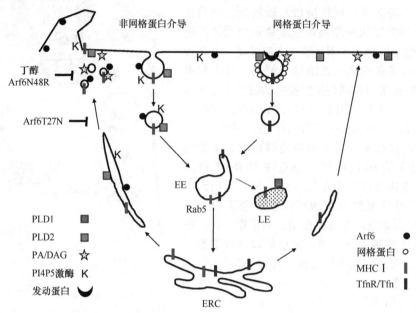

图 3-7　网格蛋白介导和非网格蛋白介导内吞作用的膜系统

网格蛋白介导内吞作用内化物如运铁蛋白受体（TfnR）依赖于发动蛋白，这些内体随后与早期内体（EE）融合，运铁蛋白受体可通过细胞核旁内吞循环体（endocytic recycling compartment，ERC）再循环到质膜。非网格蛋白介导内吞内化，如 MHC Ⅰ 进入细胞不依赖于发动蛋白。MHC Ⅰ 与 EE 融合也可以再循环到质膜，但管式膜运体（PLD）缺乏运铁蛋白受体。在质膜中 PLD1 与晚期内体（LE）相关。在海拉（HeLa）细胞中可观察到 PLD2 在质膜也与非网格蛋白介导内体相关，以及磷脂酸和二酰甘油（DAG）生成的可能位点（☆）

　　FEME 途径有很多独有的特征，使其有别于其他途径。第一，该途径不依赖网格蛋白，但依赖发动蛋白。第二，内吞载体的形成是由配体与特异性受体结合诱导的。FEME 依赖于吞蛋白 SH3 结构域与同源受体（如 G 蛋白偶联受体）之间的相互作用，或通过中间蛋白（如 CIN85 和 Cbl，适用于 EGFR 和 HGFR）间接关联。这些相互作用通过磷脂酰肌醇（PtdIns）（3，4）P2- 结合蛋白和板状伪足蛋白（lamellipodin）来稳定定位于迁移细胞前沿的吞蛋白。

三、非网格蛋白介导 / 非发动蛋白依赖性内吞

　　非网格蛋白依赖载体（clathrin-independent carrier，CLIC）/ 富集糖基磷脂酰肌醇锚定蛋白的早期内吞小室（glycosylphosphatidyl-inositol-anchored protein enriched early endocytic compartment，GEEC）介导的内吞作用，内吞小泡融合形成富含磷酸肌醇的早期内体，不依赖网格蛋白和发动蛋白，是哺乳动物细胞中的一个高容量通路，被称为 CLIC/GEEC（CG）内吞作用（图 3-2）。CLIC/GEEC 是高容量的内吞载体，参与了大量表面蛋白的摄取，如透明质酸受体（CD44）和糖基磷脂酰肌醇锚定蛋白（GPI-AP），其可以在 12min 内翻转整个成纤维细胞的膜表面。

　　CLIC/GEEC 与 FEME 有一些相同的特征：都定位于迁移细胞的前沿；以一种极化的方式形成；具有高度多形性的管状和环状结构（两者直径和长度不等）。但与 FEME 不同的是，FEME 是受刺激后通过特定的配体 - 受体相互作用，CLIC/GEEC 内吞作用是一个构成性的通路，持续发生在拥有该通路的细胞中；而且 CLIC/GEEC 介导不同于通过 FEME 途径的物质摄取。GEEC 是高酸性的，抑制液泡 ATP 酶可下调 CLIC/GEEC 作用。CLIC/GEEC 通路对温度的微小变化和膜张力的变化也特别敏感，是通过黏着斑蛋白（vinculin）对质膜张力进行恒定调节的关键。

　　CLIC/GEEC 的内吞作用受到 Arf GTP 酶 1（ARF1）/GTP 酶交换因子 1（GBF1）、肌动蛋白相关蛋白 2/3（actin related protein 2/3，Arp2/3）复合物、小 GTP 酶和 cdc42 的调控，并与特定的

BAR 结构域蛋白胰岛素受体底物 p53（IRSp53）和 GTP 酶调节因子 1（GRAF1）相关。事件最早开始于膜上的 ARF1/GBF1 聚集，随后是 Arp2/3 复合物、cdc42 和纤维状肌动蛋白（F-actin）；还包括两个 BAR 结构域蛋白——蛋白激酶 C 相互作用蛋白 1（PICK1）和 IRSp53，它们与 Arp2/3 复合物相互作用。在第一阶段，PICK1 抑制 Arp2/3；在第二阶段，cdc42/IRSp53 效应复合物激活 Arp2/3 和随后的 F-actin 聚合。初始阶段 Arp2/3 复合物的抑制和 F-actin 的聚合允许膜出芽，而随后的激活可帮助其剥离。除这种细胞质机制外，通过追踪特定标记 CLIC/GEEC 的摄取提出了一种新的细胞外机制。这一过程涉及细胞外凝集素——半乳凝素（galectin），它将糖基化蛋白和糖鞘脂聚集成纳米级结构域，然后内陷生成管状载体。SV40、霍乱弧菌和志贺菌等感染性病原体也利用类似的机制进入 CLIC/GEEC 内吞途径，尽管这些毒素与其他一些内吞作用（包括 FEME、CME 和小泡）也相关。这一机制依赖于半乳凝素的多价特性，半乳凝素在细胞外大量分泌，并与脂质和蛋白质（如 CD44 和整合素）协同作用。

四、大型胞饮作用

大型胞饮作用（macropinocytosis）是伸展细胞边缘的细胞膜皱褶，形成大而不规则的内吞泡，直径为 0.5～2.0μm，即大型胞饮体（图 3-2）。大型胞饮体的形成是质膜的延伸，没有网格蛋白包被，早期形成阶段由肌动蛋白驱动，为非选择性内吞细胞外营养物质和液相大分子提供了一条有效的途径。

大型胞饮在巨噬细胞和树突状细胞（dendritic cell，DC）中发挥着重要作用，主导了组织相容性抗原 I 的摄取和循环。许多肿瘤细胞中也存在大型胞饮。在 ras 突变的转化细胞中，大型胞饮在蛋白质的摄取中起着至关重要的作用。也有研究表明，乳腺癌和前列腺癌细胞利用大型胞饮作用增加 ErbB3 进入细胞核的运输，以促进增殖。

大型胞饮可以通过一系列刺激发生，包括受体型酪氨酸激酶家族受体（如 EGFR 和 PDGR）、蛋白多糖或 G 蛋白偶联受体。已证明病毒感染可诱导中性粒细胞大型胞饮作用，而脂多糖可上调树突状细胞的大型胞饮作用水平。细胞产生大型胞饮的能力高度依赖于细胞类型。通过对细胞外环境的病原体进行采样，巨噬细胞和树突状细胞表现出高水平的大型胞饮。

大型胞饮作用受到 Arf 家族小 G 蛋白 ARF6 的调控。多种因素刺激使相应的酪氨酸激酶受体被激活，激活的受体快速磷酸化。磷酸化的残基招募并激活磷脂酰肌醇 3 激酶（PI3K），活化的 PI3K 促使 Rac1 激活，后者可能通过两条途径引起微丝的重构：第一，活化的 Rac1 激活蛋白激酶（PK）1 调节肌球蛋白轻链的磷酸化状态，进一步调节肌球蛋白与肌动蛋白的相互作用，肌球蛋白与肌动蛋白相互作用促进微丝重构、细胞膜皱褶产生、大型胞饮形成；第二，活化的 Rac1 结合到其靶蛋白 IRSp53 的 N 端，IRSp53 C 端的 SH3 区域与 WASP 家族 verprolin 同源蛋白（WAVE）结合形成三分子复合体，后者激活 WAVE 蛋白，进一步激活 Arp2/3 复合物，刺激微丝成核使微丝重构，形成细胞膜皱褶产生大型胞饮。更深入的调节机制还需进一步深入研究。

五、吞 噬 作 用

吞噬作用（phagocytosis）指细胞内吞大颗粒物质，一般涉及直径＞ 0.5μm 颗粒的摄取，但摄取的下限并不清楚，有可能涉及更小颗粒的摄取，包括纳米颗粒。吞噬作用在一百多年前被首次观察到。原生动物中，吞噬是摄食的一种方式。哺乳动物体内，吞噬作用主要由专业吞噬细胞完成，如巨噬细胞和中性粒细胞，也可发生在非专业吞噬细胞。吞噬作用是清除包括死细胞在内的细胞碎片的重要过程，也是固有免疫细胞清除致病微生物的最重要免疫防御机制之一。

吞噬作用由颗粒与细胞膜表面蛋白的结合而启动，如多种不同类型的物质可被清道夫受体（scavenger receptor，SR）识别并结合，或与特异性受体相互结合。巨噬细胞对病原体的摄取是目前认识最清楚的吞噬过程之一（图 3-8）。吞噬细胞通过免疫球蛋白的 Fc 受体、补体受体分别识别与病原体结合的免疫球蛋白 Fc 段及补体，与之结合并激活 Src 家族激酶，启动下游信号转导引起摄入部位质膜下肌动蛋白聚合,肌动蛋白收缩使吞噬细胞的质膜突出形成伪足包绕病原体,伪足融合封闭形成囊泡,将病原体吞入。这一过程依赖于包括 cdc42、Rac 和 RhoA 在内的一系列小 GTP 酶与 WASP 和 Arp2/3 复合物等效应子共同作用,形成分支化的肌动蛋白网络。在细胞质内,发动蛋白在囊泡颈部装配成环,并水解与其结合的 GTP,发动蛋白收缩使囊泡自颈部与细胞膜断离形成吞噬体,吞噬体与溶酶体融合形成吞噬溶酶体,溶酶体脱颗粒,使其中的酸性水解酶对病原体进行消化。除吞噬病原体外,巨噬细胞还能通过配体 - 受体模式吞噬异物;识别和杀伤肿瘤细胞;识别和清除变性的血浆蛋白、脂类等大分子物质;清除衰老与损伤了的细胞和细胞碎片。

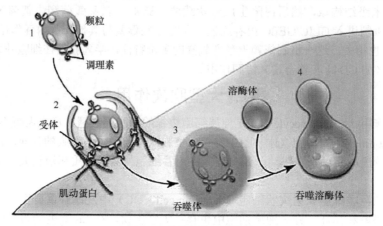

图 3-8　吞噬细胞吞噬颗粒

1. 通过血液中调理素化作用识别颗粒,如结合的 IgG 和 IgM,补体 C3、C4、C5,血清蛋白(包括层粘连蛋白、纤连蛋白等)。
2. 调理素化的颗粒,通过存在于吞噬细胞上的表面受体附着在细胞膜上。3. 颗粒被包裹进入吞噬体。4. 吞噬体成熟并与溶酶体融合、酸化,颗粒在富含各种酶的吞噬溶酶体中降解

六、小凹蛋白依赖性内吞

小凹蛋白依赖性内吞(caveolin dependent endocytosis)长期以来被认为与胞吞作用、穿胞作用和细胞信号转导有关。小凹(caveolae),又称为质膜微囊。早在 1950 年,日本学者山田(Yamada)通过透射电镜首次观察到细胞质膜上存在一些小凹。小凹具有独特的形态特征,呈直径为 50～100nm 的球状凹坑,通过一个略小的颈部与质膜相连(图 3-2)。这些囊泡单个或成串出现,以内陷的形式连接在细胞质膜上,呈现典型的脂质双层结构。在一些细胞类型中小凹非常丰富,但另一些细胞类型(如神经元和许多血细胞)中却没有。很多常用的哺乳动物细胞系也缺乏小凹,包括前列腺癌细胞 PC3 细胞和乳腺癌细胞 MCF7 细胞株。这种细胞和组织分布的特异性有别于网格蛋白有被小窝。

小凹由小凹蛋白(caveolin)和转接蛋白与辅助蛋白(如 EHD2)、PACSIN/syndapin 和酪氨酸激酶样孤儿受体 1(ROR1)共同作用形成。转接蛋白是一种外周膜蛋白,在稳定状态下主要与小凹相关。小凹蛋白是一种膜结合蛋白,分子量为 21～25kDa,是小凹的主要表面标志蛋白,同时还和许多其他细胞内结构相关,包括核内体、高尔基体和部分可溶性脂蛋白复合物。小凹蛋白的广泛分布在一定程度上导致了人们对其在内吞中作用的认识发生混淆。

迄今为止,在哺乳动物中已发现 4 种小凹蛋白异构体:小凹蛋白(caveolin)-1α、caveolin-1β、caveolin-2 和 caveolin-3,它们是不同基因编码的产物,大多数细胞主要表达 caveolin-1 和 caveolin-2,二者形成稳定的异源寡聚体复合物,尤以终末分化的细胞,如脂肪细胞、内皮细胞和成纤维细胞中含量丰富。敲除 caveolin-1(非肌细胞),caveolin-3(横纹肌细胞)或 Cavin 1(肌细胞和非肌细胞)后,小凹减少或消失。

小凹被认为是信号转导中心,是信号分子发挥作用的平台。许多与信号转导有关的受体、激酶和连接蛋白在小凹区域高度富集。小凹蛋白在正常信号转导通路中抑制信号分子的激酶活性,

作为信号分子的支架蛋白和负性调节蛋白，经磷酸酶抑制剂处理后的细胞中小凹蛋白的依赖性内吞作用明显增强。caveolin-1 处于这些平台中各信号通路的中心位置。caveolin-2 在骨架区无抑制活性，其可能存在于其他信号分子活性抑制区。caveolin-1 与胆固醇具有极强的亲和力，因此小凹中胆固醇的含量远高于其他生物膜，参与胆固醇平衡（cholesterol homeostasis）。研究表明，缺乏小凹结构可能导致泡沫细胞的产生，提示小凹和 caveolin-1 可以清除过多的脂蛋白来源胆固醇，从而保持细胞胆固醇的平衡。caveolin-3 主要存在于各种肌细胞（如心肌细胞、骨骼肌细胞及横纹肌细胞）中，与该细胞的能量代谢密切相关。在外周血细胞和神经细胞中未见小凹蛋白的表达，也未见小凹结构。

曾有大量文献将小凹与内吞作用联系起来。几十年来对血管内皮的研究认为，小凹介导了从血管腔穿过内皮进入组织的细胞运输。在非内皮细胞中，小泡也参与了许多内吞过程，包括吸收毒素、病毒、全细菌、脂质和一系列纳米颗粒。但这些途径仍然存在争议，特别是使用基因敲除小凹成分的研究并未显示出依赖小凹的内吞摄取。例如，缺乏小凹蛋白的小鼠表现出白蛋白从血流到组织的高效运输，与小凹相关的病毒和毒素也并不依赖于小凹形成感染和产生毒性。

小凹蛋白与肿瘤的相关性已成为肿瘤生物学研究的热点之一，其中对 caveolin-1 与肿瘤发生、转移相关的研究最为深入。caveolin-1 基因定位于可疑肿瘤抑制位点（D7S522；7q31.1）上，此位点在多种肿瘤中（如肝癌、卵巢癌、乳腺癌、子宫肌瘤、胃腺癌等）出现缺失或断裂。此外，用反义 caveolin-1 诱导的正常小鼠胚胎成纤维细胞 NIH3T3 细胞移植到裸鼠体内可见肿瘤形成，表明 caveolin-1 具有肿瘤抑制因子的功能。在许多癌症和转染活化癌基因的细胞中，caveolin-1 mRNA 和蛋白质水平表达下降或缺失。体内试验证实，caveolin-1 的突变或缺失能导致乳腺上皮细胞的过度增殖，促进乳腺癌的发生。此外，小凹蛋白在高胆固醇血症、糖尿病等疾病中表达增加，还参与阿尔茨海默病、肌肉病变与心肺疾病的发生。

值得注意的是，颗粒的形状也影响其进入细胞的途径和速度。立方体形颗粒主要通过大型胞饮作用进入细胞（图 3-9）。

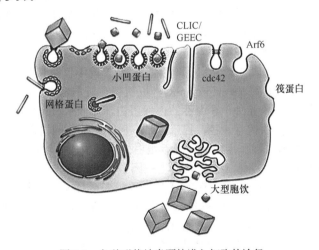

图 3-9　各种形状纳米颗粒进入细胞的途径

第二节　内吞中的关键蛋白质和脂质

一、吞蛋白

吞蛋白（endophilin）家族由 A 亚家族和 B 亚家族构成，其中 A 亚家族有 3 个亚型，A1、A2 和 A3；B 亚家族有 2 个亚型，B1 和 B2。主要功能与神经递质的内吞作用有关。吞蛋白通过 C 端的 SH3 结构域与一些功能蛋白质（如发动蛋白）相互作用并结合，从而影响其他蛋白质的功能，

N 端则参与细胞膜的内凹形成囊泡。

吞蛋白 A1 主要分布在脑组织，A2 在各种组织中广泛表达，A3 在脑和睾丸组织中高表达，但不局限于这些组织。吞蛋白 B1 和 B2 则在大多数器官中都有分布，包括脑。在神经元中吞蛋白 A 主要集中在突触部位，其中吞蛋白 A1 主要分布在突触前膜，A2 在突触前、后膜均有丰富的表达，而 A3 则更多分布在突触后膜。在造血干细胞、成纤维细胞和内皮细胞中，吞蛋白 A2 主要分布在细胞核，而在神经元及破骨细胞中，吞蛋白 A2 主要分布在细胞质。吞蛋白的亚细胞定位在细胞周期不同阶段也会发生变化，如吞蛋白 A2 在分裂前中期位于染色体周边，分裂中期、后期与双极纺锤体共位，分裂末期回到中央区和中间体。

所有吞蛋白都由 1 个 N 端 BAR 结构域、1 个中间可变区域和 1 个 C 端 SH3 结构域组成。吞蛋白 A2 整个分子由 368 个氨基酸构成，在氨基酸的第 5～241 区域为 BAR 结构域，第 242～310 区域为中间可变区域，第 311～362 区域为 SH3 结构域，可变区有 1 个非典型的富含脯氨酸结构域。BAR 结构域呈新月形，具有高度保守的二聚体结构，具备感应、稳定和诱导膜弯曲的能力，并且能特异性结合到已经弯曲的膜上。中间可变区域包含几个磷酸化残基，参与吞蛋白的翻译后加工，同时在决定吞蛋白是否促进或抑制受体介导的内吞作用中发挥着重要作用。SH3 结构域能识别富含脯氨酸的其他吞蛋白，如突触小泡磷酸酶和发动蛋白。在电压依赖性钙通道中，吞蛋白的 SH3 结构域通过识别内部上游的脯氨酸序列，来介导吞蛋白 A2 的 C 端与电压门控钙离子通道结合，影响神经末梢的囊泡运输。

吞蛋白参与网格蛋白介导内吞（CME），免疫电镜和免疫荧光显微镜已在哺乳动物细胞网格蛋白小窝中检测到吞蛋白，但仅在 1/4 的网格蛋白有被小窝中检测到吞蛋白。在一些细胞系中敲除吞蛋白 A（A1、A2、A3）编码的基因，并不影响 CME 介导的物质转运。敲除吞蛋白 A2 不影响运铁蛋白内化或者循环，以及网格蛋白介导的运输物质 TGN46 和非阳离子依赖型 6- 磷酸甘露糖受体（CI-M6PR）的稳定位置，或者上皮钙黏着蛋白的顺向运输。

有研究发现，尽管 β- 肾上腺素受体（β-AR）都是 G 蛋白偶联受体超家族成员，吞蛋白可直接与 β_1- 肾上腺素受体结合，而不是富含脯氨酸的 β_2- 肾上腺素受体细胞内区域。β_1-AR 的内化在吞蛋白三基因敲除的细胞中明显减少，但未发生在网格蛋白或 AP-2 敲除细胞中，表明其内吞作用不同于 CME。五种吞蛋白家族成员中吞蛋白 A2 是最重要的，A1 很少发挥作用，而 A3、B1 和 B2 几乎不发挥作用。β_1-AR 的内化需要完整的吞蛋白 A2，而不仅是其 BAR 或 SH3 结构域。吞蛋白和发动蛋白、突触小泡磷酸酶（synaptojanin）、板状伪足蛋白与 F-actin 等结合蛋白在细胞前缘共定位。敲除介导已知非网格蛋白介导内吞的内吞蛋白，如 caveolin-1、筏蛋白 1/2（flotillin1/2）或者 GRAF1，并不影响吞蛋白信号途径，提示这是一种不同的非网格蛋白介导的内吞作用。这种独立于网格蛋白的有被囊泡内吞作用被命名为吞蛋白介导的快速内吞作用（FEME）。吞蛋白能迅速内化几个重要的 G 蛋白偶联受体（GPCR）、生长因子和细胞因子受体。FEME 能调控 β_1 和 α_{2A}-肾上腺素受体、多巴胺受体 D_3 和 D_4、毒蕈碱型乙酰胆碱受体 4、表皮生长因子受体（EGFR）、肝细胞生长因子受体（HGFR）、成纤维细胞生长因子受体（FGFR）、血管内皮生长因子受体（VEGFR）、血小板衍生生长因子受体（PDGFR）和胰岛素样生长因子 1 受体（IGF-1R）的内化。FEME 独立于 AP-2 和网格蛋白，但依赖发动蛋白和突触小泡磷酸酶功能。FEME 能被肌动蛋白解聚药物或 Rac 抑制剂抑制，而通过抑制 cdc42 被激活。

另有研究发现，在人类和其他哺乳动物细胞系中吞蛋白 A2 与非网格蛋白介导的志贺细菌毒素和霍乱细菌毒素吞噬早期的吸收结构相关。吞蛋白 A2、发动蛋白和肌动蛋白参与志贺毒素诱导的微管剪切作用。志贺毒素诱导的非网格蛋白介导内吞细胞质膜内陷是进入细胞的第一步。在外源性表达吞蛋白 A2 的细胞中，志贺毒素 B 亚单位（STxB）诱导的微管更短，提示吞蛋白 A2 与 STxB 的吸收过程有关。在 ATP 耗竭的细胞中，未检测到 STxB 到高尔基体的转运。通过 GFP 标记吞蛋白 A2 发现，短的微管很可能是由长微管剪切而成，而不是通过抑制微管形成。吞蛋白 A2 可通过 STxB 募集到细胞质膜。同样的现象也发生在霍乱毒素 B 亚单位（CTxB）的内化过程中。

二、发动蛋白

发动蛋白（dynamin）是真核细胞中负责内吞作用的一种 GTP 酶，分子质量为 96kDa，参与从一个细胞膜上切断的新形成的囊泡，最初是在网格蛋白包被的囊泡，从细胞膜出芽的过程中被广泛研究。

发动蛋白 N 端为 GTP 酶结构域，能结合并水解 GTP，PH 结构域（pleckstrin homology domain）可与膜结合，介导发动蛋白之间的聚合，C 端的 PRD 结构域（praline arginine rich domain）则介导其他蛋白质之间的相互作用。发动蛋白还有一个小的 GTP 酶效应子区（GTPase effector domain，GED），是水解 GTP 所必需的。发动蛋白 N 端 GTP 酶结构域通过包含束信号元件和 GTP 酶效应域的灵活颈部区域与螺旋柄结构域连接；另一端是一个连接到膜结合 PH 同源结构域的环；然后蛋白链绕回 GTP 酶结构域，并与富含脯氨酸的结构域结合到多种蛋白质的 Src 同源结构域终止。

发动蛋白是网格蛋白介导内吞所必需的，并在部分非网格蛋白介导内吞中也发挥着重要作用，剪切和形成囊泡都离不开发动蛋白。在网格蛋白介导的内吞作用中，细胞膜内陷形成出芽的囊泡，发动蛋白结合到囊泡颈部，并围绕囊泡颈部聚集装配形成螺旋状的聚合物，使得 GTP 酶二聚体以不对称的方式分布在螺旋阶梯上。在 GTP 结合和水解过程中，该聚合物通过引发易弯曲的囊泡颈部区域的构象变化来收缩质膜；围绕囊泡颈部的收缩导致膜的半裂，最终完全断裂。收缩部分通过发动蛋白的扭转活性得以实现，因此发动蛋白可能是已知的唯一具有扭转活性的分子马达。

发动蛋白通过机械和化学特异性作用挤压扭转形成内吞囊泡。在内吞早期，发动蛋白位于内吞囊泡的颈部，利用 GTP 水解释放的能量直接挤压细胞膜形成囊泡。有研究者提出调控性 GTP 酶模型：发动蛋白并不是在水解 GTP 时被活化，而是与 GTP 相结合发挥作用，GTP 需与其他蛋白质相结合来完成缩缢。GTP 引起的挤压、收缩和分割需要纵向的拉力。在哺乳动物体细胞，发动蛋白位于较短的内吞囊泡颈部，皮层肌动蛋白（cortactin）可能是拉力的来源。

发动蛋白 -1 依赖的内吞发生迅速，通常只要几秒，而发动蛋白 -2 介导的内吞则较慢，需要 10min 左右。发动蛋白在细胞器分裂、胞质分裂和病原体耐药等过程中也发挥着重要作用。

三、肌动蛋白

肌动蛋白（actin）是微丝的主要构成成分。微丝可参与细胞形态和极性的维持、内吞、胞内运输、细胞收缩及运动、细胞分裂等众多功能。肌动蛋白有两种形式：肌动蛋白单体（G-actin）和由肌动蛋白单体组装成的纤维状肌动蛋白（F-actin）。Arp2/3 复合物能促进肌动蛋白聚集，装配形成分支网络状的结构。通过使用肌动蛋白 - 单体 - 分离药物红海海绵素 A（Latrunculin A）可以清楚地体现肌动蛋白在内吞中的重要性，添加该药物 5min 内肌动蛋白斑块消失、内吞停止。肌动蛋白可能在胞吞作用中发挥多种作用：肌动蛋白可以支撑蛋白质；肌动蛋白丝可以推动膜；肌动蛋白马达可以拉动膜。

虽然各种内吞作用没有统一的机制，但所有内吞都有肌动蛋白的参与。对肌动蛋白在内吞中作用机制的理解主要来自对酵母菌的研究，其胞吞作用很难归类为 CME 或非网格蛋白介导内吞。酵母菌的 Las17p 和 I 型肌球蛋白（Myo3p 和 Myo5p）可通过活化 Arp2/3 复合物来聚集肌动蛋白丝，这组蛋白被称为"肌动蛋白网络生长机器"（actin network growth machinery）。研究者通过荧光显微镜和全反显微镜（TIRF）观察人体活细胞内陷小凹的内化，发现肌动蛋白的暂时性募集与囊泡内陷相吻合，同时还观察到网格蛋白小凹募集 Arp2/3 复合物。内陷过程中肌动蛋白的聚集为有被小窝的内陷提供了动力。肌动蛋白在内吞位点聚集后，肌动蛋白丝被加帽成束，才有足够的力量使膜内陷产生囊泡。膜的原始曲率由网格蛋白和其他内吞蛋白（如包含 Syp1 的 BAR）所产生。Syp1 能抑制 WASp/Las17-Arp2/3 调控的肌动蛋白装配，在 CME 早期可能有助于保持肌动蛋白聚合过程中的抑制性。随着膜凹陷过程的进展，膜曲率可由 BAR 结构域蛋白的改变，如 Bzz1 与其他内吞蛋白一起被招募到靶部位调控 Arp2/3 介导的肌动蛋白装配（图 3-10）。

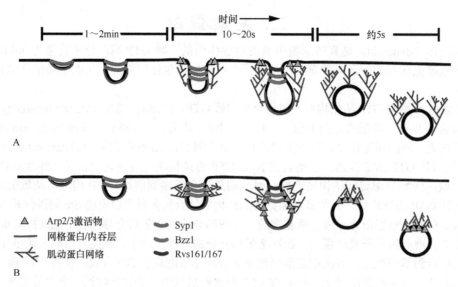

图 3-10　内吞作用中的肌动蛋白装配模型

A. 肌动蛋白环激活 Arp2/3；Arp2/3 促进了肌动蛋白网络的形成，这一网络在细胞膜上漂移延伸，内吞包被蛋白连接该网络和细胞膜，从而提供了局部细胞膜进一步内陷的动力；BAR 家族双载蛋白 Rvs161 和 Rvs167 驱动膜断裂。B. 肌动蛋白沿着膜小凹的侧面聚集形成肌动蛋白网络，可能是对缺乏 Syp1 的反应，以及招募 Bzz1 的结果。Bzz1 能促进肌动蛋白聚集。肌动蛋白不断生长的倒刺状末端推动膜小管的伸长，挤压膜小管，并在膜断裂时协助双载蛋白发挥作用。在此模型中，囊泡从细胞膜释放后，肌动蛋白网络能驱动囊泡转运。哺乳动物 CME 过程中肌动蛋白的聚合模式类似于 B 模型

四、PCH/F-BAR

Pombe cdc15 同源蛋白（pombe cdc15 homology，PCH）/F-BAR 可参与多种以肌动蛋白为基础的细胞生物学过程，包括胞质分裂、丝状伪足形成、网格蛋白介导内吞（CME）和非网格蛋白介导内吞。PCH 蛋白的特征是具有一个进化保守的扩展 Fer-CIP4 同源蛋白（EFC）/F-BAR 结构域，包括形成蛋白结合蛋白 17（formin-binding protein 17，FBP17）、cdc42 互作蛋白 4（cdc42-interacting protein 4，CIP4）和 cdc42- 依赖肌动蛋白装配换能器（transducer of cdc42-dependent actin assembly，Toca-1）等。PCH/F-BAR 在体内能诱导管状膜内陷，在体外使脂质体变形成小管，使得脂质双分子层变形为直径约 200nm 或更大直径的管状结构，这种成管活性主要归因于与膜凹面结合的 BAR 二聚体所固有的弯曲形状（图 3-11）。

大多数 PCH 蛋白在羧基端含有 SH3 结构域，其可与多种靶分子结合，包括发动蛋白和神经源性威斯科特 - 奥尔德里奇综合征蛋白（neural Wiskott-Aldrich syndrome protein，N-WASP）（图 3-11）。N-WASP 在各种细胞骨架装配过程的肌动蛋白聚集中起主要作用。FBP17 通过 SH3 结构域与 N-WASP 结合，后者连接磷脂酰肌醇（4，5）- 二磷酸（PIP2）和 Rho 家族 GTP 酶 cdc42 到 Arp2/3 复合物，启动肌动蛋白聚集使得细胞膜变形。敲除 FBP17 会使内吞受损，说明 FBP17 是发动蛋白依赖性内吞作用所必需的。N-WASP-WASP 相互作用蛋白（WIP）复合物是细胞中 N-WASP 的主要形式，已知可被 Toca-1 和 cdc42 激活。在 Toca-1 或 FBP17 存在及 cdc42 和磷脂酰肌醇磷酸（PIP）不存在的情况下，富含磷脂酰丝氨酸的细胞膜能促进 N-WASP-WIP 复合物介导的肌动蛋白聚合，这一过程取决于膜曲率。cdc42 进一步促进了 N-WASP-WIP 对肌动蛋白聚合的活化。Toca-1 或 FBP17 将 N-WASP-WIP 招募到细胞膜上，Toca-1 和 FBP17 在 SH3 结构域附近的保守酸性残基将 N-WASP-WIP 定位在空间上距离激活肌动蛋白聚合的膜较近的位置。因此，弯曲依赖的肌动蛋白聚合是由 EFC/F-BAR 蛋白和 N-WASP-WIP 复合物与膜在空间上的相互作用引发的（图 3-11）。

EFC 与 BAR 结构域的同源性不强，类似 BAR 结构域在二聚体形成过程中的自结合，EFC 结构域也具有自结合性。在体外脂质体管状试验中发现，EFC 和 BAR 诱导的管状膜结构之间存在

着明显的区别，EFC 诱导的管状膜的直径比 BAR 结构域诱导的管状膜的直径要大好几倍。PCH 蛋白诱导的管状膜内陷可能是内陷增强和（或）发动蛋白和肌动蛋白依赖聚合缺失导致的内吞囊泡形成失衡的结果。

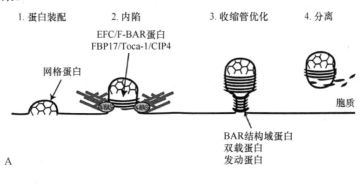

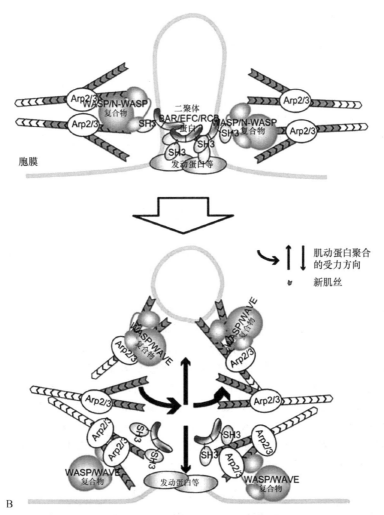

图 3-11　内吞作用中 EFC/F-BAR 蛋白和 N-WASP 诱导的肌动蛋白聚集模型

A. 网格蛋白的组装形成了可能被 EFC/F-BAR 域识别的内陷，EFC/F-BAR 结构域蛋白的结合可进一步促进质膜内陷 / 管状化，诱导肌动蛋白聚合收缩管状化，较窄的微管最终与 BAR 域结合，EFC/F-BAR 和 BAR 结构域蛋白介导的肌动蛋白聚合和发动蛋白募集诱导囊泡从质膜上脱落；B. 肌动蛋白聚合的方向可以想象为指向管状膜的倒刺端，细长的倒刺端以类似于板椭圆体上的肌动蛋白丝的方式推动或扭转颈部的膜小管，发动蛋白还能诱导小管的旋转或扭转，肌动蛋白聚合和发动蛋白产生的力引起变形膜的裂变

五、Rab 小 G 蛋白

Rab 小 G 蛋白属于小 GTP 酶，是内吞的重要调控因子，在囊泡运动中发挥着关键作用，其中 Rab5 在内吞中的作用已较清楚。Rab5 蛋白有三个异构体，分别为 Rab5A、Rab5B 和 Rab5C，在多种组织中均有表达。Rab5 蛋白主要存在于质膜、网格蛋白覆盖的囊泡和早期内体上，可调节内吞物质在细胞膜与早期内体间的运输，并帮助囊泡沿微管运动，调控囊泡融合和囊泡再循环。类似其他 Ras 超家族小 G 蛋白的活性调控方式，Rab5 作为"分子开关"，在 GDP 和 GTP 结合态之间循环，可作为囊泡运输的分子开关。当与 GTP 结合时处于活性状态称为"开"，当与 GDP 结合时处于非活性状态称为"关"。

受体介导的内吞作用中网格蛋白有被小泡的产生受到 Rab5 的调控，货物被传输并分配到内体中。各种分子可通过专门的回收内体和不同的 Rab 小 GTP 酶返回到质膜。新合成的质膜蛋白从高尔基体外侧传递到内体再循环，而溶酶体水解酶经由两个 6- 磷酸甘露糖受体（mannose 6-phosphate receptor）被传递到早期和晚期内体中。从早期内体到高尔基体的重吸收取决于 Rab6，同时 Rab9 控制着从晚期内体到高尔基体外侧的运输。Rab7 是多个囊泡降解途径中的关键 Rab 小 GTP 酶，它促进后期内体、吞噬体和自噬体与溶酶体的融合，这些溶酶体与特异性 Rab 小 GTP 酶相关。Rab7 与 Rac1 结合后在上皮细胞和神经元中降解钙黏着蛋白，并在破骨细胞的骨吸收中发挥作用。

永（Young）等发现 Rab5A 蛋白与 α 突触核蛋白内吞相关。α 突触核蛋白与帕金森病、路易（Lewy）体病和阿尔茨海默病等多种中枢神经疾病有关。Rab5A 突变体可引起 α 突触核蛋白的内吞减少，同时细胞中 Lewy 体样包含体生成减少，继而减轻细胞损伤。免疫系统中如出现缺陷 Rab5A 蛋白过表达，可引起巨噬细胞对病原体的吞噬减慢，病原体降解速率下降，使 IFN-γ 介导的吞噬作用减弱。

六、Arf 小 G 蛋白

Arf 小 G 蛋白是重要的囊泡运输调控因子，与内吞循环相关。哺乳动物基因组编码 5 个 ARF 基因，ARF6 特异性定位于细胞质膜，ARF1、ARF3、ARF4 和 ARF5 主要定位于细胞质。

ARF6 活性由鸟嘌呤核苷酸交换因子（guanine nucleotide exchange factor，GEF）和 GTP 酶激活蛋白（GTP enzyme-activated protein，GAP）控制。ARF6 定位于质膜，但网格蛋白有被小泡的内吞结构上并未发现内源性 ARF6，表明其并不调节 CME，而是对内吞后的货物分选至关重要。ARF6 激活磷酸肌醇激酶（PI5K）以产生 PI（4，5）P2。小 G 蛋白 Rab10 可以通过募集 CNT-1（ARF6 的 GTP 酶激活蛋白 GAP）使 ARF6 失活，进而降低分选内体（sorting endosome）上 PI（4，5）P2 的水平，维持后续非网格蛋白介导内吞货物膜蛋白的循环运输正常进行。

活化的 ARF6 突变蛋白持续激活磷酸肌醇 -4- 磷酸 5 激酶（PIP5K）产生过高水平的内体 PI（4，5）P2，可破坏分选和随后的循环转运。在秀丽隐杆线虫中，Rab10 可以将 CNT-1/ARF-6-GAP 募集到内体并关闭 ARF6 活性。在 Rab10 的缺失情况下，PI（4，5）P2 水平显著增加，非网格蛋白介导内吞货物蛋白的循环运输受到严重影响。ARF6 也参与微丝骨架的调节，显性失活突变体 ARF6（T27N）过表达会抑制一系列肌动蛋白的相关过程，包括细胞扩散和伤口愈合。ARF6 对肌动蛋白的调节作用也可能通过 PI（4，5）P2 介导，募集肌动蛋白调节因子以影响微丝动态。

七、脂　质

除蛋白质成分外，细胞膜中的脂质对胞吞作用也至关重要。例如，胆固醇在跨脂质双分子层的相互作用中起到了重要作用，也是形成磷脂酰肌醇磷酸富集结构域所必需的。胆固醇缺乏在不同程度上可影响几乎所有的非网格蛋白介导内吞通路。胆固醇可以调节 cdc42 活性，进而调节 CLIC/GEEC 的内吞作用，在极度耗竭的情况下，它也会影响 CME。

多磷酸肌醇磷脂参与细胞生物学的各个方面。磷脂酰肌醇（phosphatidylinositol，PI）及其磷酸化产物磷脂酰肌醇磷酸（phosphatidylinositol phosphate，PIP）是标记特定膜结构域的重要信号脂质分子，影响不同的内吞作用途径，但具体作用有所差别。根据 3-、4- 和 5-OH 的磷酸化状态不同，PIP 可分为 7 种，在特定磷酸化或去磷酸化酶的作用下，7 种 PIP 之间可以相互转化，这些脂质修饰酶多定位于特定的膜室区，因此特定的 PIP 产物只出现在特定部位，特定膜室区或次级结构域具有其独特的 PIP 类型。例如，在迁移过程中，I 类 PI3K 定位于细胞伸展前沿的质膜，产生 PI（3，4，5）P3 形成一个极化分布的次级结构域，有助于细胞的极化迁移。分布在晚期内体或溶酶体的 II 类 PI3Kβ，在营养缺乏的情况下生成 PI（3，4）P2，后者聚集溶酶体并抑制 mTOR 活性。III 类 PI3K、VPS34，在早期内体产生大部分的 PI（3）P，而 PI（3）P 通过调节 Rab5 的募集对早期内体的特征很重要。虽然目前已经注意到 PI（3）P 通过 Rab 蛋白连续级联募集激酶和磷酸酶在内体成熟过程中发挥的作用，但最近才认识到不同 PIP 在调节不同形式的内吞中的作用。

在 CME 过程中，PIP 对网格蛋白小凹的启动和形成至关重要。生成的 PI（4，5）P2 能招募网格蛋白转接蛋白和 AP-2 复合物等，而 AP-2 又能招募更多的 PIP5K，形成一个正向反馈。小凹形成的后期需要水解聚集的 PI（4，5）P2，并利用 PI（4）P 生成 PI（3，4）P2。PI 在小凹蛋白依赖性内吞中的作用尚不清楚，但在小凹（caveolae）边缘能观察到明显的 PI（4，5）P2 聚集。发动蛋白的 ATP 酶 EHD2 通过与 PI（4，5）P2 结合被招募到小泡中，从而抑制小凹的内化。FEME 通路由 PI（3，4，5）P3 中含 SH2 肌醇磷酸酯酶（SHIP）1/2 磷酸酶产生的 PI（3，4）P2 启动，PI（3，4）P2 有助于招募板状伪足蛋白（lammellipodin）和吞蛋白 A2（endophilin-A2），从而允许膜的局部变形介导 FEME 途径。CLIC/GEEC 通路还受到 PI（3，4，5）P3 的调控，其募集关键调控因子 GBF1，抑制或清除第 I 类 PI3K，能干扰果蝇中 GBF1 同源基因 *Garz* 在质膜上的定位，从而抑制了 CLIC/GEEC 通路。PI（3，4，5）P3 的产物，如 PI（3，4）P2，在 CLIC/GEEC 中的作用也不能排除。ARF1 是 PI（4）P5K1 的潜在激活因子，其在局部产生的 PI（4，5）P2 可间接激活 CLIC/GEEC 通路的另一调节因子 cdc42。因此，PI（3，4，5）P3 的产物可能将 CLIC/GEEC 的两个调控支路结合在一起：通过 PI（3，4，5）P3 调控 GBF1 和通过 PI（4，5）P2 调控 cdc42，表明 PIP 在启动 CLIC/GEEC 通路或调节 FEME 中发挥着重要作用。

PIP 蛋白与其他蛋白质一起帮助实现符合性检测，同时提供细胞内特定区域结构的标识，在质膜上为邻近细胞膜发生多种内吞作用提供纳米尺度的识别标志。PI（4，5）P2 和 PI（3，4，5）P3 在质膜上处于不同的纳米尺度结构域，这些结构域本身可协助激活发生在质膜的不同内吞作用，而信号通路可通过调节质膜上不同种类 PIP 产生的多少在空间上调节内吞水平。

不同的内吞作用可以互补，彼此之间存在大量的串扰。PI 激酶和磷酸酶的纳米结构域定位及其中的反馈回路是否有助于协调这种串扰？解决这个问题需要同时观察多个内吞作用，以便从整体上观察参与这些途径的各种膜脂成分的产生和定位是如何系统调节这些内吞作用的。

第三节 内吞对质膜信号的调控

配体诱导的信号通路受体的内吞作用被认为是细胞表面信号负向调节的重要机制（图 3-12）。受体型酪氨酸激酶（receptor tyrosine kinase，RTK）或 G 蛋白偶联受体（GPCR）的配体诱导激活信号效应器，如生长因子结合导致受体形成二聚体、RTK 磷酸化激活；或当 Gα 亚基与 GTP 绑定时，与 GPCR 相关的 G 蛋白被激活（步骤 1）。GPCR 的信号既可以由 GTP 结合的 Gα 亚基介导，也可以由 Gβ-Gγ 复合亚基介导。受体 - 配体复合物被招募到有被小窝（步骤 2），通过 CME 途径快速内化（步骤3）。一些受体在内吞作用后被分选转运到溶酶体，被蛋白酶水解，相应的信号通路衰减（步骤 4）。

配体的浓度和类型、受体的类型和细胞等因素控制着配体 -RTK 的转运模式，以及后续的

RTK 下游信号转导。在宫颈癌海拉（HeLa）细胞中的研究提示，低浓度的 EGF（1.5ng/ml）可导致 EGFR 进入 CME 通路，而高浓度的 EGF（20ng/ml）会将 EGFR 划入胆固醇敏感的非网格蛋白介导内吞通路。通过不同途径内化的 EGFR 的结局也不同：通过 CME 内化的 EGFR 被循环利用，从而帮助延长其活性；通过非网格蛋白介导内吞内化的 EGFR 进入溶酶体降解，引起信号的衰减。

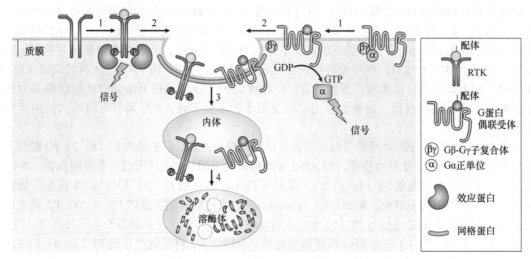

图 3-12　内吞作用与信号通路的衰减

内化受体返回质膜而不是溶酶体的转运可以维持信号传递，这在 GPCR 中也可观察到。内吞发生前，一些 GPCR 激活三聚体 G 蛋白的能力（步骤 1）由于受体磷酸化和 β- 制动蛋白的结合被抑制（步骤 2）；脱敏受体 -β- 制动蛋白复合物聚集到网格蛋白有被小窝（步骤 3）；并被内吞进入酸性（H⁺）内体（endosome）（步骤 4）；取决于受体和细胞类型，酸性（H⁺）内体中的脱敏受体 -β- 制动蛋白复合物进一步发生解离、破坏，与 β- 制动蛋白解离，或在磷酸酶的催化下去磷酸化（步骤 5）；通过对内体的循环利用 GPCR 回到细胞膜（步骤 6），细胞对下一轮信号的敏感性恢复。在某些情况下，GPCR 的循环利用将其插入到另一种 G 蛋白工作场景（步骤 7），随后的 GPCR 激活将参与一类新的信号通路传导，从而实现通路间的切换（步骤 8）（图 3-13）。

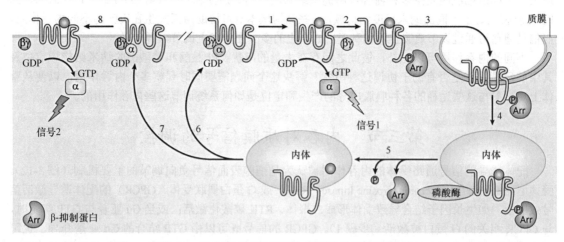

图 3-13　内吞作用与信号脱敏、敏感性恢复和通路切换

其他生长因子，如 IGF、FGF 和 PDGF，也会进入不同的内吞作用途径。IGF-I 结合 IGF-IR 触发基于配体浓度的 CME 或小凹蛋白依赖性内吞。与 FGFR1 结合的 FGF 通过 CME 被摄取，而

与 FGFR3 结合的 FGF 则通过网格蛋白和发动蛋白非依赖性的 CLIC/GEEC 途径摄取，取决于配体 PDGF-BB 浓度的高低，PDGFR-β 的摄取方式也在 CME 和非网格蛋白介导内吞间切换。最近的研究表明，通过非网格蛋白介导内吞内化 PDGFR-β 需要 Ras 同源基因家族成员 A（RhoA）-Rho 相关激酶（ROCK）、cdc42、CD44 和 galectin-3 的参与，后 3 个分子的参与表明 PDGFR-β 可能通过 CLIC/GEEC 途径内化。不同的内吞作用可影响 PDGFR-β 信号通路偏向于细胞增殖或偏向于细胞运动。因此，各种内吞作用机制可直接影响信号通路下游的输出。

第四节 内吞的意义

一、内吞与细胞有丝分裂

长期以来人们认为，内吞作用在细胞分裂过程中是关闭的，然而近来的研究表明这两个生物过程存在着紧密的联系。在细胞分裂过程中，内吞系统的活性对质膜的重塑是必需的；细胞分裂也对细胞内吞信号分子的加工和活性产生影响。

1. 有丝分裂中内吞作用受到抑制 持续的内吞作用可能会干扰有丝分裂中染色体的准确分离，因此需要对其进行抑制。CME 在有丝分裂期间被抑制的机制有如下 4 种（图 3-14），尚不清楚这些机制是单独作用还是联合作用关闭 CME 的。

第一个被提出的有丝分裂过程中内吞关闭的机制是有丝分裂过程中内吞蛋白的磷酸化。有丝分裂的关键激酶 CDK1 磷酸化 cdc2，CCP 内陷被抑制，从而抑制了 CME（图 3-14A）。在有丝分裂过程中，多种内吞蛋白被磷酸化，内吞辅助蛋白 Eps15 和 epsin 在有丝分裂过程中被磷酸化，磷酸化降低了它们与 AP-2 的结合。有丝分裂过程中，内吞转接蛋白 Dab2 在多个位点被磷酸化，导致其定位发生改变，不能再与网格蛋白相互作用。然而，这些蛋白磷酸化是否足以导致内吞的关闭尚缺乏证据。

第二个解释是 CME 在有丝分裂期间的被关闭是一个物理学的机制。CCP 内陷成 CCV 需要能量来使膜变形（图 3-14B）。质膜附着在细胞骨架上存在张力，弯曲膜本身需要外力。正常情况下 CME 中激活的蛋白质所产生的力远超固有的阻力，然而在有丝分裂过程中，细胞收拢，膜张力显著增加。在有丝分裂过程中，如果通过引入去氧胆酸降低膜张力可促进内吞，则内吞关闭可能纯粹是一个生物物理过程，有丝分裂期间膜张力太大，无法被 CME 机制克服。

第三个关于有丝分裂期间内吞关闭的机制是"兼职"假说，参与 CME 的重要蛋白兼职参与有丝分裂（图 3-14C）。一些内吞蛋白在有丝分裂过程中具有不同的定位和功能，这些与有丝分裂有关的功能完全独立于间期膜运输的作用。可以假设，因为这些蛋白质忙于其他任务，便不能完全参与内吞作用，从而导致内吞作用的关闭。某些情况下，"兼职"可能是由有丝分裂的磷酸化作用控制的，因此该机制可能与第一个机制部分重叠。

第四个是依赖有丝分裂纺锤体的机制，涉及重组微管网络和相关分子马达参与形成有丝分裂纺锤体，与"兼职"机制在概念上类似。分裂间期，完整的微管网络与动力蛋白（dynein）共存，控制着内体网络中的重要运输途径，一旦细胞进入有丝分裂，这个网络就会消失。细胞的所有力量都集中在确保中心体分离以形成双极纺锤体的过程。细胞内细胞器的许多分选活动依赖于微管和分子马达，如高尔基体、ER 和内体 / 溶酶体。微管网络的重组必然对这些过程产生重大影响。CME 后期对微管网络的干扰较为敏感。CME 的关闭与前期中心体的分离密切相关，这是一种依赖于动力蛋白的机制。

2. 内吞作用调节有丝分裂过程中细胞的表面积 细胞分裂需要对质膜进行重塑：首先，细胞在分裂前细胞质突起收缩，细胞体变圆；然后，细胞膜在细胞赤道处形成环沟；最后，赤道板处的细胞膜向内凹陷缢裂形成两个子细胞。这 3 个阶段都依赖于内吞作用。

有丝分裂时细胞体积发生变化。从几何学角度考虑，细胞从伸展的间期形态过渡到圆形的中期形态时，应伴随着表面积的减小。相反，将一个圆形母细胞的体积分割成两个球形子细胞时则需要增加表面材料。细胞并非以最大体积分裂，而是从分裂前收缩到分裂中期，发生"有丝分裂前收缩"。在这一过程中，细胞平均损失 30% 的体积，细胞周期依赖的容量门控通道表达触发的氯离子流出驱动了这一过程。由于细胞的渗透调节，水分排出后细胞收缩。

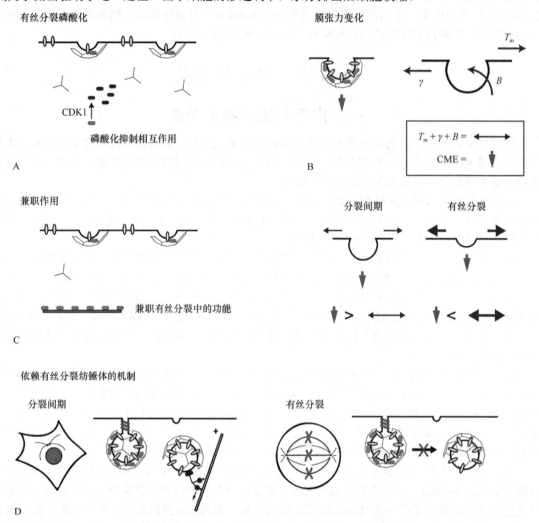

图 3-14　4 种机制被提出解释有丝分裂期间 CME 关闭

A. 参与 CME 的重要蛋白被有丝分裂激酶磷酸化。B. 膜张力变化。CME 机制（箭头）必须克服三种力：双层平面的张力（T_m）、膜与细胞骨架之间的相互作用（γ）和弯曲膜的刚度（B），B 取决于内折膜的半径。C. 参与 CME 的重要蛋白兼职参与有丝分裂。在有丝分裂过程中，关键蛋白参与了另一种功能，使得 CME 无法利用该机制，受到阻碍。D. 依赖有丝分裂纺锤体的机制，在有丝分裂过程中，微管网络和相关马达的重组可以抑制 CME 后期阶段

　　当细胞准备分裂时，细胞质的突起收缩和有丝分裂前的收缩需要减少质膜面积；相反，环沟形成凹陷的过程需要增加质膜面积。因此，有丝分裂的进程取决于细胞迅速改变其表面积的能力。通过高尔基体分泌泡的运输或内吞膜物质的动员可以将膜样物质输送到细胞表面。高尔基体的分泌途径受到膜生物合成所需时间的限制，因此内体可能是一个随时可用的膜样物质库，保证了细胞分裂期间细胞表面积的快速扩张。

　　20 世纪 80 年代的研究提示，内吞作用在有丝分裂期间是关闭的，因此内吞系统对细胞分裂的重要性长期被忽视。直到最近才重新关注这个问题，并证明在有丝分裂过程中，内吞膜循环的精确调节对控制细胞表面积至关重要（图 3-15）。通过对单个细胞进行定量或成像，布克罗

（Boucrot）等发现，从分裂间期到中期都伴随着细胞表面积的显著减少（高达 8 倍）。与普遍的认为内吞作用在有丝分裂期间停止的观点相反，这项研究表明网格蛋白介导内吞存在于整个细胞周期中。有丝分裂期细胞膜和细胞表面蛋白的内化并未受到影响，但内吞循环急剧减少，导致连续的膜内化而不循环，膜样物质在细胞内积累，同时质膜面积减少（图 3-15 B 和 B′）。从细胞分裂后期到细胞质分裂期，细胞的表面积和体积再次增加，在此期间，循环内体和 LAMP1 阳性的晚期内体的融合使得细胞表面物质快速增加。细胞质分裂过程中，网格蛋白介导的内吞作用主要发生在纺锤体两极附近，形成的内体向中间区域移动，囊泡载体与质膜融合，将膜材料输送到入分裂沟（图 3-15C）。在细胞分裂间期，内吞作用内化细胞膜并再循环以保持细胞膜的稳定；有丝分裂早期内体再循环被阻止，细胞表面积减少，为细胞分裂作准备；分裂期，回收的内体堆积在中间区，可向细胞质分裂沟提供大量膜原料，帮助细胞完成分裂。

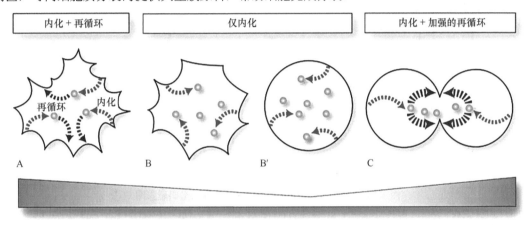

图 3-15 内吞作用调节分裂细胞的表面积

A. 在细胞间期，细胞膜内化并再循环回到细胞表面。B 和 B′. 再循环被阻止和内化物积聚在细胞内。胞质突起收缩，细胞变圆，细胞表面积减少，为细胞分裂作准备。C. 细胞质分裂期，内吞作用主要发生在纺锤体两极附近。回收的内体堆积在中间区域，并快速向细胞质分裂沟提供大量膜原料

二、内吞与细胞极性

质膜极化结构域的建立和维持对细胞功能至关重要。内吞作用在关键极性蛋白的正确定位中发挥着同样重要的作用。一些极性蛋白也可以调节内吞机制。

1. 对上皮细胞极性的调控 上皮细胞的质膜分为顶端和基底侧，保持这种极性需要内吞作用参与。在发动蛋白和 Rab5 的调控下，关键的极性调节蛋白，如 cdc42 和 PAR 蛋白，可促进或抑制极性蛋白从质膜到早期内体的转运，以维持上皮细胞的极性。可能的机制如图 3-16A：①新合成的顶端蛋白（深绿色）可能首先从高尔基网络递送到基底侧膜（橙色），然后被内吞、分类和运输到顶端膜（浅绿色），这一过程称为转胞吞作用（transcytosis）。顶端膜与基底侧膜之间被细胞 - 细胞连接（黄色）分开。当内吞作用被阻断时，这些定位于顶端的蛋白质有可能异常地积聚在基底侧，破坏了细胞顶端 - 基底的极性。② 内吞作用能调控假定"关键极性调节器"（深绿色）在细胞表面保持在正常水平。当内吞作用受阻时，这些关键调控因子就会积聚在细胞表面，导致细胞极性紊乱。③固有胞吐错误率或膜结构域之间的侧向扩散偶尔会导致基底极性蛋白（紫色）错误定位于细胞顶端。胞吞作用能把这些蛋白质从错误的部位移除，并在溶酶体中降解。失去内吞作用将无法修正这样的传递错误和随后的极性紊乱。

2. 对非上皮细胞极性的调控 内吞作用也可调控非上皮细胞的极性（图 3-16B）。秀丽隐杆线虫胚胎相关的研究提示，膜相关的关键极性蛋白决定了皮层前后轴，不同区域由不同的 PAR 蛋白标记，PAR-6（绿色）在前部皮层，PAR-2（橙色）在后部皮层，体现了胚胎的不对称性。发动蛋

白促进内吞作用在前部富集，PAR-6参与维持发动蛋白（膜上的黑色斑块区）和早期内体在前皮层区的富集（绿色实线箭头）。前部皮层富集的PAR-6/cdc42可通过早期内体（黑色箭头）被内化和转运。早期内体中的极化蛋白可被快速循环利用，或与回收内体相结合，再循环回到前皮层或后皮层。PAR-6/cdc42可能与高尔基体结合，而发动蛋白可以剪切高尔基体，释放PAR-6/cdc42。在保持极性方面，动力蛋白依赖性内吞作用的另一个功能可能是通过促进PAR-2的清除和循环回到后部皮层，来阻止PAR-2扩展到前皮层区，从而保持极性。

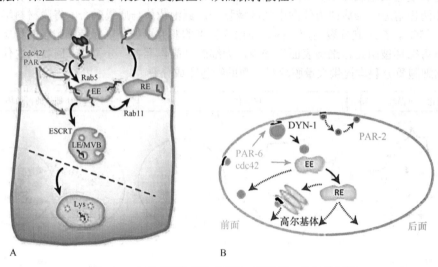

图 3-16　内吞对细胞极性的调控（请扫描二维码看彩图）

A. 内吞对上皮细胞极性的调控；B. 非上皮细胞中极性蛋白和内吞调控子之间的调节。EE，早期内体；RE，再循环内体；LE/MVB，晚期内体／多囊泡体；Lys，溶酶体；DYN-1，发动蛋白1。黑色实线箭头表示有数据支持的模型，黑色虚线箭头表示推测

三、内吞与细胞迁移

在2D体外培养细胞迁移过程中，各种内吞作用在空间上有不同的定位。在迁移的成纤维细胞中，CLIC/GEEC内体定位于前沿，这些内体短暂的消融能特异性地抑制迁移；而小凹小泡位于后端，CCP的分布不存在极化。在贴壁培养BSC1非洲绿猴肾细胞的前沿能观察到FEME，但CCP的分布仍然不存在极化。

在迁移过程中，膜张力参与协调多个细胞过程。例如，前沿膜张力的增加一方面维持了细胞极性，同时也有助于迁移。CLIC/GEEC通路参与调节膜张力，通路的关键调控因子定位于迁移中性粒细胞的前沿。在迁移细胞中，极化分布的CLIC/GEEC通路可能被用来调节膜张力。相反，CCP通过挤压胶原纤维帮助乳腺癌细胞系MDA-MB-231在三维（3D）细胞培养体系中的迁移。在受限的环境中，迁移的免疫细胞可通过激活细胞前沿的大型胞饮作用，穿过细胞运输液体，从而克服组织间的液体阻力。特定的内吞作用在细胞膜上如何部署取决于迁移类型和（或）细胞的类型。内吞作用对细胞迁移的调节机制仍有待于从物理的（膜张力）和化学的（细胞外基质或生长因子）角度去深入探讨。

四、内吞与营养成分的吸收

内吞作用一直与细胞对营养物质的摄取有关。铁（与运铁蛋白结合）和脂类（与脂蛋白相关）的摄取可能是最为熟知的CME功能。CLIC/GEEC通路内化多种GPI-AP，实现对其小分子配体的摄取。一个重要的例子是，叶酸受体在细胞表面的中性pH环境中可与叶酸配体结合，并通过非非网格蛋白介导内吞将叶酸有效递送到细胞，叶酸在内体的极低pH环境下从其受体中解离，并被运输到细胞质中。在细胞表面捕获低浓度的配体，通过GEEC浓缩并输送到细胞的途径对多种

货物的摄取至关重要。

在营养感知与内吞之间存在互动。甘油醛 -3- 磷酸脱氢酶（GAPDH）可在糖酵解过程中发挥作用，同时可作为 ARF1 GTP 酶的 GAP，从而有可能关联细胞膜传输与细胞的能量状态。GAPDH 耗尽后，液相内吞增加，而 CME 和其他非网格蛋白介导内吞未受影响。另一个可能连接营养感应和内吞作用的分子 AMPK，AMPK 可磷酸化高尔基特异布雷菲德菌素 A 抗性因子 1（Golgi-specific brefeldin A resistance factor1，GBF1）、ARF1GTP 酶的鸟嘌呤核苷酸交换因子（guanine nucleotide exchange factor，GEF）和 CLIC/GEEC 通路的关键调控因子；AMPK 还能调控感知营养状况而磷酸化的 GAPDH 在膜上的定位，间接控制 ARF1。GAPDH 和 AMPK 示范了协调细胞营养水平和内吞作用的途径。

五、内吞与胆固醇转运

由肝和小肠分泌的载脂蛋白 A（ApoA）- I 可转运磷脂和胆固醇，具有防止动脉粥样硬化的保护作用（图 3-17）。ApoA- I 和高密度脂蛋白（HDL）必须经内皮细胞运送到巨噬细胞来源的泡沫细胞。ApoA- I 在内皮细胞中的转胞作用需要 ATP 结合盒转运蛋白 A1（ATP-binding cassette transporter A1，ABCA1）的协助，而清道夫受体 B 类 I 型（SR-B I）、ATP 结合盒转运蛋白 G1

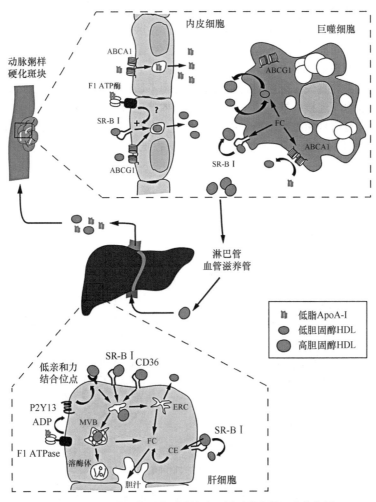

图 3-17 HDL 内吞作用和再分泌在胆固醇逆向转运中的作用

FC，游离胆固醇；CE，酯化胆固醇；HDL，高密度脂蛋白；SR-B I，清道夫受体 B 类 I 型；ABCA1，ATP 结合盒转运蛋白 A1；ABCG1，ATP 结合盒转运蛋白 G1

（ATP-binding cassette transporter G1，ABCG1）和 Ecto-F1-ATPase 则促进 HDL 的运输。ABCA1 将巨噬细胞中过剩的游离胆固醇转运至 ApoA-Ⅰ，或通过 SR-BⅠ转运至 HDL。HDL 逆向内吞作用介导了胆固醇的排出。ABCG1 主要在细胞内的胆固醇转运中发挥作用。富含胆固醇的 HDL 经由淋巴管和血管离开粥样斑，被运回肝。SR-BⅠ通过选择性脂质摄取将胆固醇运回肝细胞。SR-BⅠ、CD36 及 Ecto-F1-ATPase 和 P2Y13 控制下的低亲和力 HDL 结合位点介导了完整 HDL 颗粒的摄取。内吞后，HDL 通过内吞循环体（endosomal recycling compartment，ERC）被迅速回收并重分泌，或被运往多泡体（multivesicular body，MVB）。HDL 在溶酶体中的降解是有限的，而且速度很慢。在细胞内吞作用中，HDL 与肝细胞交换胆固醇，然后胆固醇被用来形成新的脂蛋白，或在转化为胆汁酸后直接或间接分泌到胆汁中。

六、内吞与肿瘤

1. 内吞与肿瘤细胞的生物学行为　基于果蝇上皮细胞肿瘤的研究提示，破坏内吞的主要调节机制可促进肿瘤的发生发展。多种人类肿瘤发生过程中也存在着关键内吞作用调节因子的紊乱，一些肿瘤抑制基因随吞噬物一起进入内体，最终进入晚期内体/多泡体（MVB）被降解，导致肿瘤上皮结构的缺失及生长失控。

　　在野生型上皮细胞中，正常内吞功能一方面确保特定的受体被降解，同时维持细胞-细胞连接的稳定，促进细胞的生存和静息（图 3-18 左侧）。在肿瘤细胞中，大量通过内吞进入细胞内的有丝分裂相关受体未能被分拣进入 MVB 降解，使活性信号受体积累，促进有丝分裂的信号增强，为肿瘤细胞提供自给自足的生长信号（图 3-18 右侧）。内吞转运缺陷也会使细胞-细胞连接不稳定，导致上皮细胞极性丧失，细胞对抗生长信号变得不敏感；极性的丧失也可以直接改变肿瘤细胞的信号转导。细胞间连接的缺失也减弱了细胞间的接触抑制，而接触抑制能激活凋亡通路。此外，增加的有丝分裂信号和细胞增殖可能会抵消凋亡反应，有助于一些突变的细胞摆脱被凋亡清除的命运。细胞极性的丧失、不受抑制的增殖和凋亡抵抗共同为肿瘤的侵袭和转移行为提供了基础。

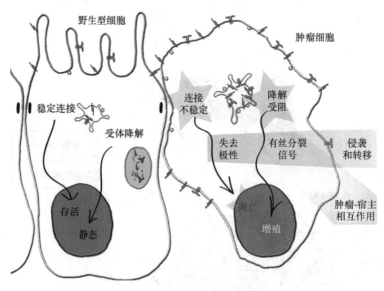

图 3-18　内吞作用抑制肿瘤的假设模型

2. 内吞与肿瘤营养的摄取　在缺乏营养的肿瘤中，营养的内吞摄取更加突出。例如，人类胰腺癌因为血供不良而缺乏营养，无法由血液循环获取氨基酸，因此需要吞噬细胞外的蛋白质。在另一项研究中，促癌基因 *ras* 转化的细胞通过增加大型胞饮作用，水解内吞的细胞外蛋白质来提供氨基酸,这一作用依赖于 PTEN 和 AMPK,抑制大型胞饮可抑制肿瘤的生长。

3. 内吞与肿瘤的纳米药物 纳米药物作为肿瘤治疗的载体,能显著提高治疗的效果和降低系统毒性,在肿瘤治疗中发挥着越来越重要的作用。纳米管或纳米颗粒,如脂质体、胶束、聚合纳米管和聚合药物偶联物,以受控的方式将治疗药物传送到所需的位置。大量用于癌症治疗的纳米药物正在进行研究,一些成功的药物已经上市,如阿霉素脂质体、白蛋白结合紫杉醇纳米复合物(nab-paclitaxel)和伊立替康脂质体。纳米尺寸的特性为癌症治疗提供了独特的优势。

在给药方面,纳米药物不仅可以增加肿瘤组织中的药物浓度,还可以通过各种纳米药物设计策略,提高细胞摄取,实现对负载药物的细胞器特异性给药。肿瘤细胞的摄取首先取决于将药物运送到细胞内,这主要依赖于内吞作用,纳米药物可以通过多种内吞途径进入细胞。不同的内吞作用途径表现出不同的细胞内转运途径和不同的亚细胞定位。

利用细胞的内吞机制可研发更高效的抗肿瘤药物传输系统,如细胞穿膜肽(cell-penetrating peptide,CPP)与细胞膜相互作用,可促进载药脂质体通过细胞内吞作用进入肿瘤细胞(图 3-19)。载药脂质体的表面通过相对较短的聚乙二醇(polyethylene glycol,PEG)链连接细胞穿膜肽修饰,这种肽被长 PEG 链通过 pH 敏感的可切割连接固定在脂质体表面,一些长 PEG 链被肿瘤抗原特异性的抗体修饰,抗体暴露并能与肿瘤细胞表面的抗原结合(图 3-19A)。在肿瘤的酸性微环境中,长 PEG 链和抗体结合物与脂质体分离,导致 CPP 暴露;CPP 与细胞膜相互作用,激活载药脂质体进入肿瘤细胞的内吞作用(图 3-19B)。

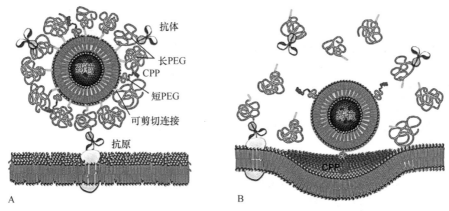

图 3-19 靶向肿瘤细胞的刺激敏感药物传递脂质体设计

CPP,细胞穿膜肽

本章小结与展望

过去数十年对内吞的研究初步明确了细胞内吞的主要过程,并发现了许多参与这一过程的分子,使得我们对内吞的过程和机制都加深了认识。内吞作用可分为两大类:网格蛋白介导内吞(CME)和非网格蛋白介导内吞。后者又包括:非网格蛋白介导/发动蛋白依赖性内吞、非网格蛋白介导/非发动蛋白依赖性内吞、大型胞饮作用、吞噬作用和小凹蛋白依赖性内吞。

已知细胞内吞并不是一系列蛋白质依照严格的时间顺序按部就班进行的简单过程,而是有众多成员参加,受到精密调控的复杂过程。许多蛋白质,如吞蛋白、发动蛋白、肌动蛋白、PCH/F-BAR、Rab 小 G 蛋白和 Arf 小 G 蛋白等在内吞的不同过程中都发挥了重要作用,因此内吞作用对于维持质膜组成的稳定,保障多种细胞生物学过程正常进行有着积极的意义,如营养感知和吸收、细胞极性、细胞迁移、细胞分裂、免疫应答和生长因子受体调控等。内吞作用异常与多种疾病的发生发展有关。

细胞中存在着不同的内吞作用，可帮助细胞整合周围的信息并做出反应，帮助细胞感知力和营养，协调迁移。从功能的角度来看，单一的内吞作用可能无法做出复杂而多重的决定，而多个内吞作用似乎在特定的环境中以非冗余的方式发挥不同的作用。现在还不清楚生物体如何协调多种内吞作用并存的复杂过程，对这些不同内吞作用的认知对于理解细胞生理学及其在哺乳动物中的作用是至关重要。针对目前研究关注的发动蛋白无关的内吞作用中货物捕获和囊泡断裂的机制等问题，以及在肿瘤研究中值得关注的热点问题，包括肿瘤细胞是否通过增加内吞比正常细胞获得更多的能量和营养物质，是否通过增加生长因子的内吞而增大自身体积，是否能通过抑制细胞内吞来抑制肿瘤生长，肿瘤细胞对一些在细胞死亡信号通路中起重要作用的受体的内吞作用是否受到抑制，如何构建肿瘤细胞内吞特异性药物增强治疗效果。这些问题必将随着在时间和空间的细节上对 CME 的分子机制有更多了解，非网格蛋白介导内吞细节的相关研究也正在迅速积累，通过转录组策略，在同时检测多种途径并揭示这些途径的相互关联中逐步得到答案。

思 考 题

1. 基本概念

（1）网格蛋白介导内吞（clathrin-mediated endocytosis，CME）。

（2）吞蛋白介导的快速内吞（fast endophilin-mediated endocytosis，FEME）。

（3）非网格蛋白依赖载体 / 富集糖基磷脂酰肌醇锚定蛋白的早期内吞小室（clathrin-independent carrier，CLIC；glycosylphosphatidylinositol-anchored protein enriched early endocytic compartment，GEEC）。

（4）大型胞饮作用（macropinocytosis）。

（5）吞噬作用（phagocytosis）。

（6）小凹蛋白依赖性内吞（caveolin dependent endocytosis）。

2. 重要蛋白质

网格蛋白（clathrin）、转接蛋白（adaptor protein，AP）、小凹蛋白（caveolin）、发动蛋白（dynamin）、肌动蛋白（actin）、pombe cdc15 同源蛋白（pombe cdc15 homology，PCH）、Rab 蛋白、Arf 小 G 蛋白、受体型酪氨酸激酶、G 蛋白偶联受体（GPCR）。

3. 思考问题

（1）根据其产生的机制不同总结内吞作用的类型。

（2）阐述下图的内容。

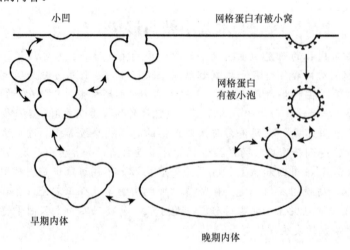

（3）比较非网格蛋白介导内吞和 CME。

（4）简述发动蛋白的特征及其在内吞中的作用。

（5）阐述肌动蛋白在内吞中的作用。

（6）阐述细胞分裂中有哪些内吞作用。

（7）阐述内吞作用对细胞极性的影响。

（8）阐述肿瘤发生中研究内吞的意义。

（季菊玲）

本章彩图：

第四章　端粒与端粒酶

端粒是真核生物染色体末端的特殊结构，由端粒DNA和端粒结合蛋白组成，其功能在于维持染色体的稳定性和完整性。端粒酶实质上是一种特殊的逆转录酶，能通过明显的模板依赖方式每次添加1个核苷酸，它由3个主要的亚单位构成：端粒酶RNA、端粒酶逆转录酶和端粒酶相关蛋白。端粒的基本功能之一是对染色体的保护作用，它可保护染色体不被降解，避免了端粒对端融合。同时端粒能帮助识别细胞中的完整染色体和受损染色体。端粒的长度可作为细胞的"分裂时钟"，反映细胞分裂能力。

在端粒的复制中，端粒酶的催化亚基利用端粒酶RNA亚基作为模板通过转位不断重复复制出端粒DNA，从而补偿在染色体复制过程中的末端隐缩，保证染色体的完全复制。

端粒酶的激活与细胞的无限增殖和恶性肿瘤的发生、发展密切相关。以端粒和端粒酶为靶标的抗癌药物研究近十年来取得了较多进展。此外，端粒和端粒酶与衰老、动脉粥样硬化、特发性肺纤维化等多种疾病相关，并在体细胞重编程等生命过程中具有重要的调控作用。

The telomere is a special structure at the end of the eukaryotic chromosome. It is composed of telomere DNA and telomere binding protein. Its function is to maintain the stability and integrity of chromosomes. Telomerase is a special reverse transcriptase that can add one nucleotide at a time in an obvious template-dependent manner. It is composed of three main subunits: telomerase RNA, telomerase reverse transcriptase, and telomerase-related protein. One of the basic functions of telomeres is the protection of chromosomes. It can protect chromosomes from degradation and avoid telomere end-to-end fusion. At the same time, telomeres can help identify intact and damaged chromosomes in cells. The length of the telomere can be used as the "division clock" of cells to reflect the ability of cell division.

In telomere replication, the catalytic subunit of telomerase uses the telomerase RNA subunit as a template to repeatedly replicate telomere DNA through transposition to compensate for end-replication in the process of chromosome replication and ensure the complete replication of chromosome.

Telomerase activation is closely related to cell immortalization and the occurrence and development of malignant tumors. The research of anticancer drugs targeting telomeres and telomerase has made more progress in the recent ten years. In addition, telomere and telomerase are associated with aging, atherosclerosis, idiopathic pulmonary fibrosis, and other diseases and play an important regulatory role in life processes such as somatic reprogramming.

细胞学家海弗利克（Hayflick）在数十年前发现，体外培养的人成纤维细胞在营养充分供给的情况下，细胞分裂到50代左右就停止活动，真正地进入衰老期。随着对端粒、端粒酶结构和端粒酶激活及调节机制的深入研究，科学家阐明了端粒酶可有效地调控端粒的长度，而端粒的长度直接影响细胞的增殖或凋亡，从而决定了人体寿命的长短。端粒、端粒酶与人类衰老和肿瘤发生、发展关系密切。端粒、端粒酶的功能失调将影响细胞的生物学行为，包括细胞周期的稳定性及细胞增殖、癌变、凋亡和衰老。

第一节　端粒与端粒酶的发现

一、端粒的发现

端粒（telomere）一词最早由果蝇遗传学家赫尔曼·约瑟夫·穆勒（Hermann J. Muller，1946年因辐射遗传学研究获诺贝尔生理学或医学奖）命名。其含义为末端的部分，由两个希腊词根"telos"（末端）和"meros"（部分）合并而成。这一命名方式是按照"centromere"（着丝粒）和"chromomere"（染色粒）这类构词方式组成，此类构词在 20 世纪三四十年代带有明显的细胞学和遗传学含义。

Muller 通过 X 射线对果蝇进行人工诱变，导致果蝇染色体断裂和重排，并对染色体断端进行了早期研究。1938 年 9 月，Muller 在一次精彩演讲中对端粒做出了完整阐述，他指出："末端基因具有某种特殊功能，即可对染色体的末端起到封闭的作用""为区别于其他基因，采用端粒命名""端粒具有单极性，只与一个（而不是两个）基因连接"。

同一时期，芭芭拉·麦克林托克（Barbara McClintock，1983 年因玉米转座子研究获诺贝尔生理学或医学奖）在进行玉米减数分裂实验中发现，减数分裂后期偶然产生的染色体断端极易重新融合形成"桥"，并出现染色体"断裂—融合—桥—断裂"的重复循环。新形成的染色体断端比较黏，易于与其他片段结合，若"断裂的末端愈合，整个循环完全终止"，而正常的染色体末端则非常稳定，不易发生相互融合。

两名遗传学家在不同实验室用不同物种进行的实验中，都发现了染色体末端结构对保持染色体功能的稳定性十分重要，这一末端结构即端粒。端粒是真核生物染色体末端的特殊结构，由端粒 DNA 和端粒结合蛋白组成，其功能在于维持染色体的稳定性和完整性。通过原位杂交技术可见位于染色体末端的端粒结构（图 4-1）。

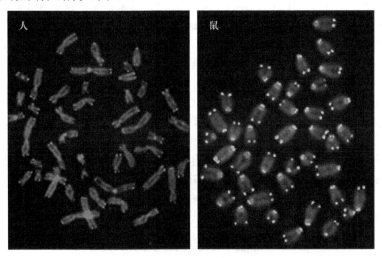

图 4-1　通过原位杂交技术可见位于染色体末端的端粒结构

随着研究手段的进步，1978 年伊丽莎白（Elizabeth）实验室成功地用化学方法测定出了嗜热四膜虫（*Tetrahymena thermophilia*）的端粒序列。嗜热四膜虫被誉为研究端粒和端粒酶的最佳生物模型，嗜热四膜虫属于原生动物门纤毛虫纲，进化地位处于原核生物和高等真核生物之间。嗜热四膜虫有两个细胞核。小核很稳定，含 5 对染色体，用于生殖传代。大核在接合细胞的发育过程中，核糖体 DNA（ribosomal DNA，rDNA）从染色体上断裂后通过复制可形成高达 10 000 多个小染色体，能够提供非常丰富的端粒资源，因此嗜热四膜虫是研究端粒得天独厚的材料。Elizabeth 实验室利用这种特殊的模式生物进行化学实验，证实嗜热四膜虫端粒具有六聚体重复序列，同时还证明该序列具有极性，即从 $5' \rightarrow 3'$ 方向由 TTGGGG 序列构成。随后的大量实验表明，大多数生物中端粒的序列和结构具有保守性，基本都以富含 G 碱基的重复序列为特征，几乎所有生物的端粒重复序列都可以写成：G_n（A/T）$_m$ 的形式。

二、端粒酶的发现

20 世纪 70 年代初，对 DNA 聚合酶特性的深入了解引申出 DNA 复制的末端隐缩问题。DNA 聚合酶在复制 DNA 的时候必须要由 RNA 引物来起始，但线性染色体最末端的 RNA 引物因为没有办法被 DNA 取代，所以每复制一轮，RNA 引物降解后末端都将缩短一个 RNA 引物的长度。詹姆斯·沃森（James Watson，DNA 分子双螺旋模型的发现者之一，1962 年获诺贝尔生理学或医学奖）最早明确指出此"末端隐缩问题"（end-replication problem），并猜想染色体或许通过复制前联体（染色体末端与末端连起来）来解决末端复制的问题。

1980 年 Elizabeth 实验室报告了嗜热四膜虫的端粒发现，此时绍斯塔克（Szostak）正在酵母菌中进行合成人工染色体的研究，但是线性染色体转入酵母细胞后往往很快被降解。线性染色体的降解是否因其末端没有端粒保护？ Jack Szostak 将线性染色体末端连接嗜热四膜虫的端粒 DNA，然后再导入酵母细胞，随后发现线性染色体不再降解，并可以在细胞内复制。随后 Elizabeth 实验室发现带着嗜热四膜虫端粒 DNA 的人工染色体导入到酵母后，被加上了酵母的端粒而不是嗜热四膜虫的端粒序列。由于端粒是由重复序列组成的，当时人们普遍猜想同源重组是延伸端粒补偿染色体末端隐缩的机制。但是同源重组只能复制出更多本身的序列，而嗜热四膜虫端粒上被加上酵母的端粒序列，而不是嗜热四膜虫端粒本身序列，这个现象用同源重组理论无法解释，科学家拟推断酵母中可能存在专门的"酶"来复制端粒 DNA。

经过多次优化条件后，1984 年圣诞节，该酶在布莱克本（Blackburn）和其博士生格雷德（Greider）的共同努力下被发现和确认，这种酶活性不依赖于 DNA 模板和 DNA 聚合酶，只对端粒 DNA 进行延伸，而对随机序列的 DNA 底物不延伸。后来证实，该酶确实是一种依赖于 RNA 的 DNA 聚合酶（RNA dependent DNA polymerase），并被命名为"端粒酶"。端粒酶可在染色体末端不断合成端粒序列，是一种核酸核蛋白酶，即 RNA 依赖的 DNA 聚合酶。端粒酶能以自身 RNA 为模板合成端粒 DNA 的重复序列，并具有逆转录酶活性，它的活性不依赖于 DNA 聚合酶，对 RNA 酶、蛋白酶和高温均敏感。

1989 年 Greider 通过跟踪端粒酶活性，纯化并克隆了嗜热四膜虫端粒酶的 RNA 亚基。1996 年托马斯·切赫（Thomas Cech，1989 因发现核酶而获诺贝尔化学奖）实验室纯化端粒酶的催化亚基，并确认其含有逆转录酶的结构域。

2009 年瑞典卡罗林斯卡医学院宣布，将该年度诺贝尔生理学或医学奖授予美国加利福尼亚旧金山大学的 Blackburn、美国霍普金斯医学院的 Greider、美国哈佛医学院的 Szostak，以及霍华德·休斯医学研究所，以表彰他们对揭示"染色体是如何被端粒和端粒酶保护的"这一古老课题做出的巨大贡献。

三、端粒和端粒酶发现时间轴

1938 年，端粒一词命名。
1939 年，发现玉米细胞的染色体断裂末端容易融合。
1972 年，提出染色体复制的末端隐缩问题。
1978 年，报道嗜热四膜虫的端粒序列。
1982 年，端粒的发现导致人工染色体的发明。
1984 年，报道酵母的端粒序列。
1985 年，报道嗜热四膜虫的端粒酶活性。
1989 年，报道嗜热四膜虫端粒酶的 RNA 亚基。

1994 年，报道酵母端粒酶的 RNA 亚基。

1995 年，报道酵母端粒酶活性。

1996 年，纯化了嗜热四膜虫端粒酶的催化亚基，遗传筛选到酵母端粒酶的催化亚基。

1997 年，证明了嗜热四膜虫和酵母端粒酶的催化亚基。

2009 年，诺贝尔生理学或医学奖授予发现了端粒和端粒酶保护染色体的机制。

第二节　端粒与端粒酶的特征

一、端粒的结构与功能

端粒是真核生物染色体末端的特殊结构，由端粒 DNA 和端粒结合蛋白组成，其功能在于维持染色体的稳定性和完整性。

1. 端粒的结构　端粒 DNA 为不含功能基因的简单、高度重复序列，在生物进化过程中具有高度保守性。不同物种的端粒 DNA 序列存在差异（表4-1），但都以富含 G 碱基的重复序列为特征，如嗜热四膜虫端粒重复序列为 TTGGGG，酿酒酵母端粒重复序列为 T（G）$_{2\sim3}$（TG）$_{1\sim6}$，脊椎动物人和鼠的端粒重复序列均为 TTAGGG。

端粒结合蛋白是与端粒 DNA 特异序列相结合的蛋白质。人端粒结合蛋白称为端粒重复序列结合因子（telomeric repeat binding factor，TRF），包括 TRF1 和 TRF2。TRF1 大小约 60kDa，可与同源二聚体双链 TTAGGG 重复序列结合，包含一个 C 端螺旋 - 转折 - 螺旋区和一个 DNA 结合折叠同源区，其 N 端是酸性区，通过负反馈调节机制抑制端粒增长，起到稳定端粒长度的作用。研究发现 TRFI 抑制端粒酶在端粒末端的行为，但不抑制端粒酶的活性。TRF2 与 TRF1 相似，但 N 端碱性强，可以防止染色体末端相互融合。

表 4-1　经典生物端粒重复序列

生物	序列	发现者	发现时间
嗜热四膜虫	TTGGGG	Blackburn，加尔（Gall）	1978
尖毛虫	TTTTGGGG	克洛布切尔（Klobutcher）等	1991
锥虫	TTAGGG	Blackburn，查洛钠（Challoner）	1984
酿酒酵母	T（G）$_{2\sim3}$（TG）$_{1\sim6}$	Shampay 等	1984
番茄	TT（T/A）GGG	加纳尔（Ganal）等	1991
人	TTAGGG	莫伊泽斯（Moyzis）等	1988
鼠	TTAGGG	基普林（Kipling）等	1990

端粒结构较为稳定，以人端粒为例，端粒 DNA 由两条互相配对的 DNA 单链组成，其中一条稍长于另一条，其双链部分通过与端粒结合蛋白 TRF1（依赖于端粒酶）和 TRF2（不依赖于端粒酶）结合使端粒的 3′ 单链末端（G 尾）重复取代了双链体 DNA 中的同源重复序列以形成一个 T 环（T-loop）。T 环的这种特殊结构可维持染色体末端的稳定，保持染色体及其内部基因的完整性，从而使遗传物质得以完整复制（图 4-2）。

2. 端粒的功能　端粒的基本功能之一是对染色体的保护作用。缺少端粒的染色体不能稳定存在，这是因为端粒 DNA 与结构蛋白形成的复合物如同染色体的一顶"帽子"，它既可保护染色体不被降解，又避免了端粒对端融合（end-end fusion）。同时端粒能帮助识别细胞中的完整染色体和受损染色体。

端粒的另一重要意义体现在细胞有丝分裂过程中。细胞学家 Hayflick 在数十年前发现，体外培养人成纤维细胞，即使在营养充分供给的情况下，细胞分裂到 50 代左右也将停止复制而进入衰

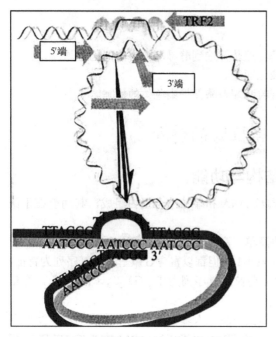

图 4-2　端粒 DNA 形成 T 环结构（人）

老期，而端粒长度的丢失在这一过程中扮演着重要的角色，至少可以看作有丝分裂能力的一种标记。由于每次 DNA 复制中，每条染色体的 3′ 端均有一段 DNA 无法得到复制，随着细胞每次分裂，染色体 3′ 端将持续丧失 50～200bp 的 DNA，因而细胞分裂具有一定的限度，即分裂寿命，所以端粒的长度可作为细胞的"分裂时钟"（division clock），反映细胞分裂能力。随着每次细胞分裂，染色体末端逐渐缩短，当端粒缩短到一定关键性长度时，染色体的稳定性受到破坏，细胞将停止分裂，出现衰老迹象。目前的研究发现，生殖细胞中可稳定维持较长的端粒，其他组织细胞，如皮肤、肺和血管中，端粒往往随年龄增长而逐渐缩短。许多证据都表明端粒长度的丢失对于人类细胞的衰老具有重要的生物学意义，因此端粒也被称为"生命时钟"（life clock）。

二、端粒酶的结构与功能

1. 端粒酶的结构　端粒酶实质上是一种特殊的逆转录酶，能通过明显的模板依赖方式每次添加一个核苷酸，它由 3 个主要亚单位构成：端粒酶 RNA、端粒酶逆转录酶（telomerase reverse transcriptase，TERT）和端粒酶相关蛋白。

（1）端粒酶 RNA（telomerase RNA，TR）：是第 1 个被克隆的端粒酶成分。端粒酶 RNA 富含 CyAx 序列，可与富含 TxGy 的端粒 DNA 序列形成互补，将端粒序列添加到染色体末端（图 4-3）。端粒酶 RNA 转录模板内的远端区参与和底物的结合；近端区能添加特定的核苷酸，对底物识别并不重要；模板边界区（端粒酶 RNA 内最后复制入 DNA 的位置）可与端粒酶相关蛋白等结合。端粒酶 RNA 是端粒酶执行功能的关键成分，体外试验中使用 RNA 酶 H 切割端粒酶 RNA，能消除端粒酶延长端粒的功能。

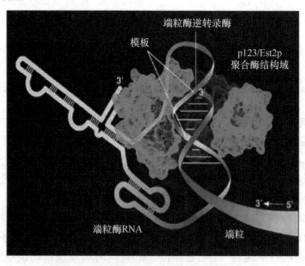

图 4-3　端粒酶：RNA 依赖的 DNA 聚合酶

（2）端粒酶逆转录酶：几乎所有存在端粒酶的细胞均含有单独的 TERT 基因，哺乳动物 TERT 的转录由许多转录因子、激素和细胞外信号严格控制。不同的转录因子调节 TERT 在不同的细胞内表达。TERT 能够催化端粒 DNA 转录合成，破坏 TERT 将消除端粒酶活性并致端粒缩短。

TERT 晶体结构由三部分组成：RNA 结合区、逆转录区（reverse transcriptase domain）和羧基末端延伸区（carboxy-terminal extension，CTE）。RNA 结合区主要由螺旋组成，含有 CP 和 T 两个保守区域，与单链和双链 RNA 结合。逆转录区由 α 螺旋和 β 折叠组成，呈现像手指（finger）和手掌（palm）形状的结构。CTE 区由延长的螺旋组成，其表面有长的环结构。

N-TERT 残基的功能包括与端粒酶 RNA 结合、装配和催化作用，与 *p53* 的相互作用和细胞无限增殖化。C-TERT 残基也在人类原始成纤维细胞的无限增殖化、端粒组装的竞争、核仁内定位、引物结合和渐进性延长等方面起重要作用。

人类 TERT（hTERT）基因为一单拷贝基因，定位于 5p15.33，具有 7 个保守序列结构域单元和端粒酶特异性结构域单元。有报道认为，癌基因 *c-myc* 为一重要的端粒酶激活剂。存在于 hTERT 核心启动子中，有两个重要的 *c-myc* 结合位点（CACGTG，亦被称为 E 盒）。*c-myc* 是一个受特殊信号调节的可诱导癌基因，并可与 *H-ras*、*N-ras* 等癌基因协同作用，促进细胞无限增殖，获得无限增殖化并发生癌变。Wang 等研究发现，*c-myc* 在人正常乳腺上皮细胞（human mammary epithelial cell，HMEC）和双倍体成纤维细胞中可诱导端粒酶活性，并能延长 HMEC 的寿命。*c-myc* 诱导的 hTERT 表达起始速度快，不受细胞增殖或额外蛋白质合成的影响，与 *c-myc* 引起的直接转录激活一致，但癌基因 *c-myc* 不是唯一与 hTERT 基因调节有关的转录因子。近期研究表明，锌指蛋白转录因子 Sp1 可协同 *c-myc* 激活 hTERT 的转录。可能还有其他因子，如 Bcl-2 抗凋亡基因、E6 人乳头状瘤病毒 16 型蛋白等均可使 hTERT 上调。但在诸多不同类型的瘤细胞中，致 hTERT 上调的基本激活剂是 *c-myc*。

（3）端粒酶相关蛋白（telomerase associated protein，TEP）

1）TEP1 是一多功能的 RNA 结合蛋白，TEP1 缺失可导致 rRNA 水平的显著降低，但不导致端粒酶活性或端粒长度的紊乱。

2）存活运动神经元（survival motor neuron，SMN）基因产物已被证实为另一种人端粒酶相关蛋白。热休克蛋白 90（heat shock protein 90，HSP90）可能是芽殖酵母端粒酶活性和端粒长度维持的调节剂。

3）芽殖酵母蛋白 Est1p 和 Est3p 被证明与体内端粒酶的功能有关。Est1p 使端粒延长，但无 Est1p 的情况下 Est3p 也可以维持端粒长度。

2. 端粒酶的功能 在端粒酶被发现以前，人们就推测生殖细胞之所以能世代相传，其中可能存在一种维持端粒长度的特殊机制，体细胞可能正是由于缺乏这种机制，其染色体末端才面临着致死性缺失的危险。因此，在正常人体细胞向无限增殖化细胞（immortalized cell）及肿瘤细胞的转化过程中可能也存在着与生殖细胞类似的机制。这些细胞如何保持持续分裂或长期分裂的能力？科学家们发现端粒确实随着每次分裂而缩短，但细胞可通过端粒酶使已缩短的端粒延长，从而维持端粒长度，保持细胞增殖潜能，抑制细胞的衰老。在生殖细胞和干细胞中可检测到高水平的端粒酶活性。

在端粒的复制中，端粒酶的催化亚基利用端粒酶 RNA 亚基作为模板通过转位不断复制出端粒 DNA，从而补偿在染色体复制过程中的末端隐缩，保证染色体的完全复制。没有端粒酶的细胞中，端粒会逐渐缩短至损害基因。有端粒酶存在的细胞，则端粒长度可得到补充更新，使端粒处于一种动态平衡状态。

端粒酶的另一功能是修复断裂的染色体末端。当断裂的染色体末端有丰富的 G、T 碱基存在时，即使没有完整的端粒重复序列存在，端粒酶也能以此为引物延伸该染色体端粒序列，从而使末端免遭外切酶的破坏。此外，端粒合成过程中，端粒酶还具有纠错作用，以去除错配碱基。

第三节 端粒与端粒酶的作用机制

一、DNA 的半保留复制

真核生物的染色体主要由 DNA 和组蛋白构成。DNA 是遗传信息的载体，生物体以 DNA 为模板合成 RNA 的过程称为转录，即将储存于 DNA 中的遗传信息通过转录和翻译得到表达。逆转录过程是指以 RNA 为模板，由脱氧核苷三磷酸（deoxyribonucleoside triphosphate，dNTP）聚合形成 DNA 分子，此过程中，核酸合成与转录的过程与遗传信息流动的过程相反，故称为逆转录。逆转录酶是依赖 RNA 的 DNA 聚合酶。一般认为，端粒酶是一种特殊的逆转录酶，能以自身的 RNA 为模板合成端粒的重复序列，以维持端粒长度的稳定性。

核酸的基本组成单位是核苷酸，由碱基、戊糖和磷酸 3 种成分连接而成。DNA 分子中的碱基成分是腺嘌呤（adenine，A）、胸腺嘧啶（thymine，T）、鸟嘌呤（guanine，G）和胞嘧啶（cytosine，C），碱基之间具有严格的互补配对关系，腺嘌呤 - 胸腺嘧啶、鸟嘌呤 - 胞嘧啶配对，彼此之间以氢键连接。RNA 分子中的碱基成分是腺嘌呤 - 尿嘧啶（uracil，U）和鸟嘌呤 - 胞嘧啶配对。

DNA 复制最重要的特征是半保留复制。复制时，亲代的 DNA 双链解开螺旋，形成两条单链，各自作为模板指导子代合成新的互补链。子代细胞的 DNA 双链，其中一条是从亲代完整接受过来，另一条则是由底物完全重新合成。由于碱基互补，两个子细胞的 DNA 双链都和亲代 DNA 碱基序列一致。DNA 复制是在多种酶催化下进行的核苷酸聚合过程，相邻核苷酸之间以磷酸二酯键聚合形成 DNA 长链，由底物的 5'-P 加合到原有的游离 3'-OH 上形成，新链合成只能从 5' → 3' 方向进行，此即复制的方向性。

二、冈崎片段和染色体末端隐缩问题

1. 冈崎片段 子代 DNA 复制过程中，顺着解链方向由 5' → 3' 复制的新链，复制是连续进行的，称为前导链。另一条新链的复制方向与解链方向相反，复制时必须等待模板解开足够的长度，才能从 5' → 3' 复制，顺着解链方向，等到下一段又暴露出足够长度的模板，再进行另一段从 5' → 3' 的复制，这种复制称为半不连续复制，这条不连续复制的 DNA 链被称为后随链，其中不连续的 DNA 片段即冈崎片段（Okazaki fragment）。因日本学者冈崎令治在研究大肠埃希菌中的噬菌体 DNA 复制时发现此现象而得名。1968 年冈崎用含有 ^{3}H- 脱氧胸苷三磷酸（^{3}H-dTTP）的培养液短时间标记大肠埃希菌，分离纯化 DNA，变性后用超离心方法得到许多 ^{3}H-dTTP 标记的短片段，长度为 1000～2000bp。延长标记时间后，这些片段可转变为成熟的 DNA 链，因此这些片段是复制过程中的中间产物，即冈崎片段。

2. 末端隐缩问题 DNA 复制时，已知的 DNA 聚合酶都不能直接启动复制，必须在 RNA 聚合酶作用下，以 DNA 为模板合成一小段 RNA 作为引物提供一个 3'-OH，DNA 聚合酶才能在此基础上按照 5' → 3' 的方向聚合脱氧核苷三磷酸来延伸 DNA 新链。当复制延伸反应启动之后，5' 端的 RNA 引物被降解，这样母链的 5' 端将会有一小段无法拷贝到子链当中去，造成 DNA 信息的丢失。DNA 复制结束时，前导链 5' 端会留有引物消除后的空缺，而在后随链中，由于 DNA 合成是不连续进行，上一次引物消除所留下的空缺将被下一次复制补完整，因此当最后一次不连续复制的引物被消除后则无法得到弥补。

所以线性染色体 DNA 每复制一轮，RNA 引物降解后末端都将缩短一个 RNA 引物的长度，尽管这个引物不长，但是细胞持续不断复制，如果不进行补偿，染色体不断缩短，最终就会消失。此即"末端隐缩问题"（图 4-4）。

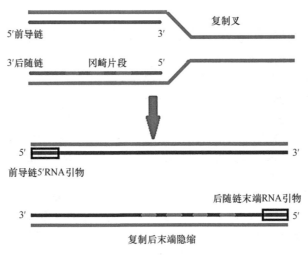

图 4-4　冈崎片段和末端隐缩

3. 端粒酶使端粒延长的作用机制　真核生物的端粒具有特殊的复制难题，由于 DNA 聚合酶不能完整地复制后随链，通常 DNA 复制中染色体末端会发生序列丢失。20 世纪 80 年代，对于端粒复制特点有两个重要发现：①锥虫在宿主体内连续传代时端粒长度增加，在类似的嗜热四膜虫试验中，维持在对照生长期的细胞内端粒长度也增加；②把嗜热四膜虫端粒转入亲缘关系较远的酿酒酵母中也可以起到端粒的作用，并且酵母特有的端粒重复序列可以添加在其线性质粒的末端。人们提出两种模型解释端粒序列是如何添加的，第一种模型认为 DNA 重组或聚合酶在重复序列上的滑动可延伸端粒序列，即可能通过基因重组机制来获得端粒结构。第二种模型认为端粒序列是由目前尚未知的聚合酶添加上的，此酶可以在没有模板条件下将序列添加到染色体末端。后一种模型显然可以更好地解释酵母特异性重复序列在嗜热四膜虫端粒上的添加。1985 年格雷德（Greider）在嗜热四膜虫中鉴定出这一"目前尚未知的聚合酶"。该酶可通过对端粒不依赖模板的复制，补偿由于去除引物而可能造成的 DNA 线性末端缩短，此即端粒酶。

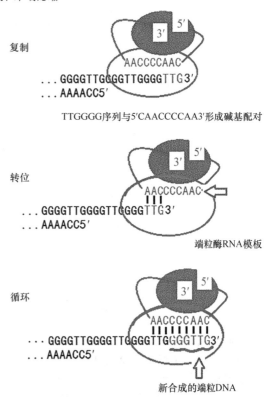

图 4-5　端粒酶使端粒延长机制模型（嗜热四膜虫）

1989 年 Elizabeth 实验室在反复多次试验的基础上，以四膜虫为例，提出了端粒酶合成端粒重复序列的模型。这种延伸机制主要可概况为：①端粒酶与染色体末端结合，端粒酶 RNA 模板区 5′CAACCCCAA3′ 序列与端粒 TTGGGG 重复序列形成碱基配对；②端粒 DNA 通过在 3′ 端添加 TTG 而延伸；③端粒酶 RAN 移位，使末端新形成的 TTGGGG 序列重新和暴露的模板序列对正；④另一轮模板复制产生新的 TTGGGG 重复序列（图 4-5）。

第四节　疾病中端粒与端粒酶的研究

"端粒 - 端粒酶假说"认为端粒酶的激活与细胞无限增殖化和恶性肿瘤的发生、发展密切相关。

一、细胞衰老及无限增殖化中端粒 - 端粒酶假说

染色体末端的端粒DNA进行性缩短是限制人细胞寿命的先决条件。目前的资料证实，端粒酶对长期成活的组织和长期进行有丝分裂的细胞是必需的。

细胞的死亡过程分为两个阶段，即第一致死期（mortality stage1，M_1）和第二致死期（mortality stage 2，M_2）。当端粒缩短至一关键性长度2～4kb时，染色体的稳定性就会遭到破坏，细胞开始衰老进入M_1期。在M_1期细胞对生长因子等失去反应时，产生DNA合成蛋白抑制因子，细胞周期检查点（cell cycle checkpoint）发送细胞周期停止信号，DNA合成即告停止，DNA断裂，活化 *p53* 依赖或非 *p53* 依赖的DNA损伤修复途径，并诱导CDK抑制物如P21、P27产生，导致细胞G_1期生长停滞，最终走向死亡。如果这一过程中一些癌基因的激活和 *Rb*、*p53* 和 *p16* 等抑癌基因的失活或功能丧失，均能使M_1期的死亡机制被抑制，使细胞逃逸M_1期，细胞继续生长获得额外的增殖能力，此时端粒酶仍为阴性，端粒继续缩短，经过20～30次分裂后，最终到达M_2期。虽然上述情况可使细胞生命周期延长，但仍不能使其无限增殖，处于M_2期的细胞由于端粒过短，基因不稳定，绝大多数细胞将在这一时期死亡，只有极少数细胞由于端粒酶活性的上调或重新激活，端粒的功能得到恢复，使细胞超越M_2期，成为无限增殖化细胞（图4-6）。

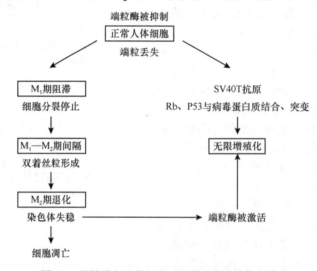

图 4-6   端粒酶在人体细胞无限增殖化中的作用特点

研究发现，不但在正常组织的无限增殖化细胞（如造血干细胞、精子），而且在非无限增殖的、正常生理状态下增殖活跃的细胞（如受抗原刺激的T及B淋巴细胞、口腔和食管黏膜上皮细胞、皮肤基底层角质形成细胞、宫颈上皮细胞、小肠上皮细胞）也可检出端粒酶活性。一般情况下在生殖组织中极易检测到端粒酶的活性，并且在生殖细胞中可稳定维持较长的端粒；而大多数分化成熟的组织和细胞中很难检测到端粒酶活性，且端粒长度随年龄增长而逐渐缩短。"端粒 - 端粒酶假说"将端粒的丢失同细胞衰老联系起来，另外也将端粒酶再激活同肿瘤联系起来。许多证据都表明，对于衰老的人类细胞，端粒的丢失具有重要的生物学意义，如在多种类型的衰老体细胞中，都呈现出共同的端粒平均长度缩短，在体外衰老细胞及体内淋巴细胞中有与端粒丢失有关的染色体畸变的聚积。

端粒的缩短引起衰老。在早老（又称早衰）患者中可存在端粒过度缩短，进而缩短的端粒允许染色体融合。对于患有哈 - 吉二氏综合征（Hutchinson-Gilford syndrome，HGPS，又称早老症）儿童的成纤维细胞进行体外培养后发现，其端粒长度与同龄人正常细胞相比明显变短，这与细胞的复制力降低相一致。另外，端粒的丢失可以用来衡量培养基中再生细胞的衰老程度，也可根据

它来判断细胞供体的年龄。对唐氏综合征（Down syndrome，DS）患者外周血淋巴细胞端粒进行检测发现其细胞内端粒丢失程度是同龄人的 3 倍。TERT 在神经退行性变性疾病实验模型中展现出神经保护性功能，提示在神经细胞中提高端粒酶的活性可能抑制与衰老相关的神经退行性病变等。

端粒酶延长端粒长度以减慢细胞衰老最早的证据来自博德纳尔（Bodnar）等的研究，1998 年其在 *Science* 上刊文报道：在体外培养的细胞中，将人的端粒酶基因导入端粒酶阴性的正常人体细胞中并激活其表达，与未导入该基因的细胞比较，发现前者端粒显著延长，细胞分裂旺盛，细胞寿命比后者显著延长，更令人关注的是细胞并无肿瘤样改变。端粒酶活性和细胞凋亡可作为伴有或不伴有子宫内发育延迟的胎盘衰老的标志。端粒缩短加快还可在许多病变中观察到，如沃纳（Werner）综合征、共济失调毛细血管扩张症、先天性角化不良等。虽然有些遗传异常和端粒缺陷的关系还不十分清楚，但可能的原因有：①端粒核酸外切酶活性和（或）有效利用的增加；②端粒过度丢失；③发育过程中或出生后端粒补偿机制的不足。端粒缩短加速可由于环境应急介导的 DNA 损害或对这些损害敏感度增加所致。不管何种原因，端粒缩短速率增加可致增殖组织的早衰。

尽管端粒酶能使端粒长度延伸，但生物整体的老化是一个非常复杂的问题。即使仅在早老性疾病中，端粒缩短过快发生的原因和调控因素，端粒长度延伸后染色体是否能够稳定存在，端粒酶活化是否会导致细胞肿瘤化，这些问题都有待于进一步深入研究以解决。能否通过对端粒、端粒酶的研究，使细胞年轻化，进而延长人类生命，仍是一个漫长的课题。

二、端粒、端粒酶与肿瘤

自从 1994 年金（Kim）等创立端粒重复放大测定法（telomeric repeat amplification protocol，TRAP）检测端粒酶活性以来，越来越多的文献报道了在大多数人类原发性肿瘤标本及肿瘤衍生细胞系中可检测到较高的端粒酶活性。证明肿瘤细胞持续增殖是端粒酶激活或端粒维持机制改变的结果，这是恶性肿瘤细胞显著的生物学特征之一，是癌变机制中一个十分重要的环节。

美国学者检测 400 多例来源于 12 种不同组织的原发性肿瘤病例发现，肿瘤组织的端粒酶阳性率高达 84.8%，而肿瘤周围组织或良性病变中的阳性率仅为 4.4%。Shay 等总结了肿瘤端粒酶的检测结果，在正常组织（196 例）、原位癌（410 例）、恶性肿瘤（2031 例）和癌旁组织（690 例）中端粒酶的阳性率分别是 0.5%、30%、85% 和 11%。在前列腺、乳腺、胰腺、肺、肝的早期癌中端粒酶的阳性率为 85.0%～95.0%，而对应的癌旁或良性病变组织中，端粒酶基本上不能检出或活性极微弱。在慢性髓细胞性白血病（chronic myelogenous leukemia，CML）和急性髓细胞性白血病（acute myelogenous leukemia，AML）的端粒动力学研究中，用 DNA 印迹法（Southern blotting）测量端粒长度，用 Stretch-PCR 法测出端粒酶活性，在 CML 白细胞中，端粒酶活性非常低，与正常组织相似，但 CML 急性发作时，肿瘤细胞中端粒酶活性显著升高，表明 CML 由慢性到急性过程中，端粒酶被高度激活。端粒酶水平与某些肿瘤恶性程度相关。在区分良性与恶性甲状腺肿瘤中，hTERT 是敏感的标志物，从 24 例患者的甲状腺结节穿刺物中提取 RNA，进行 RT-PCR，扩增 hTERT 基因，与细胞学和组织学检查结果比较，hTERT 阳性与甲状腺癌的符合率为 93%，hTERT 阴性与良性甲状腺肿瘤的符合率为 90%。因此，随着研究的不断深入，端粒酶和 hTERT 有望成为肿瘤诊断及恶性程度分类的标志物。这些研究结果表明，端粒酶的激活及合成端粒 DNA 被认为是细胞无限增殖化和癌症发展的重要步骤，但端粒酶的激活常是恶性肿瘤发生过程中的一个后期事件。

在一些肿瘤中存在端粒危机（telomere crisis），即端粒酶激活和端粒缩短的现象同时存在。特别见于造血系统的恶性肿瘤，由于这些肿瘤细胞的增殖和循环往往都是单细胞的，因此每一个肿瘤细胞都将竞争更有效的增殖，使突变细胞在短期内形成群落。肿瘤细胞中虽有端粒酶激活，但肿瘤细胞的分裂次数大大增加仍使端粒缩短，此种端粒酶激活和端粒缩短共存的现象称为端粒危机。与此相反，实体肿瘤细胞常固定在局部，因此子代细胞对于不同突变的竞争被其邻近细胞所限制。实体肿瘤细胞的克隆需要比白血病细胞具有更稳定的遗传特性。因为位于特殊环境中的特殊表型必须保持相当长的时间才能克隆形成群落，所以实体肿瘤只有具备较长的端粒，才能有较稳定的遗传特性，具备"最好"的表型从而被选择、生长和增殖。端粒危机的发生也可能由于异常修复事件使染色体发生端端融合，端端融合的后果是在随后的细胞分裂过程中发生染色体断裂，进而导致遗传不稳定和肿瘤易感性。

三、端粒、端粒酶与心血管疾病

多种心血管病，如原发性高血压、动脉粥样硬化、心力衰竭和脑卒中等心脑血管疾病的发生、发展过程中都伴有端粒长度的改变。

动脉粥样硬化（atherosclerosis，AS）是在多种危险因素作用下，以血管内皮结构或功能损伤、中膜平滑肌迁移增殖为主要特征的进行性病变。多个研究表明，端粒和端粒酶参与了 AS 的发生、发展。萨马尼（Samani）等发现 10 例重度冠状动脉疾病患者的白细胞平均端粒长度较 20 例正常对照者显著缩短，其中端粒长度低于平均值的受试者发生心肌梗死的风险增加了 2.8～3.2 倍。研究表明，与来自同一个体的正常内皮细胞相比，衰老的内皮细胞中具有更短的端粒、较低的端粒酶活性。研究者提取高脂饮食小鼠的内皮祖细胞，并在体外注射人端粒酶逆转录酶，结果发现内皮祖细胞的增殖能力显著提高。另外有研究发现，在正常血管的平滑肌细胞（smooth muscle cell，SMC）中 TERT 的表达水平很低，但在 AS 发展过程中 TERT 被活化。

端粒和端粒酶与心力衰竭和脑卒中也具有相关性。在左心室功能障碍、左侧心力衰竭的情况下，心肌细胞被激活，心肌细胞增殖增加，其增殖率与端粒长度相关。端粒酶水平增加和被激活可以干扰心肌细胞分裂过程中端粒长度的缩短。动物模型证实 TERT 也参与了心肌细胞凋亡。

作为细胞老化的标志之一，端粒及端粒酶的功能变化与心血管疾病病理演进密切相关。因此，通过靶向端粒和端粒酶，从而抗血管细胞老化正逐渐成为心血管疾病治疗的一个新策略。

四、端粒、端粒酶与其他衰老疾病

特发性肺纤维化（idiopathic pulmonary fibrosis，IPF）作为一种细胞复制性衰老疾病，呈进行性恶化，其病理生理机制为肺上皮细胞的复制性衰老，肌成纤维细胞的增生，导致肺泡结构的异常重塑。已有研究证实，IPF 的发病机制与端粒变短及端粒酶突变有关，可能与端粒引起肺泡上皮细胞复制性衰老相关。有研究表明，IPF 患者存在端粒酶基因突变，加速了端粒的缩短，进而引起肺泡上皮细胞复制性衰老。基因组检测发现，IPF 可由端粒酶 TERT 基因突变引起，在外周血白细胞、肺泡上皮细胞均可发现端粒缩短。

皮肤光老化是细胞在紫外线照射下细胞微环境发生改变，最终导致 DNA 损伤，加速端粒长度缩短，从而出现细胞提前老化。在皮肤出现光老化的过程中，机体表现为色素沉着斑、皱纹、毛细血管扩张，甚至发生增生性病变脂溢性角化病、癌前病变光化性角化病、恶性肿瘤鳞状细胞癌、恶性黑色素瘤等。研究发现，紫外线 B（ultraviolet B，UVB）可直接作用于 DNA，DNA 产生突变，导致端粒缩短；紫外线 B 及紫外线 A（ultraviolet A，UVA）诱导产生的活性氧簇，可以间接损伤线粒体及细胞核 DNA，使端粒缩短，导致细胞异常或凋亡。有研究发现细胞代谢和紫外线产生 DNA 氧化损伤的部位发生在鸟嘌呤残基，而端粒保守序列和 $3'$ 端富含鸟嘌呤，所以在这两处富含鸟嘌呤的部位发生的 DNA 氧化损伤均可使端粒缩短加速。

五、以端粒和端粒酶为靶标的抗癌药物研究

1. 靶向端粒的抗肿瘤治疗研究　正常情况下，端粒形成 T 环及鸟氨酸四联体（G-quadruplex，G4）二级结构，与庇护蛋白（shelterincomplex）相互作用，维持端粒结构的稳定。很多针对 G4 结构的小分子药物被研发，如 BRACO19、RHPS4、替莫美他汀（telomestatin）等。BRACO19 使肿瘤细胞出现后期桥和端粒融合，这可能是由于 BRACO19 引发端粒 T 环结构的脱环或端粒结合

蛋白的释放从而引起 DNA 损伤，而端粒功能失调最终会引起 P53 和 P21 介导的细胞周期阻滞、衰老或凋亡。还有研究发现，钾离子浓度在 BRACO19 发挥作用的过程中也具有重要作用。目前 BRACO19 已经进入临床研究阶段。BRACO19 对肿瘤细胞的治疗作用依赖于端粒的长度，其结构和疗效仍需进一步优化和实际检验。RHPS4 和替莫美他汀在肿瘤细胞中的作用机制尚不明确，但有研究发现 RHPS4 特异性结合 G4 后可诱导 U251MG 神经胶质瘤细胞 G_2/M 期的阻滞，增加了放射治疗的敏感性。

此外，还有一些端粒 3′ 端单链核苷酸类似物（T-oligo），可通过模拟端粒末端突出的单链，而被细胞的防御机制识别为危机长度的端粒，启动类似 DNA 损伤应答（DNA damage response，DDR）。T-oligo 进入细胞后，随着其在细胞核中的积累，可诱发 DDR、周期阻滞和凋亡。这可能是由于激活了 ATM 通路及其下游因子 P53、Rb 等。T-oligo 诱发细胞衰老和凋亡的特性已被广泛应用于肿瘤的靶向治疗中。在前列腺癌、淋巴瘤、乳腺癌、结直肠癌、非小细胞肺癌、黑色素瘤等肿瘤治疗的研究中，T-oligo 展示了良好的抑癌抗癌效应。

2. 靶向端粒酶的抗肿瘤治疗研究 对于绝大多数的肿瘤细胞，端粒酶被重新激活是其区别于衰老细胞及正常细胞的重要特征之一。端粒酶是天然的抗肿瘤治疗靶点，也是目前及未来的重点发展方向。近年来，端粒酶抑制剂的研究取得了很大进展，具体包括以下几个方面。

（1）以端粒酶 RNA 为靶标

1）通过反义寡脱氧核苷酸（antisense oligodeoxynucleotide，ASODN）技术阻断端粒酶 RNA 的模板作用对端粒酶活性的抑制。被动抑制基于 ASODN 与 RNA 的简单竞争结合，而主动抑制 RNA-ASODN 杂合体激活 RNase H 从而降解 mRNA。有研究将 hTR 的反义 cDNA 通过腺病毒载体整合到乳腺癌细胞 MCF7 中，结果发现端粒酶活性受到抑制，端粒长度从 9.25kb 缩短至 7.28kb，细胞凋亡增强。在宫颈癌细胞中同样观察到端粒酶活性被抑制导致细胞凋亡，而端粒不缩短的现象。

2）核酶对端粒酶活性的抑制，核酶是具有特殊核酸内切酶活性的小分子 RNA，通过催化中心的反义序列识别靶位。金泽（Kanazawa）等设计了一种锤型的核酶（Telo-R2），具有特异性切割 hTR 模板区的功能。核酶有望成为广谱、低毒、高效的抗癌新药。

（2）抑制端粒酶逆转录酶活性

1）hTERT 突变：表现为丧失催化活性，能结合 hTR。在体内和体外试验中，hTERT 突变后端粒酶活性均明显被抑制。在人表皮肿瘤细胞系和无限增殖化胚肾细胞系中通过含点突变的 cDNA 介导 hTERT 突变，结果端粒酶活性被抑制及端粒缩短，其中表皮肿瘤细胞的端粒变得非常短（1～4kb），早期表现出形态学改变和生长抑制，32 天后细胞成片死亡；相反，胚肾细胞表现为端粒长度在不同克隆之间有明显差异（3～12kb），端粒长的克隆（10～12kb）继续以一定速度增殖，直至端粒长度缩短到约 4kb，此时，端粒酶蛋白为阴性。另外的研究表明，端粒酶抑制剂诱导端粒进行性缩短，当细胞端粒缩短到临界点时细胞即进入凋亡期。

2）逆转录酶抑制剂（reverse transcriptase inhibitors，RTI）在人类免疫缺陷病毒（human immunodeficiency virus，HIV）治疗中已广泛使用，它能结合到病毒 DNA 上阻断逆转录酶的链延伸。由于端粒酶是 RNA 依赖的 DNA 聚合酶，所以 RTI 可以成为肿瘤治疗的药物。对于齐多夫定的研究最多，体外研究的剂量半抑制浓度（IC50）为 0.1～1.75mmol/L 时端粒酶活性被抑制，细胞生长变缓，但延长用药时间并没有观察到端粒变短或最终细胞生长抑制。这一现象可能是因为该药抑制线粒体 DNA 复制，导致剂量依赖的端粒酶活性下降，从而产生细胞毒作用。

3）靶向 hTERT mRNA 的 ASODN：针对 hTERT mRNA 设计的 ASODN 能选择性地与靶基因杂交，阻断靶基因的表达。1997 年韦布（Webb）等首次使用针对 hTERT mRNA 的 ASODN，成功地选择性阻断了端粒酶的表达。在以端粒酶 hTERT 基因为靶标的 ASODN 体外抗肿瘤活性评价中，发现 ASODN 对肝癌、肺癌、胃癌、乳腺癌、脑胶质瘤等细胞均有不同程度的抑制作用，其作用有明显的序列依赖性，其中对胃癌抑制作用最强，IC50 仅为 0.25μmol/L。hTERT mRNA 的

ASODN 作用于 AML、CML 细胞 24h 后再加入顺铂，可促进顺铂诱导的细胞凋亡。

（3）主要的抑制端粒酶活性药物：目前，数十种针对端粒酶的结构及调控途径的抗肿瘤药物被开发，效果比较显著的药物包括伊美司他（imetelstat）、BIBR1532、GV1001、XAV939、吡唑类化合物、咔唑类化合物等。伊美司他可特异而高效地结合到 hTERT 上，从而充分地抑制端粒酶的活性。多项试验都证实伊美司他具有高效、低毒的抗肿瘤活性。霍克赖特（Hochreiter）等的研究提示，伊美司他可以很好地抑制乳腺癌细胞端粒酶的活性，缩短细胞端粒长度，抑制细胞的增殖和转移并最终诱发细胞的衰老和凋亡。多数的 II 期临床试验尚在进行中。BIBR1532 是一种非核酸类的小分子人工合成化合物，通过与 hTERT 的活性位点非竞争性的特异结合来抑制人类端粒酶的活性。研究证实高浓度的 BIBR1532 对端粒酶的抑制呈剂量依赖性，且对正常细胞没有严重毒性。此外，有一些天然产物也可能具有抑制端粒酶活性的作用，且安全性可能更高。目前研究较多的主要有芦荟大黄素、蒜素、萝卜硫素等。

端粒酶对维持肿瘤细胞的无限增殖具有重要作用，在 85% 以上的肿瘤细胞和组织中高度表达，因此端粒酶是一个较理想的抗癌药物的靶标。目前已经得到以下几方面的证实：①使用端粒酶抑制剂后，肿瘤细胞端粒缩短直至足以对增殖产生负面效应，这种时间上的滞后与起始端粒的长度有关。②至少在理论上肿瘤细胞存在抗端粒酶抑制剂或不依赖端粒酶的端粒替代延长（alternative telomere elongation，ALT）机制的可能。③端粒酶抑制剂对人表达端粒酶的体细胞可能有作用，如造血干细胞、生殖细胞、表皮基层细胞和肠腺管细胞，但这种作用可能很小，因为新生组织的干细胞比肿瘤细胞的端粒要长得多。④在细胞静止期，端粒不缩短，端粒酶活性很低。端粒酶抑制剂对肿瘤细胞和端粒酶阳性的正常细胞的作用是不同的；肿瘤细胞对端粒酶抑制剂很敏感，作用一定时间后细胞出现生长抑制或凋亡；生殖细胞在端粒酶抑制剂的作用下，端粒长度稍有缩短，然后继续生长，端粒不再缩短；干细胞与端粒酶阴性的细胞相比，其端粒缩短的速度慢得多，经端粒酶抑制剂作用后，干细胞中端粒缩短的速度有所加快，一旦去除抑制剂，端粒缩短的速度又降低。部分肿瘤细胞有较长的端粒（> 10kb），随细胞有丝分裂，端粒缩短是个缓慢的过程，这种情况下端粒酶抑制剂是否有效尚待进一步证实。

六、检测端粒酶的方法

鉴于端粒酶在肿瘤组织、非肿瘤或正常组织中阳性率的差异，1996 年美国召开的国际肿瘤会议上，有专家认为端粒酶可以作为肿瘤特异性标志，并认为利用端粒酶作为肿瘤基因治疗的靶点具有很大的潜在应用价值。近几十年来，端粒酶的检测方法陆续取得了较大进展，方法的稳定性和可操作性逐渐提高。

1. 端粒重复序列延伸方法（telomere extension assay）是根据端粒酶具有逆转录酶的功能，可以自身 RNA 为模板，合成、延伸端粒而设计。主要方法是从组织中制备端粒酶提取液，加入 TTAGGG 重复引物，合成延伸 TTAGGG 重组序列。反应液中含 ^{32}P 标记的脱氧鸟苷三磷酸（dexoyguanosine triphosphate，dGTP），使 ^{32}P 掺入。反应以 RNA 酶终止。反应产物进行聚丙烯酰胺凝胶电泳（PAGE），放射自显影，阳性标本可见梯形条带。因端粒酶含 RNA 成分，在提取和检测过程中要求无 RNA 操作，防止模板 RNA 降解。此方法是最早建立的方法，稳定性好，特异性高。缺点是所需样本量较大，无放大作用，不适合临床标本的大量检测，且试验中使用同位素用量较大，不利于实验人员的身体健康和大规模推广。

2. TRAP 检测法 1994 年 Kim 等创立的端粒重复放大测定法被誉为端粒酶活性检测的首选方法，该方法除设计引物体通过 PCR 方法扩增端粒酶反应的产物外，还通过 PAGE 凝胶电泳显示碱基梯带。

TRAP 检测法与传统方法相比敏感性增加了 10 000 倍。该技术标本获得来源广泛，可包括术中获取组织、针吸活检组织、脱落细胞和体外细胞株等，组织于冰上裂解获得端粒酶提取物。将获得的端粒酶提取液通过 PCR 反应体系扩增，反应体系中包括 dNTP 和 TS（5′-AATCCGTCG

AGCAGAGGT-3′）引物。TS 是一段长度为 18bp 的寡核苷酸，端粒酶可与 TS 结合，以其本身的 RNA 组分作为模板，在 TS 的 3′ 端合成延伸 TTAGGG 重复序列。将此延伸反应合成的产物作为模板，加入另一条引物 CX（5′-CCCTTACCCTTACCCTTACCCTAA-3′）和 Tag 酶，以 TS 引物为上游引物，CX 为下游引物，通过 PCR 方法扩增。反应的产物观察，经典方法是在 PCR 反应中加入 ^{32}P 标记的核苷酸，并将扩增产物通过放射自显影分析结果，大约需在 PAGE 后 −80℃经 24～48h 自显影。TRAP 法是检测端粒酶的经典方法，所需标本少，敏感性高。此后在该方法的基础上出现了 PCR-ELISA、PCR- 荧光、PCR- 银染等多种改良。

3. 酶联免疫吸附试验与 TRAP 法相结合 20 世纪 90 年代后期采用 ELISA 与 TRAP 法相结合，将 TRAP 法进一步改良，可缩短实验时间，简化实验步骤。该方法的基本原理是以生物素标记 TS 为引物，然后将延伸的 TS 与第二引物 CX 一起进行 PCR 扩增，扩增产物与地高辛标记的端粒特异寡核苷酸探针杂交，最后经过氧化物酶分解底物 3,3′,5,5′- 四甲基联苯胺（TMB）形成有色反应物，酶标仪测定实验数据。实验周期一般为 6～8h。已有商品化的试剂盒，实验步骤较为简化，有较广阔的临床使用前景。缺点是定量困难，一般为半定量检测端粒酶活性。

4. 实时荧光定量 PCR 技术 近年来，实时荧光定量 PCR（real time fluorescence quantitative PCR，qRT-PCR）技术被引入端粒酶活性测定。有端粒酶活性的肿瘤细胞中几乎均存在 hTERT 表达，而正常细胞中却无 hTERT 表达，说明端粒酶活性主要由 hTERT 表达水平的高低决定。朝（Kyo）等观察多例卵巢癌患者及卵巢良性病变患者，发现 hTERT 仅表达于卵巢癌，而 hTR 和 TP1 在癌性和非癌性组织中均有表达，提示 hTERT 是端粒酶活性的敏感指标。使用一步法 qRT-PCR，通过将 hTERT 的 mRNA 逆转录，扩增出互补脱氧核糖核酸（complementary DNA，cDNA），利用特异杂交探针，对扩增子进行荧光检测，利用荧光共振能量转移（fluorescence resonance energy transfer，FRET），定量检测 hTERT mRNA 含量。此方法重复性好，稳定可靠，除去样品处理时间，一般在 1h 内可得到实验结果。

端粒酶检测方法由早期的粗略定性正朝着准确定量的方向发展。如何增强其实验的重复性、稳定性，以及临床操作的简便性和推广性，并将其在不同细胞的表达形成量化乃至标准化判断，仍是端粒酶能否从实验研究到实际应用于临床需要攻克的难题。

5. 其他研究方法 TRAP 法是端粒酶活性的直接检测法，比较灵敏、迅速且重复性好，目前进一步的改良技术，如 TRAP 银染法和杂交链式反应信号放大技术结合磁分离技术等，进一步提升了其可操作性和可视性，具有简便、安全、省时、敏感性强的优点。TRAP 银染法是将反应产物通过凝胶电泳后经硝酸银染色分析端粒酶活性的检测方法，有效缩短了检测时间并更为直观。杂交链式反应信号放大技术结合磁分离技术是通过链霉抗生物素蛋白（又称亲和素）与生物素的特异性作用将端粒酶延伸产物连接在磁性微球上，利用探针荧光直接进行信号检测。采用磁分离技术，分开进行端粒酶延伸反应、信号放大及结果检测，有效避免了其他细胞提取物对检测结果的干扰。

此外，由于 TRAP 法需要使用昂贵的设备和试剂，且较为耗时，为替代传统的 TRAP 分析法，研究者们已经开发了许多 PCR-free 建库分析方法并将之应用到端粒酶活性的检测中，如紫外吸收纳米金法、电化学分析法、表面增强拉曼光谱法等。紫外吸收纳米金法的主要优点是分子识别行为可以转换成颜色改变，继而可以通过肉眼观察或者利用紫外可见光谱即可进行测定。纳米金颗粒（AuNPs）是一种经典的比色法探针，当 AuNPs 之间距离很远时，溶液呈红色；当 AuNPs 距离靠近时，其紫外吸收峰发生红移，溶液变成蓝色。如患者体液中端粒酶活性水平不同时，该探针可呈现出不同颜色状态。电化学分析法主要是基于 DNA 上的磷酸基团可与钼酸盐反应生成有电化学活性的磷钼酸盐，从而设计电化学传感器或修饰探针，采用电致化学发光法检测了细胞内端粒酶的活性。表面增强拉曼光谱法（surface-enhanced Raman spectroscopy，SERS）具有检测限低、特异性好、操作简便、待测样品状态不受限制等特点，近年来也在端粒酶检测中得到关注。

本章小结与展望

人类对端粒-端粒酶的认识始于20世纪30年代乃至更早，从1938年"端粒"一词命名，到1985年端粒酶被发现，科学家经历了无数个提出假设—验证假说—否定假说—重新提出假说的过程。遗传学家们最初在不同的生物中均发现了染色体末端结构对于维护染色体功能稳定的重要性，科技手段的进步使DNA序列可以被成功检测，对端粒的认识由最初的形态学逐渐过渡到分子生物学。随着对DNA聚合酶特性的深入研究，人们提出了染色体末端隐缩问题并思考生物如何解决这一复制难题。在当时提出的同源重组和新的未知的酶之间，实验数据更支持后者，这种酶后来被成功发现，即以自身为模板，逆向合成端粒的端粒酶。整个端粒、端粒酶的研究过程中，科学家从现象观察中提出问题，并通过严谨合理的实验分析问题、解决问题，端粒和端粒酶的发现过程中，充分体现了自然科学的严谨性和缜密性。

1. 端粒、端粒酶调控体细胞重编程　近几年来，关于端粒酶又有了新的分子功能发现，即端粒酶调控体细胞重编程。兹韦列娃（Zvereva）等研究发现，人类TERT能进行细胞的转录调控和代谢重编程；木下（Kinoshita）等研究证实，当灭活供体细胞端粒酶具有活性时，许多与转录和表观修饰相关的基因表达均发生一定程度的上调或下调。

另有研究认为，只有供体细胞具有端粒酶活性才能有效产生诱导多能干细胞（induced pluripotent stem cell，iPSC），此时供体细胞的端粒发生重编程，获得的iPSC与胚胎干细胞（embryonic stem cell，ESC）特征一致。2009年布拉斯科（Blasco）及其研究团队在 *Nature* 杂志上报道，当供体细胞缺失端粒酶活性，会导致端粒很短或DNA发生损失，此时供体细胞会阻碍细胞重编程的发生。黄（Huang）等也研究证实，供体细胞端粒长度是否被重编程决定了ESC/iPSC最终能否进行多能性发育。2012年亚岑科特（Yatsenkoet）等报道已实现亲代精子在胚胎发育中端粒的完全重编程。

这些研究表明端粒酶活性在细胞重编程过程中发挥着极其重要的作用。揭示端粒酶在胚胎发育过程中的分子调控机制及端粒酶调控细胞重编程可能开启的信号通路，对提高细胞重编程效率，推进克隆动物的生产实践并开启生命再造，以及治疗癌症等人类重大疾病具有重要意义。

2. 不依赖端粒酶的端粒延长机制及研究挑战　细胞在漫长的进化过程中也尝试了其他可能性。端粒酶复制只是其中一种最为普遍的解决染色体末端隐缩问题的方式。后续的研究发现细胞也可以通过同源重组的方式延伸端粒。裂殖酵母通过染色体头尾相连环化的方式来避开染色体末端隐缩的问题，在缺乏端粒酶和端粒的情况下生存传代。果蝇能通过转座子的不断复制延伸端粒。病毒能够利用蛋白质或tRNA作为引物起始基因组DNA的合成，使染色体本身解决复制隐缩问题。

一些端粒酶阴性的肿瘤通过一种或几种端粒替代延长机制（添加端粒重复序列）维持端粒的长度。如少数无限增殖化的肿瘤细胞株和一些软组织肿瘤虽然没有端粒酶活性，但仍有较长端粒，提示还存在着不依赖端粒酶的端粒延长机制。此外用识别hTR 3′端不同序列的3种核酶作用于肿瘤细胞，4周内端粒酶活性降低，端粒缩短，增殖速度没有改变。其他研究如黑色素瘤细胞在8周内端粒酶活性降低，但是传代超过20代后，端粒长度不缩短，细胞仍持续增殖，说明除了端粒、端粒酶引起细胞增殖的作用外，还有其他引起细胞的增殖机制。

3. 研究端粒和端粒酶的热点　随着对端粒和端粒酶的结构、功能及作用机制的深入研究，使端粒、端粒酶因其与人类衰老和肿瘤的密切关系而越来越受到人们重视。目前的研究热点多集中在端粒酶与人类早老性疾病及以端粒酶作为肿瘤患者诊断、预后及抗癌药物靶标等方向。体内端粒酶的延长功能是一个复杂的动态过程，端粒酶的持续合成能力到底是如何实现的？在端粒长度调节过程中，端粒相关蛋白质的亲和力发挥何种作用？如何将端粒酶作为肿瘤诊断和分型标志物？每一次细胞分裂有多少端粒DNA合成？这些问题的解决依赖于临床上检测方法的可操作性和稳定性的进一步提高；依赖于开发更灵敏和特异性的定量准确的评价体系；依赖于对端粒和端粒酶新组分的克隆和鉴定。同时，对端粒、端粒酶的精细结构及激活调控机制，端粒、端粒酶与衰老、长寿因素之间的关系，以及是否存在不依赖端粒、端粒酶模式的染色体修复机制等问题的研究和探索仍在继续。但现阶段的研究多局限在理论阶段，真正将端粒酶应用于临床还有很多工作要做。

思 考 题

1. 基本概念

（1）端粒（telomere）。

（2）端粒酶（telomerase）。

（3）端粒酶逆转录酶（telomerase reverse transcriptase，TERT）。

（4）端粒危机（telomere crisis）。

（5）端粒重复放大测定法（telomeric repeat amplification protocol，TRAP）。

（6）鸟氨酸四联体（G-quadruplex，G4）。

2. 重要基因和蛋白质

TR、TERT、*c-myc*、TRF、TEP、HSP90。

3. 思考问题

（1）阐述端粒的结构特点和主要功能。

（2）阐述端粒酶的基本结构和主要功能。

（3）简述端粒酶延伸端粒的机制。

（4）概述端粒和端粒酶作为抗癌药物靶标的主要研究进展。

（5）常见端粒酶的检测方法是什么？

（周家名）

第五章 干 细 胞

关于干细胞的研究是现代生物医学研究中最吸引人的课题之一，其代表性新领域的核心为再生医学。

近年来，研究者花费了大量精力分离干细胞和研究干细胞表型特征，一系列新的观测已经彻底改变和充实了对干细胞的研究。其中包括：①干细胞的鉴定和其在不同组织中的生态位，包括曾被认为是一个永久的静止器官大脑；②认识不同组织来源的干细胞，特别是从骨髓来源的干细胞有广泛的发育可塑性；③认识存在于人类和老鼠组织中的某些干细胞可能类似于胚胎干细胞（embryonic stem cell，ESC）；④使用干细胞来修复人体损伤组织中的治疗性克隆；⑤对肿瘤干细胞（cancer stem cell，CSC）的研究，并针对 CSC 治疗进行探索。

在理论上，用干细胞生物工程治疗疾病具有最重要的意义就是利用干细胞技术，可以再造多种正常的甚至更年轻的组织器官。这种再造组织器官的新医疗技术，将使任何人都能用上自己（或他人）的干细胞和干细胞衍生的新组织器官，来替代病变或衰老的组织器官，并可以广泛应用到用传统医学方法难以医治的多种顽症及损伤、修复等治疗。如果和基因治疗相结合，还可以治疗众多的遗传病。因此，关于干细胞的研究面临两方面的挑战：①建立生物概念；②将干细胞作为细胞疗法用于疾病（如癌症和神经变性）治疗和人体组织损伤修复（包括心、脑和骨骼肌）的可行性、安全性、有效性、可控性论证和进一步临床应用。

总之，干细胞研究不仅具有不可估量的医学价值，而且也将加速科学家对细胞生长、分化、生物发育机制等基本生命规律的重新认识。

Stem cell research is one of the most attractive topics in modern biomedical research, and the regenerative medicine is the representative core of the stem cell research field.

In recent years, much effort has been devoted to the isolation and phenotypic characterization of stem cells, and a series of new observations have revolutionized and energized stem cell research. Among these are：① the identification of stem cells and their niches in various tissues, including the brain, which has been considered as a permanent quiescent organ；② the recognition of stem cells from various tissues and particularly from the bone marrow, may have broad developmental plasticity；③ the realization that some stem cells present in tissues of human and mice may be similar to embryonic stem cell（ESC）；④ using stem cells to repair the damage of human body tissue （therapeutic cloning）；⑤ researching the cancer stem cell（CSC）, and explore cancer therapy.

Theoretically, the most remarkable characteristic of biological engineering with stem cells to treat disease is that stem cell technology can rebuild a variety of normal, and even younger tissues and organs.This new medical technology of reconstructing tissues and organs will enable anyone to use his own（or others'）stem cells and new tissues and organs derived from stem cells to replace diseased or aging tissues and organs, and can be widely used in the treatments of a variety of persistent diseases and injuries, repairs and other treatments which are difficult to treat with traditional medical methods. If combined with gene therapy, it can also treat many genetic diseases. Therefore, there are two challenges in stem cell research：① establishing biological concepts；② expounding and proving that stem cells may be used for cell-based therapies for diseases（such as cancer and neuro-degeneration）and repairing injury in human tissues（including heart, brain, and skeletal muscle）is feasible, safe, effective and controllable, and further clinical application.

In short, stem cell research not only has immeasurable medical value, but also will accelerate scientists' understanding of the basic life laws such as cell growth, differentiation, and biological development mechanism.

细胞是机体组成的基本单位，在其分化过程中，细胞往往由于高度分化而完全失去再分裂的能力，最终衰老、死亡。机体在发展、适应过程中为了弥补这一不足，保留了一部分未分化的原始细胞，即为干细胞（stem cell）。

第一节 概 述

干细胞是一类未分化的原始细胞，在体内能发展为具有特定功能的特殊细胞类型。干细胞可通过有丝分裂保持自我长期更新的状态。因此，干细胞的两大生物学特性为：多潜能分化能力和自我更新增殖能力。

干细胞存在于人和动物发育的各阶段（包括早期胚胎和成熟组织），一方面进行自我更新（self-renew），产生与亲本完全相同的子代细胞，以保持干细胞数量的恒定；另一方面在一定条件下可以进入分化程序，通过不对称分裂产生分化的子代细胞，最终形成功能特异的细胞类型。现在已经明确干细胞存在于成年动物的许多组织中，并有助于维持组织平衡。体内细胞数可以通过干细胞输入的增加或减少而改变。损伤或衰老引起的细胞丧失可通过不稳定和稳定细胞群中的干细胞池的新细胞来取代。永久性细胞也可由干细胞来源的新细胞取代。

一、界定干细胞的标准

1. 干细胞可进行多次的、连续的、自我更新式的细胞分裂，这是维持群体稳定的首要条件。

2. 起源于单一干细胞的子细胞可分化出 1 种以上的细胞类型。如造血干细胞可分化为所有的血细胞；有些成熟干细胞只能分化成单一的细胞类型，如角膜干细胞。

3. 当干细胞被移植入损伤部位时，它有重建原来组织的功能，这一点已被造血干细胞的功能所证实，最近发现肝的干细胞和神经干细胞也有此特点。

4. 不易确定的标准是即使无组织损伤，干细胞也能在体内扩增和分化。

二、干细胞的特征

1. 生化特征上具有较高的端粒酶活性。

2. 干细胞能无限增殖分裂，具有缓慢性、自稳性（区别于肿瘤细胞的特征）。

3. 干细胞本身不处于分化途径的终端。

4. 干细胞既可连续分裂几代，也可在较长时间内处于静止状态。

5. 干细胞具有两种方式生长，一种是对称分裂——形成两个相同的干细胞，保持亲代的特征，仍作为干细胞保留下来；另一种是非对称分裂——由于细胞质中的调节分化蛋白不均匀地分配，使得一个子细胞不可逆地走向分化的终端成为功能特异的分化细胞。分化细胞的数目受分化前干细胞的数目和分裂次数的控制（图5-1）。

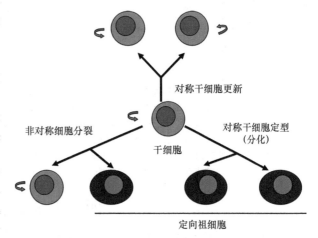

图 5-1 干细胞自我更新和分化之间的关系
干细胞自我更新是由弯曲的箭头表示；只有单向祖细胞用直箭头描述

三、干细胞的发育和可塑性

干细胞多向分化的潜能称为发育可塑性。祖细胞一旦分化为不同的细胞时，即失去了自我更新的能力（图 5-2）。

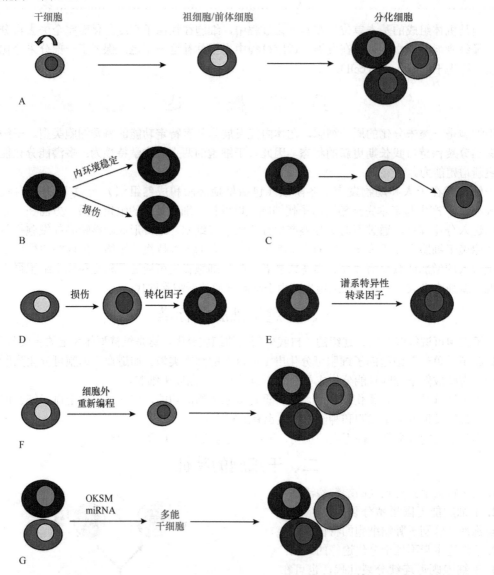

图 5-2　干细胞在正常生理条件下的发展状态和在受损及应激刺激时的可塑性

A. 干细胞在正常生理条件下的发展状态，处于自我更新而相对静止的干细胞形成增殖性祖细胞（通常称为前体细胞），然后形成非增殖性的终末分化细胞；B. 一个分化细胞可以直接产生另一个同类型的分化细胞；C. 可塑性是指一种分化细胞转化为祖细胞后又转化为另一种类型的分化细胞；D. 一种分化细胞直接转化为另一种类型的分化细胞；E. 祖细胞因受损形成一种特殊的细胞类型，然后通过谱系特异性转录因子转分化形成另一种特殊的细胞类型；F～G. 可塑性指祖细胞（或分化细胞）重新编程形成一种更原始的细胞，然后形成不同类型的分化细胞。OKSM 为 Oct4、KLF4、Sox2 和 c-myc 四因子

四、干细胞的标记

干细胞的常见标记有：阶段特异性胚胎抗原（SSEA）-3、SSEA-4、肿瘤抑制抗原（TRA）-1-60、TRA-1-81、Oct4 蛋白、CD133、CD44、CD34，干细胞和祖细胞在分子表达中具有异质性，如人造血干细胞 / 祖细胞（图 5-3）。

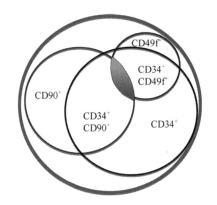

图 5-3 人类造血干细胞 / 祖细胞池的异质性特征

3 个圆圈分别代表 3 个祖细胞亚群（即 CD34$^+$、CD90$^+$ 和 CD49f$^+$），在圆圈重叠处分别是 CD34$^+$ 和 CD90$^+$，CD34$^+$ 和 CD49f$^+$ 细胞，合并三重标记阳性（即 CD34$^+$CD90$^+$CD49f$^+$；阴影部分）。在骨髓或脐带血细胞中富含具有长期重新增殖活性的造血干细胞

五、干细胞的分类

近年来，干细胞已成为生命科学及再生医学研究的重点，其根本原因是干细胞和干细胞技术为人类战胜难治疾病和提高生活质量等带来了巨大的希望。干细胞具有在体外大量增殖和分化为多种细胞的潜能，可为再生医学的替代治疗提供充足的细胞来源。人胚胎干细胞还可以用于研究人类发育早期事件，加深我们对遗传病的认识，进而促进对这些疾病的治疗。近年来诱导多能干细胞（induced pluripotent stem cell，iPSC）的获得绕开了胚胎干细胞研究一直面临的伦理和法律等诸多障碍，在医疗领域的应用前景非常广阔。

1. 根据个体发育过程中出现的先后次序不同分类 干细胞可分为胚胎干细胞（embryonic stem cell，ESC）和成体干细胞（adult stem cell，ASC），后者包括造血干细胞、骨髓间充质干细胞、肌肉干细胞、成骨干细胞、内胚层干细胞、视网膜干细胞和胰腺干细胞、表皮干细胞等（图 5-4）。

2. 按分化潜能的大小分类

（1）全能干细胞（totipotent stem cell）：它具有形成完整个体的分化潜能，如 ESC，具有与早期胚胎细胞相似的形态特征和很强的分化能力，可以无限增殖并分化成为全身 200 多种细胞类型，进一步形成机体的所有组织、器官。人类的全能干细胞可以分化成人体的各种细胞，这些分化出的细胞构成人体的各种组织和器官，最终发育成一个完整的人。人类的精子和卵子结合后形成受

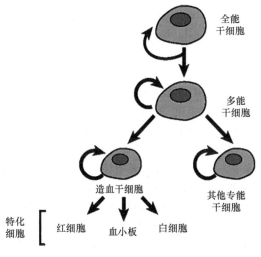

图 5-4 干细胞的分类

精卵，这个受精卵就是一个最初始的全能干细胞。受精卵继续分化，在前几次分化过程中，可以分化出许多全能干细胞，提取出这些细胞中的任意一个放置到妇女子宫中都可以发育成完整的个体。

（2）多能干细胞（pluripotent stem cell）：这种干细胞具有分化出多种细胞组织的潜能，但不具有发育成完整个体的能力，发育潜能受到一定的限制。如骨髓多能造血干细胞，它可分化出至少 12 种血细胞，但不能分化出造血系统以外的其他细胞。

（3）专能干细胞（unipotent stem cell）：也称单能、偏能干细胞。这类干细胞只能向一种类型或密切相关的细胞类型分化，如上皮组织基底层的干细胞、肌肉中的成肌细胞（或称卫星细胞）。

传统观点认为：ESC 是全能的，具有分化为几乎全部组织和器官的能力。成年组织或器官内的干细胞一般认为具有组织特异性，只能分化成特定的细胞或组织。目前这个观点受到了挑战。最新的研究表明，组织特异性干细胞同样具有分化成其他细胞或组织的潜能，也就是说干细胞具有横向分化的能力。这为干细胞的应用开创了更广泛的空间。

第二节　胚胎干细胞

胚胎干细胞（ESC）是在人胚胎发育早期——囊胚（受精后 5～7）中未分化的细胞。囊胚含有约 140 个细胞，外表是一层扁平细胞，称滋养层，可发育成胚胎的支持组织，如胎盘等。中心的腔称为囊胚腔，腔内一侧的细胞群，称内细胞群。这些未分化的细胞可进一步分裂、分化，发育成个体（图 5-5）。由于这些细胞是首先从胚胎中鉴定的多能干细胞，能产生人体的所有组织，故称为 ESC。

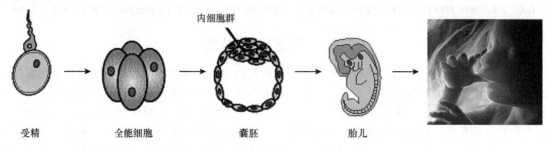

图 5-5　在胚胎发育中的 ESC

ESC 是一种高度未分化的细胞，包括生殖细胞（胚胎生殖细胞，embryonic germ cell，EGC），它可来源于畸胎瘤细胞、桑椹球细胞、囊胚内细胞团、拟胚体细胞、原始生殖细胞等。它具有发育的全能性，能分化出成体动物的所有组织和器官。

一、ESC 的特征

1. ESC 可以从正常囊胚中分离　在胚胎发育过程中约有 32 期细胞的结构（图 5-5）。

2. ESC 的功能状态　ESC 在细胞培养中可以保持未分化状态，也可诱导分化成许多不同的细胞系，可产生人体的所有组织的细胞，内细胞群在形成内、中、外三个胚层时开始分化。每个胚层将分别分化形成人体的各种组织和器官，如外胚层将分化为皮肤、眼睛和神经系统等，中胚层将形成骨骼、血液和肌肉等，内胚层将分化为肝、肺和肠等。由于内细胞群可以发育成完整的个体，这些细胞被认为具有全能性，故又称为全能干细胞（图 5-6）。

脊椎动物 ESC 的基本特性：①来源于第 3 天囊胚的内细胞团（在孕体中这种细胞以后形成胚胎本身）或原始生殖细胞；②长期保持未分化增殖状态；③即使在长期体外培养之后仍有形成三胚层细胞的能力。

3. ESC 的形态学特征　ESC 具有与早期胚胎细胞相似的形态结构，细胞核大，含一个或几个核仁，细胞核中多为常染色质，细胞质少，结构简单。体外培养时，细胞排列紧密，呈集落状生长。用碱性磷酸酶染色，ESC 呈棕红色，而周围的成纤维细胞呈淡黄色。细胞克隆和周围存在明显界线，形成的细胞克隆中细胞彼此界线不清，细胞表面有折光较强的脂状小滴。细胞克隆形态多样，多数呈岛状或巢状（图 5-7）。

4. ESC 的表面标志　由于不同种系胚胎在发育早期的基因表达、调控和细胞分化有差异，因此人和动物的 ESC 表面标志物有差别。在分析鉴定 ESC 表面标志物的研究中，发现了未分化的人 ESC 表面表达与未分化状态相关的表面抗原，包括阶段特异性胚胎抗原 SSEA-3、SSEA-4 和肿瘤抑制抗原（TRA-1-60、TRA-1-81）及其碱性磷酸酶。其中，SSEA-4 呈强阳性，SSEA-3 呈弱阳性。分化的人 ESC 表现出 SSEA-1 强阳性。这些表达的抗原与其他灵长类 ESC 一致。而小鼠 ESC 的表面抗原表达为 SSEA-1 阳性、SSEA-3 与 SSEA-4 阴性。ESC 表面表达的转录因子 Oct4，是 ESC 多能性的标志，其随着 ESC 的分化表达下降。

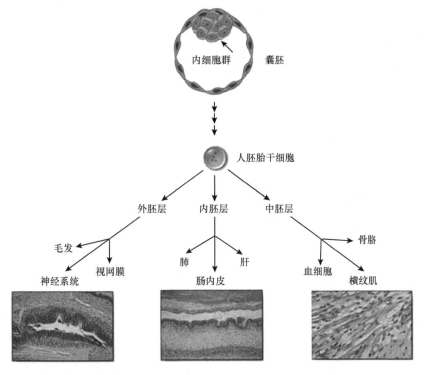

图 5-6 人类 ESC 分化为 3 个胚层

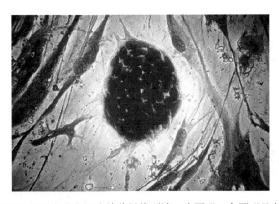

图 5-7 形成的细胞克隆中细胞彼此界线不清，为圆形、卵圆形呈岛状或巢状

5. ESC 的核型 ESC 应具有正常的、完整（双倍）的、稳定的染色体核型。汤姆森（Thomson）等分离的人 ESC 系 H1、H13 和 H14 具有正常的 XY 核型，H7 和 H9 具有正常的 XX 核型。其中 H9 经长期培养后核型没有改变。因祖萨（Inzunza）等分离的人 ESC 系 HS181、HS235 和 HS237 经过 30~42 周连续培养后，比较基因组杂交（CGH）检测均为正常核型（46，XX）。

二、ESC 的来源

ESC 可来源于早期体外受精形成的胚胎、早期胚胎细胞核置换（图 5-8）、脐带血液或胎儿组织，以及成人组织中的相应细胞。已有建立稳定的无限增殖化的 ESC 细胞系的方案。

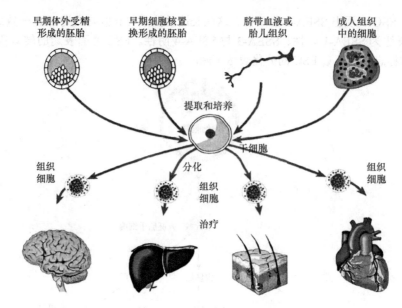

图 5-8　ESC 的来源和治疗用途

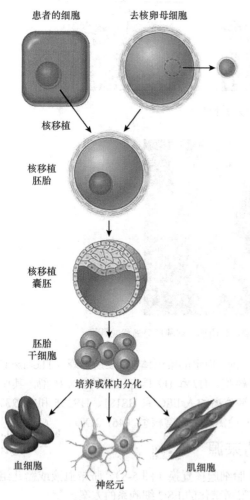

图 5-9　早期胚胎细胞核置换

1. 应用克隆技术，用人成熟细胞核置换人卵细胞的遗传物质，然后在体外将其培养至胚泡期，分离 ESC，用于研究和治疗（图 5-9）。此时胚胎尚未开始分化，各系统也未开始发育，故不能称为"人"，因此这一技术与"克隆人"有明显区别。这一策略具有很大的诱惑力，如将正常细胞核置入受体无核卵细胞中，培养和分离 ESC，再将其体外定向诱导分化为各种特定的功能细胞，用于治疗因这些细胞损伤而引起的多种严重疾病。例如，诱导 ESC 分化为多巴胺神经元治疗帕金森病，分化为胰岛细胞治疗糖尿病，分化为肝细胞和肌细胞治疗肝纤维化和肌萎缩，甚至还可以分化为 CD4$^+$ 细胞治疗艾滋病。目前利用核移植技术获取 ESC 已在羊和小鼠实验中得到验证，但距其应用于人类疾病的治疗还需较长时间。

2. 将人类的细胞核置入到其他哺乳动物的无核卵细胞以获取 ESC。通过对牛、羊、鼠的研究已经证实，克隆的后代看起来都与提供起源细胞核的动物的后代相像，而不像供卵者的后代。因此，这一策略可以用来获取 ESC，并已开始在牛和鼠中进行实验。如果可行，那么便可以避免应用人的卵细胞。目前异种核移植尚未得到令人鼓舞的结果。此外在伦理学上，这种通过其他动物的卵细胞获得的胚胎能否被称为人的胚胎也将成为一个新的课题。

3. 将成人的细胞核植入 ESC 的细胞质内，通过 ESC 的细胞质与供体细胞核的作用，诱导表达 ESC 特异性的基因。已有研究发现，将成纤维细胞核植入肝细胞的细胞质中，结果可以表达一个肝细胞特异性的基因，但这一技术目前还不成熟。

将患者成熟细胞的二倍体细胞核植入到去核卵母细胞中，卵母细胞被激活，并在受精卵分裂成为含有供体 DNA 的胚泡。分离胚泡以获得 ESC。无论是在培养或移植到供体之后，这些细胞都能够分化成各种组织。

在体外 ESC 的培养：培养胚泡、分离内细胞团、在衬有小鼠成纤维细胞（作为营养细胞）的培养基中培养内细胞团，形成第一次接种平板，9～15 天后分离培养的内细胞团，移入新的营养细胞培养基中，形成第二次接种平板。建立克隆，7～10 天后，分离培养克隆，建立未分化的干细胞，最后分化成特种细胞（血液细胞、神经细胞或肌细胞等）（图 5-10）。

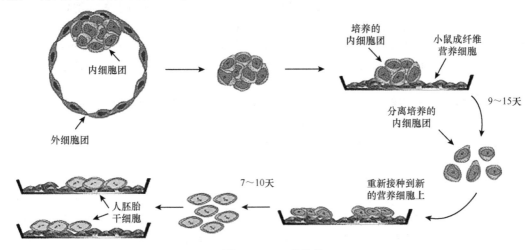

图 5-10 ESC 的培养

三、ESC 对生物学和医学的影响

ESC 又称为无限增殖干细胞，作为组织工程的新型种子细胞，在器官移植和组织修复的再生医学中意义重大。

1. ESC 已被用于研究许多组织发育中所需的特异性信号和分化步骤及基因调控。

2. 用于细胞治疗 细胞治疗是指用遗传工程改造过的人体细胞直接移植或输入患者体内，达到治愈和控制疾病的目的。ESC 经遗传操作后仍能稳定地在体外增殖传代。以 ESC 为载体，经体外定向改造，使基因的整合数目、位点、表达程度和插入基因的稳定性及筛选工作等都在细胞水平上进行，容易获得稳定、满意的转基因 ESC 系，为克服目前基因治疗中导入基因的整合和表达难以控制，以及用作基因操作的细胞在体外不易稳定地被转染和增殖传代开辟了新的途径。

3. 进行新药开发与筛选及毒性试验等 ESC 作为新药的药理、药效、毒理及药代等研究的材料，大大减少了药物实验所需动物的数量。目前上述实验使用的细胞系或来自其他种属的细胞系，很多时候并不能真正代表正常人体细胞对药物的反应。ESC 还可用来研究人类疾病的发生机制和发展过程，以便找到有效和持久的治疗方法。

4. 在将来 ESC 可以用于重塑受损器官 如肝细胞坏死后的肝。从培养的 ESC 中已经获得了一些特定的细胞类型。将培养出产生胰岛素的胰腺细胞和神经细胞分别植入糖尿病动物和神经缺陷的小鼠，尝试治疗。利用 ESC 进行细胞治疗（治疗性克隆），用 ESC 的治疗性克隆可对神经退行性变性疾病、肝硬化、重度烧伤等疾病进行治疗。

5. 生产克隆动物和转基因动物 ESC 从理论上讲可以无限传代和增殖而不失去其正常的二倍体基因型和表现型，以其作为核供体进行核移植后，在短期内可获得大量基因型和表现型完全相同的个体，ESC 与胚胎进行嵌合克隆动物，可解决哺乳动物远缘杂交的困难，生产珍贵的动物新种。亦可使用该项技术进行异种动物克隆，对于保护珍稀野生动物有着重要意义。

用 ESC 生产转基因动物，可打破物种的界限，突破亲缘关系的限制，加快动物群体遗传变异程度，可以进行定向变异和育种。利用同源重组技术对 ESC 进行遗传操作，通过细胞核移植生产遗传修饰性动物，有可能创造新的物种；利用 ESC 技术，可在细胞水平上对胚胎进行早期选择，这样可以提高选样的准确性，缩短育种时间。

四、ESC 研究的技术和伦理问题

干细胞治疗是指将人自体或异体来源的干细胞及其诱导分化的功能细胞经体外操作后输入（或植入）人体，用于疾病的预防和治疗的过程。用于干细胞治疗的干细胞主要来源于自体或同种异体不同组织的 ESC（系），以及具有发育全能性的 ESC 和细胞重编程获得的诱导多能干细胞（iPSC）及谱系干 / 祖细胞。用于干细胞治疗的细胞制备技术和治疗方案，具有多样性、复杂性和特殊性。然而，作为一种新型的生物治疗产品，所有干细胞制剂，都可遵循一个共同的研发过程，即从干细胞制剂的制备、体外试验和动物体内试验（即临床前研究），到植入人体的临床治疗研究全过程。

1. ESC 研究中的技术难题　ESC 的研究还需要解决很多技术难题。这些问题包括以下几方面。

（1）ESC 极易分化为其他细胞，如何维持体外扩增时不分化？虽然在防止体外培养时干细胞分化方面已取得了很大成绩，如在培养基中加入白血病抑制因子等可抑制干细胞分化，但仍需进一步研究干细胞的培养条件。

（2）如何定向诱导干细胞分化？细胞分化（cell differentiation）指的是同一来源的细胞，通过细胞分裂在细胞间产生形态结构、生化特征和生理功能有稳定性差异的过程。这个过程是个体发育中组织、器官形成的基础，是发育生物学的中心问题。细胞分化包括时间上的分化和空间上的分化。前者是指一个细胞在不同的发育阶段有不同的形态结构、生化特征和生理功能，如骨髓内血细胞的发生过程。后者是指同一种细胞的子代细胞所处的环境位置不同，其形态结构、生化特征和生理功能也不一样，如外胚层来源的细胞可发育成表皮细胞、神经细胞等。细胞分化是多种细胞因子相互作用引起细胞一系列复杂的生理、生化反应的过程，因而要诱导产生某种特异类型的组织，需要了解各种因子在何时何地开始作用，以及何时何地停止作用。科学家们认为，只要将 ESC 诱导分化为所需组织细胞的前体（祖细胞），将祖细胞移植到适当的环境中就能够产生所需的组织，因为机体能够分泌所有指导细胞正确分化的因子。并且，不必在体外形成结构精确的多细胞组织后再移植，只需要将已诱导的分散的胚胎细胞或细胞悬液注射到发病部位就可发挥作用，因为这些移植的细胞与周围细胞及细胞外基质相互作用便可有机地整合到受体组织中。

（3）由 ESC 在体外发育成一完整的器官，尤其是像肝、肾、肺等大型精细复杂器官，这一目标还需要技术上的突破。因为器官的形成是一个非常复杂的三维过程。很多器官是由两个不同胚层的组织相互作用而形成的，如肺中的肌组织、血管和结缔组织来源于中胚层，而上皮组织源自内胚层。每个细胞要获得营养和排泄代谢废物，分化的组织中就需要产生血管，而组织血管化目前还处于研究的起步阶段。退一步而言，即便是发育完整的来自自然机体的器官，要离体培养并维持其正常的生理功能目前还无法做到，器官的体外保存和维持仍是器官移植中的难题。一种可能的方法是将干细胞注射到重度免疫缺陷动物的脏器中，让移植的人干细胞逐步替代动物细胞，使其脏器人源化，成为可供移植的器官。

（4）如何克服移植排斥反应？创造一种"万能供者"细胞，需要破坏或改变细胞中的许多基因，其可行性尚不清楚；核移植后的卵细胞能否激活沉默基因，启动 DNA 的合成，会不会改变染色体的结构等问题，还有待进一步研究。

（5）ESC 的安全性问题：ESC 有形成畸胎瘤的倾向，必须对 ESC 及其衍生细胞的移植的安全性做全面、客观、深入的评价。

2. 围绕该研究的伦理道德问题　尽管人 ESC 有着巨大的医学应用潜力，但围绕该研究的伦理道德问题也随之出现。这些问题主要包括人 ESC 的来源是否合乎法律及道德，应用潜力是否会引起伦理及法律问题。从体外受精人胚中获得的 ES 细胞在适当条件下能否发育成人？干细胞要是来自自愿终止妊娠的孕妇该如何办？为获得 ESC 而摧毁人胚是否道德？是不是良好的愿望为邪恶的手段提供了正当理由？使用来自自发或事故流产胚胎的细胞是否恰当？

毫无疑问，ESC 研究仍面临着一些难题和障碍，但其孕育的巨大价值是有目共睹的。随着人 ESC 基础研究的不断深入，必将在再生医学、人早期胚胎发育、治疗性药物筛选基因治疗中有着广泛的应用前景。

第三节　成体干细胞

成体干细胞（ASC）存在于成年动物的许多组织和器官中，如表皮和造血系统。在特定条件下，ASC 或者产生新的干细胞，或者按一定的程序分化，形成具有新功能的细胞，从而使组织和器官保持生长和衰退的动态平衡。ASC 主要包括神经干细胞（neural stem cell，NSC）、造血干细胞（hematopoietic stem cell，HSC）、骨髓间充质干细胞（bone marrow mesenchymal stem cell，BMMSC）、表皮干细胞（epidermal stem cell）等。

相比于 ESC 的多分化潜能特点，ASC 有一个严格的分化方向，通常是谱系特异性的。作为具有广泛分化潜能的干细胞存在于成人骨髓和其他组织中（可塑性）。位于骨髓外的干细胞是组织干细胞。

1. ASC 常位于特定的微环境中　微环境中的间质细胞能够产生一系列的生长因子或配体，与干细胞相互作用，控制干细胞的更新和分化。干细胞位于的部位称为生态位，在不同的组织中不同。干细胞分化程序并不固定，干细胞分化从一种类型变为另一种类型称为横向分化。

由于对干细胞的横向分化的研究，发现人体各个系统内的干细胞都可以通过诱导而相互转化。机体多种成熟分化的组织中普遍存在 ASC，大部分 ASC 都可以"横向分化"为至少 2～3 种其他组织的细胞。ASC 横向分化不仅具有相当的普遍性，而且具有多能性。这种"横向分化"的分子机制一旦被研究清楚，就有望利用患者自身健康组织的干细胞，诱导分化成可替代病变组织的功能细胞来治疗各种疾病。这样既克服了由于异体细胞移植而引起的免疫排斥，又避免了 ESC 来源不足及其他社会伦理问题。人们有望从自体中分离出 ASC，在体外定向诱导分化为靶组织细胞并保持增殖能力，再将这些细胞回输入体内，从而达到长期治疗的目的。因此横向分化的发现在干细胞研究中具有革命性意义，它为干细胞生物工程在临床治疗中的广泛应用奠定了基础。探讨 ASC "横向分化" 的机制已成为干细胞研究的另一个热点。

2. ASC 的获得途径　ASC 可以由下列几个方面获得。

（1）胚胎细胞：由 ESC 定向分化，或移植分化而成。

（2）胚胎组织：由胚胎组织胚胎分离或细胞培养而成。

（3）成体组织：由脐血、骨髓、外周血、骨髓间质、脂肪细胞等得到。利用从成年患者获得的自体细胞或异源性细胞进行再生性细胞治疗将是一种更易行的方法。

3. 限制 ASC 利用的因素

（1）有多少种 ASC，它们存在于何处？人们尚未从体内的全部组织中分离出 ASC。尽管多种不同类型的专能干细胞已得到确定，但所有类型细胞和组织的 ASC 尚未在成人体内发现。例如，人们尚未发现人类的成体心脏干细胞或成熟胰岛干细胞。

（2）在体内 ASC 的来源，它们是残留的 ESC 还是另有来源？为什么包绕其周围的细胞均分化而它可保持不分化？

（3）是否可通过控制其生长条件来提高增生能力，从而产生足够的组织细胞用于移植。因为 ASC 含量极微，很难分离和纯化，且数量随年龄增长而降低。有证据表明，成人身上获得的干细胞，其增殖能力可能不如年轻人的干细胞。如果尝试使用患者自身的干细胞进行治疗，那么首先必须从患者体内分离干细胞，并进行体外培养，直至有足够数量的细胞才可用于治疗。对于某些急性病症，恐怕没有足够的时间进行培养。

（4）存在于骨髓或外周血中的单个干细胞是否可分化为组织或器官的细胞？

（5）在一些遗传缺陷疾病中，遗传错误很可能也会出现于患者的干细胞中，这样的干细胞不适于移植。

（6）由于日常生活的暴露，包括日光、毒素及在一生中 DNA 复制过程中的某些错误，ASC 可能包含更多的 DNA 异常。

（7）干细胞有规律地分化和增生的信号是什么？刺激干细胞在受损伤或病变的部位出现的条件或因子是什么？

（8）在实验性操纵下，ASC 是否能正常地展现其可塑性或仅是横向分化？

这些问题限制了 ASC 的使用。

一、造血干细胞

造血干细胞（hematopoietic stem cell，HSC）是存在于造血组织中的一群原始造血细胞。可以说它是一切血细胞（其中大多数是免疫细胞）的原始细胞，是体内各种血细胞的唯一来源，主要存在于骨髓、外周血、脐带血中。HSC 定向分化、增殖为不同的血细胞系，并进一步生成血细胞。人类 HSC 首先出现于胚龄第 2～3 周的卵黄囊，在胚胎早期（第 2～3 个月）迁至肝、脾，第 5 个月又从肝、脾迁至骨髓。在胚胎末期一直到出生后，骨髓成为 HSC 的主要来源。具有多潜能性，即具有自身复制和分化两种功能。在胚胎和迅速再生的骨髓中，HSC 多处于增殖周期之中；在正常骨髓中，则多数处于静止期（G_0 期），当机体需要时，其中一部分分化成熟，另一部分进行增殖，以维持 HSC 的数量相对稳定。HSC 进一步分化发育成不同血细胞系的定向干细胞，定向干细胞多数处于增殖周期之中，并进一步分化为各系统的血细胞系，如红细胞系、粒细胞系、单核吞噬细胞系、巨核细胞系及淋巴细胞系。由 HSC 分化出来的淋巴细胞有两个发育途径，一个受胸腺的作用，在胸腺素的催化下分化成熟为胸腺依赖性淋巴细胞，即 T 细胞；另一个不受胸腺而受腔上囊（鸟类）或类囊器官（哺乳动物）的影响，分化成熟为囊依赖性淋巴细胞或骨髓依赖性淋巴细胞，即 B 细胞。机体分别由 T 细胞、B 细胞引起细胞免疫及体液免疫，如机体内 HSC 缺陷，则可引起严重的免疫缺陷病。

骨髓中有 HSC 和间质细胞能分化成各种细胞系。HSC 产生所有的血细胞，可以在疾病或辐射引起耗尽后重建骨髓（图 5-11）。

HSC 可以直接来源于骨髓中、脐血中。在人循环血中接受细胞因子，如粒细胞-巨噬细胞集落刺激因子可动员 HSC 产生。

由 HSC 到祖细胞再到外周血细胞的这种分化调节过程相当复杂，依赖于各种造血生长因子、造血基质细胞、细胞外基质等多种因素的相互作用与平衡，并涉及细胞的增殖分化、发育成熟、迁移定居、衰老凋亡和癌变等生命科学中的许多基本问题，这也是基础研究的主要热点。

1. HSC 不同于其他多能干细胞

（1）在个体发育过程中，HSC 历经多次迁移，先由卵黄囊转移到胎肝，最后到达骨髓，而其后的某些条件下又可出现髓外造血的情况，而其他多能干细胞多在固定的场所发育成特定的组织。

（2）由于生理需要，HSC 始终处于较为活跃的增殖与分化状态，能从骨髓源源不断地进入外周血而到达全身各处，而成熟个体中的多能干细胞多局限于相应的组织器官中，一般情况下处于类似休眠的状态。

（3）HSC 具有可塑性，可以分化为肝、肌肉及神经等组织的细胞，在一定条件下又可来源于肌肉干细胞、神经干细胞等，而这种分化大多在相应组织病变的情况下完成。

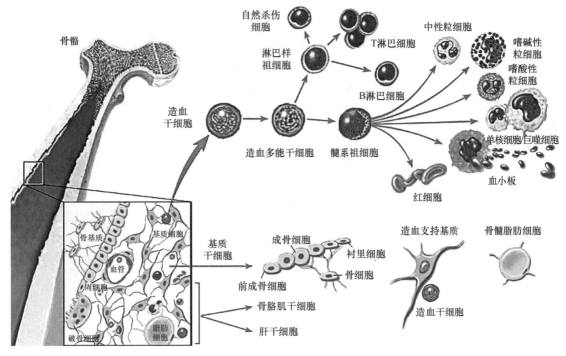

图 5-11　HSC 能分化成各种间质细胞系

2. HSC 的临床应用　在临床治疗中，HSC 应用较早。

（1）HSC 移植就是应用超大剂量化疗和放疗以最大限度杀灭患者体内的白血病细胞，同时全面摧毁其免疫和造血功能，然后将正常人的 HSC 输入患者体内，重建造血和免疫功能，达到治疗疾病的目的。HSC 并不能在人群中随意移植，正如输血需要配 ABO 血型一样，HSC 移植需先进行人白细胞抗原（HLA）配型。HLA 是人体细胞表面的主要组织相容性复合体（MHC），只有两个个体 HLA 配型相同，才能进行 HSC 移植，否则会发生移植物抗宿主反应（GVHR）或移植排斥反应，严重者可危及患者生命。HLA 由遗传决定，理论上说，每五个同胞兄弟姐妹中可能有两人的 HLA 完全相合，而在无血缘关系的人群中，10 万人以上才可能有两个 HLA 完全相同的个体。鉴于我国国情，在年轻患者的同胞中寻找 HLA 相合供体的可能性极小。由于 HSC 具有自我复制功能，因此捐赠骨髓一般不影响健康。由于科技的进步，现在可通过 HSC "动员" 技术，采集分离约 200ml 外周血就可得到足够数量的 HSC，称为外周血干细胞移植。所谓骨髓库，是抽取志愿者数毫升血用于 HLA 定型，并将资料储存于电脑。有患者需要供体时，将其 HLA 资料经电脑检索配型，由配型相合者捐献骨髓或外周血用于移植。发达国家现已建立了多达数百万人的骨髓库网络，多达 70% 需要移植的患者可获捐赠 HSC 而得以挽救生命。此外，科学研究证明，脐带血中含有丰富的 HSC，可用于 HSC 移植，如能建立脐血干细胞库，将会使大批患者受益。目前全球已有数百例患者接受了脐血移植。脐血干细胞移植的优点在于无来源的限制，对 HLA 配型要求不高，不易受病毒或肿瘤的污染。HSC 疗法除了可以治疗急、慢性白血病外，HSC 移植也可用于治疗重型再生障碍性贫血、地中海贫血、恶性淋巴瘤、多发性骨髓瘤等血液系统疾病，以及小细胞肺癌、乳腺癌、睾丸癌、卵巢癌、神经母细胞瘤等多种实体肿瘤。对急性白血病无供体者，也可在治疗完全缓解后采取其自身 HSC 用于移植，称为自体 HSC 移植。

（2）在损伤修复中，HSC 的主要贡献不在于生成这些组织的细胞，而是干细胞可以产生生长因子和细胞因子，作用于组织细胞迁移，促进损伤修复和细胞复制。

虽然 HSC 能够取代受损组织中的细胞，但这些组织在生理（稳态）条件下 HSC 并不发挥作用。也许从 HSC 来源的组织细胞的产生只发生在损伤部位，在损伤反应中才从骨髓招募干细胞以促进局部组织的再生。

二、骨髓间质细胞/间充质干细胞

骨髓间质细胞/间充质干细胞（bone marrow stromal cell/mesenchymal stem cell，MSC），是属于中胚层的一类多能干细胞，主要存在于结缔组织和器官间质中，以骨髓组织中含量最为丰富，由于骨髓是其主要来源，因此统称为骨髓间充质干细胞（bone marrow mesenchymal stem cell，BMMSC）。

1. 根据不同的组织环境，MSC 有不同的分化途径（图 5-12）。

该细胞可以分化成软骨细胞、成骨细胞、脂肪细胞、成肌细胞、内皮细胞的前体等。

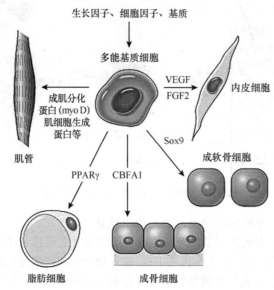

图 5-12　MSC 有不同的分化途径

生长因子、细胞因子或基质成分均可引起关键性调控蛋白的活化，导致干细胞定向分化成特定的细胞系。

特殊细胞的分化需要不同的因子。PPARγ，过氧化物酶体增殖激活受体 γ。CBFA1，核心结合因子 α1

2. MSC 的特性

（1）具有强大的增殖能力和多向分化潜能，在适宜的体内或体外环境下不仅可分化为造血细胞，还具有分化为肌细胞、肝细胞、成骨细胞、软骨细胞、基质细胞等多种细胞的能力（图 5-13）。

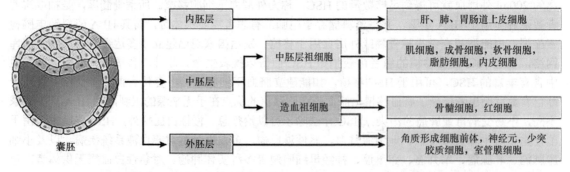

图 5-13　胚胎细胞分化和骨髓前体细胞引起的组织细胞产生（请扫描二维码看彩图）

通过胚胎发育的 3 个胚层（内胚层、中胚层和外胚层）的形成产生人体的所有组织。成体干细胞定位于这三层细胞形成的器官中。然而，一些成人骨髓干细胞，除了生产血细胞系（中胚层来源）外，也可以产生起源于内胚层和外胚层的细胞组织（用红色线表示）

（2）具有免疫调节功能，通过细胞间的相互作用及产生细胞因子抑制 T 细胞的增殖及其免疫反应，从而发挥免疫重建的功能。

（3）具有来源方便，易于分离、培养、扩增和纯化，多次传代扩增后仍具有干细胞特性，不存在免疫排斥的特性。正是由于 MSC 所具备的这些免疫学特性，可使其在自身免疫病及各种替代治疗等方面具有广阔的临床应用前景。通过自体移植可以重建组织器官的结构和功能，并且可避免免疫排斥反应。

MSC 是组织修复与再生过程中重要的细胞来源之一。当组织损伤发生时，受损部位往往释放大量的"创伤信号"并伴有多种炎症细胞浸润和炎症因子分泌。在"创伤信号"的作用下，MSC会被募集或动员至受损部位，发挥调控炎症反应和促进组织修复的作用。研究发现，MSC 的免疫抑制作用不是与生俱来的，它需要炎症因子（IFN 与 TNF 或 IL-1 等）的"授权"。这一过程主要依赖于炎症因子刺激 MSC 分泌大量的趋化因子和免疫抑制因子，前者能把淋巴细胞招募至 MSC周围，后者则在短距离内能发挥其对淋巴细胞的抑制作用。进一步的研究发现，介导 MSC 免疫抑制作用的核心分子具有物种差异性，即鼠源 MSC 主要通过分泌高水平的一氧化氮来执行对淋巴细胞的抑制作用，而人源 MSC 主要通过表达高水平的吲哚胺 -2,3- 双加氧酶，促进色氨酸消耗，发挥抑制淋巴细胞的作用。基于此，在移植物抗宿主的动物模型中，阻断 IFN-γ 在体内的表达或IFN-γ 受体在 MSC 上的表达可以消除 MSC 对移植物抗宿主反应的治疗作用，进一步明确了炎症因子对 MSC 免疫抑制功能的调控作用。更有意思的是，炎症因子对 MSC 免疫抑制能力的可塑性调节，即当炎症因子浓度高时，MSC 发挥免疫抑制作用；当炎症因子浓度不足时，MSC 则发挥免疫促进作用。因此，这些研究不仅揭示了炎症对 MSC 发挥免疫调节作用的重要性，而且为以免疫与 MSC 之间作用为基础探寻炎症性疾病的有效治疗手段提供了新方向。

以年龄相关性黄斑变性（age-related macular degeneration，ARMD）和视网膜色素变性（retinitis pigmentosa，RP）为代表的视网膜变性疾病是全球性重要的致盲性眼病。临床上，ARMD 分为渗出性（湿性）和萎缩性（干性）两大类。尽管眼内注射抗血管内皮生长因子（vascular endothelial growth factor，VEGF）药物治疗对干预湿性 ARMD 有一定效果，但对更为常见的干性 ARMD 目前尚缺乏有效的治疗办法，加之眼部的特性，使之成为世界性干细胞应用研究热点。与美国以 ESC 进行视网膜前体细胞和视网膜细胞分化获得的供体细胞、日本以诱导多能干细胞（iPSC）来源的视网膜色素上皮细胞为主要供体细胞开展视网膜下腔移植，我国研究团队以 MSC 和脂肪来源的干细胞（ADSC）为供体细胞，并利用大鼠遗传性视网膜变性模型（RCS）为工具，进行视网膜下腔移植的研究取得了进展，特别是 MSC 和 ADSC 在 RCS 大鼠的移植后能存活、迁移、整合、分化，并且这些干预治疗具有安全性。

三、多能成体祖细胞

成人骨髓中还有一个异质种群的干细胞，该细胞有非常广泛的分化潜能。它们在培养中增殖而不衰老，并能分化为内胚层、中胚层和神经外胚层的细胞类型。这些细胞称为多能成体祖细胞（multipotent adult progenitor cell，MAPC）。

MAPC 也不局限于骨髓，可在肌肉、脑、皮肤中孤立存在，类似于骨髓 MSC，可分化为内皮细胞、神经细胞、肝细胞和其他细胞类型。

从骨髓、肌肉、脑组织分离获得的 MAPC 具有相似的基因表达谱，提示它们可能有共同的起源。MAPC 的干细胞群可能来源于 ESC（如 MAPC 中有些可能是成熟的 ESC 成分）。如果这一观点成立，那么在成熟组织中干细胞的转向分化和可塑性可能代表了多潜能胚胎样干细胞分化为特殊细胞系的过程。确实注射鼠骨髓 MAPC 到囊胚中可得到体细胞系，证明了 MAPC 的多能性。

四、神经干细胞

1992 年，雷诺兹（Reynodls）等从成年小鼠脑纹状体中分离出能在体外不断分裂增殖，且具有多种分化潜能的细胞群，并正式提出了神经干细胞（neural stem cell，NSC）的概念，从而打破了认为神经细胞不能再生的传统理论。麦凯（McKay）于 1997 年在 *Science* 杂志上总结 NSC 的概念为：NSC 是一类具有分裂潜能和自我更新能力的母细胞，它可以通过不对称的分裂方式产生神经组织的各类细胞。如分化为神经元、星形胶质细胞及少突胶质细胞，因此能自我更新并足以提供大量脑组织中的细胞。需要强调的是，在脑、脊髓等所有神经组织中，不同的 NSC 类型产生的子代细胞种类不同，分布也不同。

1. 根据分化潜能及产生子细胞种类不同分类

（1）神经管上皮细胞：分裂能力最强，只存在胚胎时期，可以产生放射状的胶质神经元和神经母细胞。

（2）放射状胶质神经元：可以分裂产生本身并同时产生神经元前体细胞或是胶质细胞，主要作用是幼年时期神经发育过程中产生投射神经元，完成大脑皮质及神经核等的基本神经组织细胞。

（3）成神经细胞（neuroblast）：成年人体中主要存在的 NSC，具有分裂能力，可以产生神经前体细胞、神经元和各类神经胶质细胞。

（4）神经前体细胞（neural precursor cell）：各类神经细胞的前体细胞，如小胶质细胞是由神经胶质细胞前体产生的。

2. 根据部位分两类

（1）神经嵴干细胞（neural crest stem cell，NC-SC）和中枢神经干细胞：一般是指存在于脑部的中枢神经干细胞，其子代细胞能分化成为神经系统的大部分细胞。

（2）外周神经干细胞：既可发育为外周神经细胞、神经内分泌细胞和施万细胞，也能分化为色素细胞（pigment cell）和平滑肌细胞等。

以往认为，中枢神经系统的神经元在出生前或出生后不久就失去再生能力，但近年的一些研究表明，成年哺乳动物的脑组织仍可不断产生新的神经元，成人脑组织中同样存在 NSC，主要是在侧脑室下层（嗅球）和海马齿状回两处。

3. NSC 的细胞学特点

（1）自我更新：NSC 具有对称分裂及不对称分裂两种分裂方式，从而保持干细胞库的稳定。

（2）多向分化潜能：NSC 可以向神经元、星形胶质细胞和少突胶质细胞分化。NSC 的分化能力不仅限于神经系统，在适当的微环境中 NSC 还具有向其他组织细胞多向分化的能力，如 NSC 植入肌肉可分化成肌细胞，植入骨髓能分化成血细胞。

（3）低免疫原性：NSC 是未分化的原始细胞，不表达成熟的细胞抗原，不被免疫系统识别。

（4）组织融合性好：可以与宿主的神经组织良好融合，并能在宿主体内长期存活。

NSC 定向诱导分化调控是目前神经干细胞研究的重大课题。大脑的功能主要依赖于神经元并通过神经信息的传递方式来实现。脑内神经元种类繁多且功能极为复杂，如胆碱能神经元、儿茶酚胺能神经元、5- 羟色胺能神经元及肽能神经元等。不同功能的神经元分布在脑内不同的部位，通过合成及释放相应的神经递质发挥各自独特的功能。

NSC 的分化受基因调控。基因表达的时空方式受到其自身固有的分子程序的调控和周围环境的影响。ESC 向 NSC 的分化需要基因调控，特别是不同发育分化阶段决定 NSC 向所需功能神经细胞定向分化的主要调控基因。目前，虽然基因组测序已完成草图，但基因组序列分析仅能反映遗传信息复杂性的一面，而有关遗传信息有序地、时相性地表达等复杂性的另一面尚未完善。生物的类型变化主要是其内在的，所表达的基因是确定的，如分化细胞与祖细胞、肿瘤细胞与正常细胞等都存在着基因表达差别。若能在这些关系密切的细胞群之间发现那些有表达差别的基因，则可为这些相关细胞群所发生的复杂代谢和功能变化提供有意义的信息。佩夫尼（Pevný）等将神经元特异性的 *Sox2* 基因转染 ESC，再经视黄酸诱导，可获得 90% 以上的神经细胞。这些研究表明，基因调控与 NSC 的定向分化密切相关。

细胞因子与 NSC 的增殖、分化密切相关。不同的细胞因子在 NSC 的诱导分化中起重要作用，但尚没有一种细胞因子能在体外将 NSC 全部诱导分化为所需的功能性神经细胞，参与 NSC 诱导分化的细胞因子有白细胞介素类，如 IL-1、IL-7、IL-9 及 IL-11 等。生长因子类，如表皮生长因子（EGF）、神经生长因子（NGF）及碱性成纤维细胞生长因子（bFGF）等也影响 NSC 的分化。神经营养因子对 NSC 分化到终末细胞的整个过程均有影响，如果将培养的 NSC 置于脑源性神经营养因子作用下，大量的 NSC 可以表现出分化神经元的特性。NSC 对不同种类、不同浓度，以及多种因子联合应用的效应各不相同，在 NSC 发育分化的不同阶段，相同因子的作用也不同。在 EGF 及 bFGF 存在的条件下，胚胎 NSC 主要向神经元、星形胶质细胞和少突胶质细胞分化，而出生后及成年的脑 NSC，则无论是否有 EGF 及 bFGF，都主要分化为星形胶质细胞。这些研究提示，EGF 及 bFGF 对 NSC 向功能细胞的诱导分化是复杂的。

　　NSC 研究起步较晚，由于分离 NSC 所需的胎儿脑组织较难取材，加之胚胎细胞研究的争议尚未平息，NSC 的研究仍处于初级阶段。理论上讲，任何一种中枢神经系统疾病都可归结为 NSC 功能的紊乱。脑和脊髓由于血脑屏障的存在使之在干细胞移植到中枢神经系统后不会产生免疫排斥反应，如给帕金森病患者的脑内移植含有多巴胺生成细胞的 NSC，可治愈部分患者的症状。除此之外，NSC 的功能还可延伸到药物检测方面，对判断药物的有效性、毒性有一定的作用。

　　目前的研究主要集中于 NSC 在脑中的起源、分布及在治疗中的应用等方面，在发育和成熟的中枢神经系统中均存在着 NSC。近来研究者已从人胎儿大脑皮质中分离出中枢 NSC，同时使用 EGF、NGF-2 等扩增出细胞群。脑内的 NSC 是多能干细胞，它可以分化为脑内 3 种神经细胞。目前尚不清楚干细胞是否还能分化为它们所在部位的其他细胞类型，是否具有向其他胚层细胞转化的能力。最新研究发现，小鼠 NSC 被移植到辐射后的小鼠体内，可产生各系血细胞，提示起源于外胚层的神经细胞可向中胚层细胞转化，同时也表明 NSC 有更广泛的分化潜能和应用前景。

　　4. NSC 治疗的优点　中枢神经系统疾病中有很多是因为某种特定的脑细胞发生退行性死亡，导致一些重要的神经递质、蛋白质因子或某些重要结构的匮乏所致。因此，在成功地培养了 NSC 之后，人们很自然地想到利用它直接进行移植治疗，或利用病毒载体，携带目的基因，导入 NSC，将筛选得到的体外高效表达目的基因的克隆进行移植。这种细胞治疗方法具有以下优点。

　　（1）NSC 在脑中能根据其周围微环境的诱导而分裂，分化成为相应的细胞类型，其形态和功能与附近的宿主细胞非常类似。即使是将因转入原癌基因而无限增殖化的 NSC 植入脑后也未长出肿瘤。

　　（2）中枢神经系统特殊的血脑屏障结构使淋巴细胞很难进入，因此不同个体之间，甚至是不同物种之间的 NSC 移植，都几乎没有排斥反应，大大提高了 NSC 的用途。

　　（3）NSC 可以在体外根据不同的需要导入相应的外源基因，成为一种广谱的细胞载体。根据 NSC 的这些特性，从不同角度加以应用，已在神经系统疾病的治疗上取得了很大进展。

　　对大脑和神经修复的再生医学研究显示，干细胞研究提供了对脑损伤、视神经损伤和长期神经修复后功能恢复的创新疗法。干细胞不仅存在于发育中的大脑和眼神经系统，而且存在于成人神经系统。在开放性脑损伤常引起大脑和视神经的损害，如果大脑的神经组织脱出颅外，它通常被丢弃，但现在研究人员已经能将这些组织作为 NSC 的来源，即从开放性脑外伤患者的脑组织分离和传代 NSC，然后在磁共振成像（MRI）引导下立体定向地将 NSC 植入患者，治疗神经缺损造成的创伤，研究显示移植的 NSC 显著改善了患者的神经功能。干细胞疗法的研究中需要分析移植 NSC 的存活率和迁移。研究人员通过纳米颗粒标记人类 NSC 和视网膜干细胞，跟踪猴子和人类中枢神经系统证明了人类 NSC 疗法在中枢神经系统的可行性。

　　总之，NSC 是一种具有广泛应用前景的干细胞，随着其研究的不断深入，人类的 NSC 将有望作为脑移植的供体细胞及基因治疗的载体用于临床。其增殖和定向诱导分化机制的最终阐明将有赖于分子生物学、发育生物学等生物学科的相互协作和研究方法的进一步完善。

五、其他组织干细胞

　　除了骨髓中的干细胞在组织损伤时能迁移到不同组织外，还有永久定居在组织中的干细胞称为组织干细胞，这些细胞可以产生该器官的成熟组织。

1. 表皮干细胞（epidermal stem cell） 是皮肤发生、修复、改建的重要源泉。表皮干细胞在胎儿期主要集中于初级表皮嵴，成人时则呈片状分布于表皮基底层。皮肤皮脂腺开口处与立毛肌毛囊附着处之间的毛囊外根鞘处含有丰富的干细胞（图5-14），而在没有毛发的部位（如手掌、脚掌），表皮干细胞位于与真皮乳头顶部相连的基底层。表皮干细胞可用于自体和异体移植治疗重度烧伤、慢性溃疡等，也可转向分化成神经元、胶质细胞、平滑肌细胞和脂肪细胞。

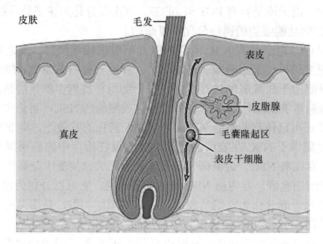

图 5-14　表皮干细胞位于毛囊隆起区，基底层与基底层相邻，作为毛囊和表皮的干细胞

损伤后，自我更新的上皮组织以3个非相互排斥的策略进行重组：①增加活跃分裂的干细胞数量；②再扩增细胞成分增加细胞复制次数；③为细胞复制减少细胞周期时间。

2. 肠道干细胞（intestinal stem cell） 位于结肠隐窝的基底，又称为隐窝细胞，其上为帕内特细胞（图5-15）。

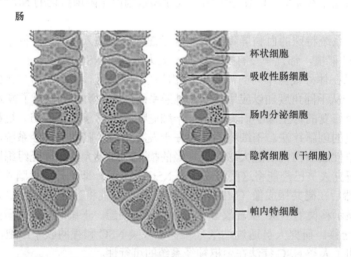

图 5-15　肠道干细胞位于结肠隐窝的基底，又称为隐窝细胞，在帕内特细胞上方

3. 肝干细胞（liver stem cell） 通常称为卵圆细胞（oval cell），是具有双向分化潜能的祖细胞，能够分化为肝细胞和胆管细胞。肝内干细胞位于肝闰管上，在肝细胞和毛细胆管最小分支连接处（图5-16）。目前对于肝干细胞的存在，以及其分化产生肝细胞和胆管上皮细胞，进而参与肝结构和功能动态平衡维持的基本生物学特性，已经有了越来越多的研究。当肝细胞增殖受阻时，肝内

干细胞作为一个继发或储备成分被激活。在肝细胞生长过程中，如部分肝切除后肝再生、大多数类型的急性坏死性损伤等，肝细胞本身很容易复制而不需激活干细胞。另一方面，在肝细胞增殖缓慢或受阻时卵圆细胞的增殖和分化是明显的，如重症肝衰竭、肝癌、慢性肝炎和肝硬化时，可见此种细胞明显增生，参与损伤肝的修复过程。虽然干细胞在肝切除术后代偿性增生中并没有发挥重要作用，但在某些形式的毒性肝损伤后会引起"卵圆细胞"的增生，从而诱导肿瘤性转化。

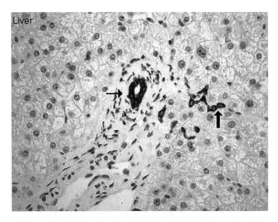

图 5-16　肝内干细胞（通常称为卵圆细胞）位于肝闰管上，在肝细胞和毛细胆管最小分支连接处箭头示（胆管和肝闰管角蛋白染色阳性）

4. 角膜干细胞（corneal stem cell）　位于角膜缘，即结膜和角膜之间（图 5-17），是角膜上皮细胞再生的来源，终生不断分化，并向角膜中心移行，以补充损伤及凋亡的上皮细胞，在保持角膜的生理生化环境、完整性，在维持局部免疫反应中占有重要地位。此外，角膜缘干细胞还能阻止结膜上皮细胞移行至角膜表面，对保持角膜的透明与正常生理功能有重要意义。

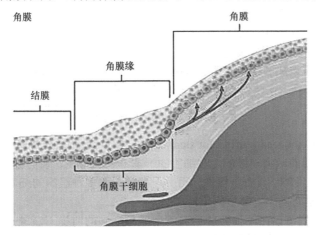

图 5-17　角膜干细胞位于角膜缘，即结膜和角膜之间

5. 骨骼肌干细胞　骨骼肌损伤后细胞不能分裂，损伤后骨骼肌的生长和再生由肌卫星细胞（muscle satellite cell）来替代。这些细胞位于骨骼肌膜下，即在损伤后能产生肌细胞的干细胞储存库。在不同的组织微环境中肌卫星细胞能分化成骨源性细胞或脂肪源性细胞。尽管已经有报道心肌中含有前体样细胞，但至今尚未发现心肌组织中的干细胞。

心血管疾病是当今威胁人类健康最严重的疾病之一，其中由于冠状动脉病变引发的心肌梗死等缺血性心脏病和心肌梗死致死的心肌细胞被纤维瘢痕代替发生的心力衰竭是心血管疾病的主要致死病因，其高发病率、高致残率和高死亡率已成为我国重大的健康问题，并且呈现发病率持续增加、年轻化等趋势，给我国家庭和社会带来了更加沉重的负担。缺血性心脏病和心力衰竭的药物和介入治疗可增强心脏本身供血和收缩功能，但由于无法修复坏死的心肌细胞和逆转纤维瘢痕，只能延缓而不能阻止心力衰竭的发生；心脏移植可根治末期心力衰竭的患者，然而受限于心脏供体缺乏。因此，寻找更有效、可广泛应用于治疗心力衰竭的尤其是使纤维瘢痕转变为健康心肌细胞的治疗手段是这一领域的前沿热点和探索目标。干细胞生物学为心肌再生医学开辟了广阔天地，也为解决心力衰竭治疗这一难题展示了希望。目前全球已有上百个干细胞治疗心肌梗死的临床试验，但其效果并不理想，其中一个重要原因是干细胞在缺血、缺氧、超氧应激的移植微环境下的存活率及功能低下。

全世界都把"心肌再生"当作最大的课题来做，2004年被美国心脏协会评为杰出科学家的安韦萨（Anversa）利用骨髓细胞（c-kit细胞）再生心肌的研究获得110个美国国立卫生研究院（NIH）R01项目的科研资助。研究结果是c-kit细胞能够修复心脏，发表在世界顶级刊物 *Nature*、*Cell* 等杂志，有31篇论文，数据充分，论点明确，非常有说服力。因为在心肌干细胞研究中的杰出贡献，许多国家和地区都邀请他去授课，去带领研究、合作，根据他的理论开始进行了全方位的研究。但是研究结果根本得不到他研究的那些结论。2014年，另外一位研究干细胞的专家莫尔肯廷（Molkentin），他在Anversa同一医院的实验室，研究结果是c-kit细胞完全没用，也发表在 *Nature* 杂志。2017年，美国司法部公布了震惊全世界的消息，所谓的干细胞修复心脏完全不靠谱。为此Anversa所在的布莱根妇女医院赔偿1000万美元，因为他的研究涉及欺诈。所谓的c-kit干细胞能修复心脏是数据造假、图片伪造的。这成为学术界的最大丑闻。在2018年10月15日，哈佛医学院和布莱根妇女医院主动把Anversa发表的31篇顶级刊物研究文章全部撤掉。因为2014年Anversa来过中国，这个已经被基本证实是假的心肌干细胞修复心脏功能在中国也获得了类似的研究"成果"。总之，目前在心肌干细胞修复心脏领域能研究出"正面成果"的，基本都涉嫌造假或者研究错误。当然我国中国科学院上海研究所的周斌也得出过和Molkentin类似的结论。尽管至今尚未发现心肌组织中的干细胞，但近年干细胞生物学和医学研究的进展显示可形成新生心肌细胞的起始细胞可能来源于人多能干细胞（包括人ESC和iPSC）和重编程的成纤维细胞，但这些细胞存活需要组织微环境的支持，这也是本领域亟待解决的难题。

总之，干细胞在促进组织修复和细胞再生中具有重要作用。利用干细胞修复或替代因疾病、意外事故或遗传因素所造成的组织、器官残缺已成为可能。干细胞及其衍生组织器官的应用在生命科学和医学中前景广阔，必将给人类带来全新的医疗理念和医疗手段。

六、诱导多能干细胞

诱导多能干细胞（induced pluripotent stem cell，iPSC）是通过体外基因转染技术将已分化的成体细胞重编程所获得的一类干细胞。该细胞的形态、生长特性、表面标志物、形成畸胎瘤等生物学特性与ESC相似。iPSC具有全能性，可分化为神经等多种组织的细胞，适合于干细胞移植、组织工程、受损组织器官的修复等个体化治疗。

与ESC不同，人们可以在不损毁胚胎或不用卵母细胞的前提下获取iPSC，制备用于疾病研究和治疗的ESC样细胞，这样不仅成功避免了伦理问题的困扰，而且为获得具有患者自身遗传背景的ESC样细胞增加了新的途径。同时在理论上证实了人类已分化成熟的体细胞可以被重编程转化为更幼稚、具有高度增殖和分化潜能的ESC样细胞，这为干细胞的基础研究和实际应用开辟了广阔的领域。

使用源于患者体细胞的iPSC研究疾病病理特征和阐明疾病的分子机制，通过转录因子过表达在体细胞中，特别是在那些从患者的体细胞产生iPSC，可制备一个极有前途的疾病早期阶段的模型用于体外筛选新型生物标志物和治疗性药物。最近，许多研究团队分别报道，针对特定疾病的病理事件中的多个特征来复制患者的iPSC，利用iPSC提供的实验模型研究疾病病因等，可用来重新评估目前的疗法。如使用来源于克兰费尔特（Klinefelter）综合征和阿尔茨海默病患者的iPSC，探索使用这些iPSC复制这些疾病病理特征的可能。结果表明，患者的特定iPSC系可提供良好的研究疾病发展和治疗的模型。

干细胞的研究及应用离不开其正确的体外培养及分化。干细胞的自我更新、定向分化及iPSC的诱导等都离不开特定的培养环境。小分子化合物是组成这种培养环境不可或缺的重要部分。利用小分子化合物，不仅可以维持干细胞的体外增殖，也可以提高iPSC的诱导效率，这些小分子化合物有助于了解干细胞命运决定过程中重要的信号机制。

第四节　肿瘤干细胞

肿瘤干细胞（cancer stem cell，CSC）被定义为具有干细胞样属性的肿瘤细胞亚群，即存在于肿瘤组织中的一小部分细胞，具有自我更新能力、不定向分化潜能、高致瘤性、耐药性，对肿瘤的发生、发展、复发、转移起重要作用。CSC的定义并没有确定CSC和生理干细胞之间的特定关系。

针对CSC的研究进展如下。

（1）人类白血病干细胞：早在20世纪70年代，科学家们就发现了许多白血病，如急性髓细胞性白血病（AML）的特点是细胞单克隆增殖，这些白血病细胞包括了不同程度分化的血细胞。直到1997年邦尼特（Bonnet）等发现了人类白血病干细胞，才真正揭开了人类对CSC研究的序幕，它开创性地发现人类AML中白血病干细胞的存在，通过对不同表型的白血病细胞进行原代克隆培养，从而发现了大部分的白血病细胞不能有效增殖，仅有少数细胞有稳定持续的形成肿瘤克隆的能力，这些细胞的表型为$CD34^+CD38^-Thy-1^-$。尽管$CD34^+CD38^-Thy-1^-$这类细胞所占比例很少（大约仅为0.2%），但把它们移植到糖尿病重症联合免疫缺陷小鼠（NOD/SCID小鼠）之后却能形成类似于AML的肿瘤细胞。通过对AML的进一步研究发现，绝大部分AML是处于细胞周期的静止期，这一点对于治疗非常重要，因为大部分白血病的治疗方法是直接针对于活化期的细胞，这就意味着AML中干细胞对于普通化疗是耐药的。

（2）乳腺CSC：对乳腺癌的研究进一步证实了实体瘤中有CSC的存在。2003年哈吉（Al-Hajj）等利用流式细胞术，首次成功地从人类乳腺中分离出CSC，极大地推动了对实体瘤CSC的研究。它通过细胞表面标志物在乳腺癌患者切除标本制成的单细胞悬液中分选出不同的乳腺癌细胞亚群，乳腺癌初始细胞的特征细胞表型为$Lin-ESACD44^+CD24^-/kw$，此类细胞虽然只占乳腺癌的2%，但只要约200个细胞即可在小鼠乳腺中形成肿瘤，而其他表型的肿瘤细胞则无致瘤能力，而且这些表型不同的细胞在形态上没有明显的差别。他们还将$Lin-ESA\ CD44^+CD24^-/kw$原发的肿瘤细胞接种到免疫缺陷NOD/SCID小鼠上，也可以形成肿瘤，且新形成的肿瘤与原来肿瘤的表型异质性相似，而其他的细胞却不能形成肿瘤。更重要的是，仅200个纯化的细胞可以在第2次接种小鼠形成肿瘤并且能够分化成多种细胞亚群。国内有研究发现，miRNA分子let-7可通过负调控下游靶基因Ⅱ-Ras和ⅡMGA2而对乳腺CSC发挥重要的调控作用。

（3）消化道CSC：胃肠道经常与食物中的有毒物质直接接触，所以具有较高的癌症发病率。迪克（Dick）等将来源于17个不同结肠癌患者标本的细胞悬液注射到免疫缺陷的小鼠内，发现只有过度表达CD133的少数细胞才能在小鼠内产生与原发肿瘤相似的肿瘤。此外，原口（Haraguchi）等采用DNA荧光材料Hoechst33342和流式细胞仪在多种人类消化系统肿瘤细胞系中分离到了SP细胞，这群细胞占细胞总数的0.3%～2.2%，均具有干细胞的特性。

（4）肺CSC：Kim等从大鼠细支气管-肺泡管结合部分离出$Sca-1^+CD45^-Pacam^-CD34^-$细胞，其具有很强的自我更新和分化能力，称为支气管肺泡干细胞（BASC）。BASC是维持细支气管上皮细胞和肺泡上皮细胞更新的基础，它们表达干细胞抗原Sca-1和CD34，但不表达血小板内皮细胞黏附分子（PECAM）和CD45。在正常情况下，BASC处于静止状态，当体内支气管和肺泡损伤时就会发生增殖，这个发现也进一步支持了CSC学说。另外研究者发现，BASC在不典型性增生及肺腺癌K-ras基因突变活化的终末支气管和肺泡上皮细胞中的数量明显增加，所以认为BASC可能是肺腺癌的起源细胞。

虽然CSC的概念目前仍存在争议，但是人们不会否认肿瘤细胞中存在对放化疗抵抗的群体，而且是复发转移的根源。如何对抗和消灭CSC已成为人们研究的重点。

一、CSC的理论基础

1.CSC的起源　目前对CSC的起源仍存在争议，大致有3种（图5-18）。

（1）CSC可以来源于ASC，多种因素引起ASC更新分化调控机制过度激活而转化为CSC。

（2）祖细胞在分化过程中发生突变终止分化，转化为 CSC。

（3）成熟终末分化细胞因为突变获得自我更新和分化能力转而形成 CSC。启动突变 CSC 可以自我更新或分化为祖细胞，或完全分化的子代细胞。

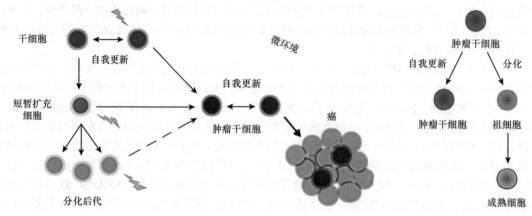

图 5-18　CSC 自我更新和分化

2. CSC 的理论基础

（1）细胞发生癌变必须累积许多突变，干细胞能长时间存活，从而可以接受所有导致肿瘤的突变。

（2）干细胞无限自我更新为发生基因突变提供了可能。

（3）肿瘤细胞与干细胞一样，具有分裂增殖、迁移、再生长的能力。

（4）肿瘤组织中仅有极小部分细胞（可能是干细胞）能通过接种、培养或转移等方式形成新的肿瘤。

干细胞的增殖、自我更新、分化和转化是致瘤性转化的最主要原因（图 5-19）。

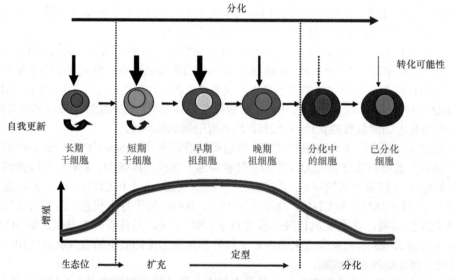

图 5-19　干细胞的增殖、自我更新、分化和转化

假设一种长期干细胞（LT-SC）拥有最强的自我更新能力且在它的生态位中（底部）处于静止期。LT-SC 发展为短期干细胞（ST-SC），表现为自我更新能力减弱而增殖能力增强。进而 ST-SC 形成早期祖细胞，虽已丧失了自我更新能力，却是最具增殖活性的细胞群体。进而早期祖细胞形成晚期祖细胞，开始分化并表达谱系特异性分化标记，这些晚期祖细胞逐渐发展为完全分化细胞而再次丧失分化潜能（即有丝分裂后）。按照转化概率的观点，ST-SC 保留了自我更新能力而祖细胞更具增殖活性（以两条垂直粗线标记），理论上可以代表致瘤性转化的最好目标

在 CSC 假说背景下，包含 CSC 的肿瘤亚群以一种分级和异构的方式生成肿瘤。相反，非致瘤的肿瘤细胞可能不会形成肿瘤（图 5-20）。

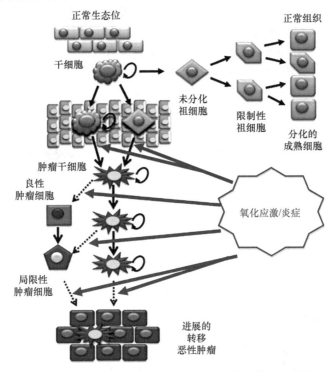

图 5-20 CSC 和肿瘤细胞之间的差异（请扫描二维码看彩图）

在正常组织中，干细胞通过与组织基质（生态位＝绿色）相互作用来维持自我更新的能力。在正常生态位中，干细胞产生能分化为成熟细胞的祖细胞。在细胞分裂期，子细胞的复制潜力逐步降低。如果氧化应激和炎症刺激生态位可以为干细胞提供突变的信号，为应答该突变的信号，干细胞可以获得一致瘤能力并成为 CSC（星形红色）。未分化的祖细胞（蓝色菱形）在该突变信号的驱动下也可以成为 CSC 样细胞（CSLC）。肿瘤内 CSC 增殖的同时，在肿瘤进展的每个阶段它们可能产生所有类型的肿瘤细胞。CSC 可生成良性和局限性肿瘤细胞（虚线箭头），也可在进一步突变信号包括附加的表观遗传修饰和基因突变信号的驱动下形成恶性肿瘤或其进展和转移

3.CSC 生态位在肿瘤的生长和转移中的作用 CSC 生态位除了使 CSC 维持其干细胞样状态外，在肿瘤的生长和转移中的作用还包括：①生态位能够使非转移性细胞去分化为转移性 CSC；②诱导上皮间质转化，导致肿瘤细胞由原发部位扩散；③在转移灶生根发芽。转移前生态位的形成，可能潜在性导致继发性肿瘤启动和生长的生态位，有利于肿瘤细胞在不同器官的植入（图 5-21）。

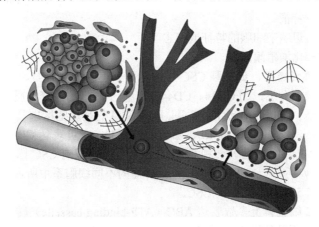

图 5-21 肿瘤生长和转移的 CSC 生态位（请扫描二维码看彩图）

CSC 生态位由血管（红色）、基质细胞（如肌成纤维细胞）（橙色）和细胞外基质（ECM）成分组成。在肿瘤组织中的 CSC（紫色）定居其生态位，有利于肿瘤细胞的转移

4. 肿瘤微环境中的各种因子维持和扩增 CSC 肿瘤微环境由癌细胞和其周围组织特异性的间叶细胞及它们的表达产物、代谢物质等成分构成。一些慢性组织炎症可以作为癌前病变引发肿瘤发生。有研究者也用炎症损伤修复模式来解释 CSC 的形成，他们认为一方面炎症微环境能增加招募血源性 MSC，当与局部环境中的某种细胞发生融合后，有可能导致细胞重编程的发生，形成 CSC；另一方面炎症微环境中细胞因子能够持续激活与细胞增殖 / 自我更新有关的信号通路，导致正常组织干细胞与分化细胞形成肿瘤，如卵巢癌微环境中各种因子的维持和扩增 CSC（图 5-22）。

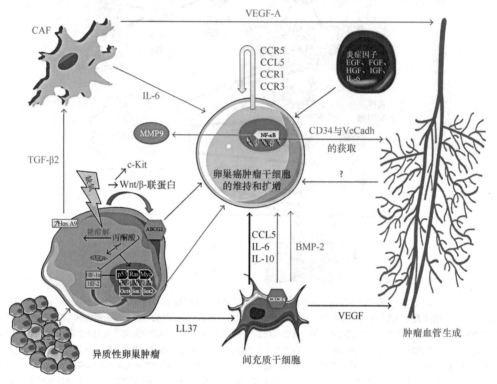

图 5-22　肿瘤微环境中的调控因子维持卵巢癌中 CSC 的可能作用

BMP-2，骨形态发生蛋白 -1 型金属蛋白酶 2；CAF，肿瘤相关成纤维细胞；Hox A9，同源异形框 A9；HIF，低氧诱导因子

二、CSC 的特征

CSC 除了具备干细胞的特征（自我更新和分化能力；具有很强的成瘤能力）外，在特定组织的肿瘤中还应具备以下特征。

1. 具备一定的正常组织干细胞的特征或标志。

2. 存在其特有的分化增殖倾向。

3. 具备该组织的肿瘤特征 如胰腺 CSC 的标志分子可能为 PDX-1、Ptf-1 等，同时也可能表达一些干细胞共同的表面分子，如 CD34、CD44 等。基于肿瘤的突变性质，也有可能表达胰腺癌高表达的一些产物分子，如 K-Ras 或 Ki-67 等。值得注意的是这些标志具有相对性：①同一 CSC 可能有不同的表面标志分子，如肝癌 CSC 可表达 CD33⁺，也可表达 CD90⁺CD44⁺。②一种表面标志是某种 CSC 的标志，但不是另一种 CSC 的标志；如胰腺癌 CSC 标志为 CD24⁺，而乳腺癌 CSC 标志为 CD24⁻/10w。③同一 CSC 标志在不同肿瘤的不同细胞系中所占比例差异较大，如喉癌 Hep22 细胞系中只有 < 5% 的 CD33⁺ 的 CSC。

4. 耐药性强 CSC 细胞膜上多数表达 ABC（ATP-binding cassette）转运蛋白，这是代谢物排出的泵，具有保护自身不受外源性物质侵犯的作用，更是参与形成部分的血脑屏障、血睾屏障、胎盘屏障，对 ABC 的耐药性已经成为众多抗癌学者研究的一个重要靶点。

5. CSC 在表型及功能方面具有多样性（图 5-23）。

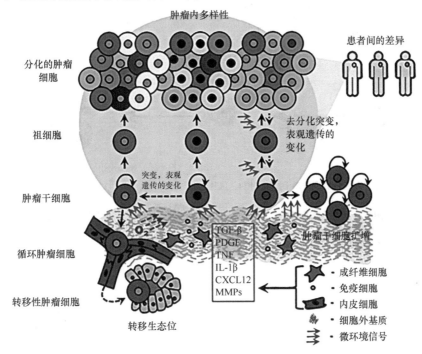

图 5-23　造成 CSC 在表型及功能方面具有多样性的因素

不同患者表达不同的 CSC 亚群，造成了它们在遗传及表观遗传学上的差异。异质性 CSC 通过在各肿瘤内建立不同的克隆造成肿瘤异质性。在肿瘤内，CSC 在特定的解剖位置聚集，旁分泌和自分泌不同的信号分子，与周围的基质成纤维细胞、免疫细胞、内皮细胞和细胞外基质的成分（如纤连蛋白、层粘连蛋白、蛋白多糖和胶原纤维），以及气体、营养供应、组织酸化和能量状态直接接触。各种微环境影响［包括氧张力、生长因子、细胞因子（如 PDGF、IL-1β、TGF-β、CXCL12 等）］，均能调节 CSC 的分化、自我更新等属性

三、CSC 的作用

已知肿瘤可来自癌症关键基因突变的体细胞，也可因微环境因子失调而发生致癌过程。癌形成中可能主要影响的是寿命长的成体干细胞。因此，祖细胞或终末分化的体细胞都可作为恶性转化细胞的来源。CSC 的免疫逃逸特点可能有助于肿瘤的发生与发展。CSC 可能增加对化疗和（或）电离辐射的抵抗。CSC 可能也具有抗免疫介导排斥的能力。如果 CSC 确实代表人类癌症中的抗性细胞，它们就可能促使肿瘤进展、复发和转移（图 5-24）。

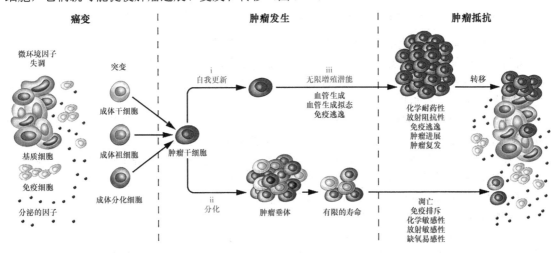

图 5-24　CSC 在癌变、肿瘤和肿瘤抵抗中的作用

CSC 像正常干细胞一样形成分化等级，伴随着长期的自我更新，CSC 可分化形成低自我更新潜能的细胞。CSC 还有如下主要特征。

1. CSC 及其子细胞的可塑性（图 5-25）。

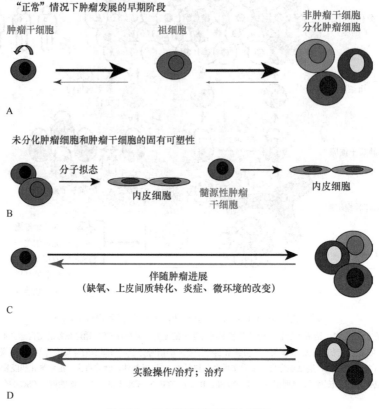

图 5-25　CSC 及其子细胞的可塑性

A. 在未经治疗的或早期肿瘤中，自我更新的 CSC 及其子细胞的可塑性快速生成增殖性肿瘤祖细胞，继而形成分化肿瘤细胞或非肿瘤干细胞。这种假设的发展过程可能代表了最主要的肿瘤发展过程（以粗箭头表示），尽管可能发生低水平自发的（或内在的）去分化（以细箭头表示）。在未经治疗的或早期肿瘤中，大多数肿瘤细胞将分化为肿瘤祖细胞和分化型肿瘤细胞，而未分化细胞只占少数。例如，绝大多数未经治疗的早期乳腺癌和前列腺癌都符合这种模式。B.CSC 的固有可塑性以"分子模拟"或胶质母细胞瘤中 CSC 转分化为内皮细胞表示。C.肿瘤进展过程中，微环境的改变、缺氧、炎症介质的积累与上皮间质转化（EMT）的结果都可能促进非肿瘤干细胞的去分化（以加粗反向箭头表示）。本例结果显示在晚期肿瘤，富含 CSC 的未分化肿瘤细胞与分化型肿瘤细胞将处于一个动态平衡之中。D.体外试验（如模拟缺氧条件、治疗伴 EMT 诱导剂细胞如使用细胞因子或抗癌药物、致瘤分子的过表达等）或体内持续肿瘤治疗会加重非肿瘤干细胞的去分化而形成干细胞样癌细胞（更粗反向箭头表示），导致 CSC 数量的大量增长

2. 在组织恒态、肿瘤发生和肿瘤复发中 CSC 和祖细胞的作用（图 5-26）。

3. 肿瘤恶性程度可能与 CSC 数量相关，因为其驱动着肿瘤的生长和复发。

4. CSC/ 肿瘤永存细胞（tumor perpetuating cell，TPC）特征和分化能力影响肿瘤的组织形态学，如胃肠道肿瘤（图 5-27）。

5. CSC 启动肿瘤的进展和复发　异质性肿瘤中含有的干细胞能逃避正规治疗，并继续分裂成为肿瘤复发和转移的基础，如 CSC 在子宫内膜癌发展过程中的作用（图 5-28）。

过度增殖的实体性肿瘤中央总是存在缺氧环境，低氧诱导因子 α（HIF-α）的稳定性和缺氧反应可以刺激 CSC 的聚集，导致转移和新肿瘤的产生（图 5-29）。

在原发性肝细胞癌中 CSC 是肿瘤形成和转移的基础（图 5-30）。

6. 肝癌 CSC 中信号通路的改变

（1）Wnt 通路的激活导致 β- 联蛋白（β-catenin）在细胞质中积聚，进而易位至细胞核，在细胞核内 β-catenin 转录激活其靶分子的表达，如周期蛋白 D1、上皮细胞黏附分子（EpCAM）和 miR-

181。Akt 通过两个磷酸化位点 Thr308 和 Ser473 被激活，PI3K 促进而 PTEN 抑制 Thr308 的磷酸化。

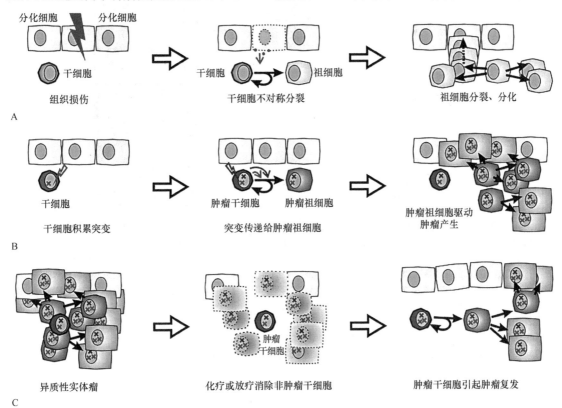

图 5-26　组织恒态、肿瘤发生和肿瘤复发中 CSC 和祖细胞的作用

A. 在器官发生或对组织损伤的反应过程中，静止期的干细胞经诱导发生不对称分裂，从而进一步分化为祖细胞，祖细胞首先进行数量有限的对称细胞分裂快速重建组织，产生的子细胞能进一步分化以修复器官特异性功能，同时丧失其重回细胞周期的功能；B. 干细胞长寿、多能，并无限地进行细胞分裂，因此它们容易比其他细胞积累更多的突变，从而更可能随机地触发肿瘤，这些突变传递给祖细胞后，其周期加快可能驱动肿瘤产生；C. 干细胞和 CSC 对化疗和放疗高度耐受，这解释了为什么它们能在减少细胞的治疗中选择性地存活，因此它们在数年或几十年之后仍可引起癌症复发

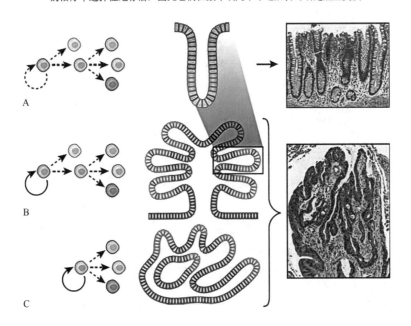

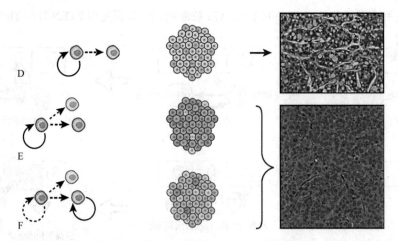

图 5-27　胃肠道肿瘤中 CSC/TPC 特征和分化能力影响肿瘤的组织形态学（请扫描二维码看彩图）

A. 正常胃肠上皮化生是干细胞的后代通过分裂而达到的适应平衡状态，能产生额外的干细胞（红色）、帕内特细胞（蓝色）或祖细胞（绿色）。正常情况下，祖细胞可以分化为 3 种子细胞：杯状细胞（蓝色）、肠内分泌细胞（褐色）或肠上皮吸收细胞（紫色）。B. 干细胞中致癌事件的增多导致 CSC 池扩大，所有分化的子代细胞也扩增。在实体组织背景中，其结果常导致异常的高位隐窝结构的出现（如息肉）。C. 伴有祖细胞特征的 CSC 在保持正常分化，是由直肠中被累及的大量终末分化细胞组成，因此这些细胞结构中大多缺乏正常干细胞表型。D. 伴有祖细胞特征的 CSC，如果正常分化指向某一特定细胞，那么将导致肿瘤含有一种主要的细胞表型（如杯状细胞）而缺乏其他成熟细胞谱系和具有正常干细胞表型的细胞。E. 肿瘤中即使有正常的干细胞表型 CSC，但正常分化受损，也可导致仅由一种具有干细胞和祖细胞表型的细胞组成的肿瘤，结构与分化性子代细胞无关。F. 伴有祖细胞特征的 CSC，如果正常分化过程被阻断，肿瘤则主要由具有祖细胞表型的细胞构成。结构与分化性后代细胞无关

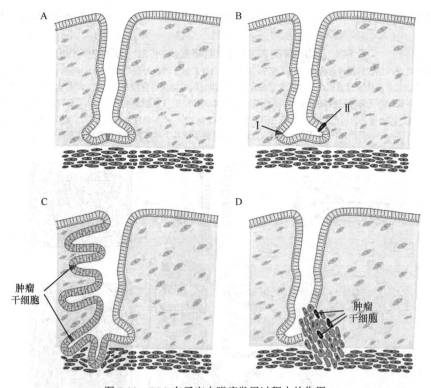

图 5-28　CSC 在子宫内膜癌发展过程中的作用

A. 正常子宫内膜腺体中的潜在上皮干细胞 / 祖细胞，位于腺体的基底部（黄色）。B. 上皮祖细胞通过基因突变导致 CSC 发展为Ⅰ型（左，橘黄色）或Ⅱ型（右，深蓝色）上皮细胞。CSC 克隆的扩增生成异质性的肿瘤性上皮细胞Ⅰ型（C）或Ⅱ型（D），其中含有少量 CSC（C，深橘黄色；D，深蓝色）和大量分化型肿瘤细胞（C，浅橘色；D，浅蓝色）

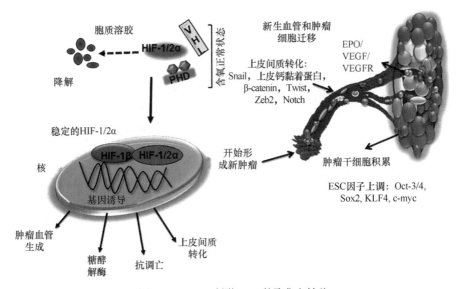

图 5-29　HIF-α 刺激 CSC 的聚集和转移

PHD，脯氨酰羟化酶；EPO，红细胞生成素；KLF4，克吕佩尔样因子 4

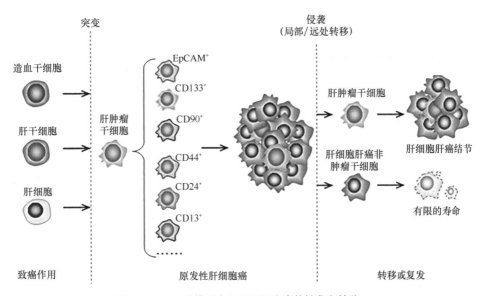

图 5-30　CSC 的模型中显示肝细胞癌的触发和转移

肝癌 CSC 可起源于 HSC 和体内癌基因、抑癌基因引起的体细胞基因突变而获得致癌潜能的肝脏干细胞，或通过突变获得干细胞样自我更新和分化功能，使分化的肝细胞重新编程转变为去分化的肿瘤细胞，这些肝内 CSC 通过自我更新和分化最终发展为一个具有异质性的肝细胞癌。肝内 CSC 因为对治疗的耐受和具有在局部或远处转移形成新肿瘤的能力而被认为是肿瘤切除后转移和复发的主要因素

（2）活化的 Akt 通过调控 Bcl-2 和 ABCG2 以避免化疗引起的细胞凋亡，从而来保护 CSC。活化的 Akt 还可以与 HIF-1α 相互作用，诱导 VEGF 和 PDGF-BB 表达，以调节组织稳态和肝癌 CSC 的耐药性。

（3）受损的 TGF-β 信号与活化的 IL-6/STAT3 通路对调节 EpCAM$^+$ 的肝癌 CSC 的分化和化疗耐药都是十分重要的。研究发现，这些通路相互作用将促进干细胞扩增和肝细胞癌的形成（图 5-31）。

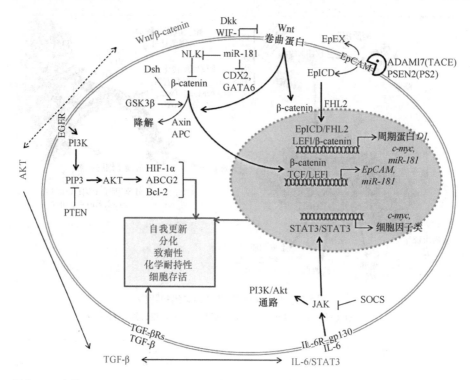

图 5-31　肝癌 CSC 中的 Wnt/β-catenin、Akt、TGF-β 和 IL-6/STAT3 信号通路异常，这些通路相互作用将促进干细胞和肝细胞癌的形成

WIF-1，Wnt 抑制因子 1；EpEX，EpCAM 胞外结构域；EpICD，EpCAM 胞内结构域；TACE，TNF-α- 转化酶；PSEN2，早老蛋白 2；FHL2，家族性嗜血细胞综合征 2；LEF1，淋巴增强因子 1；TCF，T 细胞因子；SOCS，细胞因子信号传送阻抑物；CDX2，尾型同源盒转录因子 2；NLK，n-emo 样激酶；Dsh，蓬乱蛋白；GSK3β，糖原合酶激酶 3β

7. CSC 在肿瘤免疫逃逸中的作用（图 5-32）。

来自美国克利夫兰医学中心及凯斯西储大学的研究人员证实，胶质瘤 CSC 通过分泌骨膜蛋白（periostin）招募了 M2 型肿瘤相关巨噬细胞，促进其恶性生长。

与 CSC 低免疫原性有关的因素和通路见图 5-33。

四、针对 CSC 的靶向治疗

随着对 CSC 的研究深入，CSC 的应用也越来越广泛，CSC 学说的提出，认为 CSC 是肿瘤的起源，因而检测 CSC 表面标志物将会提高癌症的早期诊断效率。急性髓细胞性白血病的 CSC 标志物最早被发现，随后很多实体肿瘤的 CSC 标志物陆续被鉴定出来，这在很大程度上提高了肿瘤诊断的特异性。现有研究表明，CSC 的自我更新、高增殖和耐放化疗等特性，使得常规手段难以清除组织、血液等机体内残留的 CSC，成为肿瘤复发和转移的隐患。

目前抗癌药物主要杀伤增殖期的肿瘤细胞，而对 CSC 的杀伤效果不佳。CSC 产生耐药的机制是由于其主要处于静止期，能够通过改变细胞周期控点减弱凋亡途径，增强 DNA 损伤修复能力以及高表达 ABC 将药物转运至细胞外，降低了细胞内药物积累而导致治疗失败。肿瘤生物学研究的最新观点认为，治愈肿瘤的关键在于杀灭 CSC，因此研发针对 CSC 的特异性药物，将是肿瘤治疗的重大突破。

随着生物学技术的发展，人们对肿瘤细胞和分子水平上的发病机制有了进一步认识，肿瘤靶向的治疗已经进入了一个全新的时代，针对 CSC 靶向治疗的研究也取得了重大进步，主要集中于以下几个方面：凋亡 CSC、改变 CSC 生长的微环境、逆转 CSC 抗放化疗特性、靶向作用于 CSC 的特异性分子标志及信号通路、促进放化疗法、CSC 特异性免疫治疗等。

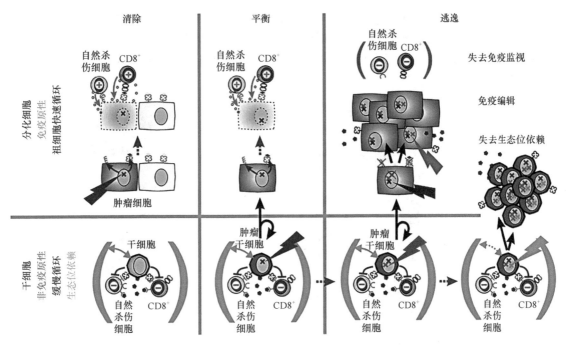

图 5-32　CSC 在肿瘤免疫逃逸中的作用（请扫描二维码看彩图）

清除（左）：恶性转化需要单个细胞内致瘤基因突变（闪光）的积累，如果这种突变发生在分化的细胞，它会上调活化 NK 细胞受体的配体和通过 MHC 类 I a 分子（二者均为橙色）呈递肿瘤特异性多肽，这样，这些细胞可被免疫系统发现并清除，从而恢复正常组织。平衡（中）：干细胞生命周期长且能表达多数免疫抑制因子（深紫），因此它们能积累致瘤基因的突变而免于被免疫系统清除。然而 CSC 最初被局限于干细胞生态位（绿）内，只能发生不对称分裂，许多分化的子细胞继承了所有的恶性突变，但是它们具有更强的免疫原性以便被适应性免疫系统清除，因此出现了一个稳态。逃逸（右）：肿瘤免疫逃逸的机制包括肿瘤免疫监视、免疫编辑的缺陷或 CSC 的扩增。由于老化、免疫抑制治疗、疾病或在其他因素的作用下免疫系统丧失其限制肿瘤的功能。免疫编辑指的是个体肿瘤亚克隆对免疫系统施加的选择压力产生的进化性适应，它最终将导致低免疫原性或高免疫抑制性亚克隆的扩增。
无免疫原性 CSC 可能更具有独立扩增其干细胞生态位的功能，这将可能导致低分化肿瘤的发生

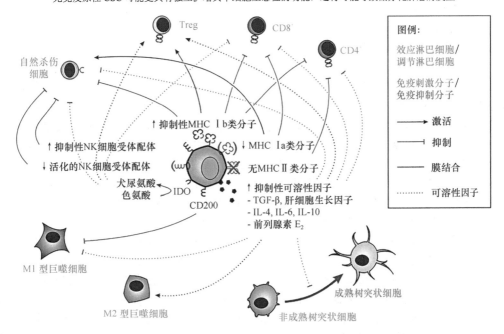

图 5-33　与 CSC 低免疫原性有关的因素和通路（请扫描二维码看彩图）

膜结合（实线）和可溶性因子（虚线）与 CSC 的免疫耐受密切相关，包括抗原呈递和免疫刺激分子（橘红色）的低水平表达和免疫抑制分子（蓝色）的高表达。这些信号使免疫效应细胞（红色）受损而免疫耐受细胞（绿色）被激活

肿瘤由 CSC、祖细胞样细胞和分化型肿瘤细胞混合组成。传统治疗方法可杀死大多数祖细胞样细胞和肿瘤细胞，而抗药性癌干细胞却得以存活并继续增殖导致复发。CSC 特异性免疫治疗方法可以杀死或分化 CSC，使 CSC 失去自我更新能力，从而不能驱动肿瘤进展，肿瘤逐渐缩小而最终获得治疗效果（图 5-34）。

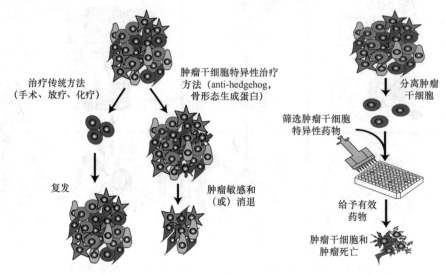

图 5-34　针对的 CSC 的治疗

越来越多的证据显示，抗 CSC 药物的敏感性因肿瘤类型和患者而异，因此必须进行个性化治疗。经表面标记、功能测定分离肿瘤 CSC，然后通过高通量药物筛选敏感药，再将明确的 CSC 特异性药物用于患者，使肿瘤缩小和死亡达到个性化靶向 CSC 特异性治疗的目的。

针对 CSC 的治疗策略可以增加目前抗癌治疗方案的靶向性，并可能减少复发和转移的风险。如针对肝癌 CSC 的特性（自我更新和分化的能力、致瘤性及对化疗 / 放疗的耐受性），按照不同的功能特点，肝癌 CSC 的信号通路分为 Wnt/β-catenin、Akt、TGF-β 和 IL-6，这些通路在调节肝 CSC 方面发挥着重要作用。基于这些分子机制的深入研究提供了针对 CSC 的治疗策略。

随着前列腺癌疫苗普罗文奇（provenge）的上市，目前肿瘤疫苗已成为肿瘤治疗的正规手段。近两年针对 CSC 疫苗的研究也在快速发展，应用球形培养技术，富集 CSC，用干细胞相关标志分离干细胞，以及化疗药物富集慢周期细胞。人们用这些细胞富集的 CSC 制备疫苗，或将其与树突状细胞融合后制备疫苗，也有用提取或合成干细胞相关分子的多肽和编码基因制备疫苗，甚至利用和 CSC 存在共同抗原的 ESC 制作肿瘤疫苗。这些研究结果显示：CSC 具有免疫原性，其相关疫苗可以诱导 CSC 特异性细胞毒性 T 细胞和抗体；体内治疗效果显著优于普通肿瘤疫苗，而且对于化疗抵抗的肿瘤仍可产生疗效。靶向 CSC 的治疗是今后发展的重要方向之一。CSC 疫苗治疗肿瘤仍存在许多问题，主要来自肿瘤自身和肿瘤微环境涉及的免疫逃逸机制。靶向 CSC 的疗法联合常规疗法和对抗肿瘤微环境的逃逸因素，可能会大幅度提高肿瘤治疗的效果。

针对 CSC 靶向免疫治疗主要有两种方式。

（1）以单克隆抗体为基础的靶向治疗：通过作用于 CSC 表面特异的抗原分子，清除 CSC。

（2）过继性细胞免疫治疗：主要是 CSC 抗原致敏的 DC 或 T 细胞过继免疫疗法。

尽管上述靶向免疫疗法在实验室取得了一定的效果，然而目前面临的挑战也是明显的，如抗体治疗的抗原调变和修饰、更多高特异性的 CSC 标志物还有待发现、设计出能同时清除 CSC 和肿瘤细胞的治疗策略。上述关键问题的解决，将会推进以 CSC 为靶向的免疫治疗进入临床。

许多针对 CSC 的治疗策略也开始进行实验验证，这些方法可以增加目前抗癌治疗方案的针对性，并可能减少复发和扩散的风险，包括使用靶向 CSC 潜在标志物（如单克隆抗体和活化的免疫细胞）的抗肿瘤作用、恢复在 CSC 中的化疗或放疗作用机制、干扰 CSC 通路、诱导分化的治疗、中断原癌基因与微环境的相互作用、抗血管生成治疗和破坏免疫逃逸的途径等（图 5-35）。

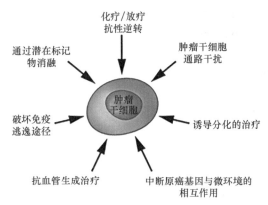

图 5-35　靶向 CSC 部位的治疗策略

本章小结与展望

目前基本对干细胞使用持有相对开放的观点，认为干细胞可能是继药物、手术和物理治疗之后的第四大治疗手段，对此寄予厚望。前期一系列临床研究的结果也令人兴奋，如在抗器官移植后的免疫排斥，自身免疫病治疗、糖尿病治疗、肿瘤治疗等方面都取得了较好的结果，无疑给未来的临床应用领域提供了巨大的想象空间，将在损伤性疾病、遗传病、退行性疾病及再生医学中都可能会得到广泛应用。

同时，无论是自体来源或异体来源的干细胞治疗，与传统方法相比都具有很多优点：具有安全性、有效性和可控性，优于现有的临床治疗方法。不需要完全了解疾病发病的确切机制，还可能应用自身干细胞移植，避免了产生免疫排斥反应。

虽然有越来越多的证据支持 CSC 学说，然而在肿瘤生物学中仍存在很多问题：①是否所有肿瘤均存在 CSC？②所有 CSC 是否具有一些相同的表型？③由于正常干细胞与 CSC 具有相似的表型及信号转导通路，在针对 CSC 治疗时如何保护骨髓及胃肠道中的正常干细胞不受损害等。探索从肿瘤组织分离 CSC 及体外培养扩增建系的方法，建立合理的体外模型也是需要考虑的问题。通过鉴定肿瘤组织中的 CSC，寻找调节 CSC 生物行为的因子将会推动临床肿瘤治疗，为人类控制肿瘤、改善肿瘤预后增加希望。

需要强调的是，每个具体干细胞制剂的制备和使用过程，必须有严格的标准操作程序，确保干细胞临床研究符合科学、安全、有效及社会伦理，才能使干细胞与再生医学健康发展。

思　考　题

1. 基本概念

（1）干细胞（stem cell）。

（2）胚胎干细胞（embryonic stem cell，ESC）。

（3）成体干细胞（adult stem cell，ASC）。

（4）造血干细胞（hematopoietic stem cell，HSC）。

（5）骨髓间质细胞／间充质干细胞（bone marrow stromal cell/mesenchymal stem cell，MSC）。

（6）多能成体祖细胞（multipotent adult progenitor cell，MAPC）。

（7）神经干细胞（neural stem cell，NSC）。

（8）诱导多能干细胞（induced pluripotent stem cell，iPSC）。

（9）肿瘤干细胞（cancer stem cell，CSC）。

（10）治疗性克隆（therapeutic cloning）。

（11）再生医学（regenerative medicine）。

（12）可塑性（plasticity）。

（13）横向分化（transdifferentiation）。

2. 重要基因和蛋白质

Oct4、NGF、bFGF、EGF。

3. 思考问题

（1）总结干细胞的特征。

（2）简述干细胞分裂的特点。

（3）简述 ESC 对生物学和医学产生的影响。

（4）简述角膜干细胞正常生理功能的意义。

（5）肝内干细胞增生有什么意义？

（6）概述 CSC 的理论基础。

（7）什么是 CSC 生态位，其在肿瘤的生长和转移中有哪些作用？

（8）简述 CSC 的生物学特征。

（9）CSC 如何逃避肿瘤免疫？

（10）列举干细胞在医学研究中的案例。

（11）干细胞研究的意义和前景是什么？

（12）分析图 5-36 和图 5-37。

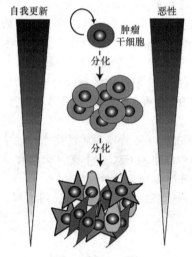

图 5-36

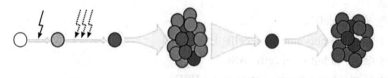

图 5-37

（秦　婧）

第六章 细胞表观遗传学改变

本章彩图

　　表观遗传学是基因组 DNA 未发生变化时可以引起基因表达改变的重要化学修饰。表观遗传的现象很多，已知的有 DNA 甲基化、基因组印记、母体效应、基因沉默、核仁显性、休眠转座子激活和 RNA 编辑等。表观遗传学机制包括 DNA 甲基化、组蛋白修饰、染色体重塑和非编码 RNA，特别是微 RNA（microRNA，miRNA）表达。这些修饰的独特组合模式，统称为表观基因组，是决定细胞命运的关键因素。分化组织的表观基因组显示一个相对受限的结构，可稳定维持多细胞分裂，因此表观遗传学机制对于维持正常的发育和组织特异性基因表达至关重要。根据表观遗传学改变可将人类疾病分为两大类：一是 DNA 序列改变引起蛋白质表达异常的遗传病；二是 DNA 序列未改变而蛋白质表达异常的表观遗传学疾病，包括肿瘤、神经元变性病、心脑血管疾病、糖尿病、肥胖和发育畸形等。在后基因组学的表观遗传学时代，从表观遗传学角度防治疾病是当前的主要方向。表观遗传学改变的可逆性导致了有前景的表观遗传治疗领域的出现，包括癌症干细胞模型，以及根据这些知识设计的具有潜在用途的治疗策略。同时，越来越多的表观遗传学药物相继被批准上市，为治愈相关疾病带来了希望。

Epigenetics is an important chemical modification that can cause changes in gene expression when there is no change in genomic DNA. There are many epigenetic phenomena, known as DNA methylation, genomic imprinting, maternal effects, gene silencing, nucleolar dominance, dormant transposons activation, RNA editing, etc. Epigenetic mechanisms include DNA methylation, histone modification, chromosomal remodelling, and non-coding RNA, especially microRNA expression. The unique combination of these modifications, collectively referred to as the epigenome is a key factor in determining cell fate. The epigenome of differentiated tissues shows a relatively restricted structure, which stably maintains multi-cell division. Therefore epigenetic mechanisms are essential for maintaining normal development and tissue-specific gene expression. Human diseases can be divided into two categories by their epigenetic changes: one is genetic diseases that cause abnormal protein expression due to changes in DNA sequence, the other is epigenetic diseases where DNA sequence is not changed, but protein expression is abnormal, including tumors, neuronal degeneration, cardiovascular and cerebrovascular diseases, diabetes, obesity, and developmental deformities. In the post-genomics epigenetics era, disease prevention and control from the perspective of epigenetics is the current main direction. The reversibility of epigenetic changes has led to the emergence of promising areas of epigenetic therapy, including cancer stem cell models and potentially practical therapeutic strategies designed based on this knowledge. At the same time, more and more epigenetic drugs have been approved for marketing, that brings hope for curing related diseases.

　　现在人们已经认识到癌症的发生和发展与多年积累的遗传突变有关，从而导致细胞功能的变化。虽然遗传性或散发性突变可导致癌基因的活化或抑癌基因的失活，但是基因组特定位点的表观遗传修饰改变不但影响相关基因表达，而且进一步影响生长、发育等生物学现象。越来越多的研究发现表观遗传的现象很多，已知的有 DNA 甲基化、基因组印记、母体效应、基因沉默、核仁显性、休眠转座子激活和 RNA 编辑等。表观遗传学的作用范围也很广，其涉及生物的生长繁殖、发育，以及分化、炎症、癌症等许多生理、病理现象。因此，表观遗传学是新世纪以来分子生物学、遗传学及临床医学的研究热点。

第一节　表观遗传学的基本概念

表观遗传学（epigenetics）是与遗传学相对应的概念。遗传学是指基于基因序列改变所致基因表达水平变化，如基因突变、基因杂合性丢失等，而表观遗传学则是指基于非基因序列改变所致的基因表达改变。表观遗传学是由生物学家沃丁顿（Waddington）在 1939 年首先在《现代遗传学导论》中提出的，1942 年他将表观遗传学描述为一个控制从基因型到表观型的机制。随后经过许多人的研究，到 1999 年沃利夫（Wolife）把表观遗传学定义为研究没有 DNA 序列变化的可遗传的基因表达的改变。在阿利斯（Allis）等的一本书中可以发现两种定义，一种是指与 DNA 突变无关的可遗传的表型变化；另一种是染色质调节的基因转录水平的变化，但这种变化不涉及 DNA 序列的改变。

目前表观遗传学机制包括 DNA 甲基化、组蛋白共价修饰、核小体定位和不伴 DNA 序列变化的非编码 RNA。其中，特别是 miRNA 导致基因表达和染色体稳定性的一种可遗传改变，即改变组织中不依赖细胞内遗传物质 DNA 序列变化，而是在此之外的其他可遗传物质发生改变引起的细胞亚群生理学发生的长期变化。简言之，在表观遗传学中 DNA 修饰（甲基化及羟甲基化）、组蛋白翻译后修饰（甲基化及乙酰化等）及染色质重塑这三个部分互相交叠，共同调控着基因的表达（图 6-1）。这种表观改变能在生物的发育和增殖过程中稳定传递。表观遗传学是基因组 DNA 未发生变化时可以引起基因表达改变的重要化学修饰，这些修饰的独特组合模式，统称为表观基因组（epigenome），是决定细胞命运的关键因素。分化组织的表观基因组显示一个相对受限的结构，稳定

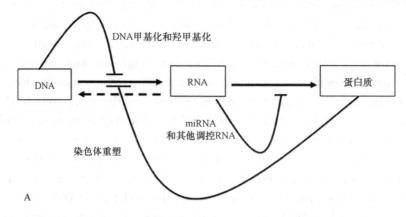

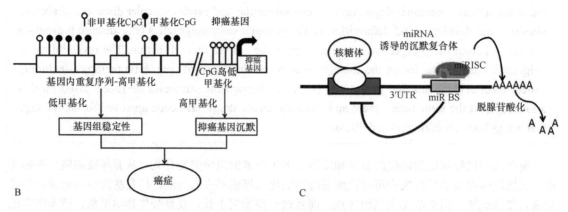

图 6-1　基因表达的表观遗传学调节

A. 中心法则重新审视：由 DNA 甲基化和羟甲基化、染色质重塑和 miRNA 介导的基因表达转录和转录后表观遗传学抑制。转录和翻译的经典遗传调控途径是用实线箭头，虚线箭头则表示逆转录。B. 在肿瘤发生中 DNA 甲基化的模型。重复富集的癌基因序列低甲基化和肿瘤抑制因子超甲基化都与肿瘤发生有关。C. 经靶向 miRNA 结合位点的基因 miRNA 调节，导致 mRNA 脱腺苷酸化并抑制翻译成蛋白质

维持着多细胞分裂，因此表观遗传学机制对于维持正常的发育和组织特异性基因表达至关重要。特别是表观遗传通路（epigenetic pathway）调控着基因组表观修饰的动态平衡，从而进一步突出了与基因组学直接的串联（图 6-2）。据最近的研究报道，过去认为无功能的 DNA 中有 80% 参与了表观遗传学相关的基因调控。

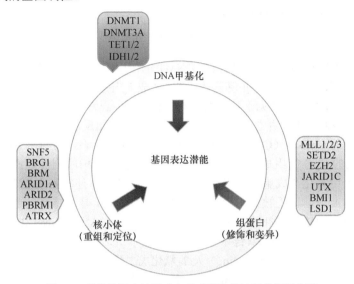

图 6-2　具体基因表达形式中表观遗传学过程的相互作用

最近全基因组测序的研究表明，在不同类型的癌症中经常观察到这三个类表观修饰的突变，进一步突出了基因组学和表观遗传学直接的串联。TET，10-11 易位酶；IDH，异柠檬酸脱氢酶；ARID1A，富含 AT 的相互租用结构域的蛋白 1A；MLL，混合系白血病；EZH2，zeste 同系物增强子 2；UTX，X 染色体三十四肽重复序列蛋白；LSD1，赖氨酸特异性组蛋白去甲基化酶 1

表观遗传标记是动态的，可以对生理条件的变化做出相应的反应，因此表观遗传修饰，如乙酰化（acetylation）、甲基化（methylation）、磷酸化（phosphorylation）、泛素化（ubiquitination），可精密调节重要的细胞过程，如应激、分化、基因转录、DNA 修复和 DNA 复制，来维护和保持细胞正常状态下的应激反应。缺失这些机制之一，或在调节细胞过程中表观遗传标记的串扰等，就可能导致 DNA 为基础的细胞过程的异常调节和导致肿瘤的发展。所以除了基因突变外，表观遗传学改变也可以成为肿瘤发展的驱动因素。

第二节　表观遗传学的主要内容

表观遗传修饰是由一组酶所调控的，这些酶的功能可以概括为："作者"功能，即酶通过添加残基来修饰目标靶点（如 DNA 和组蛋白甲基）；"橡皮擦"的功能，删除添加的残基；"读者"功能，即蛋白质识别和结合修饰后的目标靶点，作为后续蛋白质与蛋白质之间相互作用的媒介（表 6-1）。

表 6-1　与表观性修饰有关的酶

酶	种类	功能
DNA 甲基转移酶（DNA methyltransferase，DNMT）	5	"作者"
组蛋白甲基转移酶（histone methyltransferase，HMT）	41	"作者"
组蛋白乙酰转移酶（histone acetyltransferase，HAT）	19	"作者"
组蛋白去乙酰化酶（histone deacetylase，HDAC）	13	"橡皮擦"
组蛋白去甲基化酶（histonedemethylase，HDM）	26	"橡皮擦"
甲基连接蛋白（methyl binding protein，MBP）	5	"读者"
识别和反应于特异修饰组蛋白残基的蛋白（proteins that recognize and react to specific modified histone residue）	未知	"读者"
共计（2012 年 4 月）	＞109	

表观遗传修饰蛋白质的数量在稳定增加：2009 年"只有"91 种，在 2012 年后确定有 109 种以上不同的蛋白质。由于在癌症中已发现介导表观遗传修饰的酶的突变，这是一个增加了肿瘤发生的间接方式，作为表观遗传修饰的变化会影响基因表达的模式，这表明，表观遗传修饰可以作为治疗的新靶点。具体来说，HMT 和 HDM 在多种组织中调控组蛋白上的四种赖氨酸残基（K-4、K-9、K-27、K-36）的甲基化过程中发挥着重要作用。

一、DNA 甲基化

DNA 甲基化（DNA methylation）是指在 DNMT 的作用下，将 S-腺苷甲硫氨酸上的甲基转移至胞嘧啶的第 5 个碳原子上，加 1 个甲基基团，使之变成 5-甲基胞嘧啶（5-methyl cytosine，5-MC）的化学修饰过程（图 6-3）。这常见于基因的 5′-CG-3′ 序列。正常情况下，人类基因组"垃圾"序列的 CpG 二核苷酸相对较少，并总是处于甲基化状态。与之相反，人类基因组中的 100～1000bp 富含 CpG 二核苷酸的 CpG 岛（CpG island）则处于非甲基化状态，与 56% 的人类基因组编码基因相关。非甲基化的 CpG 簇组成 CpG 岛，位于基因启动子结构序列的核心和转录起始点。在 CpG 序列中，DNA 甲基化合成胞嘧啶残基后占优势，而且当体外转染真核细胞时，甲基化启动子一般无活性。DNA 甲基化是被 DNMT 家族所催化：DNMT1 是维持新的 DNA 链与 DNA 半保留复制产生的半甲基化 DNA 互补的一种甲基转移酶。DNMT3A 和 DNMT3B 为新的甲基转移酶，能在体内使完全未甲基化的 DNA 双链甲基化。最近有研究表明，5-MC 可以被 TET 家族氧化为 5-羟甲基胞嘧啶（5-hydroxymethylcytosine）及 2-氧化戊二酸依赖性甲基胞嘧啶加双氧酶（2-oxoglutarate dependent methylcytosine dioxygenases），即 TET 蛋白，可有效通过碱基切除修复途径来去除抑甲基化物质的序列。此外，DNA 甲基化修饰还包括 CpG 位点以外的其他位点的甲基化，以及 DNA 甲酰和羧基衍生物的产生。

甲基转移酶

酶	突变	肿瘤
DNMY3A ^	M, F, N, S	AML, MDS, MPD

羟甲基化及衍生物

酶	突变	肿瘤
TET1	T	AML
TET2	M, N, F	AML, MPD, MDS, CMML

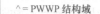

^ = PWWP 结构域

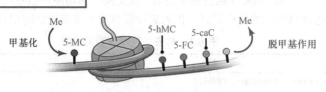

图 6-3　癌突变影响 DNA 甲基化的表观遗传调节

胞嘧啶核苷酸的 5′C 端被 DNMT 家族甲基化，其中 DNMT3A 在急性髓细胞性白血病（AML）、骨髓增生性疾病（MPD）和骨髓增生异常综合征（MDS）中发生突变。除了其催化活性，DNMT3A 具有染色质读取基序 PWWP 域，其可辅助此酶在染色质上定位。在癌症中体细胞突变也可影响到这个区域。DNA 羟化酶的 TET 家族代谢 5-MC 成几个氧化中间体，包括 5-hMC（5-hydroxymethylcytosine）、5-FC（5-formylcytosine）和 5-caC（5-carboxylcytosine）。这些中间体可能参与了激活 DNA 去甲基化的过程。2/3 的 TET 家族成员在癌症中发生突变，包括 AML、MPD、MDS 和慢性粒-单核细胞白血病（CMML）。突变类型如下：M，错义；F，移码；N，无义；S，剪接位点突变；T，转位

二、组蛋白修饰

组蛋白共价修饰（histone covalent modification）也是肿瘤表观遗传学调控的相关途径之一，主要的组蛋白（histone）包括 H1、H2A、H2B、H3 和 H4。不同组蛋白的不同氨基酸可以发生乙酰化、甲基化、磷酸化、泛素化等多种修饰（图6-4）。当一个或多个组蛋白末端出现多种修饰状态，称为组蛋白密码（histone code），可相互联合或一次被初定的蛋白酶或其他复合物识别并结合而起作用，为发动或阻遏基因转录的染色质相关蛋白提供相应的结合位点。建立和维持表观遗传学记忆的重要因素涉及上述不同的修饰方式，这些修饰方式被广泛研究，其重要性也逐步被大家所认识。乙酰化和甲基化是组蛋白的重要修饰方式，乙酰化受 HAT 和 HDAC 的共同调控，通过组蛋白的乙酰化与去乙酰化使与组蛋白结合的基因准确表达，这是由 HMT 所完成的（图6-5）。

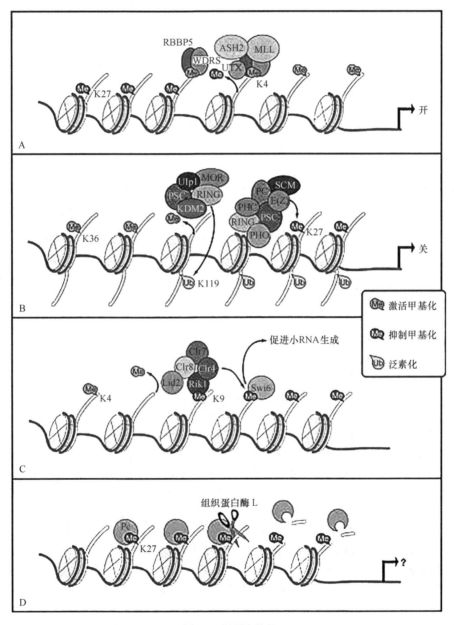

图 6-4　组蛋白修饰

A. 不同组蛋白发生甲基化；B. 不同组蛋白发生泛素化；C. 抑制甲基化促进小 RNA 产生；D. 组织蛋白酶犹如分子剪刀的作用

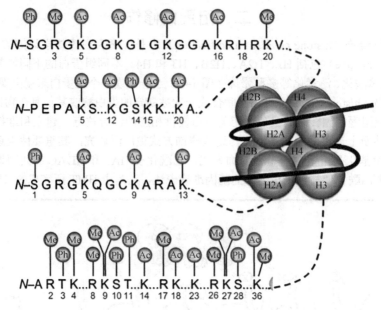

图 6-5　组蛋白尾部影响染色质修饰

染色质修饰通常出现在组蛋白的 N 端尾部氨基酸（H2A、H2B、H3、H4），这为广泛的转录后修饰提供了位点。各种酶，如 HAT、HMT、HDAC、HDM，都参与了这些修饰，导致在标记氨基酸上的共价变化。Ac. 乙酰基团；Me. 甲基基团；Ph. 磷酸基团

甲基化修饰可以改变染色体的结构，也可以通过其他转录因子来调控基因的表达，尤其是在组蛋白特定残基上，甲基化平衡对于维持基因组的完整、基因的表达及癌症的逃逸都至关重要。

三、DNA 甲基化及组蛋白修饰的相互作用："双锁原则"

虽然多数研究倾向于关注 DNA 或组蛋白修饰，但现已明确，一个基因的转录需要 DNA 甲基化与组蛋白修饰的相互作用。DNA 和组蛋白都应处于一个允许转录的状态，在一个开放或"解锁"的状态（图 6-6）。如果在 DNA 或组蛋白的表观遗传标记是在一个封闭的或"锁定"状态，目的基因将不被转录，这是"双锁原则"（double lock principle）概念。因为无论是 DNA 甲基化状态还是组蛋白修饰对一个基因的表达都至关重要。此外，必须有转录激活剂的存在，必须使其与双锁正确匹配。这就解释了在大量报道中基因不表达的原因，尽管可以想当然地认为它或许处于耐受状态。

四、染色体重塑

染色体重塑（chromosomal remodeling）是在基因表达的复制和重塑等过程中染色质的包装状态、核小体中组蛋白及对应 DNA 分子发生改变的分子机制，包括在染色质水平发生 DNA 复制、转录、修复、重组。这些过程中，染色体重塑可导致核小体（nucleosome）位置和结构的变化，引起染色质变化。重塑包括多种变化，一般指染色质特定区域对核酶（ribozyme）稳定性的改变，主要涉及核小体的置换或重排，改变了核小体在基因启动序列区域的排列，增加了基因转录装置和启动序列的匹配。染色质重塑与组蛋白 N、C 端尾修饰密切相关，尤其是对组蛋白 H3 和 H4 的修饰，通过修饰可直接影响核小体的结构，并为其他蛋白质提供与 DNA 作用的结合位点。染色质重塑的修饰方式主要包括两种：一种是含有组蛋白乙酰转移酶（HAT）和组蛋白去乙酰化酶（HDAC）的化学修饰；另一种是依赖 ATP 水解酶释放能量解开组蛋白与 DNA 的结合，使转录得以进行。

虽然高度折叠的染色质结构进行包装后进入细胞核是必要的，但这种致密状态的染色质却阻碍了相应染色质部位的基因转录、DNA 复制及损伤修复等过程。因此，真核生物随着进化产生了

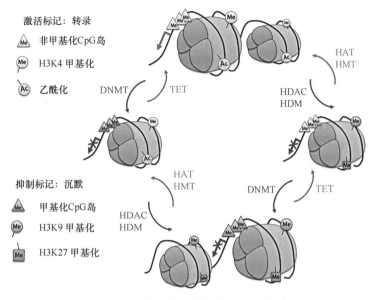

图 6-6 双锁原则

当锁开或锁住时发生基因转录，启动子区去甲基化、组蛋白乙酰化和 H3K4me 标记。如果在锁住状态中则基因沉默，DNMT、HDAC、HMT 和 HDM 修饰启动子区，去除组蛋白乙酰化，修饰甲基化，基因被转录。必需的抑制标记开或未锁住状态时，通过 TET（排除启动子甲基化）、HAT 和 HMT、HDM，如果 DNA 存在上述的任何状态，基因仍被抑制，所以称之为双锁

一组染色质重塑酶和一些相关蛋白因子，通过调控染色质上核小体的装配、拆解和重排等来调控染色质的结构。其中就有一类蛋白质可以利用 ATP 水解酶产生的能量驱动核小体在 DNA 上的"滑动"，或者介导核小体中组蛋白变异体与经典组蛋白之间的"置换"，这类蛋白质就是 ATP 依赖的染色质重塑因子（ATP-dependent chromatin remodeler），通常是由多个亚基组成的一个较大分子量的染色质重塑复合物。在真核细胞中，染色质重塑因子通过改变染色质上核小体的装配、拆解和重排等方式来调控染色质结构，在染色质 DNA 作用下染色质结构趋于疏松时增加了 RNA 聚合酶Ⅱ，以改善转录因子对染色质 DNA 的亲和性，从而启动基因的转录。反之，当染色质结构趋于致密时，RNA 聚合酶Ⅱ和转录因子对染色质 DNA 的亲和性减弱，可抑制相关基因的转录。

目前已经发现，一些染色质重塑复合物是组蛋白变异体置换进（或出）核小体的执行者。最典型的例子是在酵母中 Swr1 可以催化 H2AZ-H2B 异源二聚体与核小体中经典 H2A-H2B 二聚体之间的替换。同样 INO80 亚家族中人源性 INO80/SRCAP/TRRAP-TIP60 复合物除了有染色质重塑功能外，还有组蛋白变异体置换功能，可以催化经典组蛋白 H2A 与组蛋白变异体 H2AZ 之间的置换，具体置换机制目前尚不清楚，但有趣的是，Swr1/SRCAP 复合物可以将 H2AZ 单向置换入核小体，而 INO80 则可以发挥相反作用，即将 H2AZ 从核小体中置换出来，说明不同的染色质复合物具有不同的功能特点（图 6-7）。大部分 INO80 结合在转录起始位点区，可发挥激活因子

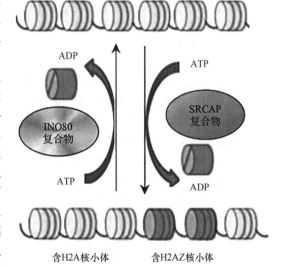

图 6-7 染色质重塑置换组蛋白变异体

利用 ATP 水解酶释放能量，Swr1/SRCAP 复合物能将组蛋白变异体 H2AZ 置换入核小体；反之 INO80 复合物则将 H2AZ 从核小体中置换出来

的作用。总之，染色质重塑因子在基因转录调控中起着关键性的作用，并参与细胞内多种重要的生物学过程。

五、miRNA 调控

miRNA 是一种小的、类似于 siRNA 的分子，由高等真核生物基因组编码，miRNA 通过与靶基因 miRNA 碱基配对引导沉默复合体降解 miRNA 或阻碍其翻译。miRNA 在物种进化中相当保守，在植物、动物和真菌中发现的 miRNA 只在特定组织和发育阶段表达。miRNA 的组织特异性和时序性，决定了组织和细胞的功能特异性，表明 miRNA 在细胞生长和发育过程中起多种调节作用。miRNA 不编码蛋白质，而是通过与靶基因序列发生特异性的相互作用，在转录后或翻译水平上表达相关基因。越来越多的证据表明，miRNA 在多种生物学过程中均发挥了重要的作用。与此同时，在多种人类疾病（包括癌症）中均发现了 miRNA 的异常表达，在肿瘤发生、发展过程中，miRNA 就像癌基因或抑癌基因一样发挥功能。最近，在肝细胞癌（hepatic cell carcinoma，HCC）的研究中不断发现 miRNA 的异常表达，有些特异的 miRNA 与肿瘤的临床病理学特征（如转移、复发和预后）密切相关。

miRNA 的合成是一个多步骤并受精细调控的生物学过程，首先 miRNA 基因在 RNA 聚合酶 II 的参与下转录生成数百到数千个碱基的 Pri-miRNA，然后在细胞核内，在 RNase III 作用下形成 50～80bp 的中间体 Pre-miRNA，后者因含有部分反向互补序列，可自身折叠形成茎环样结构，而后在 GTP 依赖的 exportin-5 协助下主动转运入细胞质。再经过剪切酶 Dicer 剪切成长度为 19～25bp 的 miRNA，随后双链解开，miRNA 则被迅速降解，miRNA 链以不对称的方式结合到 miRNA 诱导的沉默复合体（miRISC）上，再通过“种子序列”与靶 mRNA 3′ 端非翻译区的序列结合，若高度互补则降解 mRNA，导致基因沉默（gene silencing）；若部分互补则抑制 mRNA 转录后的翻译，后者 mRNA 的水平无明显变化。

越来越多的证据表明，miRNA 在肿瘤的发生、发展中具有显著的作用，并可能成为对癌症诊断和预后重要的生物标志物。miR-122 是肝中最丰富的 miRNA，占所有 miRNA 总数的 70% 左右，一些研究表明，miR-122 对肝内环境稳定十分重要。miR-122 在小鼠和人肝细胞中表达丰富，但在大多数 HCC 和转化细胞系中表达沉默或非常低。miR-122 的表达丢失与肝癌分化、分型、侵袭和肝内转移相关。最近，裸鼠体内模型证实了 miR-122 存在抑制肿瘤和增加药物敏感性的作用。先前的研究发现，miR-122 能通过 P53 非依赖的细胞凋亡途径影响肝癌细胞对阿霉素（adriamycin，DOX）的敏感性。

DNA 甲基化与 miRNA 之间存在着一些相互作用，在多种肿瘤中，它们都有着协同作用，如在肝癌中一些 miRNA 的异常表达受表观遗传学机制的调控。塔达（Datta）等通过用 5- 氮杂胞苷（5 azacytidine，甲基转移酶抑制剂）和（或）曲古柳菌素（trichostatin，组蛋白去乙酰化酶抑制剂）处理 HCC 细胞株，寻找受表观遗传学机制（DNA 甲基化）调控的 miRNA。结果发现，这些表观遗传学药物可以调节 HCC 细胞株中一些 miRNA 的表达，尤其是 miR-1-1。赫（He）等研究发现，miR-191 在 HCC 细胞株和人原发性 HCC 组织中表达上调，且 miR-191 基因的甲基化状态与 miR-191 表达水平有关。HCC 组织中 miR-191 基因位点的低甲基化可以引起其表达上调。在 HCC 细胞株中，miR-191 表达水平的上调可以诱导上皮细胞向间质样细胞转化，下调上皮细胞的标志物，上调间质细胞的标志物，使细胞失去黏附力，增强细胞的迁移和侵袭力；抑制 miR-191 的表达会逆转这个过程。

DNMT1 有助于 HCC 细胞中 miR-1 的沉默，从而促进靶基因 HDAC4 的富集。DNMT3 的靶标是 miR-29，在 AML 中，miR-29 被 HDAC 下调。同样，miR-26a 和 miR-137 被超甲基化的启动子 CpG 岛所沉默，也会引起结肠癌中靶基因 *LSD1* 的上调和前列腺癌中靶基因 *EZH2* 的上调。

不同的组蛋白调节酶，如 EZH2 和 HDAC 等，能使组蛋白甲基化和去乙酰化。Myc 或 NF-κB 在 mRNA 启动子上与转录因子 YY1 或 SP1 相互作用，并被假设成 miRNA 沉默的上游调节因子。

在 Myc 和 EZH2 之间存在一个正反馈回路，Myc 通过减少 EZH2 的抑制调节因子（miR-26a 和 miR-101）来促进 EZH2 的表达，EZH2 也可以通过抑制 miR-494 来增加 Myc 的表达（图 6-8）。

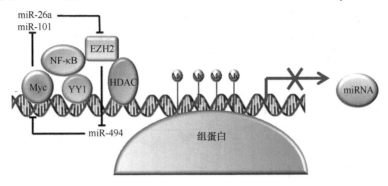

Me：组蛋白甲基化

图 6-8　一个描述组蛋白修饰抑制了 mRNA 的表达机制的模型

六、基因印记

基因印记（genetic imprinting）或称遗传印记，即指基因的表达取决于其来自父源染色体还是母源染色体，以及这些染色体上的基因是沉默还是表达。有些基因印记只表达母源染色体的基因，而有些则表达父源染色体的基因，基因印记在生物的生长、发育过程中有着重要的作用。基因印记遍布基因组，其内含子较小，且能在组织中特异性反映基因印记的形成和表达，这是一个复杂的调控机制，普遍认为与甲基化有关，并受多种因素的影响。正是由于基因印记是正常发育必不可少的调控机制，基因印记行为的异常必然引起多种相关疾病，特别是基因印记异常可作为一种新的致瘤机制，与肿瘤的发生、发展关系密切。此外，一些环境因素也会对基因印记造成影响。如果抑癌基因中有活性的等位基因失活，就会提高癌症的发病率，如胰岛素样生长因子 2（insulin-like growth factor 2，IGF-2）。基因印记丢失将导致多种肿瘤的发生，如维尔姆斯（Wilms）瘤。

第三节　在疾病中表观遗传学改变的意义

表观遗传学对疾病的发生、发展及预防、治疗都有着重要作用，当其控制机制发生变化时就会引起相应的病理、生理变化，从而与肿瘤、免疫、心血管等多种疾病有关。表观遗传学改变的可逆性导致了有前景的表观遗传治疗领域的出现。

一、肿瘤中的表观遗传学改变

表观遗传标记的全面重组包括 DNA 甲基化和组蛋白修饰的改变，也在癌症中有表观遗传修饰的基因突变。因此，DNA 和组蛋白修饰的变化（统称为表观基因 epigenome）也有助于肿瘤的发生、发展。

1. 肿瘤基因甲基化　已知在正常组织和肿瘤组织中甲基化模式和组蛋白修饰是不同的，所有的基因表达最终是由它们的表观遗传状态所控制，因此，表观遗传学改变在肿瘤发生中起重要作用。

（1）DNA 甲基化是导致肿瘤基因沉默常见的表观遗传学机制。

针对雌激素受体（estrogen receptor，ER）的产生，乳腺癌可分为激素敏感型或激素不敏感型肿瘤。DNA 启动子高甲基化（high methylation）在肿瘤发生中起着重要作用。沉默雌激素受体基因 α（ESR1）产生激素不敏感型的 ER 阴性肿瘤；相反，沉默肿瘤抑制基因产生激素敏感型肿瘤。

抗雌激素治疗会激活肿瘤内分泌抗性的发展，从而导致常见的肿瘤抑制因子和常见的上皮分化基因启动子高甲基化，ESR1 和常见雌激素调节基因低甲基化。因此，治疗可以根据表观遗传学改变的抗性亚群来确定内分泌干预是否有效。雌激素调节基因的调节异常可能会导致 ER 信号的进一步改变。总之，在肿瘤发生过程中观察到 DNA 低甲基化（hypomethylation），在癌细胞获取内分泌抗性中启动子低甲基化占主导地位（图 6-9）。

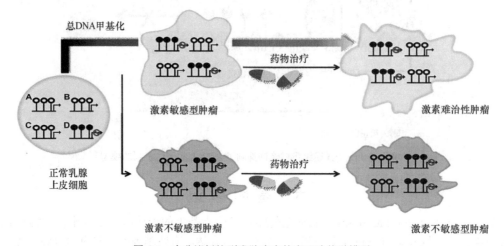

图 6-9　内分泌抵抗型乳腺癌中的表观遗传学模型

抗雌激素治疗会激活肿瘤内分泌抗性的发展，从而导致启动子高甲基化（黑色）和低甲基化（白色）。A 到 D 基因代表常见和实际的基因。A. 常见肿瘤抑制因子；B.ESR1；C. 常见雌激素调节基因；D. 常见的上皮分化基因

在胶质瘤中异柠檬酸脱氢酶（isocitrate dehydrogenase，IDH）突变导致胶质瘤 -CpG 岛甲基化表型（glioma-CpG methylation phenotype，G-CIMP）和组蛋白甲基化（图 6-10）。突变的 IDH1 催化 α- 酮戊二酸盐（α-ketoglutarate，α-KG）中可产生 2- 羟戊二酸（2-hydroxyglutarate，2-HG）。由于 2-HG 在结构上和 α-KG 相似，因此 2-HG 能抑制 α-KG 依赖的双氧酶。组蛋白赖氨酸脱甲基酶（KDM）的 Jumonji C 家族和 DNA 羟化酶的 TET 组都是 α-KG 依赖的双氧酶。抑制这些酶可增加组蛋白甲基化的标记和影响 G-CIMP 的 DNA 甲基化。

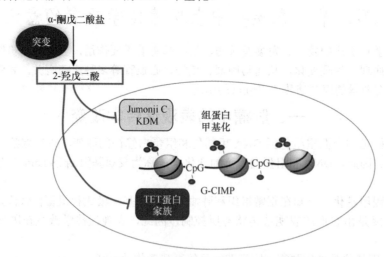

图 6-10　在胶质瘤中 IDH 突变导致胶质瘤 -CpG 岛甲基化表型和组蛋白甲基化

（2）癌细胞辐射暴露后可以减少 DNA 甲基转移酶，包括 DNMT1、DNMT3a、DNMT3b 和甲基化 CpG 结合蛋白 2（MeCP2），从而诱导整个 DNA 低甲基化，这种现象导致了癌细胞中基因组

的不稳定性。辐射也能诱导组蛋白 H2AX 的磷酸化和组蛋白 H4K20 的三甲基化，由此影响基因的表达模式，继而导致细胞死亡、细胞周期改变和基因组的不稳定性。这些事件与辐射治疗保护或有害的反应有关。

（3）除此之外，DNA 还存在去甲基化（demethylation）的行为。虽然有证据显示局部高甲基化，但与正常组织相比，肿瘤中 5-MC 的整体水平要低 5%～10%。甲基化是发生在增生与良性肿瘤之间的特定阶段，因为与正常组织相比，DNA 在良性息肉和恶性组织中是显著低甲基化。因此，在病变恶性转化之前，会有甲基化模式的变化，这表明甲基化可能是肿瘤演进中的一个关键事件。

（4）DNA 甲基化已被用于肿瘤的分类，把可以将抑癌基因甲基化的细胞从非恶性表型组织中区分出来，如肾透明细胞癌 *VHL* 基因启动子区 DNA 序列中胞嘧啶的甲基化。高水平 DNA 甲基化的肿瘤亚组被认为是一个 CIMP，主要是与较差的预后有关。CIMP 首先是在结直肠癌中发现的，其中包括大部分伴有错配修复（MMR）缺陷及 MLH1 甲基化的散发性大肠癌病例，并且与 BRAFV600E 突变有关，随后发现 CIMP 可用于确诊胶质母细胞瘤、胃癌及室管膜瘤。因此，CIMP 肿瘤也许可以代表有些微基因改变的不同肿瘤亚群，这说明针对表观遗传机制的药物可能会提供治疗的新方法。

研究发现 HMT 和 HDM 的异常调控与许多类型的肿瘤有关，包括乳腺、前列腺、肺和脑的肿瘤。调节细胞周期的 *p16^{INK4A}*、*p14^{ARF}*、*p15^{INK4B}* 基因单独或联合发生甲基化后可参与口腔鳞状细胞癌的发生、发展，并且与其易复发和低生存率有关。在染色质重塑过程中，染色质重塑因子 RSF-1 的过度表达在口腔鳞状细胞癌的发生中起重要作用，并能促进肿瘤侵袭。

2. 肿瘤组蛋白修饰　与甲基化模式类似，组蛋白修饰模式也被用于预测多种肿瘤的预后。H3K9ac、H3K9me3 和 H4K16a 水平的降低与非小细胞肺癌的复发有关。在前列腺癌中较低水平的 H3K4me2 和 H3K18ac 与较差的预后相关。在 AML 患者的启动子核心区可发现 H3K9me3 的丢失，全部 H3K9me3 模式还能独立预测 AML 患者的预后。这些癌症有扩增、缺失和体细胞突变，这一切都会导致 HMT 和 HDM 酶活性的变化。例如，抑制性组蛋白的标志物三甲基化的 H3K27（H3K27me3）可以被 EZH2 的催化域所调节，EZH2 是组成 PRC2 的一种蛋白质。据报道，与局限性疾病或良性前列腺增生相比，EZH2 在转移性前列腺癌中表达上调，提示其有可能参与前列腺癌的进展，其过度表达也与乳腺癌侵袭性和预后不良有关。最近有报道称，EZH2 的两类非组蛋白底物均会影响其转录活性。GATA4 被 EZH2 甲基化，从而诱导与其辅助激活物 P300 相互作用。李（Lee）等研究表明 EZH2 所诱导的核受体视黄酸受体相关孤儿受体 α（RORα）的甲基化会导致更多的泛素化和溶酶体的降解，使转录活性下降；反之，引起 RORα 肿瘤抑制活性的丢失，最终导致更多恶性肿瘤的发展。

组蛋白修饰也与结直肠癌的发生有关。组蛋白乙酰化是由 HAT 或 HDAC 共同介导的一个可逆性动态平衡过程。在人结直肠癌细胞系（SW1116）和人直肠癌细胞系（COLO-320）中，HDAC 抑制剂曲古抑菌素 A（trichostatin A，TSA）和丁酸钠（sodium butyrate）通过抑制 HDAC，增强乙酰化水平显著上调 *p21^{WAF1}* 基因的转录，其细胞周期易被阻滞于 G_1 期。除乙酰化外，组蛋白甲基化修饰也是重要的修饰机制，其甲基化修饰部位主要是组蛋白 H3 和 H4 的赖氨酸和精氨酸两类残基。组蛋白甲基化和 DNA 甲基化可联合作用，共同参与抑癌基因沉默，从而诱发肿瘤。

在 EGFR 表达的胶质母细胞瘤中，丙酮酸激酶 M2（pyruvate kinase M2，PKM2）催化磷酸烯醇丙酮酸盐（phosphoenolpyruvate，PEP）在糖分解的通路中转换为丙酮酸盐（pyruvate）。EGFR 的激活导致了 PKM2 移位到细胞核，并且磷酸化组蛋白 3 的苏氨酸 11 位点（histone 3 at the threonine 11 residue，H3-T11）。这导致了组蛋白去乙酰化酶 3（histone deacetylase 3，HDAC3）从周期蛋白 D1 和 c-myc 启动位点的去除、H3K9 乙酰化和周期蛋白 D1 和 c-myc 转录的激活（图 6-11）。

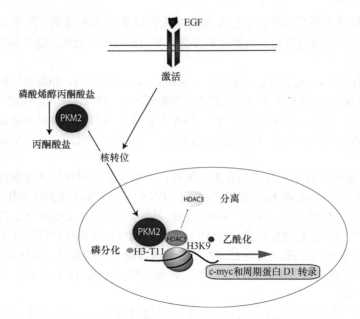

图 6-11　PKM2 调节 EGFR 表达的胶质母细胞瘤中的组蛋白修饰

3. DNA 甲基化的状态是基因表达中"双锁"部分的关键　一般来说，DNA 甲基化的启动子往往不表达。CpG 族（甲基化的主要靶点）又被称为 CpG 岛，它常位于许多人类基因的 5′ 端。在组织中，大多数的 CpG 岛会发生甲基化，即使相关基因不表达。然而，癌症中甲基化多发生在 CpG 岛，同样也是 DNA 低甲基化。启动子甲基化最常与基因沉默有关，提高异常甲基化可能导致沉默并使其成为转化过程的一部分。当某种已知的肿瘤抑制基因发生甲基化时，其就会以一种较强的机械性方法在肿瘤的发生过程中发挥潜在的作用。在癌变过程中会引起表观遗传学的损害，细胞周期调控基因 *Rb*（视网膜母细胞瘤基因）的高甲基化是其中一个首要表现。大约有 10% 散发的单侧视网膜母细胞瘤会发生甲基化异常，这与 *Rb* 表达缺失有关。*Rb* 基因的甲基化可以作为癌症发生过程中出现异常甲基化的一个有力证据，因为在肿瘤的前体细胞中 *Rb* 基因常活化，并且启动子甲基化与基因的可遗传突变有着相同的作用。在大肠癌的发生中，与抑癌基因 *p53* 相对应的染色体 17P 区域的高甲基化被证实先于等位基因的缺失，这表明，甲基化可能会非随机地标记染色体区域，这些染色体区域在特定肿瘤的发生过程中发生改变。通过这些例子，我们可以假设，异常甲基化在肿瘤恶性转化过程中发挥着重要作用，尤其是已经证实甲基化发生在肿瘤出现的早期。肿瘤抑癌基因甲基化的细胞比其他细胞更具有选择的优势，这些细胞的增殖能力及抗凋亡能力都会增加。这些癌前细胞的克隆扩增会导致过度增生的表型，这是肿瘤发生的早期阶段的特征。在肿瘤类型中，如 *Rb*、*MLH1* 和 *VHL* 等基因常甲基化，而且这些基因也常突变，表明在肿瘤的发生过程中 CpG 岛的高甲基化是可以选择的。

4. 上皮间质转化与表观遗传学状态　较多的报告已经证明表观遗传学功能失调和遗传学的不稳定性将引发肿瘤转移，即 DNA 甲基化、组蛋白乙酰化的异常可导致肿瘤形成和转移。上皮细胞的常态是具有上皮细胞的表型。相关信号通过介导组蛋白修饰，促进了关键性上皮基因 [如上皮钙黏着蛋白（E-cadherin）基因] 的表观遗传学抑制，有助于在细胞迁移过程中特定表型的表达，这些相关信号确定了上皮细胞的可塑性和位置。改变参与细胞分化的基因表达会导致上皮间质转化（EMT），这与肿瘤的侵袭和转移密切相关。依赖于 EMT 诱导信号持续存在的作用获得了越来越多的稳定间叶细胞表型，当转移部位这些信号缺失时，转移性间叶细胞能恢复更多的上皮细胞表型，除非有适当的表观遗传修饰的维持（图 6-12）。

5. 作为癌症治疗的表观遗传抑制剂　针对表观遗传学的药物开发，首先在体外恶性肿瘤细胞

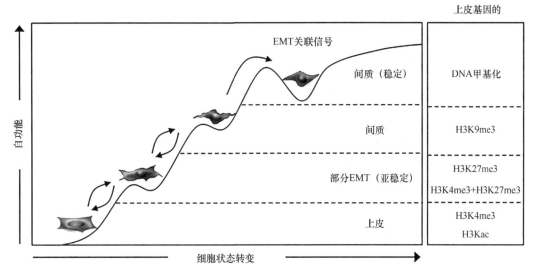

图 6-12 表观遗传学调控上皮 - 间叶细胞可塑性的稳定性

H3Kac 是赖氨酸乙酰化的组蛋白 H3

中可检测一些待选的小分子的特异性和表型反应，评估增殖抑制、凋亡诱导和细胞周期阻滞。这些表型分析通常和基因组学、蛋白质组学方法一起识别所观察到反应的潜在分子机制。然后将体外验证的抑制剂在体内癌症动物模型中进行测试，以确定它们是否可以为生存提供治疗效果。动物研究也提供了关于该药物的毒性和药代动力学特性的有价值的信息。基于这些临床前研究，待选的小分子可以进一步进行临床试验。当新药通过精心设计的临床试验被证明有效时，可申请监管机构（如 FDA）批准，用于临床常规使用。越来越多的表观遗传学药物相继被批准上市，包括：DNA 甲基转移酶抑制剂（DNA methyltransferase inhibitor，DNMTi）、组蛋白甲基转移酶抑制剂（histone methyltransferase inhibitor，HMTi）、异柠檬酸脱氢酶抑制剂（isocitrate dehydrogenase inhibitor，IDHi）、组蛋白去乙酰化酶抑制剂（histone deacetylase inhibitor，HDACi）等。

二、糖尿病中的表观遗传学改变

在当今世界中，糖尿病的高发病率已经引起了人们的广泛关注，特别是其血管病变已成为糖尿病高死亡率的主要原因。由于糖毒作用，即使血糖控制在正常范围，糖尿病的血管病变依然持续进展。因此，早期加强血糖控制则可产生持久的效益，这一现象被称为"代谢印记"（metabolic imprinting）或遗留效应（legacy effect）。代谢印记在分子生物学中的机制尚不明确，近年来越来越多的研究表明表观遗传修饰不仅与糖尿病血管病变有关，而且可能是导致代谢印记的潜在机制。糖限制可以影响正常细胞和癌细胞的表观遗传学调节。在正常细胞，它导致 *p16* 的抑制和 *hTERT* 的激活，来扩展海弗利克（Hayflick）极限。在癌症前期细胞中 *p16* 和 *hTERT* 具有相反的作用，可导致凋亡和衰老，在糖限制的细胞中有癌症抑制作用（图 6-13）。

一系列研究表明，DNA 甲基化水平与糖尿病、心血管疾病（cardiovascular disease，CVD）和慢性肾损伤（chronic kidney damage，CKD）密切相关，CVD 和 CKD 患者血清中危险因子腺苷同型半胱氨酸水平增加，可抑制部分 DNA 甲基转移酶致 DNA 低甲基化。与正常组相比，糖尿病大鼠肾和胰腺组织的 DNA 甲基化水平降低，导致很多基因处于活化状态，而胰腺组织甲基化水平升高，可能抑制了一些与胰岛素合成相关的基因。从表观遗传学领域探索机制，采用甲基化特异性 PCR 技术检测到，大鼠主动脉各炎症因子基因启动子区的 DNA 甲基化水平显著低于正常组，并与 mRNA 和蛋白质的表达水平呈负相关。一系列研究表明，高糖诱导基因组 DNA 甲基化水平改变可能是糖尿病血管病变的一个潜在因素。

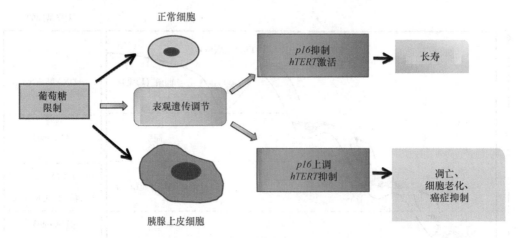

图 6-13 糖限制经表观遗传学调节作用于长寿和癌症抑制

此外组蛋白修饰也与糖尿病的血管病变密切相关，其中，糖尿病血管相关基因的表达与启动子区组蛋白乙酰化修饰密切相关。糖尿病患者单核细胞内的 P300 可能与 NF-κB 相互作用促进了环氧合酶 2（COX-2）和 *TNF-α* 基因启动子增强乙酰化的过程，从而促进了炎症基因表达。另一项研究表明，高糖环境中组蛋白 H3 的乙酰转移酶活性下降而去乙酰化酶特别是 HDAC1、HDAC2、HDAC8 表达的增加与糖尿病视网膜病变的进展密切相关。具体的糖尿病各类血管病变中组蛋白修饰机制有待于进一步研究。

三、在其他病理情况中的表观遗传学改变

营养物质在表观遗传学的调控中也具有重要作用，人们可通过食疗、干预治疗等途径改变动物的表观遗传学变化。如植物产物中十字花科蔬菜产生的萝卜硫素和绿茶中的表没食子儿茶素 -3-没食子酸酯（epigallocatechin-3-gallate，EGCG），其修饰表观遗传学的过程直接影响衰老和癌症。它们也可以下调与衰老和癌症有关的端粒酶（hTERT）。表观遗传学的生化机制依靠一些特定的化合物。葡萄糖限制也可以影响表观遗传学的过程，影响衰老和癌症（图 6-14）。

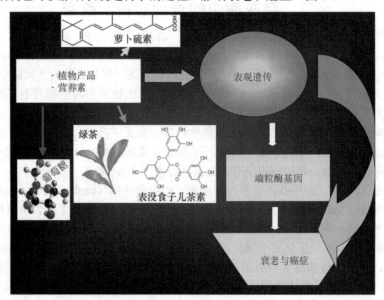

图 6-14 在衰老及癌症中饮食成分对表观遗传学的影响

多项研究报道表明，孕妇的低蛋白饮食可致子代不同器官出现表观遗传学改变，致子代未来

成长中易发生肥胖、糖尿病、高血压等疾病。暴露于环境中的毒物（如砷等），可破坏线粒体，并且引起广泛富含 GC 区 DNA 低甲基化，也可以引起信号通路中 IGF-1、IGFR2、IGF 结合蛋白 1 基因（IGF binding protein 1 gene）等表达的改变，从而引起表观遗传学的变化，因此健康的饮食和良好的胎儿营养及环境可以促进胎儿早期的健康发育，有利于胎儿出生时的正常体重，降低代谢性疾病的风险。

另外，衰老与表观遗传学之间也存在着某种联系，别尔德舍夫（Berdyshev）等 1967 年首次提出，低等动物在衰老过程中其体内的全基因组低甲基化水平明显下降。通过连续十多年对收集的 100 多个样本 DNA 的长期研究发现，随着年龄的增长全基因组低甲基化水平呈现出明显下降趋势。其他调控机制（如组蛋白修饰等）随着衰老也会出现相应的变化，另外包括精神分裂、X 染色体失活在内的很多与衰老有关的疾病和改变都可能是表观遗传学参与调控的结果。

本章小结与展望

表观遗传学侧重于基因表达和细胞表型水平的研究，是在不改变 DNA 序列的情况下研究基因表达的可遗传变化的一门遗传学分支学科，其主要内容有 DNA 甲基化、组蛋白修饰、miRNA 调控、染色体重塑、基因印记等，这些机制与糖尿病血管病变、肿瘤、衰老等许多疾病密切相关。因此，在后基因组学的表观遗传学时代，进一步地探究表观遗传学机制已成为多种疾病的发生、发展及其转归研究中的一个新的领域，特别是对于一些疾病的术前诊断、鉴别诊断及预后都有着重要影响。从表观遗传学改变的可逆性导致了有前景的表观遗传治疗领域的出现，以及根据这些知识设计的具有潜在用途的治疗策略。同时，越来越多的表观遗传学药物相继被批准上市，从表观遗传学角度防治疾病是当前的主要方向。总之，未来的研究不仅要充分了解表观遗传学与多种疾病病理变化之间的关系，更应该在明确这种关系的基础上进一步探究治疗相关疾病的策略。

思　考　题

1. 基本概念

（1）表观遗传学（epigenetics）。

（2）表观基因组（epigenome）。

（3）代谢印记（metabolic imprinting）。

（4）组蛋白密码（histone code）。

（5）ATP 依赖的染色质重塑因子（ATP-dependent chromatin remodeler）。

（6）CpG 岛（CpG island）。

（7）miRNA。

2. 重要基因和蛋白质

miR-122、miR-191。

3. 思考问题

（1）染色体重塑包括哪些变化，存在哪些修饰方式？

（2）简述 DNA 甲基化及组蛋白修饰的相互作用："双锁原则"。

（3）为什么说表观遗传学改变也可以成为肿瘤发展的驱动因素？

（陆　鹏）

本章彩图

第七章　细胞信号转导

多细胞生物中不同细胞之间通过细胞通信和信号转导以协调相互关系，共同应对环境信号。各类信号通过靶细胞膜受体和细胞内信使分子引起细胞基因表达改变的过程称为细胞信号转导，这是细胞对外界刺激做出应答反应的基本生物学方式。细胞之间通过细胞表面的信息分子相互作用，从而引起细胞反应的现象称为细胞识别。一个细胞发出的信息通过介质传递到另一个细胞并产生相应的反应过程称为细胞通信。

细胞信号转导障碍在疾病中的作用表现为多样性，既可以作为疾病的直接原因，引起特定疾病的发生；亦可干扰疾病的某个环节，导致特异性症状或体征的产生；还可介导某些非特异性反应，出现在不同的疾病过程中。探索疾病中细胞信号转导调控对其发生的影响、由特定信号蛋白及其下游效应分子异常表达或突变所导致的疾病发生机制、在疾病中不同信号途径彼此间的相互作用，以及信号通路下游效应分子之间的信号交汇与串扰等，正是目前研究的热点。

Different cells in multicellular organisms use cellular communication and signal transduction to coordinate mutual relationships and jointly respond to environmental signals. Cell signal transduction is the process by which various signals cause altered cell gene expression through membrane receptors and intracellular messenger molecules of target cells . This is the fundamental biological way in which cells respond to external stimuli. The phenomenon that cells interact with each other through information molecules on the cell surface and thus a cell response is called cell recognition. Information from one cell is transmitted through the medium to another cell to produce the corresponding response process called cellular communication.

The role of cell signaling disorder in disease shows the diversity that can be used as a direct cause of disease or interfere with some link of the disease, leading to the production of specific symptoms or signs. It can also mediate certain non-specific responses occurring in different disease processes. To explore the impact of cellular signaling regulation in its occurrence in disease, and by specific signaling proteins and its downstream effector molecules abnormal expression or mutation of the disease mechanism, explore the interaction between different signaling pathways in the disease, and signal pathway downstream effectors between signal intersection and crosstalk, etc., is the hot spot of the current research.

多细胞生物是由各种细胞组成的细胞社会，除了反馈调节外，更主要的是通过内分泌、旁分泌和自分泌一些信息分子来进行协调。更有赖于细胞间的通信与信号转导，以协调不同细胞的行为，包括：①调节代谢，通过对代谢相关酶活性的调节，控制细胞的物质和能量代谢；②实现细胞功能，如肌肉的收缩和舒张、腺体分泌物的释放；③调节细胞周期，使 DNA 复制相关的基因表达，细胞进入分裂和增殖阶段；④控制细胞分化，使基因有选择性地表达，细胞不可逆地分化为有特定功能的成熟细胞；⑤影响细胞的存活，不同细胞之间需要协调相互关系，共同应对环境信号。这些需求通过细胞通信和信号转导实现。细胞通过位于细胞膜或细胞内的受体感受细胞外信息分子的刺激，经复杂的细胞内信号转导系统的转换而影响其生物学功能。将各类信号通过细胞膜和细胞内信使分子引起细胞基因表达改变的过程称为细胞信号转导（cellular signal transduction）。其是细胞对外界刺激做出应答反应的基本生物学方式，即细胞对环境做出反应及细胞之间相互通信、调控的手段。细胞之间通过细胞表面的信息分子相互作用，从而引起细胞反应的现象称为细胞识别（cell recognition）。一个细胞发出的信息通过介质传递到另一个细胞产生相应的反应过程称为细胞通信（cell communication），如心肌细胞的同步跳动、运动神经末梢对肌肉的支配、雄激素对靶细胞的作用、白细胞的趋化运动等。

在疾病中研究细胞信号转导障碍正是目前研究的热点。如最近的研究发现，Notch 信号通路在肿瘤发生中发挥着重要的作用，从而为基于细胞信号转导机制的靶向药物开发提供了理论依据。已在很大一部分三阴性乳腺癌中记录了 *O-* 岩藻糖基肽 3-β-*N-* 乙酰氨基葡萄糖转移酶（LFNG）表达的丧失，这导致 Notch 受体对锯齿状配体的亲和力增加，并足以在小鼠中引起三阴性肿瘤。F-box 泛素连接酶基因 *FBXW7* 的功能丧失突变，常见于实体瘤，这增加了 Notch 细胞内结构域亚基的半衰期。缺氧引起因子 1-α 诱导的血管升压素表达可保护 Notch 免受 Numb 蛋白诱导的降解。此外，Notch 信号并不总是持续开启或关闭，至少在某些情况下，它受到微环境因素（如缺氧）或细胞周期的调节。

第一节　构成细胞信号转导系统的要素

信号转导的基本模式：接收-转导-输出。细胞外信号分子被细胞的信号接收装置（受体）所感知，然后细胞内的信号转导装置转换为细胞内信号，有序激活信号通路传递信号，最后，特定的靶蛋白被激活，使细胞响应，产生各种反应。

一、细胞信号转导系统的构成

构成信号转导系统的各种要素必须具有识别进入信号、对信号作出响应，并发挥其生物学作用的功能，它们的任务比接力赛的传棒手更多，即不仅是将棒接过来，传下去，还需要具有识别、筛选、变换、集合、放大、传递、发散、调节信号等功能。这些功能常需要有一个体系，由一些蛋白质进行协同作用。

细胞内的信号转导系统主要功能包括：①信号接收装置：受体（细胞膜、细胞内）；②信号转导装置：G 蛋白、蛋白激酶、接合蛋白；③细胞内信使：cAMP、cGMP、三磷酸肌醇（IP3）、二酰甘油（DAG）、Ca^{2+} 等；④效应分子：转导蛋白或信使靶分子；⑤靶蛋白：代谢酶、基因调控蛋白（转录因子）等（图 7-1）。

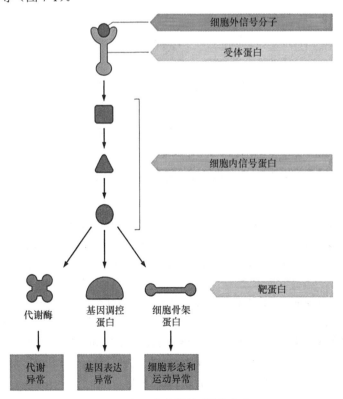

图 7-1　细胞信号转导系统的构成

二、细胞信号转导中的信息物质

1. 细胞外信息物质

（1）物理性：光、温度、压力、辐射等。

（2）化学性：激素、生长因子、细胞因子、神经递质。

（3）气体、其他（TNF 抗原，黏附分子）等。

2. 细胞内信息物质　包括无机离子、脂类衍生物、糖类衍生物、核苷酸、信号蛋白分子、第二信使的小分子化合物等。

3. 细胞间信息物质　分为三大类。

（1）局部化学介质：包括旁分泌信号和自分泌信号。前者的特点是不进入血液循环，而是通过扩散作用到达附近的靶细胞，除生长因子外，一般作用时间较短。自分泌信号是能对同种细胞或分泌细胞自身起调节作用。

（2）激素：主要是内分泌信号，由特殊分化的内分泌细胞释放经血液循环到达靶细胞，大多数对靶细胞作用时间较长。

（3）神经递质：是突触分泌信号，由神经元突触前膜释放，作用时间较短。

三、信号接收装置——受体

受体（receptor）：是位于细胞膜表面或细胞内部的一类特殊蛋白质，能特异地识别信号分子，并以很高的亲和力与之结合，从而启动细胞内信号转导通路。配体是能和某一结构互补位置相结合的分子。

1. 细胞表面受体又称膜受体（membrane receptor）　其配体为水溶性信号分子（图 7-2）。由细胞表面受体介导的信号转导称为跨膜信号转导（transmembrane signal transduction）。

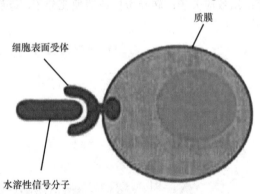

质膜

细胞表面受体

水溶性信号分子

图 7-2　细胞表面受体及其配体是水溶性的

膜受体的分类如下。

（1）离子通道型受体（ionotropic receptor）：存在于电兴奋性细胞（神经、肌肉细胞）之间的突触部位，是神经递质的受体，将化学信号转变为电信号，如乙酰胆碱受体。

（2）G 蛋白偶联受体（G protein coupled receptor，GPCR）：许多激素和神经递质的受体，如肾上腺素受体。

（3）酶联受体（enzyme-linked receptor）：生长因子和细胞因子的受体，其细胞内结构域本身具有酶活性或与酶偶联（图 7-3）。后者进一步分为酪氨酸激酶偶联受体（tyrosine kinase-linked receptor）、受体型酪氨酸激酶（receptor tyrosine kinase，RTK）和其他酶活性受体三类。

2. 细胞内受体——核受体（nuclear receptor）　细胞内受体位于细胞质或细胞核内，本质上都是配体调控的转录因子，其配体为脂溶性分子（图 7-4）。

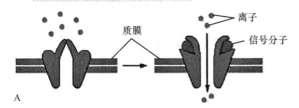

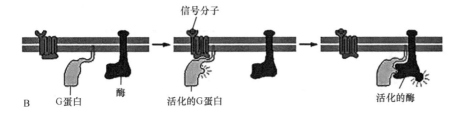

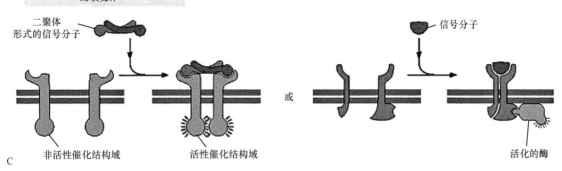

图 7-3 膜受体分类

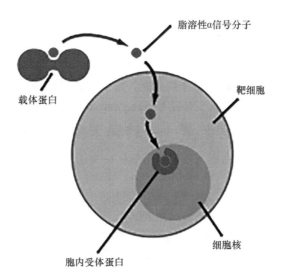

图 7-4 细胞内受体（核受体），其配体为脂溶性

（1）细胞内受体

1）类固醇激素受体家族：糖盐性激素受体，配体是脂溶性分子，如类固醇激素（雄激素、孕激素、雌激素等）、细胞质受体，与热休克蛋白（heat shock protein，HSP）结合。

2）甲状腺激素受体家族：配体是 T_3、维生素 D_3、视黄酸，不与 HSP 结合，以同源或异源二聚体与 DNA 或其他蛋白质结合。

（2）细胞内受体介导信号转导作用的 3 个位点

1）位于 C 端的激素结合位点。

2）位于中部，富含半胱氨酸（cysteine，Cys），具有锌指结构的 DNA 或 HSP90 结合位点。

3）位于 N 端的转录激活结构域（图 7-5）。

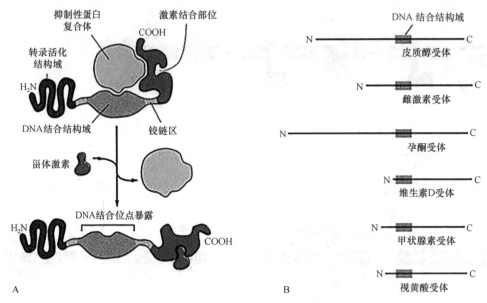

图 7-5　细胞内受体介导的信号转导作用的 3 个位点

3. 受体与配体间的作用特征

（1）特异性：这是受体最基本的特点，保证了信号转导的正确性。配体和受体分子空间结构的互补性是特异性结合的主要因素。

（2）饱和性。

（3）高度的亲和力。

4. 受体钝化　细胞持续处于信号分子刺激时，细胞可通过多种途径使受体钝化，产生适应。包括：①受体失活（inactivation）；②受体隐蔽（sequestration）；③受体下调（down-regulation）。

四、信号转导装置——转导蛋白（transducin）

信号转导装置包括一系列蛋白质，依次经历活化—失活，构成从膜受体到细胞核之间的信号转导链（图 7-6）。

1. 转导蛋白种类　①接力蛋白：将信号传至相邻的下游分子；②信使蛋白：将信号传至细胞内另一亚区；③接合蛋白：通过特定结构域偶联其上、下分子；④信号放大蛋白：生成大量调节性小分子，即第二信使；⑤信号转换蛋白：将信号转换成另一种形式；⑥切分蛋白：接收一条线路，输出至多条；⑦整合素：接收多条线路并整合／输出至一条；⑧潜在基因调节蛋白：膜受体自身活化后移入细胞核内。

2. 蛋白激酶（protein kinase，PK）　是一类磷酸转移酶，其作用是将 ATP 的 γ 磷酸基转移到

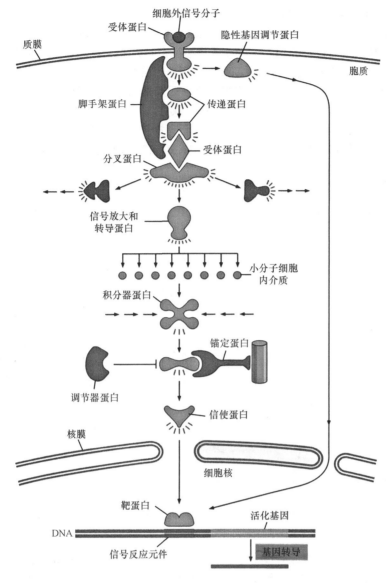

图 7-6　信号转导装置——转导蛋白

底物特定的氨基酸残基上，使蛋白质磷酸化。蛋白激酶在信号转导中主要有两方面的作用：①通过磷酸化调节蛋白质的活性；②蛋白质的逐级磷酸化，使信号逐级放大，引起细胞反应。

3. 主要的蛋白激酶　①丝氨酸 / 苏氨酸激酶（serine/threonine kinase）；②酪氨酸蛋白激酶（TPK）；③组氨酸 / 赖氨酸 / 精氨酸激酶；④半胱氨酸激酶（caspase 家族）；⑤天冬氨酸 / 谷氨酸激酶。

4. G 蛋白　配体与受体结合后，需要通过转换器作用的调节蛋白介导才能被进一步激活。起着转换器作用的蛋白质是与鸟苷三磷酸（guanosine triphosphate，GTP）结合的蛋白质，称为 G 蛋白（GTP-binding protein）。G 蛋白是一类位于细胞膜内侧的偶联蛋白，其通过与膜受体细胞质区结合，将膜受体与配体结合的刺激信号特异性地传给下游的效应分子。G 蛋白是与 GTP 可逆性结合的蛋白质家族，包括三大类。

（1）"大 G"：由 α、β、γ 三个亚基组成，Gα 能与 GTP 或 GDP 结合，有 GTP 酶活性，起"分子开关作用"。

（2）"小 G"：位于细胞内，包括 5 个亚家族：Ras、Rho、Rab、Arf、Ran，共有 150 多个成员，在将信号从细胞膜外传递至细胞核的过程中，Ras 蛋白起着非常重要的作用。Rho 小 G 蛋白作为一个信号分子家族具有多样化的功能，可以调节细胞骨架重排、细胞迁移、细胞极性、基因表达、细胞周期调控等。Rho 小 G 蛋白家族对细胞周期调控的研究主要集中在其对于有丝分裂期细胞的调节作用，包括调节有丝分裂期前期细胞趋圆化、后期染色体排列及收缩环的收缩作用。近期的研究显示，Rho 小 G 蛋白及其效应分子对于细胞周期 G_1、S、G_2 期的调控主要是通过影响细胞周期的正调控因子细胞周期蛋白 D1（cyclin D1）和负调控因子细胞周期蛋白依赖性激酶相互作用蛋白 1 及细胞周期蛋白依赖性激酶抑制蛋白 27（p21cip1/p27kip1）进行的（图 7-7）。

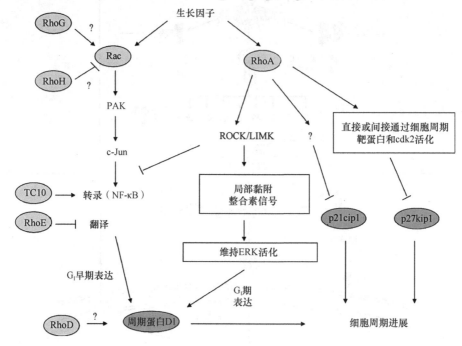

图 7-7　Rho 小 G 蛋白正调控细胞周期的进展，Rho 小 G 蛋白正调控的主要信号通路和促进 G_1/S 期进展的作用
PAK，p21 活化激酶；LIMK，LIM 激酶

（3）G 蛋白有两种构象即与 GTP 结合时的激活态和与 GDP 结合时的钝化状态。通常情况下，绝大多数 G 蛋白是与 GDP 结合的钝化型。与 GDP 结合的 G 蛋白能与各种受体相互作用，增加受体与配体结合的亲和力。一旦受体与配体结合，受体被激活，α 亚基就与 β 和 γ 亚基分离，同时离开受体。由于解离下来的 α 亚基与 GDP 的结合亲和力下降，GDP 就能与游离在细胞内的 GTP 发生交换，产生与 GTP 结合的激活型的 G 蛋白。被激活的 G 蛋白与效应蛋白相互作用，改变了第二信使的浓度，从而发生信号转导响应。使配体与受体接触时间延长，使输入的信号放大。因此 G 蛋白的主要功能是转变信号和放大信号。

5. 信号转导中的信使

（1）第一信使：一切细胞外信息分子、外来信号，如生长因子或诱导物。

（2）第二信使（second messenger）：细胞内信使，即细胞内传递信息的小分子化合物，在细胞内信号途径上某些节点可快速、大量增多，能迅速将信号播散至各个下游通路，然后又被快速灭活。第二信使主要有：具有生理调节活性的细胞内因子、cAMP、cGMP、IP3、Ca^{2+}、DAG 等。信号从转导蛋白经细胞内信使向下游扩散：G 蛋白激活后激活腺苷酸环化酶（adenylate cyclase，AC），导致 cAMP 大量产生，大量 cAMP 迅速扩散，作用于细胞内各部分的其他转导蛋白或靶蛋白。

（3）第三信使：信息分子级联传递后激活的转录因子，能与特异性 DNA 序列结合，起着诱导并调节基因表达和引起生理反应的作用。

6. 转录因子（transcriptor）　是基因调控蛋白，通过与 DNA 上基因调控序列结合调节基因转录。在 GPCR-cAMP-PKA 途径中有 cAMP 应答元件结合蛋白质（cAMP response element binding protein，CREB protein）；在 RTK-Ras-MAPK 途径中有 c-myc、c-Jun、c-Fos；在受调蛋白水解依赖的信号转导途径中有核受体信号因子，如 NF-κB、核受体自身为转录因子等。

7. 信号转导系统

（1）检测器：受体的接收和检出，这是受体的主要任务。

（2）效应器：使信号产生最终的效果，起到这种作用的主要有 AC 或磷脂酶 C。

（3）转换器：控制着信号的时间和空间，如 G 蛋白，它决定了 GTP 水解的速度，还决定了效应物被激活的时间。转换器不仅使输入的信号被放大，也起到信号计时器的作用。

（4）调谐器：主要修饰信号转导通路，如磷酸化能协调多条信号转导通路的相互关系，在配体存在的情况下使信号转导通路保持连续畅通。

第二节　细胞膜表面受体介导的信号转导途径

亲水性化学信号分子（包括神经递质、蛋白激素、生长因子等）不能直接进入细胞，只能通过膜表面的特异性受体传递信号，使靶细胞产生效应。在膜表面受体介导的信号转导途径中其信号转导的早期表现为激酶级联（kinase cascade）事件，即为一系列蛋白质的逐级磷酸化，从而使信号逐级传送和放大。本节主要介绍膜受体介导信号转导的 5 条途径，这 5 条途径之间既相对独立又存在一定联系。

一、环腺苷酸 - 蛋白激酶 A 途径

环腺苷酸 - 蛋白激酶 A 途径（cAMP-PKA 途径）以 cAMP 浓度改变和激活蛋白激酶 A（protein kinase A，PKA）为主要特征，PKA 是 cAMP 依赖性蛋白激酶，又称 cAMP 蛋白激酶，是激素调节物质代谢的主要途径。该途径中细胞外信号与相应受体结合，调节腺苷酸环化酶活性，通过第二信使 cAMP 水平的变化，将细胞外信号转变为细胞内信号，其信息传递过程可归纳为：细胞外信息物质→受体→ G 蛋白→ cAMP → PKA →酶或功能蛋白→生物学效应。

例如，胰高血糖素、肾上腺素、甲状旁腺素等到达靶细胞后，可与膜受体结合，活化的激素 - 受体复合物可结合 G 蛋白，释出激活的 G 蛋白，再激活 cAMP，后者再激活 PKA。这是激素调节代谢的主要途径。

1. PKA 结构　PKA 属于丝氨酸 / 苏氨酸蛋白激酶，可使酶、靶蛋白等磷酸化，从而调节细胞的物质代谢和基因表达，产生生物学效应。PKA 是由四聚体（C_2R_2）组成的变构酶，其中 C 为催化亚基，R 为调节亚基。每个调节亚基上有 2 个 cAMP 结合位点，催化亚基具有催化底物蛋白质某些特定丝氨酸/苏氨酸残基磷酸化的功能。调节亚基与催化亚基相结合时，PKA 呈无活性状态。当 4 分子 cAMP 与 2 个调节亚基结合后，调节亚基脱落，游离的催化亚基具有蛋白激酶活性（图 7-8）。PKA 的激活过程需要 Mg^{2+} 的作用。

2. 活化的 PKA 在 ATP 存在情况下的作用

（1）使多种蛋白质特定的丝氨酸和（或）苏氨酸残基磷酸化，从而调节代谢。

（2）当 PKA 的催化亚基进入细胞核后，可催化反式作用因子 -CREB 蛋白中特定的丝氨酸和（或）苏氨酸残基磷酸化，磷酸化的 CREB 蛋白形成同源二聚体，与 DNA 上的 cAMP 应答元件（CRE），进一步激活受 CRE 调控的基因转录。

（3）使细胞核内的组蛋白、酸性蛋白及细胞质内的核蛋白体蛋白、膜蛋白、微管蛋白及受体蛋白等磷酸化，从而影响这些蛋白质的功能（图 7-9）。

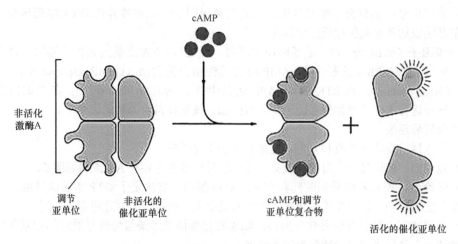

图 7-8　PKA 是四聚体（C₂R₂）组成的变构酶

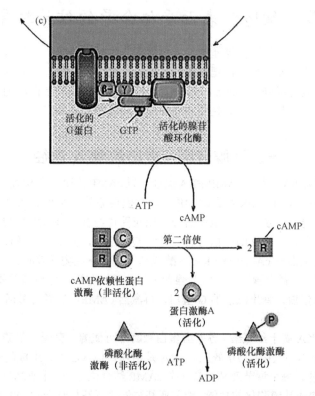

图 7-9　cAMP-PKA 信号转导通路

二、Ca²⁺- 依赖性蛋白激酶途径

以细胞内 Ca^{2+} 浓度变化为共同特征，Ca^{2+} 为第二信使。有两种不同的受体参与了这个过程（双信号途径）：①通过多种钙结合蛋白直接或间接影响酶活性和离子通道的开关，从而产生生理效应。细胞外信号分子与细胞膜表面的受体结合，激活了 Ca^{2+} 信号转导途径，具有内在酪氨酸蛋白激酶（tyrosine protein kinase，TPK）活性的生长因子受体通过直接的酪氨酸磷酸化激活磷脂酰肌醇与磷脂酶 C 形成磷脂酰肌醇特异性磷脂酶 C（PI-PLC）复合物。②许多 G 蛋白偶联的受体通过与异源性 G 蛋白的相互作用激活 PI-PLC。活化的 PI-PLC 导致三磷酸肌醇（IP3）及二酰甘油（DAG）

的产生，它们分别刺激细胞内 Ca^{2+} 释放及磷脂依赖性丝氨酸 / 苏氨酸蛋白激酶 PKC 的激活。如当去甲肾上腺素、抗利尿激素等与靶细胞膜上的受体结合后，通过特定 G 蛋白介导 PI-PLC，催化膜磷脂（PIP2）水解生成 IP3 和 DAG，IP3 和 DAG 分别通过两条途径参与信号转导。

1. Ca^{2+}- 磷脂依赖性蛋白激酶途径 该信号途径是以 IP3、DAG 为第二信使的双信号途径（图 7-10）。

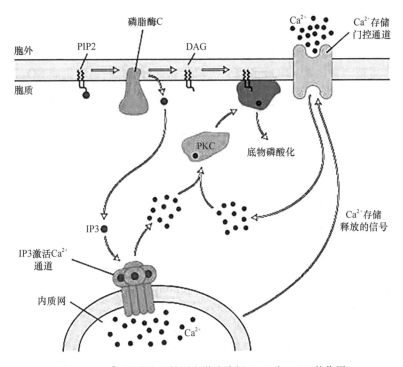

图 7-10 Ca^{2+}- 磷脂依赖性蛋白激酶途径（IP3 和 DAG 的作用）

PKC 广泛地存在于机体的组织细胞内，含有一个催化结构域和一个调节结构域，它们作用于机体的代谢、基因表达、细胞分化和增殖等。PKC 调节结构域常与催化结构域的活性中心部分贴近或嵌合，一旦 PKC 的调节结构域与 DAG、磷脂酰丝氨酸和 Ca^{2+} 结合并聚集至质膜，PKC 即发生构象改变而暴露出活性中心，催化细胞内各底物磷酸化。

2. Ca^{2+}- 调节蛋白依赖性蛋白激酶途径 IP3 为水溶性小分子，进入细胞质内，与细胞质受体结合，释放细胞内储存的 Ca^{2+}，可促进 Ca^{2+} 通道开放，细胞质内 Ca^{2+} 浓度升高，然后通过钙调节蛋白系统影响细胞功能。

（1）钙调蛋白（calmodulin，CaM）：是一种普遍存在的多肽链组成的 Ca^{2+} 依赖性蛋白。人体的 CaM 有 4 个 Ca^{2+} 结合位点，当细胞质的 Ca^{2+} 浓度 > 10^{-2}mmol/L 时，Ca^{2+} 与 CaM 结合，其构象发生改变而激活 Ca^{2+}-CaM 激酶。CaM 调控了真核生物中许多进程，包括细胞骨架组织、囊泡运输及有丝分裂等。CaM 也可能参与到某些激酶的活化途径，如 PI3 激酶。在 Ca^{2+} 依赖的情况下，CaM 通过与某些酪氨酸磷酸化蛋白竞争结合到 P85（PI3 激酶中 85kDa 的调控亚基）的 SH2 区，直接激活 PI3 激酶或调控增强 PI3 激酶的活性。CaM 拮抗剂 CGS9343B，能抑制细胞中 Ca^{2+} 刺激的 PI 磷酸化的作用。CaM 还能激活 Ca^{2+} 泵，调控细胞内的 Ca^{2+} 浓度。质膜 Ca^{2+} 泵在运输 Ca^{2+} 及维持细胞溶质低 Ca^{2+} 浓度的过程中起到了重要作用。

（2）Ca^{2+}-CaM 激酶：在细胞信号传递中起着非常重要的作用。Ca^{2+}-CaM 激酶的底物谱非常广，可以磷酸化许多蛋白质的丝氨酸和（或）苏氨酸残基，使之激活或失活。Ca^{2+}-CaM 激酶既能激活 cAMP 又能激活磷酸二酯酶，即它既加速 cAMP 的生成又加速 cAMP 的降解，使信号迅速传至细胞内，又迅速消失。Ca^{2+}-CaM 激酶不仅参与调节了 PKA 的激活和抑制，还能激活胰岛素受体 TPK 活性。

三、cGMP- 蛋白激酶途径

cGMP 广泛存在于动物各组织中，由 GTP 在鸟苷酸环化酶（guanylate cyclase，GC）的催化下经环化而生成，经磷酸二酯酶催化而降解。在人休细胞中存在两种不同类型的 cGMP，分别为结合型 GC 和可溶性 GC，其激活方式各不相同。结合型 GC 是质膜整合素，大部分存在于脑、肺、肝及肾等组织中，激素与靶细胞膜上的受体结合后可激活 GC。可溶性 GC 是与亚铁血红蛋白结合的细胞质蛋白，可被一氧化氮（NO）激活。一氧化氮合酶催化精氨酸生成 NO，NO 与亚铁血红蛋白结合并激活可溶性 GC。GC 激活后再催化 GTP 生成 cGMP，cGMP 水平升高可作为第二信使结合并激活 cGMP 依赖性蛋白激酶（PKG），故又称为 PKG 途径，导致靶蛋白的丝氨酸 / 苏氨酸残基磷酸化，产生生物学效应。

四、酪氨酸蛋白激酶途径

酪氨酸蛋白激酶（TPK）是催化蛋白质中酪氨酸磷酸化的酶，在细胞的生长、增殖、分化等过程中起重要作用，在肿瘤组织中含量增高，并与肿瘤的发生密切相关。

TPK 的结构：①细胞外的配体结合区；②跨膜结构区；③细胞内具有 TPK 活性的区域。细胞中的 TPK 分为两大类，第一类是称为受体型 TPK，位于细胞质膜上，如胰岛素受体、表皮生长因子受体及某些原癌基因编码的受体，它们均属于催化型受体，可发生自身磷酸化并使中介分子磷酸化，通过丝裂原激活蛋白激酶（mitogen activation protein kinase，MAPK）系统调节转录，也可通过激活 AC、多种磷脂酶起作用。第二类称为非受体型 TPK，位于细胞质中，其受体本身并不具有 TPK 活性，但能借助细胞内连接蛋白（具有激酶结构）而完成信号转导，如 JAK 和某些原癌基因编码的 TPK。受体型 TPK 和非受体 TPK 虽都能使蛋白质底物的酪氨酸残基磷酸化，但它们的信号传递途径有所不同。

1. 受体型 TPK-Ras-MAPK 途径　该途径位于细胞膜上，如 EGFR 等，属于催化型受体，可自身磷酸化，并使中介分子磷酸化，通过 MAPK 系统，调节转录，也可以激活 AC，与多种磷脂酶起作用。

（1）*ras* 基因在进化中相当保守，广泛存在于各种真核生物中，对细胞生长、增殖、发育分化及癌细胞行为起重要作用，其表达产物是由一条多肽链组成的单体蛋白，分子质量为 21kDa，故又名 P21 蛋白。因其分子质量小于与 7 个跨膜螺旋受体偶联的 G 蛋白，表达产物被称作小 G 蛋白，具有弱的 GTP 酶活性。它有两种构象：与有活性的 GTP 结合构象和与无活性的 GDP 结合构象。这两种构象在一定条件下可以互相转变，构成 Ras 循环，并受细胞质中 GTP/GDP 的影响。Ras 与 GDP 结合时无活性，但磷酸化的鸟苷酸转化酶 SOS 可促进 GDP 从 Ras 脱落，使 Ras 转变成与 GTP 结合状态而活化，活化 Ras 蛋白可进一步活化 Raf 蛋白，Raf 蛋白具有丝氨酸 / 苏氨酸蛋白激酶活性，它可激活 MAPK 系统。

（2）MAPK 通路：核心是由 3 种蛋白激酶构成的蛋白激酶反应链，即 MAPK 激酶的激酶（MAPKKK 或 MEKK）、MAPK 激酶（MAPKK、MEK 或 MKK）和 MAPK。它们是一组酶兼底物的蛋白质分子。其中，MAPKKK，是一类酪氨酸、丝氨酸 / 苏氨酸蛋白激酶，Hal 为其中重要的一员，其作用是磷酸化并激活下游底物 MAPKK。MAPKK 具有磷酸化苏氨酸 / 酪氨酸残基的双特异功能，MEK（MAPK/ERK kinase）为其中重要的成员，其作用是磷酸化并激活下游底物 MAPK。MAPK 是一类丝氨酸 / 苏氨酸蛋白激酶，胞外信号调节激酶（extracellutar signal-regulated kinase，ERK）为其中重要的一员。与 MAPKKK 和 MAPKK 不同，MAPK 的作用是磷酸化并激活多下游底物，因此可以引发多种细胞反应。MAPK 可被特定的 MEK 在苏氨酸 / 酪氨酸双位点上磷酸化激活，MEK 又可被特定的 MEKK 在丝氨酸/苏氨酸双位点磷酸化激活。每一种 MEK 至少可被一种 MEKK 所激活，每一种 MAPK 又可被不同的 MEK 激活，构成了 MAPK 复杂的调节网络。MAPK 被激活后可停留在细胞质中激活一系列其他蛋白激酶，使细胞骨架成分磷酸化，亦可转位进入细胞核激活各自的核内转录因子，如 Elk-1、c-Jun、c-Fos、AP-2、MEF 等，再调节转录因子的靶基因，如即刻早期基因、后期效应基因和热休克蛋白基因的表达，促进有关蛋白质的合成和通路改变，完成对细胞外刺激的反应（图 7-11）。

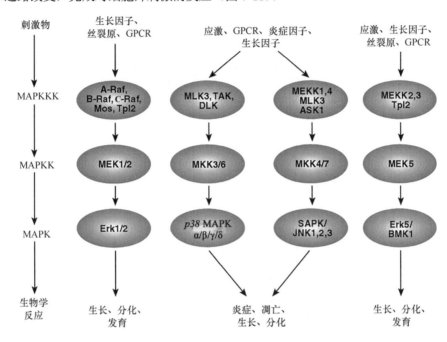

图 7-11　MAPK 及其蛋白激酶反应激活下游多种底物转录因子调节基因表达

（3）Ras-MAPK 途径：Ras-MEK 通路是 MAPK 众多途径中的一条。该途径的信号转导为：生长因子→生长因子受体（具有 TPK 活性）→含有 SH2 结构域的接头蛋白（如 Grb2）→ SOS → Ras-GTP → Rafl → MAPKK（MEK）→ MAPK →转录因子→调节基因表达（图 7-12）。

2. 非受体型 JAK-STAT 信号途径　JAK（Janus kinase）位于细胞质中，借助细胞内连接蛋白（具有激酶结构）完成信息转导。受体本身无酪氨酸蛋白激酶活性，常见的配体为一些细胞因子，如白介素（IL）、干扰素（IFN）、红细胞生成素等，与配体结合能引起受体二聚化，提供激活 JAK 激酶的信号。

（1）JAK：已发现有 4 个成员，即 JAK1、JAK2、JAK3 和 TYK1，其结构不含 SH2、SH3，C 端具有两个相连的激酶区。每一个成员均可与特异性的细胞因子受体结合。活化的（二聚体）细胞因子受体和 JAK 激酶作用，能产生与配体诱导 TPK 受体二聚化相同的效果。不同点是受体和激酶活性由不同的蛋白质提供。在转导细胞外信号至细胞核时起着重要作用，并可以提高转录能力。

（2）信号转导及转录激活蛋白（signal transducer and activator of transcription，STAT）：JAK 的底物为 STAT，具有 SH2 和 SH3 两类结构域，可以与具有 SH2 结构域的蛋白质结合。STAT 成员超过 7 种，每种都由特殊系列的 JAK 激酶（JAK1、JAK2、JAK3 及 TYK2）磷酸化。磷酸化在 JAK 与受体在质膜上结合时发生。一对 JAK 激酶与活化的受体作用，对保证该途径的正常功能很重要。例如，应答 γ 干扰素（interferon，IFN）刺激同时需要 JAK1 和 JAK2，其结构 C 端具有两个相连的激酶区，可磷酸化 STAT。STAT 被 JAK 磷酸化后形成同二聚体（homodimer）和异二聚体（heterodimer），然后穿过核膜进入细胞核内，结合到靶基因特异性识别成分上，从而激活靶基因转录，调节相关基因的表达。

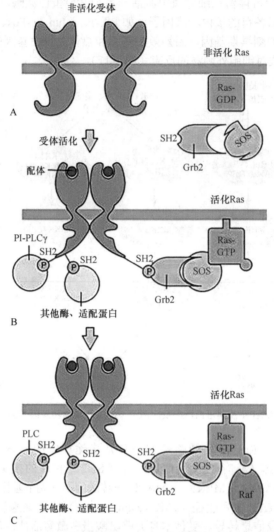

图 7-12　Ras-MAPK 信号通路

通过与配体结合后蛋白质构象的变化，使位于细胞质激酶活性区的酪氨酸残基磷酸化，形成 SH2 结合位点的空间结构，可与具有 SH2 结构域的蛋白质结合

（3）JAK-STAT 信号传递：基本过程可概括如下。①细胞因子与其相应配体结合使受体二聚化；②受体和 JAK 发生聚集，邻近的 JAK 相互磷酸化而被活化；③ JAK 的 JH1 结构域催化 STAT 上相应部位的酪氨酸残基磷酸化；④ STAT 的 SH2 功能区与受体中磷酸化的酪氨酸残基作用，使 STAT 形成二聚体而活化；⑤ STAT 进入细胞核内同其他一些转录因子相互作用调控基因转录（图 7-13）。

JAK-STAT 信号途径与细胞生长、癌基因转化、细胞分化和细胞死亡有关。多种刺激信号都可介导 JNK 的活化，如生长因子、细胞因子和环境应激（图 7-14）。近年来研究表明，JAK-STAT 信号途径与多种疾病的发生机制有关，从而使该途径在临床上可作为一个潜在的分子治疗靶。如在霍奇金淋巴瘤（Hodgkin lymphoma，HL）和原发性纵隔大 B 细胞淋巴瘤（primary mediastinal large B cell lymphoma，PMBL）细胞系中，染色体 9p24.1 的结构性放大可导致程序性死亡蛋白配体 1（PDL1）表达增加，激活 JAK-STAT 信号通路，引起失控性的细胞增殖。程序性死亡蛋白 1

（PD-1）是 CD28 共刺激受体超家族的膜蛋白，表达于免疫调节性 T 细胞，通过与 PDL1 结合抑制 T 细胞的激活。淋巴瘤细胞表面表达 PD-1，可抑制 T 细胞而逃避免疫监视。

五、NF-κB 途径

NF-κB 属于 Rel 蛋白家族成员，主要参与调节与机体免疫、炎症反应及包括白细胞黏附有关的蛋白质分子的基因转录。哺乳动物细胞中有 5 种 NF-κB/Rel：RelA（P65）、RelB、C-Rel、NF-κB1（P50）、NF-κB2（P52），它们的 N 端都拥有 1 个由 300 个氨基酸组成的 Rel 同源区（Rel homology domain，RHD），能形成同源或异源性二聚体，启动不同的基因转录。典型的 NF-κB 是由 P65 和 P50 蛋白亚基组成的同源或异源性二聚体，其中异源性二聚体活性较强，在细胞质中，NF-κB2 与抑制性蛋白（IκB）结合，以无活性的形式存在。许多诱导急性反应的因素，如 IL-1、IL-2、TNF-α、LPS、病毒感染、双链 RNA 和 PKC 的激活均可活化 NF-κB。外界信号可以通过磷酸化 IκB 激活 NF-κB，使其构象发生改变，NF-κB 进入细胞核内与靶基因 κB 部位结合，形成环状结构与 DNA 接触，调控特定基因转录，参与多种生物学反应（图 7-15）。当肿瘤坏死因子（tumor necrosis factor，TNF）等作用于相应受体后，可通过第二信使 Cer 等激活此系统。而病毒感染、脂多糖、双链 RNA 等信息传递途径中活化的 PKC、PKA 等则可直接激活 NF-κB 系统。激活过程是通过磷酸化抑制性蛋白使其构象发生改变而从 NF-κB 脱落，活化的 NF-κB 进入细胞核，形成环状结构与 DNA 接触，并启动或抑制有关基因的转录。

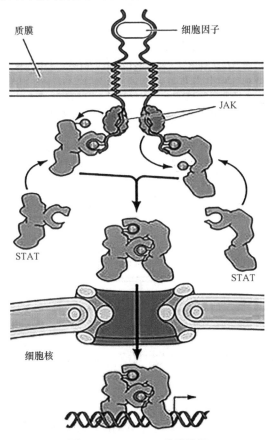

图 7-13　JAK-STAT 信号途径

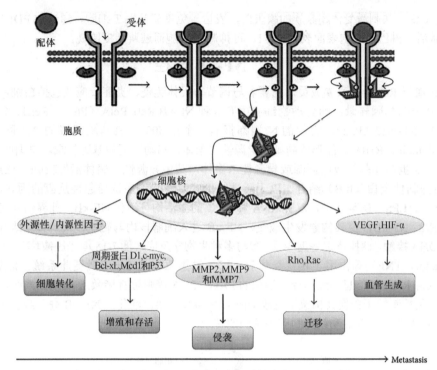

图 7-14　JAK-STAT 信号途径的各种配体与其同源性细胞表面受体结合，导致磷酸化，STAT3 分子彼此在 SH2 结构域进一步二聚化并被易位至细胞核，随后该分子结合到靶基因的启动子并激活其转录。STAT3 可调控细胞周期蛋白 D1、c-myc、抗凋亡蛋白 Bcl-xL、Mcd1 及 P53，从而调节细胞增殖和存活。STAT3 蛋白可直接结合 MMP2 的启动子并上调其表达。此外，STAT3 还能调节 MMP9 和 MMP7 活动。STAT3 通过调变 Rho 及 Rac 的活性来调控细胞的迁移。STAT3 也可通过上调 VEGF 和 HIF-α 的活性来调节血管生成

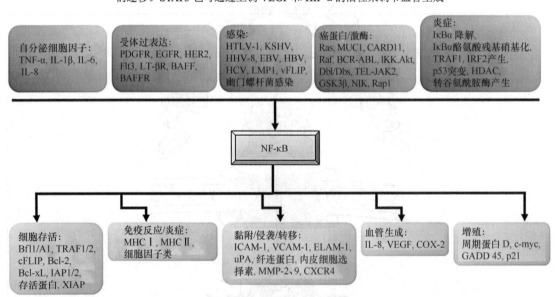

图 7-15　持续激活 NF-κB 的机制和结果

BAFF：属于 TNF 家族的 B 细胞活化因子；BAFFR，属于 TNF 家族的 B 细胞活化受体；CARD11，胱天蛋白酶募集域家族 11；Dbl/Dbs，弥漫大 B 细胞淋巴瘤中分离的转化型蛋白；ELAM-1，内皮细胞白细胞黏附分子 -1；Flt3，FMS 相关酪氨酸激酶 3；GADD，生长停滞及 DNA 的损伤诱导；GSK3β，糖原合酶激酶 3β；Rap1，Ras 相关蛋白 1；HDAC，组蛋白去乙酰化酶；HER2，红细胞白血病病毒癌基因；HHV-8，人类疱疹病毒 8；HTLV-1，人 T 细胞白血病病毒 1 型；ICAM-1，细胞内黏附分子 1；CXCR4，趋化因子 C-X-C- 基元受体 4；IRF2，干扰素调节因子 2；KSHV，卡波西肉瘤相关疱疹病毒；LT-βR，淋巴毒素 β 受体；MUC1，黏蛋白 1；TEL-JAK2，Janus 维持性端粒激酶 2；TRAF，肿瘤坏死因子受体相关因子；uPA，尿激酶型纤溶酶原激活物；vFLIP，病毒 FADD 样白细胞介素 -1β 转化酶（FLICE）/ 胱天蛋白酶 8- 抑制蛋白；XIAP，X 连锁凋亡抑制

第三节 细胞胞内受体介导的细胞信号转导途径

细胞内受体位于细胞核或细胞质，属于配体诱导型转录因子，其配体为疏水性信号分子，如甾体类激素、甲状腺素、维生素 D_3、视黄酸（又称维甲酸）等。受体与 DNA 结合造成靶基因活化。其过程为：①激素与细胞质受体结合，形成激素 - 胞质受体复合物；②激素 - 受体复合物进入细胞核后结合于染色质的非组蛋白特异位点上，启动或抑制该部位的 DNA 转录过程，进而促进或抑制 mRNA 的形成，诱导或减少某种蛋白质（主要是酶）的合成（图 7-16）。

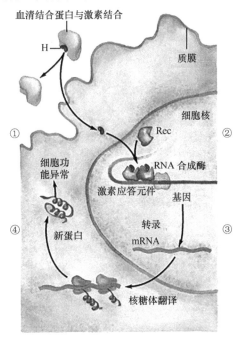

图 7-16 类固醇激素的作用机制

①激素将血清结合蛋白带到靶组织，弥散通过质膜与核 Rec 特异性受体结合；②激素的结合改变了 Rec 的构造，与其他激素受体复合物形成同源或异源性二聚体，并与被称为激素反应元件的特异性调控区结合于 DNA 中的特定基因附近；③结合于相邻基因调节转录，增加或减少 mRNA 的形成；④激素调节基因产物的变化导致细胞对激素信号产生反应

第四节 可控性蛋白降解的信号转导途径

可控性蛋白降解相关的信号途径主要有：Wnt、Hedgehog、Notch 等信号通路，这些信号途径往往影响相邻细胞的分化，又称为侧向信号发放（lateral signaling）途径。

一、Wnt 信号通路

Wnt 是一类分子质量约为 40 000kDa 的分泌型糖蛋白，通过自分泌或旁分泌发挥作用。该途径存在于各种属生物中，对动物的早期发育及形态形成具有重要作用。另外，还参与出生后细胞的增殖、分化。Wnt 在各种生物中具有保守性，构成 Wnt 的细胞内信号转导通路的分子在功能、结构上也具有保守性。Wnt 信号途径与其他细胞间信号转导途径一样，也是由一种分泌的信号蛋白 Wnt、跨膜受体蛋白卷曲蛋白（frizzled，Frz），以及复杂的细胞内多种蛋白机制将信号由细胞表面传至细胞核内。在哺乳动物细胞中 Wnt 信号途径的主要成分包括：Wnt 家族分泌蛋白、卷曲蛋白、家族跨膜受体蛋白、细胞内蛋白质——酪蛋白激酶 IE（CKIE）、蓬乱蛋白（dishevelled，Dsh 或 Dvl）、GBP-Frat、糖原合成酶激酶 3（glycogen synthase kinase 3，GSK3）、腺瘤性结肠息肉病（APC）、Axin、β-catenin 及 T 细胞因子（T cell factor/lymphoid enhancer factor，TCF/LEF）家族转录因子。

Wnt 的受体是 Frz，为 7 次跨膜蛋白，结构类似于 G 蛋白偶联受体，Frz 细胞外 N 端具有富含半胱氨酸结构域（cysteine-rich domain，CRD），能与 Wnt 结合。Frz 作用于细胞质内的 Dsh，Dsh 能切断细胞内 β-catenin 的降解途径，从而使 β-catenin 在细胞质中积累，并进入细胞核，与 TCF/LEF 相互作用，调节靶基因的表达。TCF/LEF 是一类具有双向调节功能的转录因子，它与 groucho 结合抑制基因转录，而与 β-catenin 结合则促进基因转录。β-catenin（在果蝇中称为犰狳蛋白 armadillo）是一种多功能的蛋白质，在细胞连接处它与钙黏着蛋白相互作用，参与形成中间连接，而游离的 β-catenin 可进入细胞核，调节基因表达。Wnt 还需要另外一个合作受体（co-receptor），即 LRP5/6，属于低密度脂蛋白受体相关蛋白（LDL-receptor-related protein，LRP），但至今还不清楚它如何与 Frz 一起活化 Dsh（图 7-17）。

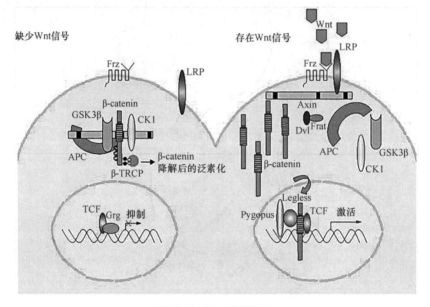

图 7-17　Wnt 信号途径

Wnt → Frz → Dsh → β-catenin 的降解复合体解散→ β-catenin 积累，进入细胞核→ TCF/LEF →基因转录（如 c-myc、周期蛋白 D1）

Wnt 信号途径能引起细胞内 β-catenin 的积累。Wnt 信号传递分子的基因异常与癌变关系的研究显示，人类癌组织是由于存在 β-catenin、APC、Axin 的基因异常而致。APC 变异几乎都是由于含 Axin 结合部位的 C 端缺损，不能形成 APC/Axin 复合体，不能有效地引起 β-catenin 磷酸化，由于不能形成正常的 Axin 复合体而造成 β-catenin 蓄积。由此可以推断，β-catenin 是作为癌基因的产物，而 APC 及 Axin 是作为抑癌基因的产物发挥作用。

二、Notch 信号通路

Notch 信号是介导相邻细胞之间通信进而调控细胞发育的经典型信号。*Notch* 基因最早发现于果蝇，部分功能缺失可导致翅缘缺刻（notch），由 Notch、Notch 配体（DSL 蛋白）和 CSL（一类 DNA 结合蛋白）等组成。Notch 及其配体均为单次跨膜蛋白，当配体（如 delta）和相邻细胞的 Notch 结合后，Notch 被蛋白酶切割，释放出具有核定位信号的胞质区（intracellular domain of Notch，ICN），进入细胞核与 CSL 结合，调节基因表达（图 7-18）。

Notch 为分子质量约 300kDa 的蛋白质，果蝇只有 1 个 *Notch* 基因，人类有 4 个（*Notch*1～4）。同一物种的不同 Notch 成员之间结构都有高度的同源性。Notch 的细胞外区是结合配体的区域，包括不同数量的 EGF 样重复序列（tandem epidermal growth factor-like repeat，EGF-R）和 3 个 LNR（Lin/Notch repeat），人 Notch1 和 Notch2 各含有 36 个 EGF-R，Notch3 和 Notch4 分别含有 34 和 29 个 EGF-R。Notch 受体可能是通过 LNR 与跨膜区（TM）之间的二硫键形成异二聚体。Notch 的细

胞内区是由 RAM（RBP-Jκ associated molecular）结构域、6 个锚蛋白（cdc10/ankyrin，ANK）重复序列、2 个核定位信号（NLS）（Notch4 只有 1 个 NLS）和 PEST 结构域组成。RAM 结构域是 CBF1/RBPJκ 主要的结合部位，CBF1 是 Su（H）蛋白，是人或哺乳动物的同源蛋白。CBF1 也能与 ANK 重复序列结构域相互作用。ANK 重复序列结构域也是其他一些蛋白质（如 deltex、mastermind 等）的结合部位，这些蛋白质对 Notch 信号通路有修饰作用。RAM 结构域是与 CSL 结合的区域，PEST 结构域与 Notch 的降解有关。Notch 蛋白要经过 3 次切割，第一次在高尔基体内被 furin 切割为 2 个片段，转运到细胞膜形成异二聚体。当配体结合到细胞外区，Notch 蛋白又发生两次断裂，先是被肿瘤坏死因子 -α- 转化酶（TNF-α-converting enzyme，TACE）切割，然后被 γ- 促分泌酶（γ-secretase）切割，后者需要早老蛋白（presenilin，PS）参与。酶切以后释放 Notch 的细胞内区 ICN，进入细胞核发挥生物学作用。

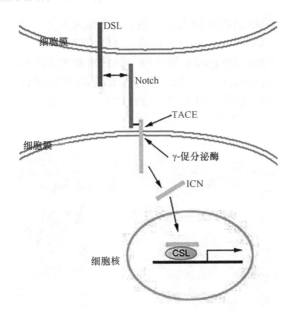

图 7-18　delta → Notch → 酶切→ ICN →进入细胞核→ CSL-ICN 复合体→基因转录

　　Notch 配体在果蝇中有 2 个配体，为 delta 和 serrate，它们行使的功能不同，但也有部分重叠。Notch 的配体又被称为 DSL 蛋白（在哺乳动物中为 jagged），都是单次跨膜糖蛋白，其细胞外区含有数量不等的 EGF 样重复区，N 端有一个结合 Notch 必需的 DSL 基序。DSL 结构域在配体家族中高度保守，是与 Notch 结合并激活 Notch 所必需的。Serrate 和 jagged 的细胞外区靠近细胞膜的部位有一个含保守半胱氨酸的结构域，delta 中没有这个结构域。配体的细胞内区较短，功能不明。目前发现的人 DSL 蛋白包括 jagged1、jagged2、delta1、delta3 和 delta4。

　　CSL 为转录因子，在哺乳动物中称为 CBF1，在果蝇中称为 suppressor of hairless，在线虫中称为 Lag-1，取三者首写字母，故名。CSL 能识别并结合特定的 DNA 序列（GTGGGAA），这个序列位于 Notch 诱导基因的启动子上。ICN 不存在时，CSL 为转录抑制因子；当结合 ICN 时，CSL 能诱导相关基因的表达。Notch 信号的靶基因多为碱性螺旋 - 环 - 螺旋（basic helix-loop-helix，bHLH）类转录因子，它们还调节其他与细胞分化直接相关的基因转录，如哺乳动物中的 HES（hairy/enhancer of split）、果蝇中的 E（Spl）（enhancer of split）及非洲爪蟾中的 XHey-1 等。

　　Notch 是影响细胞决定和分化的重要信号通路，它的某些分子的突变会造成各种疾病，Notch 信号通路非常复杂，它的各个细胞均存在一些未解决的问题。在 Notch 受体方面，未经过裂解的完整 Notch 分子或仅经过第一、二次断裂的膜结合 Notch 分子也可以传递信号。这种信号的生理功能和分子基础还有待进一步研究。

三、Hedgehog 信号通路

Hedgehog（Hh）是一种共价结合胆固醇的分泌性蛋白，在动物发育中起重要作用，果蝇的该基因突变可导致幼虫体出现许多刺突，形似刺猬（hedgehog）。脊椎动物中至少有 3 个基因编码 Hedgehog 蛋白，即 Shh（sonic hedgehog）、Ihh（Indian hedgehog）和 Dhh（desert hedgehog），其中 Shh 是根据电子游戏中的角色命名的，后两者的命名与刺猬有关。

两个跨膜蛋白 patched（Ptc）和 smoothened（Smo）介导 Hedgehog 信号向细胞内传递。Ptc 是 12 次跨膜蛋白，能与 Hedgehog 结合；Smo 为 7 次跨膜蛋白，与 G 蛋白偶联受体同源。在无 Hedgehog 的情况下，Ptc 抑制 Smo；当 Hedgehog 与 Ptc 结合时，则解除了 Ptc 对 Smo 的抑制作用，引发下游事件。

Hedgehog 信号通路的转录因子是 Ci（cubitus interruptus），在脊椎动物中为 Gli，具有锌指结构，分子质量为 155kDa。在细胞质中 Ci 与其他蛋白质形成复合体，这些蛋白质包括：Fu（fused，一种丝氨酸/苏氨酸激酶）、Cos（costal，一种能将复合体锚定在微管上的蛋白质）和 Su（suppressor of fused 适配蛋白）。在没有 Hedgehog 信号时，Ci 被水解为 75kDa 的片段进入细胞核，抑制 Hedgehog 信号响应基因。当 Hedgehog 与 Ptc 结合时，Ci 的降解被抑制，全长的 Ci 进入细胞核中，启动相关基因表达，这些基因包括 Wnt 和 Ptc。Ptc 的表达，又会抑制 Smo，从而抑制 Hedgehog 信号，这是一种反馈性调节（图 7-19）。

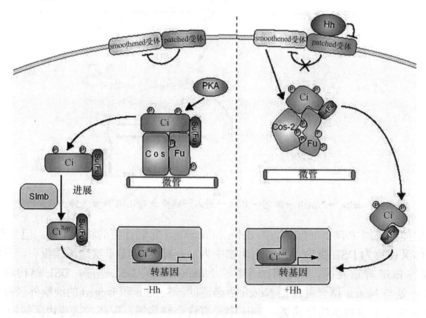

图 7-19 Hedgehog 信号通路

第五节 细胞信号转导的特点及相互作用

一、细胞信号转导的特点

细胞信号转导的特点主要有以下几方面。

1. 信号转导的一过性。

2. 信号转导的记忆性。

3. 信号转导的放大效应，少量细胞外信号分子激活大量的细胞内效应分子。放大效应受到严格调控（图 7-20）。

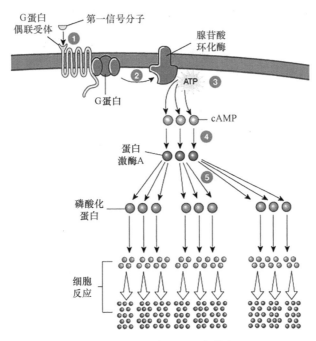

图 7-20 信号转导的放大效应

①信号分子结合于 G 蛋白偶联受体激活 G 蛋白；② G 蛋白激活腺苷酸环化酶，发挥信号放大作用；③腺苷酸环化酶将 ATP 转化
为环 AMP；④ cAMP 激活蛋白激酶 A；⑤蛋白激酶 A 磷酸化其他蛋白，引起细胞的反应

4. 信号转导的负性调节。

5. 信号转导通路的特异性。

二、细胞信号转导途径之间的相互作用

通过进行细胞信号转导途径之间的交谈（cross talk）和细胞信号转导网络的形成，导致细胞信号转导途径之间具有相互作用。

1. 一条信息途径的成员，可参与激活或抑制另一条信息途径。如促甲状腺素释放激素与靶细胞膜的特异性受体结合后，通过 Ca^{2+}- 磷脂依赖性蛋白激酶系统可激活 PKC，同时细胞内 Ca^{2+} 浓度增高还可激活 CA，生成 cAMP 进而激活 PKA。又如，EGF 受体是具有 TPK 活性的催化型受体，佛波酯能激活 PKC，活化的 PKC 能催化 EGF 受体第 654 位的 Thr 磷酸化，此磷酸化受体降低了 EGF 受体对 EGF 的亲和力和它的 TPK 活性。

2. 两种不同的信号途径可共同作用于同一种效应的蛋白质或同一基因调控区而协同发挥作用（图 7-21）。例如，糖原磷酸化酶为多亚基蛋白质（αβγδ）4，其中 αβ 亚基是 PKA 的底物，PKA 通过催化 αβ 亚基磷酸化而使其活化。该酶的 δ 亚基是钙调蛋白，Ca^{2+}- 磷脂依赖性蛋白激酶系统的第二信使——Ca^{2+} 能与 δ 亚基结合而使之活化。上述两条途径在细胞核内都可使转录因子 CREB 的 Ser133 磷酸化而激活。活化的 CREB 可与 DNA 上的顺式作用元件结合而启动多种基因的转录。

3. 一种信息分子可作用几条信息传递途径。例如，胰岛素与细胞膜上的受体结合后，可通过胰岛素受体底物（insulin receptor substrate）激活磷脂酰肌醇 3- 激酶（PI3K）；亦可激活 PLCγ 而水解 PIP2，产生 IP3 和 DAG，进一步激活 PKC；另外还可激活 Ras 途径。

三、信号蛋白通过特定结构域相互作用

许多信号转导蛋白之间可以通过能互相识别的特定结构域，这些结构域有相似结构，发生直

接的相互作用，发生聚合，形成三维网络，由此决定信号的传递途径。各条途径有相互作用，甚至形成网络以互相协调，但又保持特异性。

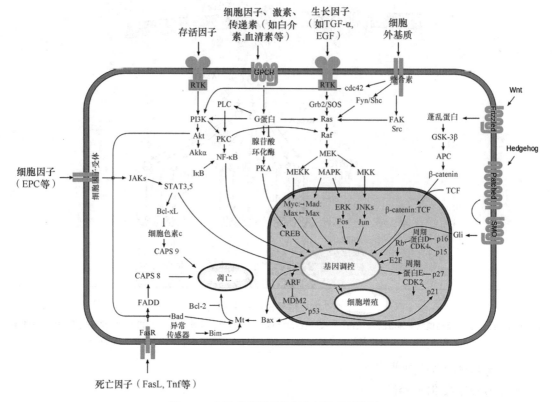

图 7-21　细胞信号转导途径之间的相互作用

第六节　细胞信号转导障碍与肿瘤

细胞依靠各种信号转导途径中的信号分子的活化来完成其增殖、分化、发挥功能和凋亡的生命过程，因此认识信号传递过程和相互关系不仅对了解疾病的发生、发展、转归和预防有重要意义，而且有望通过干扰细胞内的信号转导，特异地控制细胞生长、分化和凋亡来达到在分子水平治疗疾病的目的。正常细胞的生长、分化受到精细的网络调节。近年来人们意识到绝大多数的癌基因表达产物都是细胞信号转导系统的组成成分，它们可以从多个环节干扰细胞信号转导过程，导致肿瘤形成。在肿瘤发生中细胞信号转导起着重要作用，同时也为肿瘤治疗提供了重要靶标。

一、信号转导障碍引发肿瘤的原因

1. 表达生长因子（GF）样物质　*sis* 癌基因的表达产物与 PDGF-β 链高度同源，*int-2* 癌基因蛋白与 bFGF 结构相似。

2. 表达 GFR 类蛋白质　在卵巢肿瘤中亦可见 PDGFR 高表达，与预后呈负相关。

3. 表达蛋白激酶类　*src* 癌基因产物具有较高的 TPK 活性，在某些肿瘤中其表达增加，可催化下游信号转导分子的酪氨酸磷酸化，促进细胞异常增殖。

4. 表达信号转导分子类　在 30% 的人肿瘤组织中有 *ras* 基因突变，变异的 *ras* 与 GDP 解离速率增加或使 GTP 酶活性降低，均可导致 Ras 持续活化，使促增殖信号增强而发生肿瘤。

5. 表达核内蛋白类　高表达的 Jun 蛋白与 Fos 蛋白与 DNA 上的 AP-1 位点结合，可激活基因转录，促进肿瘤发生。

例如，Hedgehog 信号通路中 Ptch1、Smo、Sufu 的突变或 Gli1 的放大均已在多种人类癌症中报道，其作用模式包括突变活化、配体介导的自分泌信号和旁分泌信号（图 7-22）。又如，在多发性骨髓瘤中的 Hedgehog 信号可诱导上皮间质转化（EMT）和肿瘤转移的形成（图 7-23、图 7-24）。

通过 Hedgehog 信号通路可调节多发性骨髓瘤的肿瘤干细胞。Hedgehog 信号的抑制可抑制多发性骨髓瘤肿瘤干细胞侧群细胞表型，通过诱导多发性骨髓瘤肿瘤干细胞的终末 CD138 表达的浆细胞分化，多发性骨髓瘤的多种信号模式较为活跃。实验数据显示，分化性浆细胞能生成肿瘤干细胞存活和增殖所必需的配体。信号阻断导致肿瘤干细胞分化。正常骨髓间质细胞亦能为多发性骨髓瘤细胞生成配体和信号，以支持其生长和存活。肿瘤对间质的旁分泌信号作用也会促进肿瘤生长。

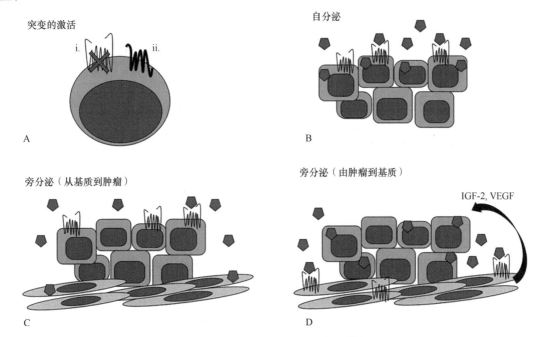

图 7-22　癌症中的 Hedgehog 信号模式

A. 无配体介导的信号（突变活化）：Ptch1 活性的丢失和 Smo 的过表达或活跃突变可能增强 Hedgehog 通路的活性。B. 配体介导的自分泌信号：肿瘤细胞生成 Hedgehog 配体，在肿瘤细胞内刺激 Hedgehog 通路的活性。C. 配体介导的旁分泌信号：非恶性基质细胞生成 Hedgehog 配体是肿瘤细胞生长和生存所必需的。D. 配体介导的旁分泌信号：肿瘤细胞生成 Hedgehog 配体，在非恶性基质和内皮细胞内激活 Hedgehog 信号，导致在微环境内产生不同的因子，最终同新生血管一起支持肿瘤细胞的生长与存活

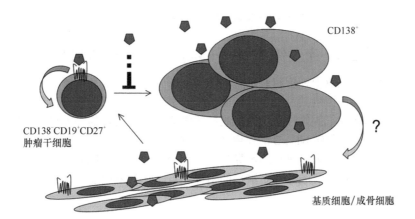

图 7-23　多发性骨髓瘤中的 Hedgehog 信号

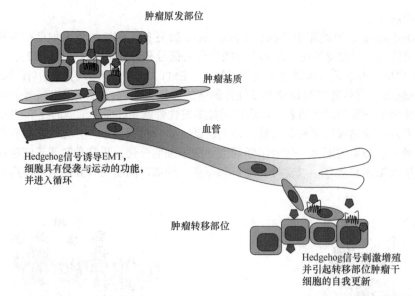

图 7-24　Hedgehog 信号可诱导上皮间质转化（EMT）和肿瘤转移的形成在 Hedgehog 信号通路活化时，肿瘤发生 EMT，由于其获得间质细胞的特性使其有较强的运动和浸润能力，易使癌细胞脱离，原发瘤经循环发生远处转移，一旦形成远处转移瘤，Hedgehog 信号可能对于转移瘤的克隆性生长和自我更新是必需的

NF-κB 及其调节的基因产物在癌症发展中具有重要的作用（图 7-25）。

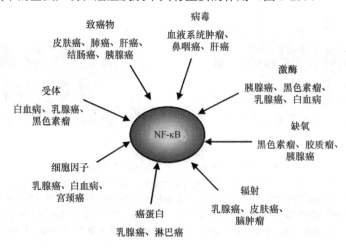

图 7-25　NF-κB 及其调节的基因产物在癌症发展中的作用

二、针对细胞信号转导途径的靶向治疗

　　信号转导是细胞通过位于细胞膜或细胞内的受体感受细胞外信息分子的刺激，经复杂的细胞内信号转导系统的转换而影响其生物学功能的过程。例如，淋巴细胞在正常环境下的生长是通过一系列受体的级联活化和细胞内控制转录机制的下游激酶严格调控的，如果信号转导通路异常则会引发肿瘤。癌症治疗中靶向 NF-κB 的作用（图 7-26）。

　　许多异常基因的突变或分子事件均可导致一系列最终的控制细胞增殖、迁移、血管生成和凋亡的蛋白转录事件，这些信号通路都是潜在的治疗靶点，如与淋巴瘤病因学发生有关的信号级联通路（图 7-27）。

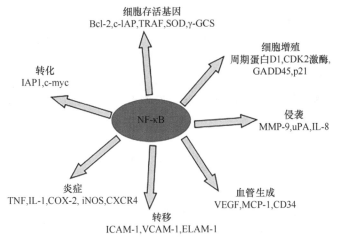

图 7-26　癌症治疗中靶向 NF-κB 的作用

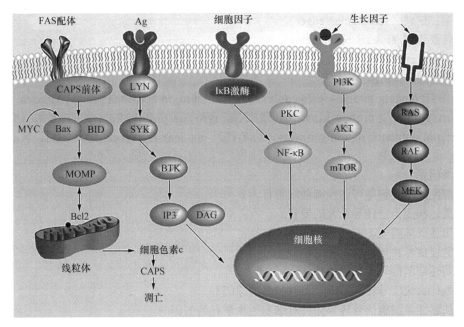

图 7-27　与淋巴瘤发生有关的信号通路

本章小结与展望

　　细胞信号转导障碍对疾病的发生、发展具有多方面的影响，其发生原因各不相同，如基因突变、细菌毒素、细胞因子、自身抗体和应激等均可以造成细胞信号转导过程中的原发性损伤，或可引起它们的继发性改变。细胞信号转导障碍可以局限于单一环节，亦可同时或先后累及多个环节甚至多条信号转导途径，从而造成调节信号转导的网络失衡，引起复杂多变的表现形式。细胞信号转导障碍在疾病中的作用亦表现为多样性，既可以作为疾病的直接原因，引起特定疾病的发生；亦可干扰疾病的某个环节，导致特异性症状或体征的产生。细胞信号转导障碍还可介导某些非特异性反应，出现在不同的疾病过程中。

　　目前还有很多问题有待深入探讨，如探索一些功能尚不明确的信号分子对于细胞生物学行为的影响，以及具体生物学机制；探索细胞信号转导调控对特定疾病发生的影响，以及由特定信号蛋白及其下游效应分子异常表达或突变所导致的肿瘤形成的机制；探索不同信号与其他信号途径彼此间的相互作用，以及信号通路下游效应分子之间的信号交汇与串扰等。

随着研究的不断深入，已经发现越来越多的疾病或病理过程中存在着信号转导异常，认识其变化规律及其在疾病发生、发展中的病理、生理意义，不但可以揭示疾病发生的分子机制，而且可以利用特异性的信号蛋白及其效应因子抑制剂，将其开发为新型的抗病靶向药物，由此为疾病的防治提出新的方向。

思 考 题

1. 基本概念

（1）细胞信号转导（cellular signal transduction）。

（2）受体（receptor）。

（3）配体（ligand）。

（4）跨膜信号转导（transmembrane signal transduction）。

（5）第二信使（second messenger）。

（6）转录因子（transcription factor）。

（7）交谈（cross-talk）。

2. 重要基因和蛋白质

Ras、GTP binding protein、calmodulin（CaM）、mitogen activated protein kinases（MAPK）、protein kinase（PK）、protein kinase A（PKA）、tyrosine protein kinase（TPK）、JAK、signal transducer and activator of transcription，（STAT）、nuclear factor-κB（NF-κB）、Wnt、Notch、Hedgehog。

3. 思考问题

（1）细胞间信号转导可调控哪些细胞行为？

（2）简述构成信号转导系统的要素。

（3）简述受体类型。

（4）简述信号转导中的3种信使。

（5）简述细胞信号转导的特点。

（6）为什么说信号转导障碍是引发肿瘤的原因？

（7）简述3条细胞信号转导途径对细胞生物学行为的影响。

（陆　鹏）

第八章　肿瘤微环境

本章彩图

　　肿瘤微环境指肿瘤细胞或肿瘤干细胞存在的环境，包括肿瘤所在组织的结构、功能和代谢。肿瘤的发生和进展与周围环境的改变是协同的。肿瘤细胞可以通过分泌各种细胞因子、趋化因子和其他因子来塑造其微环境，导致周围细胞重新编程，使它们在肿瘤形成和进展中发挥决定性作用。全身和局部组织亦可通过代谢、分泌、免疫、结构和功能的改变，影响肿瘤的发生、发展。除肿瘤细胞外，血管淋巴系统、基质细胞、免疫细胞和细胞外基质等都存在于肿瘤微环境中。近年来随着肿瘤细胞学和分子生物学的进展，人们对于肿瘤和微环境的相互关系有了更深入的了解，肿瘤微环境不仅对认识肿瘤的发生、发展和转移的机制有重要意义，并且对于肿瘤诊断、防治和预后亦有重要作用。在恶性肿瘤的治疗过程中，靶向和操纵肿瘤微环境中的细胞和因子，有助于控制肿瘤，改善预后。此外，放射治疗和化疗耐药性也受到肿瘤细胞与微环境相互作用的影响。

The tumor microenvironment refers to the environment in which tumor cells or tumor stem cells exist, including the structure, function, and metabolism of the tissue in which the tumor resides. The occurrence and progression of tumors are coordinated with changes in the surrounding environment. Tumor cells can shape their microenvironment by secreting a variety of cytokines, chemokines, and other factors, causing surrounding cells to reprogram, allowing them to play a decisive role in tumor formation and progression. Systemic and local tissues can also affect the occurrence and development of tumors through changes in metabolism, secretion, immunity, structure, and function. In addition to tumor cells, the vascular lymphatic system, stromal cells, immune cells, and extracellular matrix all exist in the tumor microenvironment. With the development of tumor cytology and molecular biology in recent years, we have gained a deeper understanding of the relationship between tumor and microenvironment. The tumor microenvironment plays a vital role in understanding the mechanism of tumor genesis, development, and metastasis and plays an important role in tumor diagnosis, prevention and treatment, and prognosis. While treating malignant tumors, targeting and manipulating the cells and factors in the tumor microenvironment can inhibit tumor progression and improve prognosis. In addition, radiation therapy and chemotherapy resistance are also affected by the interaction between tumor cells and the microenvironment.

　　1889 年，英国医生佩吉特（Paget）提出的"种子和土壤"假说是肿瘤微环境（tumor microenvironment，TME）概念的基础。在对转移性肿瘤的研究中，Paget 发现肿瘤转移发生的部位与原发部位存在一些相似的特征，特定类型的肿瘤细胞是"种子"，需要适合的土壤，只有到达适合其生长的部位才形成转移。例如，骨能提供适合前列腺癌细胞生长的微环境，前列腺癌是最易发生骨转移的恶性肿瘤，骨转移是前列腺癌患者最常见的并发症和死亡原因，超过 80% 的前列腺癌患者会发生骨转移，转移病灶可见于髂骨、椎体、肋骨、颅骨和长骨近端等。过去几十年，研究者们把肿瘤作为基因病变，肿瘤研究的目标主要集中在种子——肿瘤细胞，寻找肿瘤细胞的原癌基因和抑癌基因突变尽管取得了一些成果，但全面了解肿瘤的生物学行为，有效防治肿瘤仍然面临着巨大的挑战。近年来，肿瘤的研究已扩展到"土壤"，肿瘤微环境在肿瘤发生、发展、转移和治疗中的作用日益显现，肿瘤微环境成为现代肿瘤生物学研究的一个重点领域。

　　包围肿瘤细胞的细胞外基质（ECM）、血管、淋巴管、免疫细胞和其他支持组织构成了 TME

（图 8-1）。TME 不仅是一个物理空间，还是其中各种细胞产生的蛋白质、可溶性生长因子和细胞因子等相互作用的场所。肿瘤细胞和微环境基质细胞之间的相互作用是双向和动态的，肿瘤细胞可以通过旁分泌的方式招募或激活基质细胞到 TME 中；被招募和激活的基质细胞亦可释放能刺激或抑制肿瘤生长的因子进入细胞外环境。TME 的相关研究主要分为两个方面：一方面侧重于生理微环境，这涉及肿瘤血管、氧气、营养物质和废物的交换；另一个方面侧重于细胞成分、细胞 - 细胞间的相互作用、细胞和基质的相互作用。

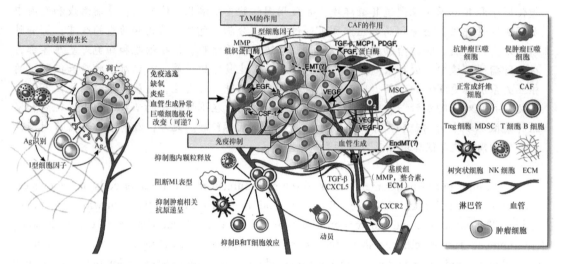

图 8-1　包围肿瘤细胞的细胞外基质、血管、淋巴管、免疫细胞和其他支持组织构成肿瘤微环境（TME）

TAM，肿瘤相关巨噬细胞；CAF，肿瘤相关成纤维细胞；MDSC，髓源性抑制细胞；EMT，上皮间质转化；ECM. 细胞外基质

第一节　肿瘤微环境中的血管和代谢

一、肿瘤血管

　　血管是 TME 最重要的组成部分。无论是快速分裂的肿瘤细胞，还是微环境中的非肿瘤细胞，均需要充足的营养物质和氧供其生存和生长。毛细血管管壁介导的气体、营养物质和代谢产物的交换可满足这些需求，维持组织稳态。一旦细胞聚集达到营养、电解质和氧气扩散极限的临界值，肿瘤即进入休眠期。如果不形成新的血管，肿瘤生长的直径一般不超过 2mm，一些肿瘤可以在肿瘤细胞增殖与死亡的平衡中维持数十年。

　　恶性转化细胞的生长依赖于附近的毛细血管，其通过诱导形成新生血管，获得营养供给。在细胞增生或不典型增生阶段，一旦启动新血管生成，就可能引起肿瘤的发生、进展和转移。新血管的形成（血管生成）在正常和病变组织是由促或抗血管生成因子之间的平衡所调控。在正常生理状态下，这种平衡被严格限定。在需要时，血管生成处于"ON"（如胚胎发育、伤口愈合、黄体形成）的状态，否则为"OFF"状态。但在肿瘤转化和进展过程中这种平衡发生紊乱（图 8-2）。是什么触发了新生血管的生长？这些血管相较于正常血管如何发生结构和功能作用？其异常功能对 TME 的影响是什么？这些问题将在第九章中得到回答。

二、血管外成分

　　1. 淋巴管生成和淋巴转运　正常组织中的淋巴网络通过转运免疫细胞和组织间液在维持免疫功能和组织间体液平衡中发挥着重要作用（图 8-3A）。在实体肿瘤中，肿瘤细胞的生长受到空间限制，从而产生机械应力（固体应力），压迫瘤内血管和淋巴管。由于淋巴管的直径远大于毛细血管，而且与毛细血管不同，淋巴管内皮细胞缺乏周细胞和平滑肌细胞的支持，受压后容易闭合，因此实体肿瘤内几乎没有功能性淋巴管，但在肿瘤边缘和肿瘤周围组织中存在有功能的淋巴管（图 8-3B）。瘤细胞可入侵周围淋巴管形成淋巴转移，异常淋巴管中瓣膜产生的逆流可促进淋巴结转移。

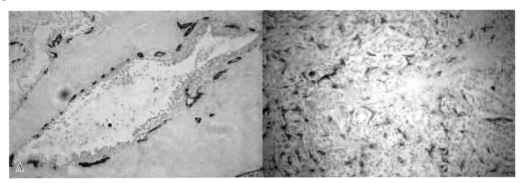

良性前列腺上皮内瘤变（PIN，原位）　　　　　侵袭性前列腺癌

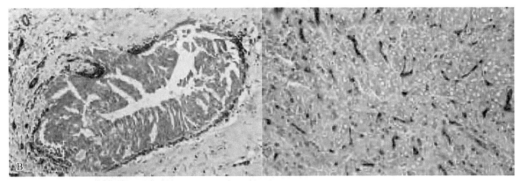

乳腺导管原位癌（原位）　　　　　侵袭性乳腺癌

图 8-2　良性肿瘤血管生成受限，而侵袭性肿瘤血管生成增加，肿瘤中形成更高密度的毛细血管（棕色）

A. 环绕良性前列腺上皮内瘤变（PIN）的毛细血管数量（左）远少于侵袭性前列腺癌（右）；B. 环绕乳腺导管原位癌（DCIS）的毛细血管数量（左）远少于浸润性导管癌（右）

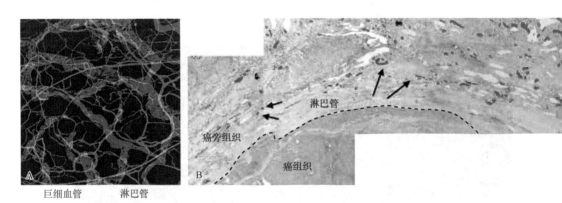

巨细血管　　　淋巴管

图 8-3　正常组织和肿瘤组织中的淋巴管（请扫描二维码看彩图）

A. 正常组织中毛细血管网（绿色）和淋巴管网（红色）交织；B. 实体肿瘤内没有淋巴管。图中为肝细胞癌组织，通过特异性抗体染色显示淋巴管（暗红色）存在于肿瘤边缘以外的正常组织中（虚线），但在肿瘤本身没有

　　微环境中参与血管生成的分子也参与淋巴管的生成。肿瘤血管和淋巴管内皮细胞上存在 VEGF 受体 3（VEGFR-3），VEGF-C、VEGF-D 均可诱导血管和淋巴管生成，且与多种肿瘤的淋巴转移有关；其他促进或抑制因子，如血管生成素和 PDGF 也参与淋巴管的生成；此外，机械

分子信号也参与促发淋巴管形成，但机制尚不清楚。由于淋巴管有助于保持组织内液体平衡，流体静压可能是淋巴管形成的触发因素，肿瘤边缘细胞增生和淋巴管密度增加有可能与瘤内流体静压升高有关。微血管造影术、活体显微镜技术和分子靶向试剂显示，这些由 VEGF-C、VEGF-D和某些淋巴生成因子诱导形成的肿瘤周围淋巴管能够运载癌细胞并介导肿瘤转移。通过阻断VEGFR-3 抑制肿瘤周围淋巴管增生，可抑制早期的淋巴转移。

2. 间质性高压　不同于正常组织中间质流体压（interstitial fluid pressure，IFP）（约 0mmHg），动物和人类肿瘤中存在间质性高压，其形成机制主要有两方面：一方面正常组织中的淋巴管能维持体液平衡，但肿瘤中缺乏功能性淋巴管，在肿瘤中放置人工淋巴管后可降低 IFP；另一方面是肿瘤血管的高渗透性（图 8-4、图 8-5）。新生的肿瘤血管系统不同于正常血管，血压升高时内皮间隙扩大、通透性增加而发生渗漏，血液中大分子的积累也大于正常组织，肿瘤内部的 IFP 便开始增加。血管发生渗漏的原因包括周细胞减少和基底膜缺陷。一些直接和间接的抗血管生成疗法，如针对 VEGF 和 VEGFR-2 的抗体，可帮助肿瘤血管正常化，从而降低 IFP。

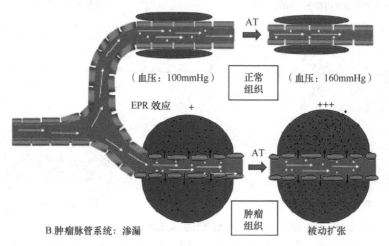

图 8-4　肿瘤间质性高压

血管紧张素（AT）-Ⅱ引起血压升高（100mmHg → 160mmHg）时，A. 正常血管周围的平滑肌细胞将收缩并加强内皮细胞之间的连接，减少药物的渗漏；B. 肿瘤组织中血管内皮细胞连接在流体动力学作用下开放，血管内的液体和大分子成分进入组织间隙

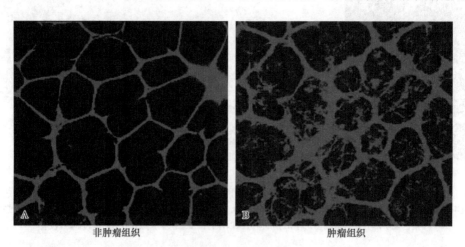

图 8-5　肿瘤间质毛细血管渗漏

A. 将红色葡聚糖染料注入正常微血管中，显示相关毛细血管壁的通透性相对较低，这些血管轮廓清晰；B. 当红色葡聚糖染料注入肿瘤相关血管时，染料从毛细血管中渗出并扩散到附近的实质中，产生弥漫性染色的血管轮廓

肿瘤 IFP 可在几秒钟内随着微血管压力上下变动，最终使血管内外的静水压、胶体渗透压几乎相等（图 8-4）。透壁压力梯度减少或缺乏，使得整个肿瘤的 IFP 几乎是均匀的，从而影响了治疗药物的递送；在肿瘤边缘，IFP 急剧下降，又使得组织液从肿瘤中渗出到周围正常组织中，也带出了治疗的药物，由此削弱了药物的治疗效果。此外，IFP 与瘤内高渗透性微血管压之间的耦合消除了肿瘤血管上下游的压力差，导致肿瘤血管中血流淤滞。IFP 还可用于肿瘤的诊断和预后评估。IFP 是肿瘤整体的病理反应，肿瘤周围 IFP 急剧上升可用于穿刺活检时的肿瘤定位，有助于提高肿瘤的检出率。针对宫颈癌的研究表明，肿瘤中 IFP 升高可预测放疗效果不佳。未来还需要更多研究探讨 IFP 对于评估肿瘤预后的意义。

三、代谢微环境

缺氧和酸中毒是实体肿瘤代谢微环境的特点。氧分压（partial pressure of oxygen，PO_2）和 pH 是决定肿瘤生长、代谢、对各种疗法（如放射治疗、化疗、热疗、光动力疗法）反应的重要指标。

1. 缺氧　TME 通常是缺氧的。血管的重要功能是为实质细胞提供足够的营养和氧气，并带走代谢废物，随着肿瘤体积的增大，肿瘤内部离原有的血供越来越远，虽然血管新生可以降低这一影响，但 50% 以上局部进展期实体瘤内部的氧分压低于 5mmHg（静脉血的氧分压为 40mmHg）。近一个世纪前，基于毛细血管床的解剖和氧扩散消耗的数学模型，诺贝尔生理学或医学奖获得者克罗（Krogh）提出了 100～200μm 氧扩散极限的概念，其组织单位为单一毛细血管周围100～200μm 半径（图 8-6）。50 年前格雷（Gray）等在人肺癌研究中发现，由于"慢性缺氧"或"扩散 - 限制性缺氧"，肿瘤细胞在距离血管超过 180μm 时发生坏死。

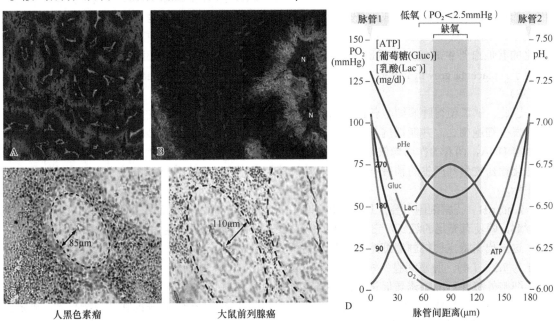

图 8-6　缺乏血管的肿瘤组织中部分细胞缺氧、坏死（请扫描二维码看彩图）

A. 免疫荧光显示毛细血管（CD31 绿色）和周围肿瘤实质的氧合程度，显示离毛细血管有一定距离的缺氧区域（免疫染色使用组织缺氧分子 EF5，红色），氧合良好的细胞不染色，呈暗黑色。B. 本例人头颈部鳞状细胞癌体现了明显的氧动力学。当血管（蓝色点状）提供良好的氧合作用时，肿瘤呈暗黑色；相反在血管化不良和中度缺氧的区域，碳酸酐酶表达增加（红色）；而在极端缺氧区域，哌莫硝唑染料着色（绿色）；这两个标记重叠的部分显示为橙色；离肿瘤血管系统更远的坏死区域标记为 "N"。C. 人类黑色素瘤（human melanoma）和大鼠前列腺癌切片的抗 CD31 抗体免疫组织化学染色，毛细血管呈棕色。在每支毛细血管的周围都是健康细胞（虚线内），虚线外坏死明显。坏死区域（颗粒状区域）开始于距黑色素瘤毛细血管（左）85μm 处，距前列腺癌毛细血管（右）110μm 处，这种坏死体现了氧气和营养物质从毛细血管向肿瘤实质细胞扩散的局限性。D.5 个参数的测量表明肿瘤内微血管距离增加时微环境发生的剧烈变化。取相距 180μm 的两个平行运行小动脉计算参数。pHe. 细胞外液 pH
哌莫硝唑通过与大分子的共价结合或通过被还原形成还原性代谢物后在缺氧细胞中积累，可用于定性和定量评估肿瘤缺氧氧气运送和消耗之间的不平衡可造成缺氧，组织氧合作用下降可由小动脉供血减少或组织耗氧增加导致。第一，由于有限的动脉供应和接收氧合不充足的血液，导致远离小动脉的肿瘤组织中血液含氧量非常低。第二，肿瘤血管不均等地导向某些灌注区域（过度灌注）而另一些区域则没有足够的血供，这与血管的分布和走行有关。第三，肿瘤中心部位比外围的血管更少。第四，肿瘤中红细胞流量的显著变化，红细胞流量定义为单位时间通过特定微血管的红细胞量。一些肿瘤微血管中含有大量红细胞，其他则很少或根本没有，从而导致氧的供需失衡。第五，相比血液流速或小动脉氧含量，肿瘤中的缺氧量更取决于氧气的消耗。肿瘤必须创造条件增加其微环境的供氧，才能保持组织含氧量并支持其持续性生长。

由于肿瘤中的血流存在间歇性变化，因此肿瘤的某些区域呈周期性缺氧，这种缺氧被称为"急性缺氧"或"灌注 - 限制性缺氧"。间歇性血流在血流中断后又恢复血流，在此过程中产生的自由基会导致"再灌注性损伤"或"复氧性损伤"，给癌细胞造成更多的选择压力。低氧环境通过下调 DNA 修复机制，如核苷酸切除修复（nucleotide excision repair，NER）和错配修复（mismatch repair，MMR）途径，导致与癌症进展相关的遗传不稳定。

缺氧还导致低氧诱导因子 1（hypoxic-inducible factor 1，HIF-1）上调。HIF-1 是一种异二聚体转录因子，能增加血管生成相关基因的表达，诱导血管生成，适应缺氧和抵抗氧化应激；并激活转移相关基因，促进细胞迁移侵袭和 ECM 重塑。正常组织氧分压高于 20mmHg，当氧分压低于 10mmHg 时 HIF-1 开始诱导缺氧组织产生特异性蛋白，这是保持微环境氧平衡的主调节机制。除了氧分压外，自由基特别是含氧自由基，如超氧化物（O_2^-），都能调节 HIF-1 水平。在肿瘤中 HIF-1 积累可影响肿瘤的 4 种主要生物学过程：缺氧、血管生成、基因突变和代谢异常。研究最广泛的是 HIF-1 激活血管生成因子转录，最显著的是 VEGF。VEGF 是调控血管适应和生成的关键因子，HIF-1 复合体与 VEGF 基因上游的缺氧应答元件相结合，直接激活 VEGF 转录。HIF-1 活化的其他血管生成相关基因还包括：血管生成素 1（Ang1）和血管生成素 2（Ang2）、胎盘生长因子（placenta growth factor，PlGF），以及血小板衍生生长因子（platelet-derived growth factor，PDGF）。

因此，缺氧使得肿瘤细胞获得更高的侵袭性和转移性、更恶性、更活跃、基因更不稳定、更不易发生细胞凋亡，并能抵抗各种疗法。缺氧也是影响放射治疗的重要因素，电离辐射直接和间接损害 DNA，两者的作用均依赖于氧，实体瘤缺氧将显著降低其对辐射的敏感性。肿瘤缺氧也与某些化疗药物耐药产生的预后不良相关。缺氧诱导通路中的多个分子已被确定为肿瘤诊断和治疗的靶标。

2. 低 pH 正常细胞主要依靠线粒体的氧化磷酸化为细胞供能，而大多数肿瘤细胞则依赖有氧糖酵解，即使有充足的氧气，它们也会优先从葡萄糖中产生乳酸，这被称为瓦尔堡（Warburg）效应。这一代谢特点使得肿瘤细胞外微环境呈酸性（pH 为 6.5～6.9），而癌细胞本身却能保持中性（pH 为 7.2～7.4），肿瘤细胞内外存在显著的 pH 差异。

细胞外酸性环境能诱导促进侵袭和转移的蛋白酶和血管生成因子表达；促进 ECM 降解，诱导癌细胞迁移；导致免疫细胞功能障碍；同时酸化的 TME 可影响某些抗肿瘤药物疗效；肿瘤细胞的跨膜 pH 梯度还可阻碍细胞对弱碱性药物，如阿霉素（adriamycin）、表柔比星（doxorubicin）、米托蒽醌（mitoxantrone）的摄取。因此，应用抗血管生成剂，使肿瘤血管正常化，纠正肿瘤细胞外的酸性环境，能提高基础药物的疗效，抑制肿瘤细胞的转移潜能。

3. 代谢微环境对血管生成基因表达的调控 缺氧可上调多种促血管生成因子，包括 VEGF、Ang2、PDGF、PlGF、TGF、IL-8 和肝细胞生长因子（HGF）。低氧诱导因子 1（HIF-1）在多数人类肿瘤中表达上调，是调节微环境氧稳态的关键因子，其作为血管生成的开关发挥重要作用，是肿瘤的生长和扩张所必需。

细胞外低 pH 在体外可上调肿瘤细胞 VEGF 和 IL-8 的表达。体内低 pH 微环境对 VEGF 表达的影响，以及其与缺氧的关系已受到广泛关注。通过联合使用高分辨率荧光成像显微镜测量

pH、磷光定量显微镜测量 PO_2，以及 VEGF 启动子活性的可视化转基因技术，对体内 pH、PO_2 和 VEGF 表达进行的综合研究显示，与 VEGF 启动子活性呈负相关的是组织中的 pH 而不是 PO_2（图 8-7）。进一步研究发现，在供氧充分的情况下，与 VEGF 启动子活性相关的是组织 pH；相反，在缺氧或中性 pH 条件下，与 VEGF 表达相关的是组织 PO_2 而不是 pH。肿瘤中 VEGF 转录由组织 PO_2 和 pH 分别调节，VEGF 启动子区序列分析表明，酸性 pH 诱导 VEGF 的表达不同于 HIF-1 介导的途径，提示实体肿瘤中的两个主要代谢微环境以互补方式调节促血管生成因子的表达。

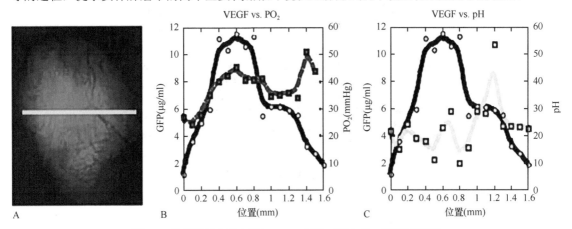

图 8-7　肿瘤缺氧和酸中毒与 VEGF 表达（请扫描二维码看彩图）

A. U87 肿瘤组织中血管内皮生长因子（VEGF）启动子驱动的 GFP 活体显微成像。沿黄色线段测量 VEGF 启动子活性（绿色）、PO_2（蓝色）和 pH（黄色）。B. 该肿瘤氧合状态良好，组织 PO_2 和 VEGF 启动子活性之间没有负相关性；VEGF 启动子活性高峰出现在酸性 pH 区

第二节　肿瘤微环境中的细胞

TME 中细胞的构成、分化、活化与伤口愈合和炎症的演进过程有许多相似之处，炎症可以促进血管生成，加速细胞周期，减少细胞死亡，所有这些都能促进肿瘤生长。非肿瘤细胞是 TME 的重要组成，主要包括基质细胞和免疫细胞两大类。肿瘤的主要生物学功能中有 7 项受到微环境中细胞的影响（图 8-8），它们在肿瘤形成的各个阶段都具有促癌功能，其中基质细胞，尤其是血管内皮细胞和成纤维细胞均能促进肿瘤生长。血管内皮细胞参与新血管生成，为肿瘤的生长和转移提供必需的营养物质；肿瘤相关成纤维细胞可促进血管生成，促进肿瘤生长和浸润；微环境中的免疫细胞，特别是肿瘤相关的巨噬细胞，除促进肿瘤生长还能抵抗细胞毒性的攻击，并导致淋巴内皮细胞增殖，使得淋巴管密度增加，促进肿瘤转移。

一、基 质 细 胞

1. 成纤维细胞　当组织受到损伤，局部的成纤维细胞即响应旁分泌信号分化为肌成纤维细胞（myofibroblast）。肌成纤维细胞反应可导致器官纤维化，从而提高癌症发生的风险。许多肿瘤微环境中含有丰富的肌成纤维细胞，被称为肿瘤相关成纤维细胞（图 8-9）。CAF 是一组异质性的成纤维细胞，通常来源于肿瘤周围间质中的正常成纤维细胞，也可来自周细胞、平滑肌细胞，或来源于骨髓间充质干细胞，或通过上皮间质转化（epithelial-mesenchymal transition，EMT）或内皮间质转化（endothlial-mesenchymal transition，EndMT）形成。CAF 密度的增加常出现在肿瘤浸润前沿。与正常成纤维细胞不同，在体外试验中 CAF 不能抑制癌细胞生长。可用于识别 CAF 的标志物包括：肌肉组织平滑肌肌动蛋白（α-smooth muscle actin，α-SMA）、波形蛋白（vimentin）、血小板衍生生长因子受体（platelet-derivedgrowth factor receptor，PDGFR）、成纤维细胞特异性蛋白

1（fibroblast specific protein，FSP-1）和成纤维细胞活化蛋白（fibroblast activation protein，FAP），但这些标志物都不能单独用于 CAF 与其他细胞的鉴别。

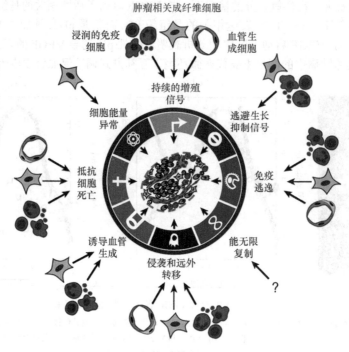

图 8-8　肿瘤微环境中的细胞成分与肿瘤生物学功能

肿瘤细胞 8 大特征已经扩增到了 10 个

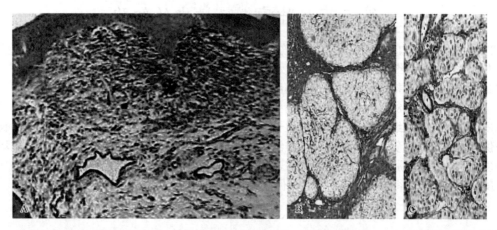

图 8-9　肌成纤维细胞出现在伤口愈合、炎症和肿瘤相关的间质中，其特异性表达 α-SMA（请扫描二维码看彩图）

A. α-SMA 阳性的肌成纤维细胞（红棕色）在小鼠皮肤受伤后 3 天内大量存在；B. 慢性炎症组织形成纤维化间质、肝硬化组织，α-SMA 抗体染色可见肌成纤维细胞（棕色）；C. 肝细胞癌间质的 α-SMA 阳性（棕色）表达与慢性炎症组织（B）间质相似

CAF 的功能：①诱导血管生成，支持肿瘤生长，如分泌 VEGF、FGF、PDGF 和其他促血管生成信号，诱导血管生成；② CAF 也可分泌 TGF-β，参与 EMT 的癌细胞转移过程；③与抑制细胞毒性 T 细胞和自然杀伤 T 细胞相关，有助于形成免疫抑制的微环境；④与成纤维细胞一样，CAF 的一个主要作用是分泌 ECM 和 ECM 重塑酶，参与 ECM 重构；⑤产生旁分泌生存信号，如 IGF-1 和 IGF-2，从而维持周围癌细胞的存活；⑥ CAF 也与癌细胞无氧糖酵解和乳酸孵育的逆

Warburg 效应有关；⑦ CAF 产生的趋化因子 CXCL12 能促进恶性细胞生长和存活，并具有趋化性，刺激其他基质细胞及其前体细胞迁移到 TME；⑧在一些肿瘤中，CAF 围绕肿瘤中的纤维血管分支分布，另一些肿瘤中 CAF 围绕恶性肿瘤细胞形成致密的促结缔组织增生间质，从而阻碍了抗癌药物到达并作用于靶细胞。

　　例如，胆管癌中 CAF 能产生 HGF、PDGF、基质细胞衍生因子 1（SDF-1）等促进肿瘤的恶性进展（图 8-10）。在皮肤、乳腺和胰腺肿瘤的小鼠模型中，CAF 表达促炎基因标志物，可通过促进新生血管生成和招募免疫细胞支持肿瘤生长。在荷瘤小鼠中敲除成纤维细胞活化蛋白 α（fibroblast activation protein-α，FAP-α）阳性的 CAF，将导致由 IFN-γ 和 TNF-α 介导的肿瘤细胞坏死，同时还发现 FAP-α 阳性的 CAF 是介导肿瘤免疫抑制的重要成分。

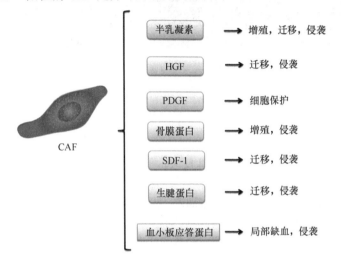

图 8-10　胆管癌相关成纤维细胞分泌的信号分子及其功能

　　2. 血管内皮细胞　TME 中存在多种能刺激内皮细胞和周细胞生长的可溶性因子，如 VEGF、FGF、PDGF 和趋化因子，这些都是促进新生血管生成和支持肿瘤生长所必需的。静息状态的血管内皮接收到恶性肿瘤细胞、炎症细胞释放的血管生成信号，或 TME 中的缺氧信号时，血管生成就被激活，从现有脉管系统中萌出新生血管。肿瘤血管在结构和功能的各个方面不同于正常血管，表现为血管的异质性、分支结构混乱、管腔不均匀、管壁渗漏等（图 8-5）。渗漏的肿瘤性血管可增加间质的流体压力，一方面导致肿瘤微环境中血流量、氧、营养和药物的分布不均匀；另一方面加重肿瘤组织的缺氧和促进转移。

　　3. 淋巴管内皮细胞　一方面，肿瘤细胞可侵入原有淋巴管；另一方面恶性肿瘤细胞或巨噬细胞分泌高水平的 VEGF-C 和 VEGF-D，促进肿瘤微环境中形成广泛的淋巴管出芽，集合淋巴管扩张和淋巴管增生。淋巴内皮细胞和形成的淋巴管在恶性肿瘤细胞播散中具有重要作用。此外，肿瘤性淋巴管还可通过机械性作用调节 TME 或改变宿主对肿瘤的免疫反应而影响恶性肿瘤的进展。

　　4. 周细胞　位于血管周围，为血管结构提供支持，是肿瘤血管的重要组成部分（图 8-11）。正常组织中的小静脉和小动脉管壁外可见紧密的周细胞和平滑肌细胞覆盖，而肿瘤相关微血管的血管壁仅部分被周细胞和平滑肌细胞覆盖。膀胱癌和大肠癌相关的临床研究中，肿瘤血管周细胞覆盖率低与患者预后差和转移率增加有关。在基因工程自发乳腺癌模型小鼠中敲除周细胞能抑制原发肿瘤的生长，但肿瘤缺氧加重，EMT 和 MET 受体活化，转移能力增强。低周细胞覆盖与 MET 受体激活和肿瘤的预后不良相关，肿瘤血管的"正常"周细胞覆盖可作为转移的关键负性调节因素。

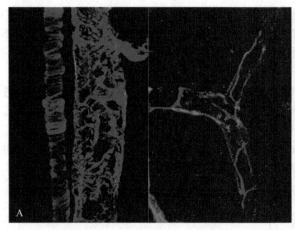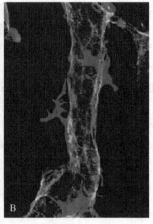

图 8-11　正常和肿瘤相关血管中的周细胞（请扫描二维码看彩图）

A. 免疫荧光显微图显示周细胞和平滑肌细胞（均为红色橙色）覆盖在内皮细胞的管外（绿色），形成结构正常的小静脉和小动脉（左图）；毛细血管（右图）中周细胞分布较为稀疏，但仍与内皮细胞紧密相连。B. 小鼠路易斯肺癌（LLC）中形成的肿瘤相关微血管，形成血管腔的内皮细胞（绿色）仅部分被周细胞和平滑肌细胞覆盖（红色橙色）

5. 脂肪细胞　TME 中的脂肪细胞通过分泌脂质、脂肪因子和细胞因子等共同参与构成 TME，促进肿瘤细胞黏附、迁移和侵袭、调控炎症反应，促进肿瘤恶性进展。肿瘤边缘脂肪细胞的浸润与患者的预后不良有关。脂肪细胞影响肿瘤生长的机制主要有两种。首先，脂肪细胞分泌生长因子和细胞因子激活肿瘤细胞中的促生长信号通路，驱动各种致癌过程，如脂肪细胞分泌的白介素 -6（IL-6）和瘦素（leptin，LEP）可诱导和调节癌细胞 EMT；脂肪细胞分泌的 LEP 能激活增强干细胞更新和化学抵抗的靶点。其次，脂肪细胞释放的代谢产物可重塑肿瘤细胞代谢，促进肿瘤生长。能量代谢重编程是肿瘤生长的一个关键标志。在乳腺癌中，脂肪细胞接近乳腺癌细胞，使得乳腺癌细胞在其能量底物上寄生并获得代谢产物，包括乳酸、谷氨酰胺和脂肪酸。获得的代谢产物维持了肿瘤细胞的代谢需求，并为肿瘤在严酷的微环境中生存和发展提供了选择性优势。

二、免疫细胞

免疫系统在 TME 中具有重要作用。免疫细胞分泌的生长因子、细胞因子、趋化因子可刺激上皮细胞增殖；其产生的活性氧（ROS）可损伤 DNA，促进肿瘤的发生和进展；还可释放多种蛋白酶，介导基质重塑和血管生成。多种免疫效应细胞被募集到肿瘤局部，受到肿瘤细胞释放的各种信号影响，一些免疫细胞的抗肿瘤功能减弱，甚至还共同作用以促进肿瘤生长（图 8-12）。肿瘤免疫逃逸是通过激活一种或多种抑制免疫细胞功能或抑制肿瘤细胞凋亡的分子机制来实现的。阻止肿瘤逃逸有赖于更好地了解 TME 中的细胞和分子途径。最近出现的一些新治疗策略就是通过改变促 TME 有利于急性炎症反应，从而具有强大的抗肿瘤活性。

1. 巨噬细胞　各种肿瘤发生的主要危险因素之一是靶器官的慢性炎症。巨噬细胞是慢性炎症和肿瘤之间紧密联系的重要组成部分，其被招募到肿瘤中参与肿瘤相关的炎症反应，是肿瘤中的主要免疫细胞，称为肿瘤相关巨噬细胞（tumor-associated macrophage，TAM）。肿瘤细胞释放的集落刺激因子 -1（colony-stimulating factor-1，CSF-1）是单核细胞和巨噬细胞的关键趋化因子。

巨噬细胞在不同刺激作用下可分化为促炎或抗炎的表型（图 8-13）。由 LPS 激活，具有促炎、抗肿瘤活性和组织破坏作用的巨噬细胞为 M1 表型；由 IL-4 诱导，具有促进组织修复重塑和促肿瘤作用的巨噬细胞为 M2 表型。由于 TME 中存在来源于骨髓来源的抑制细胞、IL-10$^+$ B 细胞、Th2 辅助 T 细胞，以及肿瘤细胞本身分泌的 IL-10、TGF-β、集落刺激因子 -1 等多种免疫调节信号，大多数 TAM 为 M2 表型，其表达甘露糖受体（mannose receptor）和清道夫受体 A（scavenger receptor A，SR-A，也称为 SCARA），合成释放 IL-10 增多，IL-12 减少。除已知与促细胞增殖有关的 M2 特异基因外，TAM 表达细胞程序性死亡 - 配体 1（programmed cell death-ligand 1，PD-L1；B7 homolog 1，B7-H1）等 B7 家族配体，与 T 细胞表面的程序性死亡蛋白 1（programmed death1，PD-1）或细胞毒性 T 淋巴细胞抗原 4（CTLA-4）结合，抑制细胞毒性 T 细胞的功能，促进 T 细胞凋亡，抗肿瘤作用削弱。

肿瘤杀伤性免疫微环境

免疫抑制微环境

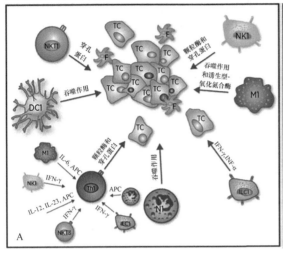
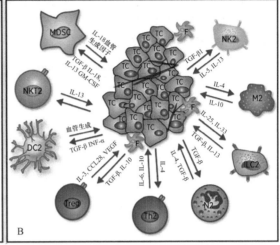

图 8-12　肿瘤细胞与微环境中免疫细胞的相互作用

A. 微环境中炎症或肿瘤杀伤性免疫细胞对肿瘤细胞（TC）的影响，包括 NKT 细胞、树突状细胞（DC）、T 细胞、中性粒细胞（N）、肝脏 1 型固有淋巴细胞（ILC1）、巨噬细胞（M）、NK 细胞、成纤维细胞（F）；B. 肿瘤微环境中被极化为免疫抑制表型的免疫细胞和 T 细胞分泌促进 Th2 样极化的细胞因子

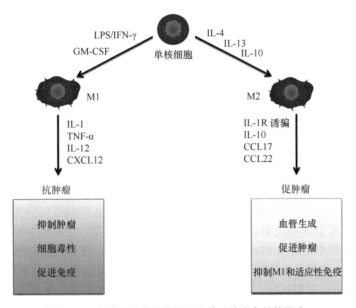

图 8-13　巨噬细胞的分化激活及其对肿瘤生长的影响

M1. 促炎；M2. 抗炎

　　TAM 和 TME 之间存在双向作用（图 8-14）。肿瘤缺氧坏死区通过释放缺氧诱导趋化因子，如 VEGF、内皮素和内皮单核细胞活化多肽 Ⅱ（endothelial-monocyteactivating polypeptide Ⅱ，EMAP2）吸引大量 TAM；聚集在肿瘤坏死区域的 TAM 又通过分泌 IL-10 协助肿瘤细胞逃逸正

常的免疫监视；通过分泌 VEGF 和一氧化氮合酶（nitric oxide synthase，NOS），协助诱导血管生成；分泌表皮生长因子（EGF）支持肿瘤生长，分泌基质金属蛋白酶（matrix metalloproteinase，MMP）参与细胞外基质重塑，促进恶性细胞 EMT、迁移、浸润和转移。甚至在肿瘤发生转移前，局部的巨噬细胞也能通过相似机制形成有利于转移肿瘤细胞生长的微环境。

TAM 增多与患者预后不良有关。基于滤泡性淋巴瘤样本的基因芯片数据表明较强的"巨噬细胞"相关基因表达提示患者预后差，且为独立预后因素。动物实验中抑制 M2、诱导 M1 表型可去除来自 M2-TAM 的保护性信号，恢复 TAM 的抗肿瘤功能，激活先天性免疫反应，使得肿瘤体积减小。TAM 是肿瘤新治疗策略的潜在靶点。

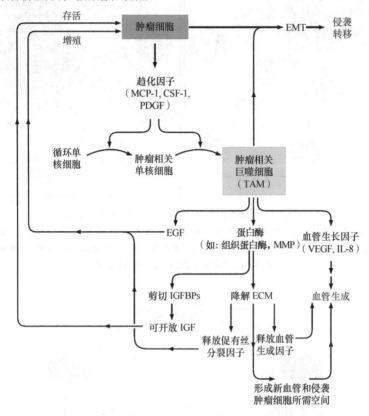

图 8-14 TAM 和 TME 之间的双向作用

TAM 具有释放有丝分裂因子以促进癌细胞增殖、重塑间质以促进肿瘤血管生成、促进癌细胞侵袭的重要作用

2. 树突状细胞（dendritic cell，DC） 在抗原处理和呈递中具有重要的作用，是连接适应性免疫和先天免疫之间的桥梁，它启动病原体特异性 T 细胞反应，对增强保护性免疫具有重要作用。与巨噬细胞类似，DC 在本质上是可塑的，可以分化为特定亚型。在癌症背景下，DC 通常被称为肿瘤浸润树突状细胞（tumor-infiltrating dendritic cell，TIDC）。依赖环境信号不同，TIDC 可以是免疫性或耐受性的。肿瘤局部的缺氧和炎症微环境削弱了树突状细胞激活机体免疫的作用，部分树突状细胞甚至抑制 T 细胞反应。肿瘤来源的各种因子诱导树突状细胞分化，未成熟树突状细胞的抗原加工机制（antigen processing machinery，APM）发生异常，MHC 分子表达水平降低，抑制配体 B7-H1（PD-L1）上调，IL-10 和 TGF-β 产生过多，分化为免疫耐受型树突状细胞。这些树突状细胞向 T 细胞呈递肿瘤抗原（tumor antigen，TA），导致调节性 T 细胞（regulatory cell，Treg 细胞）出现和扩增，干扰抗肿瘤效应 T 细胞（CTL）的功能。即使 DC 成功地将肿瘤抗原呈递给原始 CD8+ T 细胞，Treg 仍将继续阻断 CTL 的功能（图 8-15）。

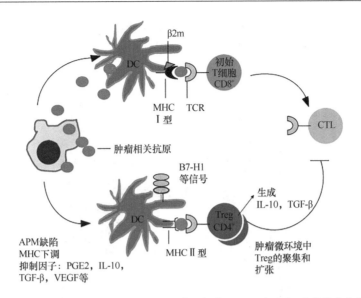

图 8-15　树突状细胞与肿瘤细胞间的相互作用促进了 Treg 在 TME 中的聚集和扩增

在不同类型的肿瘤中，DC 的极化状态也不完全一致。某些肿瘤中树突状细胞具有促进肿瘤的作用，而在另一些肿瘤中则表现出抑制作用。例如，TIDC 与子宫内膜癌的积极预后相关，但与乳腺癌无关。此外，DC 的作用可能与肿瘤分期有关，在早期抑制肿瘤，但随肿瘤的发展而促进肿瘤。不同肿瘤类型中 TIDC 浸润的百分比也不同，不同 TME 诱导 TIDC 向耐受性 DC 极化的能力也不同；甚至在同一肿瘤类型的不同亚型之间，DC 表型也存在差异。例如，三阴性乳腺癌的转录组分析显示，所有 DC 亚型的 IFN 通路均上调，除外腔内型乳腺癌。因此，DC 的组成和功能在很大程度上受到肿瘤类型或肿瘤亚型及其特有 TME 的影响，刺激 TME 中 DC 的促炎功能可成为一种有效的肿瘤治疗策略。

3. 中性粒细胞　占外周血液循环中白细胞总数的 70%，是机体抵御病原体的第一道防线。这些中性粒细胞寿命较短，在血液循环中仅可持续存在 5 天左右。组织损伤或感染时，上皮细胞分泌中性粒细胞归巢趋化因子，促使其从血液循环中渗出并进入受损组织，分泌炎症因子，释放中性粒细胞胞外陷阱（neutrophil extracellular trap，NET），并吞噬入侵的微生物。NET 由染色质骨架组成，作为抗菌肽和毒素的载体，释放出来的 NET 对入侵微生物可形成进一步的攻击。肿瘤相关中性粒细胞（tumor-associated neutrophil，TAN）也遵循 Th1/Th2 模式，表现出 N1 肿瘤抑制或 N2 肿瘤促进表型。TAN 表型取决于肿瘤类型和疾病的进展阶段。早期肿瘤的 TAN 是炎症性的；随着肿瘤进展，TAN 呈免疫抑制表型。中性粒细胞通过产生活性氧中间产物来调节炎症（ROS/RNS），还通过分泌中性粒细胞弹性酶（neutrophil elastase，NE）和基质金属蛋白酶（MMP-8/9）在 TME 中重塑细胞外基质，并促进血管生成、肿瘤进展（PGE2）和侵袭（ROS/RNS、NE、MMP-9）。NET 由 MMP、组织蛋白酶 G 和 NE 组成，这些蛋白酶可降解促炎性细胞因子并重塑 TME 以促进肿瘤的进展和转移。肿瘤中存在大量的中性粒细胞，剖析导致其发生免疫抑制的关键信号有助于寻找有前景的治疗靶点，对重编程 TME 具有重要意义。

4. 髓源性抑制细胞（myeloid-derived suppressor cell，MDSC）　是髓系来源的异质性细胞群体，包括髓系祖细胞、未成熟巨噬细胞、未成熟粒细胞和未成熟树突状细胞。TME 中的 MDSC 通过抑制 T 细胞反应和调节先天免疫促进免疫抑制。MDSC 与肿瘤局部炎症有关，能在大多数恶性肿瘤中迅速扩增，促进肿瘤细胞的增殖和迁移。MDSC 表面的 CD40 受体与 Treg 细胞的 CD40 配体（CD40L）相互作用释放免疫抑制细胞因子，抑制免疫应答，导致 Th1 活化受抑制和 Th2 极化增强，微环境中 IFN-γ 和 IL-2 产生减少；伴 CTL 和 NK 细胞活化功能和细胞毒活性降低（图 8-16）。MDSC 还能通过激活 NOS₂ 和精氨酸酶 1（arginase 1，Arg1）抑制 CTL，诱导 Treg 细胞发育和巨噬细胞极化形成 TAM 样表型。

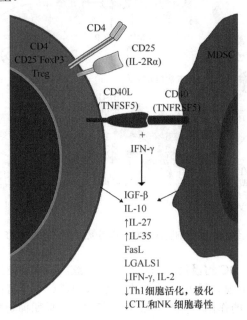

图 8-16　MDSC 和调节性 T 细胞对干扰素介导免疫应答的抑制作用

5. NK 细胞和 NKT 细胞　自然杀伤（natural killer，NK）细胞是一种固有的免疫淋巴细胞，分为 CD56hi CD16± 和 CD56lo CD16hi 两类。CD56hi CD16±NK 细胞可分泌炎症细胞因子，而 CD56lo CD16hi NK 细胞具有细胞毒性和细胞介导的杀伤功能。NK 细胞能有效清除恶性细胞和限制肿瘤转移，在肿瘤免疫监视中具有重要作用，与低 NK 细胞活性和癌症风险增加相关。NK 主要通过死亡受体介导的凋亡和穿孔素 / 颗粒酶介导的细胞毒性清除肿瘤细胞并限制原发肿瘤生长。NK 细胞的特点是清除循环肿瘤细胞（CTC）；NK 细胞也会浸润到肿瘤间质，但不与肿瘤细胞直接接触，在 TME 内杀死细胞的效率要低很多。肿瘤细胞通过多种机制逃避 NK 细胞的攻击，包括将自身包裹在胶原蛋白中来结合抑制性 NK 细胞受体，利用血小板作为屏障来逃避 NK 细胞的识别等。TME 中两个 NK 细胞亚群都表现为释放炎症细胞因子减少和细胞毒性减少或缺失，被统称为肿瘤浸润自然杀伤细胞（tumor-infiltrating natural killer cell，TINK）。在 TME 中多种细胞因子的作用下，TINK 的细胞毒性作用降低；参与抑制 T 细胞增殖，增强 T 细胞免疫抑制特性。基于 NK 开发肿瘤治疗方法，可考虑增强 NK 细胞毒性和（或）靶向 TINK。NK 细胞在靶向循环肿瘤细胞方面非常有效，基于 NK 细胞有可能形成一种预防癌症或预防癌症转移的方法。

TME 中也普遍存在自然杀伤 T 细胞（natural killer T cell，NKT）。NKT 是一种 CD1d 限制性先天样 T 细胞，专门识别由非多态性主要组织相容性复合体（major histocompatibility complex，MHC）分子 CD1d 呈现的糖脂，与 T 细胞和 NK 细胞拥有部分相同的特征。与 T 细胞一样具有 T 细胞受体，与 NK 一样可对抗原暴露迅速作出反应，过度刺激会使其无能。NKT 主要有 Ⅰ 型（NKT Ⅰ）和 Ⅱ 型（NKT Ⅱ），这两种类型还可进一步细分为在 TME 中发挥炎症或免疫抑制作用的亚群。NKT Ⅰ 可分为 Th1-like、Th2-like、Th17-like、Treg-like 和 T follicular helper（TFH）-like NKT；NKT Ⅱ 可分为 Th1-like 和 Th2-like NKT。为适应 TME 的变化，NKT 可在炎症亚群和免疫抑制亚群之间切换。NKT Ⅰ 具有抗肿瘤作用，而 NKT Ⅱ 具有促进肿瘤的作用。有研究发现，NKT Ⅰ 可预防小鼠乳腺癌模型转移；而 NKT Ⅱ 在 B 细胞淋巴瘤小鼠模型中支持 MDSC。因此，靶向 NKT Ⅱ 和补充 NKT Ⅰ 有可能成为一种有效的肿瘤治疗策略。

6. T 细胞 是淋巴细胞的主要组成部分，通过与靶细胞特异性结合，破坏靶细胞膜直接杀伤靶细胞；或释放淋巴因子扩大和增强免疫效应。肿瘤微环境中存在许多不同的 T 细胞亚群，浸润于肿瘤中或分布在肿瘤的侵袭性边缘和引流淋巴器官中。其中细胞毒性 $CD8^+$ 记忆 T 细胞（$CD8^+$ $CD45RO^+$），即 $CD8^+$ 细胞毒性 T 细胞（$CD8^+$ cytotoxic T lymphocyte），有正常抗原"经验"，并能杀死肿瘤细胞，和预后良好密切相关。所有辅助性 T 细胞（Th 细胞）均起源于同一种初始 T 辅助前体细胞（Th0）。根据暴露的细胞因子不同，Th0 细胞可以分化为几种不同表型的辅助性 T 细胞：1 型（Th1）、2 型（Th2）、Treg 或 17 型（Th17）。通常认为 Th1 和 Th2 细胞是终末永久表型，Treg 和 Th17 细胞可能具有更强的可塑性，这些辅助性 T 细胞中的任何类型都不会逆转回 Th0 祖细胞表型，而且 Th17 细胞也不会转化为 Treg（图 8-17）。

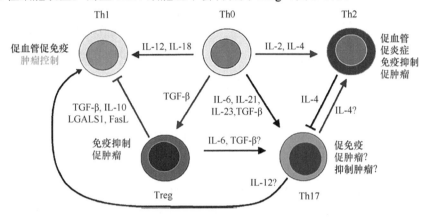

图 8-17 辅助性 T 细胞的分化

$CD4^+$ Th1 细胞产生特征性的细胞因子 IL-2 和 IFN-γ，并激活 $CD8^+$ T 细胞分化为效应杀伤 T 细胞，在 TME 中 Th1 细胞数量多与预后良好相关。其他的 $CD4^+$ 细胞群，如 Th2 细胞分泌 IL-4、IL-5 和 IL-13，可作用于 B 细胞，调节体液免疫；Th17 细胞产生 IL-17A、IL-17F、IL-21 和 IL-22，有利于组织的抗菌、炎症反应。尽管有些报道称乳腺癌中的 Th2 细胞、食管癌中的 Th17 细胞与良好的预后有关，但一般认为这些 Th 细胞都是促进肿瘤生长的。最常被描述为具有促肿瘤作用的 $CD4^+$ T 细胞是免疫抑制性 Treg 细胞，其特点是表达 FOXP3、CD25，通过产生 IL-10、TGF-β 和通过细胞毒性 T 细胞抗原 4（cytotoxic t-lymphocyte antigen 4，CTLA-4）介导细胞接触，原有的和诱导形成的 Treg 细胞发挥着免疫抑制作用，抑制免疫系统识别和清除肿瘤细胞。在多种肿瘤中，TME 中如出现大量 Treg 细胞提示患者预后差。对于一些 B 细胞肿瘤，Treg 细胞则表现为肿瘤抑制作用，如霍奇金淋巴瘤中 Treg 细胞的存在与良好的预后密切相关，可能是直接抑制了肿瘤细胞的生长。

T 淋巴细胞激活受到双重信号调控：① T 细胞受体必须与表面表达 MHC 蛋白的抗原呈递细胞相结合；② CD28 必须同时与其配体 B7-1（PD-L1）或 B7-2 相结合。如果没有第 2 个信号 T 细胞不能激活，适应性免疫应答被抑制，这是一种防止自身免疫反应过度活跃的保护机制的一部分。如果共抑制受体 CTLA-4 与 CD28 配体竞争性结合，或 PD-1 与 PD-L1 结合，也都将导致 T 细胞无能（图 8-18）。伴有慢性感染的 TME 可导致 T 细胞在表型和功能上发生变化、耗竭，使得局部抗原和（或）炎症持续存在。

细胞程序性死亡 - 配体 1（PD-L1；B7-H1）与 PD-1 抑制 $CD8^+$ T 细胞增生，在 T 细胞耗竭中发挥着关键作用。1999 年 11 月，本所（Honjo）等表明受体 PD-1 是免疫检查点；2001 年 10 月，陈列平和 Honjo 鉴定了 PD-1 的配体 B7-H1（PD-L1）；帕多尔（Pardoll）鉴定了 PD-1 的另一个配体 B7-DC（PD-L2）。2010 年 10 月，研究发现 PD-1 特异性单抗可使晚期黑色素瘤、肾癌、肺

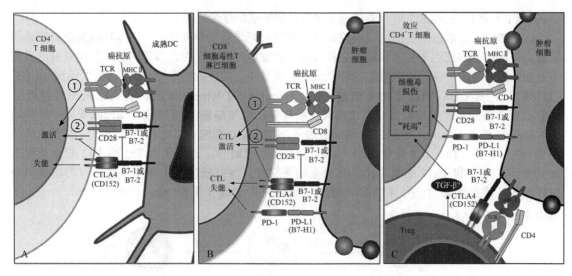

图 8-18 抗原呈递和 T 细胞活化

A. 初始 CD4⁺ 淋巴细胞（活性 T 细胞或辅助性 T 细胞）上的 CD4 抗原与 MHC Ⅱ特异性结合（MHC Ⅱ可以在任何细胞上表达），并与特异性抗原呈递细胞（APC）的树突状细胞（DC）相互作用，后者是抗肿瘤免疫的关键；B. 初始 CD8⁺ CTL 上的 CD8 抗原与 MHC Ⅰ特异性结合（MHC Ⅰ可在除红细胞以外的任何细胞上表达），肿瘤细胞可以经由 MHC Ⅰ在其细胞表面表达自身抗原（尽管通常很少表达），其他 APC（如 M1 巨噬细胞或 B 细胞）也可以经由 MHC Ⅰ介导的 APC 激活 CTL；C.CTLA-4 和（或）PD-1 可导致 T 细胞耗竭

癌和结肠癌患者的肿瘤消退，毒性非常低；2012 年 11 月，纳武单抗（nivolumab）Ⅰ期结果显示，236 名不同癌症类型患者中，28% 的黑色素瘤患者，30% 的肾癌患者和 18% 的晚期非小细胞肺癌患者肿瘤缩小；2015 年 10 月，派姆单抗（pembrolizumab）成为首个被美国 FDA 批准上市的免疫检查点抑制剂。目前靶向 PD-1/PD-L1 的临床治疗试验多用于肺癌、黑色素瘤、乳腺癌和淋巴瘤。

　　微环境中的趋化因子可吸引 T 细胞到肿瘤局部，而肿瘤的内在信号通路可影响局部趋化因子的组成。肿瘤诱导形成的血管系统会阻碍 T 细胞迁移；其他免疫细胞和肿瘤来源的分子也会阻止 T 细胞增殖和存活。根据 T 细胞的存在和数量，肿瘤可分为"热"（T 细胞炎症）或"冷"（非 T 细胞炎症）（图 8-19），增强 T 细胞浸润有助于提高免疫治疗的反应率和生存率。

　　7. B 细胞　　主要功能是产生抗体介导体液免疫应答和呈递可溶性抗原。对肿瘤免疫监视的研究多集中在 T 淋巴细胞，而 B 淋巴细胞的相关研究较少。B 细胞常见于引流淋巴结和淋巴结相邻的 TME 中，也可见于肿瘤侵袭边缘。浸润到肿瘤局部的 B 细胞即使数量很少也能产生大量的细胞因子和抗体。这些抗体可驱动抗体依赖性细胞介导的细胞毒作用（antibody dependent cell mediated cytotoxicity，ADCC）和吞噬作用、补体激活及增强树突状细胞的抗原呈递而促进抗肿瘤免疫。B 细胞本身还可以向 CD4⁺ 和 CD8⁺ T 细胞呈递抗原，从而在 TME 中形成抗原特异性免疫反应。此外，二级淋巴器官的发育形成也依赖于 B 细胞。B 细胞表面表达淋巴毒素（lymphotoxin），作用于基质细胞的相应受体，可诱导趋化因子表达，趋化因子可进一步招募表达淋巴毒素的淋巴细胞。这个正反馈循环是基质细胞特化成为淋巴组织基质细胞、血管特化成专职招募淋巴细胞的毛细血管后柱状上皮小静脉的前提。如同样的正反馈循环发生在肿瘤组织内，可促进肿瘤相关三级淋巴组织（TLS）的形成，一旦形成具有特化血管的三级淋巴组织，淋巴细胞将源源不断地通过肿瘤，虽然绝大多数 T 细胞还是会因不识别肿瘤抗原而再次离开，但那些能识别肿瘤抗原的 T 细胞就驻留下来，克隆增殖，并攻击肿瘤。有研究证实，乳腺癌和卵巢癌 TME 中 B 细胞的浸润与预后良好相关。

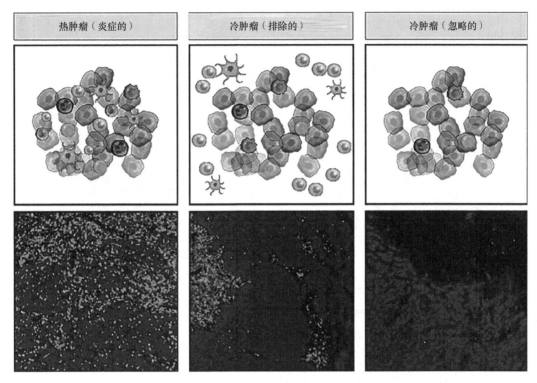

图 8-19 热肿瘤和冷肿瘤：通过 CD3$^+$ 免疫荧光染色可见肿瘤的 3 种 T 细胞浸润模式图像

　　一些 B 细胞还可抑制肿瘤特异性细胞毒性 T 细胞反应。在小鼠遗传性皮肤癌模型中，B 细胞和免疫球蛋白沉积具有促肿瘤作用。产生 IL-10 的免疫抑制 B 细胞，被称为调节性 B 细胞（Breg 细胞）或 B10 细胞，在炎症诱导的皮肤癌中可增加肿瘤负荷、抑制肿瘤特异性免疫反应，并促进小鼠乳腺癌模型发生肺转移。在淋巴瘤小鼠模型中，Breg 细胞可抑制抗 CD20 抗体介导的肿瘤细胞清除作用。因此，根据 TME 的组成、B 细胞表型及其产生的抗体不同，肿瘤浸润性 B 细胞可发挥促肿瘤或抗肿瘤作用。

　　8. 固有淋巴细胞 TME 的另一个重要组成部分是具有与 NK 细胞相似特征的固有淋巴细胞（innate lymphoid cell，ILC）。ILC 是一类不同于 T 细胞和 B 细胞的淋巴细胞亚群，与 B 细胞和 T 细胞共享一个共同的淋巴祖细胞，但缺乏 B 细胞和 T 细胞受体，因此被归类为先天免疫细胞。ILC 通过抗原呈递和细胞因子分泌促进 T 细胞极化。根据产生的细胞因子不同，ILC 可分为三大类群：ILC1、ILC2 和 ILC3，其中 ILC1 主要产生 IFN-γ，具有抗肿瘤作用。根据 NK 特异性转录因子脱中胚蛋白（EOMES）的表达或缺失，ILC1 可分为 NK 型 ILC1 和非 NK 型 ILC1。NK 型 ILC1 在转录调控、表型和定位方面与 NK 存在差别。根据肿瘤类型的不同，ILC2 的作用可以促进或抑制肿瘤生长，ILC3 具有典型的促肿瘤作用。不同类型肿瘤由不同的 TME 组成，也会出现不同类型的 ILC，如 ILC2 通常存在于乳腺癌和胃癌的 TME 中；ILC3 则与结肠癌有关；ILC1 通过产生炎症细胞因子抑制黑色素瘤的生长；ILC3 在 IL-12 刺激下可分化为 ILC1，ILC1 在视黄酸和 IL-23 刺激下可分化为 ILC3。ILC1 向 ILC3 的转化削弱了它们靶向肿瘤的能力，这种可塑性为将 ILC3 重新编程为治疗性的 ILC1 提供了一个有前景的策略。

　　综上所述，TME 中存在多种基质细胞和免疫细胞，对肿瘤的发生、发展和预后产生了巨大影响。表 8-1 汇总了 TME 中的免疫细胞亚型、表面标志物和相应功能。

表 8-1　肿瘤微环境中的免疫细胞

细胞类型	正常功能	TMB 中的激活因子	分泌细胞因子 / 趋化因子	人类标志物	小鼠标志物	作用
巨噬细胞						
M1	激活 Th1 细胞反应，具有吞噬功能，诱导IV型超敏反应	IFNg	IL-12、IL-23、IL-1b、IL-6、IL-12、IL-23、趋化因子配体 (CCL) 10、CCL11、CCL2、CCL5、CCL8、CCL9	CD64、IDO、SOCS1、CXCL10、CD80、CD86、CD68、MHCⅡ、IL-1R、SOCS3	CXCL9、CXCL10、CXCL11、NOS2	抑瘤
M2a	激活 Th2 细胞反应，在伤口愈合和过敏中发挥作用	IL4、IL10、IL13、CSF-1	IL-4、L-arginine、PGE2、IL-10、TGF-β、IL-1ra、CCL17、CCL22、CCL24	MRC1、TGM2、CD23、CCL22、CD163、IL-1R II	Mrc1、Tgm2、Fizz1、Yml1/2、Arg1、MHC II、IL1ra	促癌
M2b	Th2 细胞激活，免疫调节	TLR 激动药、IL10	IL-1、IL-6、IL-10、TNF-α、CCL1	CD86、MHC II	CD86、MHC II	促癌
M2c	组织修复、免疫调节、基质重塑	TNFa、糖皮质激素	TGF-β、IL10、CCR2	CD163、Mrc2	CD163、Mrc1	促癌
M2d		TLR、腺苷 A2A 受体	TNF-α、TGF-β、VEGF-A、IL10、IL-12、CCL5、CXCL10、CXCL16	VEGF	VEGF	促癌
树突状细胞						
未成熟 DC	识别抗原，迁移至次级淋巴器官，吞噬，减少 APC，诱导 T 细胞无能，介导外周免疫耐受，促进 Th2 细胞和 Treg 细胞反应		N/A	CD11c、HLA-DR、FLT3L	Cd11c、MHC II、FLT3L、CD45	取决于肿瘤类型
cDC1	CD8 T 细胞的抗原呈递细胞，交叉呈递，分泌 IL-12	IL-12、TNF-α、IFNg		CD11c、CD141、XCR1、HLA-DR、Necl2、CLEC9A、CD86、CD40、CCR7、FLT3、TLR3、CD103、CADM1、CD26、BTLA、CD226、CD13、CD33、CXCR3、CXCR4、CLEC9A	CD11c、CD8a(淋巴样的)、MHCII、Clec9A、CD103、(非淋巴样的)、DEC205、XCR1、CD80、CD86、CADM1、CD26、CD24	取决于肿瘤类型

续表

细胞类型	正常功能	TMB中的激活因子	分泌细胞因子/趋化因子	人类标志物	小鼠标志物	作用
cDC2	CD4 T细胞的抗原呈递细胞	N/A	TGFb-β、IL-6、IL-1、IL-8、IL-12、IL-23、IL-10、TNF-α	CD11c、HLA-DR、CD1c、CD11b、CD80、CD86、FLT3、CLEC7A、CLEC6A、Dectin-1&2、CD40、CADM1、CD172a、CD2、SIRPA、FceR1、DCIR、CD62L、MHC II、ILT1	CD11c、CD11b、MHCII、CD4$^{+/-}$、Sirpaα、CD80、CD86、CD172a、CD26	取决于肿瘤类型
pDC	对病毒感染反应出现强烈的分泌活动（IFN-1）		IFN-1、TNF、IL-6	CD11c、HLA-DR、CD304、CD303、CD123、FLT3、B220、PDCA1、FceR1、ILT3、ILT7、DR6、CD300A、BTLA、CD62L、CD45RA	CD11c、B220、CD45、Siglec H、CD317、Gr-1、Ly6C	取决于肿瘤类型
MoDC	产生高水平的促炎性细胞因子：TNF、IL-6、IL-12		TNF-α、IL-1、IL-12、IL-23	CD11c、CD14、XIII因子a、HLA-DR、CD62L、CXCR3、CD209、CD1c、CD80、CD86、CD64、MAR-1	CD11c、MHC II、CD11b、F4/80、Ly6C、CD206、CD115、CD107b、FceR 1、CD80、CD86	抑瘤
耐受性DC	减少APC，刺激Th2细胞反应和Treg细胞诱导耐受性	PGE2、TGF-β、VEGF、IL-10、TNF-α	TGF-β	C1QA、C3AR1、CD163、CD300LF、CFH、CSGALNACT1、FcγR11A、FcγR11B、P2RY14、ZBT16	SLAM、PDL1、PDL2、DEC205、IDO	促癌
中性粒细胞 N1	吞噬作用；释放NET、炎症细胞因子、毒素和ROS；呼吸爆发，促进肿瘤细胞凋亡	N/A	TNF-α、IL-1、IFN、MMP-8	TNF-α、I-CAM1、FAS、ROS	TNF-α、I-CAM1、FAS、ROS	抑瘤

续表

细胞类型	正常功能	TMB中的激活因子	分泌细胞因子/趋化因子	人类标志物	小鼠标志物	作用
N2	对血管生成、癌细胞的迁移和侵袭、免疫监视和转移起作用，并分泌趋化因子、细胞因子和ROS/RNS	TGF-β、血管紧张肽（angiotensin）II	抑瘤素M、MMP-9、CXCL1、CXCL8、CCL3、中性粒细胞弹性蛋白酶、CXCL6、胶原酶IV、乙酰肝素酶、TGF-β、PGE2	精氨酸酶、CCL2、CCL5	精氨酸酶、CCL2、CCL5	促癌
髓源性抑制细胞						
M-MDSC	抑制先天和获得性免疫反应		NO、CCL3、CCL4、CCL5、Arg1、PGE2、IL-4	CD11bp、HLADRlo/-、CD14p	Cd11b+、Ly6Chi、CD49+	促癌
PMN-MDSC	抑制先天和获得性免疫反应	CSF-1、CCL2、CCL7、Hif1a、CXCL1	ROS、Arg1、PGE2、IL-4	CD11bp、HLADR-、CD15+、CD14-	Cd11b+、Gr-1hi、Ly6G+、Ly6Clo	促癌
eMDSC	抑制先天和获得性免疫反应		N/A	CD33+、Lin-、CD13-、CD14-、CD3-、CD6-	暂无	
自然杀伤细胞						
CD56hiCD16-/+ NK	产生促炎性细胞因子	TGF-β、PGE2、IDO、IL-10	IFNg、TNF-α	CD16、CD56、NKG2A、CCR7、CXCR、CXCR3	NKp46、NK1.1、C122	取决于肿瘤类型
CD56loCD16hiNK	促进抗体依赖性细胞介导的毒性作用，产生大量穿孔素，增强杀伤力	TGF-β、PGE2、IDO、IL-10	IL-22、IL-10	CD16 hi、穿孔蛋白hi	暂无	取决于肿瘤类型
固有淋巴样细胞						
ILC1 NK	细胞毒性，巨噬细胞活化，慢性炎症，活化CD8+T淋巴细胞	N/A	IFNg、TNF-α	CD56、NKp46、NKp44、IL-12RB2、DNAM1	CD56、NKp46、NKp44、IL-12RB2、CD161、TIGIT、CTLA-4、CDP6、NKG2A	抑癌
ILC1 Non-NK	巨噬细胞活化、慢性炎症	N/A	IFNg、TNF-α	ICOS、IL-1R、IL-12RB2、CCR6	ICOS、IL-1R、IL-12RB2	抑癌

续表

细胞类型	正常功能	TMB 中的激活因子	分泌细胞因子/趋化因子	人类标志物	小鼠标志物	作用
ILC2	通过 Th2 相关细胞因子刺激 T 细胞反应，促进皮肤炎症	IL-33、IL-25	IL-5、IL-13	CD117、CD127、ICOS、CD294、IL-1R、ST2、IL-17RB、CD161、NKp30、PD1、CRTH2	CD127、ICOS、CD294、IL-1R、ST2、IL-17RB、Sca1、PD1、CRTH2	抑瘤、促瘤
ILC3	促进慢性炎症，肠道内稳态，淋巴样发育，细菌免疫	IL-23、IL-1b	IL-22、IL-17、GM-CSF	CD127、CD117、CD25、IL-1R、ICOS、IL-23R、MHC II、CCR6、NKp44、NKp30、NKp46、CD161	CD127、CD117、CD25、IL-1R、ICOS、IL-23R、Sca1、MHC II、NKp46、CD161	促瘤

注：N/A，暂不适用。

第三节　细胞外基质重塑

　　细胞外基质（extracellular matrix，ECM）是机体所有组织器官中普遍存在的非细胞成分，由数百个不同的成分组成，它们聚合或结合在一起，形成一个巨大的三维超分子实体。胶原、糖蛋白和蛋白多糖等众多基质成分相互作用形成各种几何形状和拓扑结构（图 8-20）。基底膜是一种由Ⅳ型胶原、层粘连蛋白、硫酸类肝素蛋白多糖组成的特殊类型的 ECM，其将基质与上皮细胞和内皮分隔开（图 8-20）。ECM 在生物体发育、组织修复，以及组织和器官在整个生命过程中的稳态中至关重要，一方面为细胞提供结构和机械上的支持和保护；另一方面其中包含的各种分子信号，可精细调控机体中每一个细胞的生理过程，包括细胞生存和增殖、细胞命运的决定、细胞迁

角化细胞核

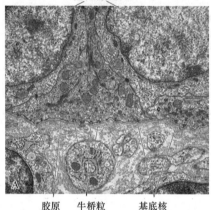
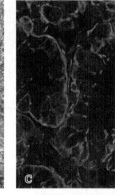

胶原　牛桥粒　基底核　　　　　基底核　上皮钙黏着蛋白　胞核

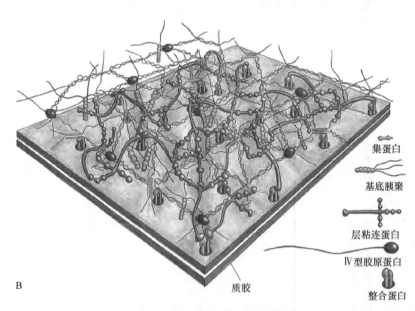

集蛋白

基底胰聚

层粘连蛋白

Ⅳ型胶原蛋白

整合蛋白

B　　　　　　　　　　　　　质胶

图 8-20　基底膜（请扫描二维码看彩图）

　　A. 上皮组织中基底膜将上皮细胞与基质分开。透射电镜图像显示，新生小鼠皮肤中上皮细胞（角化细胞）通过由整合素构成的半桥粒被锚定在主要由层粘连蛋白构成的基底膜上，基底膜下是胶原纤维和间质细胞构成的真皮。B. 基底膜主要由 4 种蛋白质组成，即层粘连蛋白、Ⅳ型胶原蛋白、蛋白多糖和巢蛋白。这种高渗透性的分子网允许各种分子在两个方向通过。C. 哺乳小鼠乳腺导管的免疫荧光照片显示，上皮钙黏着蛋白（绿色）连接着乳腺上皮细胞形成的导管管腔，上皮细胞被基底膜覆盖（层粘连蛋白，橙色），基底膜外侧是各种基质细胞

移和组织形态的发生。细胞可产生、分解和改造基质，而基质也影响着细胞的行为，ECM 被认为是影响组织和器官整体功能的中心。

　　肿瘤细胞外基质和正常组织的基质组成存在着较大的差异，在生化、生物力学和结构等层面也经常发生改变（图 8-21）。肿瘤细胞和非恶性间质细胞都参与基质的沉积和重塑。成纤维细胞是 ECM 的主要来源，巨噬细胞产生的 IL-1 和 NOS 可促进 I 型胶原蛋白的合成。浸润炎症细胞释放 MMP-9、MMP-12 和 MMP-8，同时也释放 IL-1β 和 TNF-α 等细胞因子，可刺激成纤维细胞产生更多的 MMP。肿瘤形成过程中，除了成纤维细胞和炎症细胞，旁分泌信号也可刺激肿瘤微环境中的其他基质细胞产生 MMP。MMP 在微环境中可降解 ECM 和其他蛋白质，包括生长因子、细胞因子和受体，是建立肿瘤细胞周围环境的关键成分。例如，乳腺癌细胞表达的 MMP-7 可降解 ECM，破坏基底膜，剪切上皮钙黏着蛋白，削弱上皮细胞间的连接，从而促进癌细胞的迁移和侵袭。MMP 以酶原的形式出现，需要其他 MMP 及相关分子来激活；MMP 还受到内源性金属蛋白酶组织抑制剂（tissue inhibitor of metalloproteinase，TIMP）的调节。

　　肿瘤细胞分泌多种蛋白质进入 ECM，参与细胞黏附、运动、侵袭和通信，其中一些分子参与 ECM 降解。降解常发生在肿瘤与宿主的交接处。肿瘤源性蛋白酶显著超过宿主内源性抑制剂的作用，导致广泛的基质重建并激发细胞表面信号的变化。多种酶协同作用参与 ECM 的重建，包括分泌型和膜结合型 MMP、ADAM- 相关膜蛋白、骨形态发生蛋白 -1 型金属蛋白酶（bone morphogenicprotein-1-type metalloproteinase，BMP）、内切糖苷酶（endoglycosidase）和包括组织型纤溶酶原激活物（tissue-type plasminogen activator，tPA）、尿激酶（urokinase）、凝血酶（thrombin）和纤溶酶（plasmin）在内的多种组织丝氨酸蛋白酶（tissue serine protease）。为平衡这些 ECM 重构酶和降解酶，肿瘤和宿主只能不断上调基质的合成。新合成的胶原所形成的 ECM 编织松散、排列无序，肿瘤周围结构紊乱，正常组织的复杂基质最终被肿瘤性的基质所取代。多种实体肿瘤中存在 ECM 重塑，发挥着促癌或抗癌作用，因此，靶向特定的 ECM 分子或 ECM 重塑通路，联合已有的针对肿瘤细胞的治疗方案，将有助于增强疗效和改善预后。

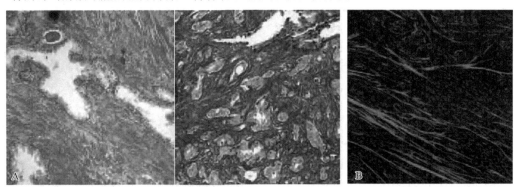

图 8-21　正常基质和促结缔组织增生基质（请扫描二维码看彩图）

正常组织的基质成分复杂，恶性变过程中被促结缔组织基质取代。A. 左侧为正常前列腺组织［马森（Masson）三色染色］，正常导管散在分布于间质中，基质中可见丰富的平滑肌细胞（粉红色）。右侧为晚期前列腺癌，染色和放大率相同，可见广泛的纤维间质（蓝紫色），富含细胞外基质，特别是 I 型胶原蛋白；前列腺癌细胞形成小管腔（粉红色）分散在缺乏肌成纤维细胞和成纤维细胞的纤维间质中。B. 乳腺浸润性导管癌中，成纤维细胞和肌成纤维细胞产生的胶原纤维（绿色）平行沉积，形成僵硬的细胞外基质，可促进邻居癌细胞发生（红色）上皮间质转化

第四节　肿瘤细胞和微环境

一、动态的肿瘤微环境

TME 处于不断演进的动态变化之中，是由组织重构、肿瘤代谢变化、多样性的免疫细胞和基

质细胞等共同作用的结果。在由细胞因子、趋化因子、生长因子、炎症背景和基质重塑酶等构成的微环境中，细胞间形成了复杂的动态通信网络。

促肿瘤炎症微环境类似于伤口微环境，特征性的表现为 Th2 型巨噬细胞大量涌入，促进成纤维细胞合成丰富的胶原纤维，环氧合酶 -2（COX-2）活性增加。研究发现，产后退化乳腺中发生的组织重构使得罹患乳腺癌的风险永久性增加。植入小鼠乳腺脂肪垫中的人乳腺癌细胞更易形成肿瘤，且转移潜能增加；恢复期乳腺（哺乳期后、非孕期）COX-2 的抑制作用可抑制肿瘤生长，限制转移。类似抗炎在结肠癌防治中的作用，产后短期抗炎治疗可能有助于降低乳腺癌的风险。

TME 的另一个重要特点是 ECM 的成分和组织，其力学性质可影响肿瘤细胞的分化和侵袭。乳腺组织中基质硬度增加是已知的人乳腺癌危险因素之一。在小鼠模型中通过赖氨酰氧化酶（lysyl oxidase，LOX）抑制胶原交联，可延迟和减少肿瘤的侵袭。ECM 的硬度能促进 ROCK（Rho 激酶效应分子）活化，通过与 Wnt 信号通路有关的机制可增加胶原沉积，激活 STAT3，并表达 CCL2 和粒细胞 - 巨噬细胞集落刺激因子（granulocyte-macrophage colony stimulating factor，GM-CSF）等炎症因子，招募骨髓来源细胞到肿瘤微环境。肿瘤微环境的生物力学变化还可影响肿瘤细胞的增殖和迁移，以及免疫调节因子的分泌。改变实体肿瘤中胶原纤维的排列可影响肿瘤细胞的侵袭和转移，这一效应部分受到 TNF-α 和巨噬细胞的调节。因此，前述退化乳腺中间质胶原对细胞恶性变过程的驱动作用不仅与其量变有关，也与其结构的改变有关。

肿瘤细胞与骨髓造血生态位的动态相互作用可影响恶性变进程（图 8-22）。生态位由血管、神经和多种细胞组成，主要是间充质干细胞（MSC）和内皮细胞（EC），这些细胞构成维持骨髓干细胞的微环境。在前列腺癌患者中，循环造血干细胞增多已作为骨转移的一个指标用于临床评估。接种到骨髓的前列腺癌处于休眠状态，对化疗药物治疗不敏感。在骨转移中，转移癌细胞与造血干细胞竞争抢占骨髓生态位，如通过甲状旁腺激素预处理或 CXCR4 抑制剂清除造血干细胞，改变小鼠骨髓生态位，可促进前列腺癌的骨转移。

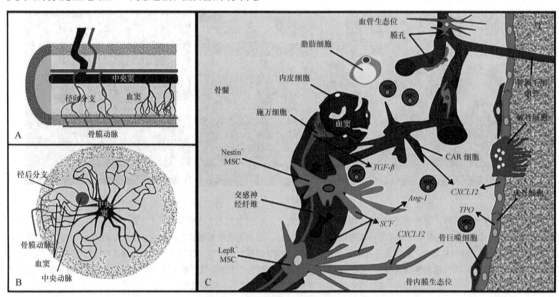

图 8-22　长骨骨髓造血生态位

A. 骨纵断面显示血流进入骨和骨髓，以及窦状毛细血管生成；B. 骨横截面显示血窦；C. 造血生态位于骨膜内，是造血干细胞 / 祖细胞维持、增殖和分化所在的场所。对于 MSC 及其子代，生态位中的 Nestin+MSC、LepR+MSC、CXCL12 外膜网状细胞、成骨细胞和脂肪细胞都很重要

抗癌治疗对 TME 的影响可能是促癌的也可能是抑癌的。这一概念在一项抗 VEGF 治疗试验

中得到了体现。胶质母细胞瘤模型小鼠在接受抗 VEGF 药物贝伐单抗治疗后，表现出短暂的有效反应，但随后肿瘤血管重建和侵袭力增强。因为抗 VEGF 药物贝伐单抗治疗后 c-Met 表达增加。进一步研究发现，VEGFR-2 与 c-Met 存在负相关，若阻断 VEGFR-2 信号，则 c-Met 信号占据主导地位，反之亦然。因此，需要针对这两种信号通路的联合治疗才有可能获得高效、持久的抗肿瘤作用。

二、免疫细胞和基质细胞的驯化

肿瘤细胞与间质中免疫细胞和基质细胞间的相互作用是促进肿瘤进展的基础。

肿瘤细胞表达 PD-L1（也称为 B7-H1），TME 中的效应 T 细胞（活化 CD4$^+$ T 细胞或辅助性 T 细胞）通过其表面的 PD-1 与靶向肿瘤细胞上的 PD-L1 结合而失活；Treg 同样能通过其表面的 CTLA-4 与肿瘤细胞上的 B7-1 或 B7-2 结合使效应 T 细胞失活耗竭，导致肿瘤细胞免疫逃逸（图 8-18）。目前针对 PD1/PD-L1 的治疗性单抗已在晚期实体瘤患者中应用，并证明对黑色素瘤和非小细胞肺癌有积极作用。

TME 中的可溶性细胞因子和趋化因子可诱导免疫细胞向 Th2 促癌表型分化。Th2 淋巴细胞、M2 巨噬细胞和 MDSC 相互促进增殖和分化，维持肿瘤性炎症和促血管生成作用；与 Treg 细胞一起抑制肿瘤抑制性细胞（包括 Th1、M1、CTL 和 NK 细胞）的活性和增殖。M1 和 M2 巨噬细胞可以相互转化，但总是增强自身表型而抑制对方表型；同样 Th1 和 Th2 细胞、Treg 细胞和 Th17 细胞都倾向于增强自身活性而抑制其他细胞活性（图 8-23）。Th2 型 TAM 是许多实体肿瘤的常见成分，不仅为肿瘤生长提供促血管生成和促侵袭的因子，还抑制 CTL 介导的抗肿瘤免疫反应，从而促进肿瘤进展。在小鼠乳腺模型中阻断 CSF-1R 信号联合化疗，通过 CD8$^+$ T 细胞依赖机制

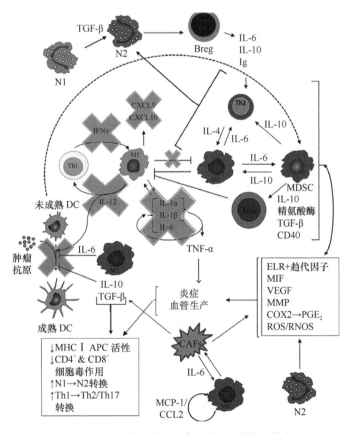

图 8-23 肿瘤微环境中促癌免疫细胞的协同效应

来抑制巨噬细胞向乳腺肿瘤的募集,不仅能减少肿瘤血管的生成、延缓原位肿瘤的进展,而且还能减少肺转移,提高生存率。这些临床前研究突显了实体肿瘤中 TAM 的多重作用,揭示了 TAM 钝化 CD8$^+$ T 细胞杀伤作用的机制,并提出与各种化疗相结合的新抗癌途径。目前,一种治疗性 CSF-1R 激酶抑制剂(plx3397)与艾瑞布林(Eribulin)联合治疗转移性三阴性乳腺癌的方案正在进行临床 Ⅰb/Ⅱ期测试。

缺氧也可影响 TME 中免疫细胞的驯化。HIF-1α 促进 Th1 细胞极化,HIF-2α 有利于免疫细胞 Th2 细胞极化。实验发现葡聚糖硫酸钠(dextran sodium sulphate,DSS)诱导的 HIF-2α 敲除小鼠结肠中的 CD68$^+$ 巨噬细胞浸润减少,癌变也减少。HIF 能调节诱导型一氧化氮合酶(inducible nitric oxide synthase,iNOS)和精氨酸酶 1(Arg1)的表达。在低 IFN-γ 的情况下,HIF-2α 可诱导 Arg1 的表达,抑制 NO 生成,促进 Th2 细胞表型;在高 IFN-γ 的条件下,则以 HIF-1α 作用为主,诱导产生 iNOS,转化精氨酸为 NO,促进 Th1 细胞表型。

肿瘤 ECM 中的蛋白质成分也有助于局部免疫调节。ECM 重塑的组织和肿瘤中表达的富含半胱氨酸的酸性蛋白(secreted protein acidic rich in cysteine,SPARC)通过调节 TGF-β$_1$ 表达和活化促进 Th1 型极化,促进巨噬细胞产生 TNF-α。因此,SPARC 可作为潜在治疗靶点,用于诱导形成不适合癌细胞增殖的 TME。半乳凝素(galectin)是一个进化保守的糖结合蛋白家族,在驯化免疫细胞和控制血管生成中发挥着重要作用。在 VEGF 缺乏的情况下,肿瘤相关血管内皮细胞中与 VEGFR-2 相关的 galectin-1 能激活 VEGFR-2 介导的信号通路和血管生成。针对 galectin-1 的单克隆抗体可抑制卡波西肉瘤和小鼠 B16 黑色素瘤的生长,并伴 Th17 细胞募集增加,肿瘤血管生成减少。

TME 中,非免疫基质细胞(如成纤维细胞、肌成纤维细胞或脂肪细胞)也被"驯化"。在移植增强绿色荧光蛋白(EGFP)标记骨髓细胞的小鼠中发现,间充质前体细胞(mesenchymal precursor cell)被招募到原发肿瘤部位,分化为肿瘤相关的成纤维细胞(CAF),表达成纤维细胞活化蛋白(FAP)和成纤维细胞特异性蛋白(FSP),促进肿瘤生长和免疫逃逸。CD44 是介导这些细胞招募的关键分子,CD44 缺失可减少肿瘤中 FAP/FSP 分泌细胞。CAF 通过 Hedgehog 途径等机制与肿瘤细胞相互作用,同时也是 IL-6、FAP 等多种生长因子、细胞因子和趋化因子的来源。TME 中 CAF 表达 IL-6 增加,而 TAM 产生可溶性 IL-6 受体激动剂,促进 STAT3 活化,与 CAF 联合作用可上调肿瘤细胞 survivin、Mcl-1 和 Bcl-xL 的表达,增加其对细胞毒性药物的抵抗力。此外,活体成像和三维细胞模型的研究显示,CAF 通过"跟随"癌细胞生成路径,局部重构 ECM,促进了肿瘤细胞迁移。CAF 是肿瘤治疗的一个重要靶标,但对正常组织可能存在不良反应。

遗传因素也参与肿瘤基质的驯化。胚系突变影响癌症形成,如结肠家族性腺瘤性息肉病(familial adenomatous polyposis coli,FAPC)可影响 TME 中的基质细胞。ApcMin 转基因小鼠的基质细胞中 Wnt 信号通路异常,COX-2 依赖性基质细胞活化,产生胶原蛋白增加,可形成硬纤维瘤。表观遗传因素也有助于癌症基质的驯化。如胰腺上皮内瘤变时,恶性上皮细胞和 CAF 中甲基化水平都有所减低,随着病变从原位进展为浸润癌,DNA 甲基化进一步减少。在易患胰腺癌的转基因小鼠中,抑甲基化制剂 5- 氮杂胞苷(5-azacytidine)治疗可导致甲基化危机,伴影响细胞增殖的干扰素效应基因表达增加,导致肿瘤生长抑制。

三、肿瘤细胞与微环境间的交流

多种成分参与,形成一个具有存活、生长及侵入其他组织能力的异质性肿瘤,这个复杂整体需要调控。肿瘤细胞通过自分泌和旁分泌可溶性的信号分子介导其与宿主间质、肿瘤间质之间的交流,最常见的信号分子是 FGF、IGF、EGF、HGF、TGF-β 及 PDGF 家族成员。这些来源于成纤维细胞的生长因子多促进肿瘤增殖和肿瘤形成。TME 中细胞表达增加的蛋白酶包括半胱氨酸蛋白酶家族、组织蛋白酶。组织蛋白酶 L 能加工和激活肝素酶,参与、促进肿瘤转移、血管生成和炎症发生。

TGF-β 是肿瘤细胞与微环境间交流的关键信号分子，表现出多方面的作用，TGF-β 分泌增加可促进细胞增殖和成纤维细胞转化。早期研究显示，TGF-β 能抑制上皮细胞生长，且随后的转基因小鼠实验提示 TGF-β 是一种肿瘤抑制基因，然而在多种癌、肉瘤及血管增生过程中，TGF-β 又能刺激肿瘤细胞，诱导 EMT。因此，TGF-β 既有抑癌作用，又有促癌作用。

除外生长因子、细胞因子和趋化因子在 TME 中发挥重要作用，正常乳腺和乳腺癌细胞的基因表达谱分析表明，肌上皮细胞和肌成纤维细胞产生的细胞因子 CXCL14 和 CXCL12 也能促进上皮细胞的增殖和侵袭。CXCL12 除促进细胞增殖，还能促进内皮祖细胞（EPC）募集而支持血管生成。CXCL12 的促血管生成作用也可由 MMP-9 介导，细胞因子能激活骨髓细胞 MMP-9，基因敲除 MMP-9 的小鼠不能发生 CXCL12 触发的 EPC 募集。TME 中的 CXCL12 还能影响炎症细胞，这些效应可与 TGF-β 的作用协同。

肿瘤细胞在一个复杂的 TME 中发展演进。ECM 提供肿瘤生长的周围结构；成纤维细胞和免疫细胞提供了肿瘤扩散所必需的关键信号。从空间发生过程来看，局部微环境不是孤立存在的，流入的免疫细胞、间质细胞和快速分裂的肿瘤细胞大大增加了对氧供的需求，导致快速进展的 TME 缺氧，因肿瘤生长所需，仅超过几百个细胞即启动血管生成，这就需要上述分子和血管生成之间的通信。TME 中产生的生长因子和活性氧可干扰新生血管内皮细胞间缝隙连接的通信信号，加重缺氧，从而促进异常血管生成。只有了解肿瘤中这些因素之间复杂的相互作用，才有希望找到能有效清除恶性肿瘤的方法。

四、肿瘤微环境中细胞间的交流

介绍两种支持肿瘤细胞和间质细胞之间交流的新机制。

1. 外泌体（exosome） 是由细胞内多泡体（multivesicular body，MVB）与细胞膜融合后，释放到细胞外基质中的膜性囊泡，是一种直径为 30～100nm 的纳米级脂质包裹体结构，内部包裹了蛋白质、mRNA 和 miRNA 等物质。几乎所有类型的细胞都可以产生并释放外泌体。外泌体最初被认为是细胞释放有害物质的一种方式，但近年来研究证实外泌体所携带的"货物"具有重要的生物学意义，可参与调节多种细胞外信号。从癌症患者血浆中分离的外泌体，其浓度和蛋白质含量与肿瘤临床分期和临床预后相关。肿瘤细胞来源的外泌体包裹着肿瘤抗原、免疫抑制分子和 miRNA，参与动员骨髓来源细胞到转移前微环境（pre-metastatic niche，PMN）的过程。以转移性黑色素瘤细胞外泌体预处理骨髓来源细胞，移植到接受致死剂量照射的小鼠体内，能显著增加转移。肿瘤细胞并非外泌体的唯一来源。卵巢肿瘤中的 CAF 和与肿瘤相关的脂肪细胞可释放含有 miR-21 的外泌体，并转染 miR-21 到肿瘤细胞，能促进其迁移和侵袭。外泌体可参与肿瘤细胞和基质细胞之间的双向交流。

2. 细胞融合（cell fusion） 可发生在多种生理和病理过程中，如受精、胎盘、肌发生、成骨、伤口愈合和组织再生。人工合成混合细胞（"杂交瘤"）就是通过人工融合骨髓瘤细胞和淋巴细胞来产生大量的单克隆抗体。融合可发生在相同细胞类型（如两个成肌细胞、两个滋养层细胞、两个巨噬细胞等），或在不同细胞类型（如配子、肿瘤细胞与其他细胞类型）。有研究在癌症患者外周血液循环中发现了同时具有上皮和髓系特征的肿瘤相关细胞，这一发现证实 TAM 和肿瘤细胞之间可发生功能性融合，并伴有巨噬细胞特异性基因的表达，这些肿瘤细胞 - 巨噬细胞融合的杂交细胞具有模仿巨噬细胞迁移行为的能力，更容易浸润和转移（图 8-24）。目前还不清楚 TAM 和肿瘤细胞的融合是发生在 TME 中还是在血液中，或是在淋巴系统中。因此，了解巨噬细胞和肿瘤细胞之间融合的分子机制，以及融合细胞对免疫系统的影响对鉴定新的治疗靶点具有重要意义。

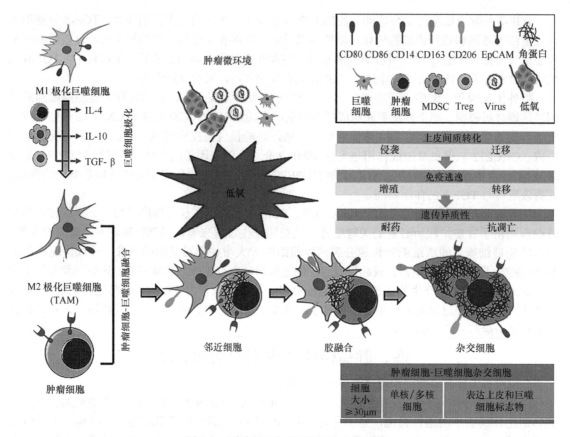

图 8-24　肿瘤细胞与巨噬细胞融合的概念

肿瘤相关 M2 极化巨噬细胞将其膜与肿瘤细胞融合，形成肿瘤细胞 - 巨噬细胞杂交细胞。这些融合细胞较大，单核 / 多核，同时表达上皮和髓系标志物。融合细胞可能通过图中列出的机制促进肿瘤的进展和转移

第五节　临床意义

　　尽管 TME 的组分具有异质性，但许多 TME 的共同特征提示靶向微环境中的细胞，或其交流介质可用于治疗不同类型的肿瘤，或作为其他治疗方案的补充。体外进行的高通量癌症治疗药物筛选实验常缺乏 TME，因此不可避免地存在局限性。近年的一些研究考察了肿瘤中基质细胞的作用及其对治疗的抵抗作用，结果显示微环境中存在有效的肿瘤治疗靶点，包括整合素和趋化因子。

一、化疗和放疗增强免疫疗效

　　TME 的总体作用是支持肿瘤生长和抑制免疫反应。免疫治疗是一类非常有希望的癌症治疗方式，但其疗效受到免疫抑制性 TME 的影响。化疗和放疗可通过释放肿瘤抗原，改变 TME，减少免疫抑制，因此化疗和放疗可通过调节 TME，增强免疫疗效。靶向肿瘤相关通路的小分子抑制剂，因其毒性较小，且能改变 TME，可作为一些恶性肿瘤的药物替代治疗。一些化疗药物，如第 3 代铂类抗癌药奥沙利铂（oxaliplatin）可在一定比例的肿瘤细胞中诱导免疫细胞死亡，从而导致肿瘤抗原被抗原呈递细胞（APC）摄取处理并释放；蒽环类药物（anthracycline）可以招募 APC，促进其分化为活性表型，更好地将抗原呈递给淋巴细胞；奥沙利铂也能增加 M1 炎性巨噬细胞相对于 M2 巨噬细胞的比例。DNA 合成的抑制剂吉西他滨（gemcitabine）、奥沙利铂和紫衫醇（paclitaxel）可以减少 MDSC 和（或）Treg 细胞浸润肿瘤，从而降低它们的免疫抑制作用。辐照后的肿瘤细胞可以上调免疫靶分子（如 Fas、MHC Ⅰ）的表达，使其对 T 细胞的攻击更敏感，辐照还能使扩张和混乱的血管恢复正常，促进 T 细胞进入肿瘤。使用针对 VEGF 的抗体也能增加瘤内 T 细胞的数量。

我们现在认识到癌症的化疗和放疗不仅靶向肿瘤细胞，其对 TME 的作用也决定着治疗的成败，成功化疗所诱导的细胞死亡能激活抗肿瘤免疫反应，化疗能刺激固有免疫细胞迅速浸润到受损的 TME 中。加入趋化因子和细胞因子受体拮抗剂或 MMP 抑制剂有可能加强传统化疗的有效性和毒性。然而，当小分子抑制剂靶向的分子途径对免疫细胞生存和功能具有重要作用时，靶向治疗可能会妨碍免疫反应。因此，充分揭示这些药物对免疫系统和 TME 的影响，通过选择特异性化疗药物增强 TME 的免疫原性，将有助于为肿瘤治疗提供更有效的联合用药方案（图 8-25）。

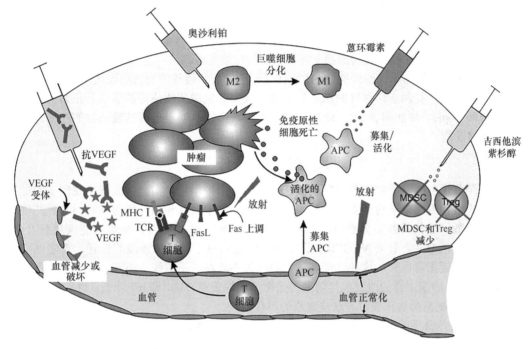

图 8-25　化疗和放疗对 TME 的影响

二、纠正缺氧

缺氧可经 P53 和 HIF-1 依赖的机制诱导细胞凋亡，同时肿瘤细胞也通过多种机制使其得以在低氧条件下存活，包括 HIF-HRE 通路诱导血管生成、血管舒张、糖酵解和促进造血。p53 基因突变使得肿瘤细胞抗凋亡，且更易于发生进一步的基因突变。缺氧诱导的细胞凋亡 / 坏死，以及各种缺氧诱导通路介导的细胞对死亡与抵抗之间的平衡决定了肿瘤是否能在缺氧条件下存活，甚至生长。靶向肿瘤的免疫细胞在缺氧条件下也不能充分发挥作用，使肿瘤细胞得以逃避宿主免疫应答和以免疫细胞为基础的治疗。此外，缺氧还可改变肿瘤细胞，使其获得高侵袭性和转移性。总的来说，缺氧能够导致肿瘤细胞恶性程度更高、更活跃、基因不稳定、不易发生细胞凋亡，并能抵抗各种治疗。最后，缺氧能削弱放疗和化疗效果。电离辐射对 DNA 直接或间接的损害作用均依赖于氧，对于实体肿瘤，缺氧将降低其对辐射的敏感性，影响放疗效果。肿瘤缺氧也与博来霉素和新制癌菌素等化疗药物的耐药有关。因此，肿瘤缺氧微环境与预后不良相关，缺氧诱导通路中的关键分子被确定为肿瘤诊断和治疗的靶标。

近半个世纪以来，人们一直致力于缓解缺氧的临床前和临床研究，包括通过轻度高温或药物来提高肿瘤灌注、增加血液氧含量（如高压氧）、增加血红蛋白 / 血细胞比容（如红细胞生成素）。不幸的是，这些策略在临床上还未获得成功。失败的原因之一是肿瘤内部血管结构和功能的异常，造成了灌注不均匀，因而难以增加肿瘤所有区域的氧分压，以达到辐射增敏剂或化疗药物发挥作用所需的治疗水平。相反，我们也可以利用肿瘤缺氧的特点，采用需在缺氧环境中才能激活的细胞毒制剂，但实体肿瘤与正常组织间的屏障会阻碍这些药物被投递到所有缺氧的肿瘤细胞。

三、纠正细胞外低 pH

细胞外低 pH 对不同化疗药物的治疗效果具有阻碍或促进的作用。尽管细胞外 pH 低，但肿瘤细胞内 pH 仍保持中性，因此肿瘤内外存在显著的 pH 差。这种跨膜 pH 梯度阻碍了细胞对弱碱性药物的摄取并影响疗效，如阿霉素（adriamycin）、表柔比星（doxorubicin）、米托蒽醌（mitoxantrone）。酸性 pH 也会导致免疫细胞的功能障碍。我们可采用弱酸性药物治疗癌症，如苯丁酸氮芥（chlorambucil），在酸性的细胞外环境中，弱酸的非离子化部分增加，可允许更多的药物通过细胞膜扩散到电离部分增加的相对碱性的细胞内，导致细胞内药物浓度增加。全身注射葡萄糖可进一步酸化细胞外 pH 而不改变细胞内 pH，与弱酸性药物（苯丁酸氮芥）联合使用能抑制肿瘤生长，反之会导致弱碱性抗癌药物（阿霉素）的疗效变差。

另外，肿瘤细胞暴露于细胞外酸性 pH 能诱导促进侵袭和转移的蛋白酶表达。酸性 pH 可诱导血管生成因子表达，有助于转移性肿瘤生长。通过抗血管生成药物使得肿瘤血管正常化，可中和肿瘤细胞外酸性 pH，增加间质 pH，使其接近正常值，可能有助于提高基础药物的疗效，减少肿瘤细胞的转移潜能。

四、抗血管生成剂

内源性促血管生成因子和抗血管生成因子在正常组织中保持平衡。促血管生成因子的过量产生和（或）抗血管生成分子的产生减少都有可能导致肿瘤中血管和微环境的异常，导致药物传输不畅而影响疗效。如果抑制实体瘤中高表达的 VEGF 等血管生成信号，血管可能恢复到"正常"状态。在小鼠移植瘤中，针对 VEGFR-2 的中和抗体能修复不成熟和渗漏的血管，重塑残存血管结构，使其更接近正常血管，这种"正常化"的血管不渗漏、不扩张、不迂曲，有正常基底膜和血管周细胞覆盖。肿瘤血管的改变也伴随着肿瘤微环境的正常转化，即 IFP 降低、肿瘤氧含量增加、中和 pH，能明显提高药物和放射对这些肿瘤的治疗效果。

VEGFR-2 抗体诱导的血管正常化可能是短暂的。当电离辐射能通过这个"正常化窗口"发挥作用时，联合抗血管生成治疗和放射治疗能协同作用抑制肿瘤生长。因此，延长"正常化窗口"将更有利于血管正常化策略的临床受益。了解血管正常化的细胞和分子机制，寻找和验证可靠的标志物不仅是血管正常化肿瘤治疗策略临床转化应用的需要，也是一般抗血管生成治疗的迫切需要。目前已在胆管癌、多形性胶质母细胞瘤、头颈癌、乳腺癌、卵巢癌和肉瘤患者中开展靶向 VEGF 和 PDGF 通路的抗体或酪氨酸激酶抑制剂的临床前研究和临床应用（图 8-26）。

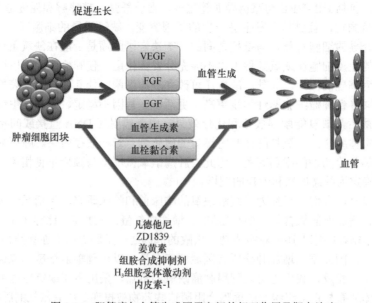

图 8-26 胆管癌与血管生成因子之间的相互作用及靶向治疗

五、其他免疫治疗和激酶抑制剂

因为促进肿瘤的 Th2、M2、N2 和 MDSC 细胞活性均存在相互的自我强化，促进炎症和血管生成，并引发免疫抑制，所以靶向炎症和血管生成因子［如抗 VEGF 免疫球蛋白或非甾体抗炎药（NSAID）］的治疗可以和免疫刺激治疗发挥协同作用，如重组 IL-2、IFN-γ、TNF-α、IL-12 或 IL-18。此外，TGF-β、IL-10、IL-6 和 IL-4 等在维持 Th2、M2、N2 和 MDSC 细胞种群的正向反馈通路中具有核心作用，并能抑制 DC 成熟，这些分子均可成为抗肿瘤治疗的靶点。总之，任何成功的肿瘤治疗方案都应能促进抗肿瘤免疫应答，靶向 Th2、M2、N2 和 MDSC 细胞种群和（或）针对有关炎症或血管生成的肿瘤促进因子的互补策略将有助于改善免疫治疗的效果（图 8-27）。

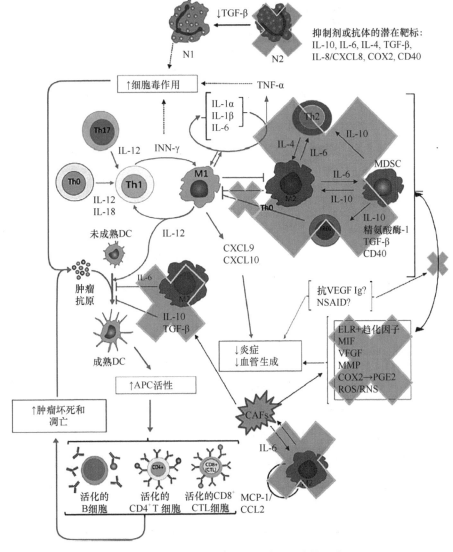

图 8-27　肿瘤诱导免疫抑制对癌症治疗的影响

靶向免疫细胞膜受体的抗体已成功用于黑色素瘤、非小细胞肺癌、膀胱癌和肾细胞癌患者的治疗。抗 CTLA-4 抗体治疗可清除肿瘤中损害 T 细胞功能的 Foxp3[+] Treg 细胞；抗 PD-1/ 抗 PD-L1治疗可阻断、抑制 PD-1 受体。多种小分子激酶抑制剂能阻断生长因子受体的释放，使得癌细胞对CAF 和 TAM 产生的旁分泌信号不响应，包括 PDGFR 和 VEGFR 的抑制剂，如舒尼替尼（sunitinib）、帕唑帕尼（pazopanib），索拉非尼（sorafenib）和阿西替尼（axitinib）。靶向 EGFR 胞外区域的单克隆抗体西妥昔单抗（cetuximab）的作用机制比较复杂，其与肿瘤细胞表面的 EGFR 结合，而单抗的 Fc 段与 NK 细胞表面的 Fc 受体结合，激活 NK 细胞导致肿瘤细胞溶解，同时产生肿瘤抗原和肿瘤抗原抗体复合物。肿瘤抗原被成熟 DC 处理并通过 MHC 呈递，交叉呈递产生肿瘤抗原特异性 T 细胞；成熟的 DC 能进一步激活 NK 细胞；单克隆抗体介导 NK 细胞活化分泌的细胞因子可为 DC 提供额外的成熟诱导信号（图 8-28），这样的相互作用能增强西妥昔单抗的抗肿瘤作用。

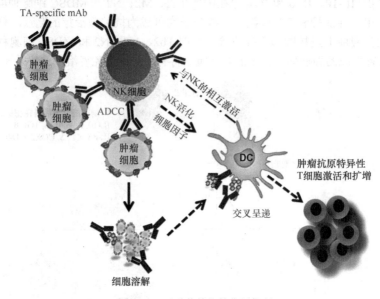

图 8-28　西妥昔单抗的作用机制

六、慢性炎症与肿瘤微环境

已知慢性炎症能激活致癌途径、促进组织重构和肿瘤血管生成，参与肿瘤的免疫逃逸机制（图 8-29）。

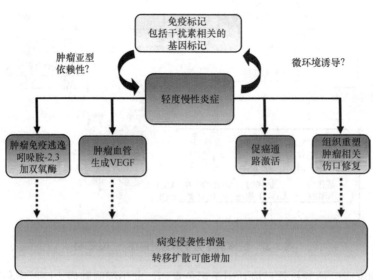

图 8-29　慢性炎症促进肿瘤进展

1. 肿瘤微环境中微生物菌群的意义　检查肠道整个菌群有可能揭示共生 / 病原菌在肿瘤发生、发展中的作用，其中亟待解决的问题是如何确定受到微生物调节的肿瘤微环境中的炎性成分。有研究发现，幽门螺杆菌（*Helicobacter pylori*）感染 Apc$^{Min/+}$RAG2$^{-/-}$ 小鼠可导致结肠炎和促进肠道肿瘤进展，乳腺肿瘤中也有大量巨噬细胞浸润；全身抗 TNF-α 治疗或过继转移 CD4$^+$ Treg 细胞能阻止肠道和乳腺肿瘤的发生。因为 RAG2$^{-/-}$ 小鼠缺乏 T 细胞和 B 细胞，在 Apc$^{Min/+}$RAG2$^{-/-}$ 小鼠中炎症相关的癌变可由先天免疫细胞所介导。一方面，在这些小鼠乳腺肿瘤的发生过程中，幽门螺杆菌栖息在肠道，通过引发全身炎症反应驱动免疫细胞，乳腺组织并非与病原菌直接接触致癌。另一方面，肠道共生细菌因治疗引起的急性炎症能增加抗肿瘤免疫反应。小鼠皮下黑色素瘤移植瘤模型，经 IL-10R 抗体处理和 CpG 寡核苷酸抗体瘤内注射，由巨噬细胞产生 TNF-α 引起瘤内出血、坏死，可延长生存期；通过抗生素消灭肠道共生细菌，影响肿瘤中 TNF-α 的产生，可导致结肠癌和黑色素瘤荷瘤小鼠的生存率降低。因此，CpG 寡核苷酸激活先天免疫细胞的作用需要完整的肠道菌群。以上两个实验显示不同的微生物菌群通过引起不同炎症类型影响肿瘤的发生和发展，有可能形成相反的作用。

2. 慢性病毒感染　慢性病毒感染和肿瘤生长的微环境常出现免疫负调控，包括：抗原呈递细胞（APC）功能失调；调节性 T 细胞增加，包括 Foxp3$^+$ CD4$^+$ Treg 细胞；免疫抑制细胞因子增加，如 IL-10 和 TGF-β，可抑制病毒或肿瘤特异性的 T 细胞反应（图 8-30）。慢性病毒感染和荷瘤状态可形成持续的抗原刺激，导致 T 细胞耗竭、T 细胞表型改变和功能逐渐丧失，包括多种抑制受体过表达、细胞因子受体下调、转录因子改变和细胞内信号转导通路改变，使局部抗原和（或）炎症持续存在。

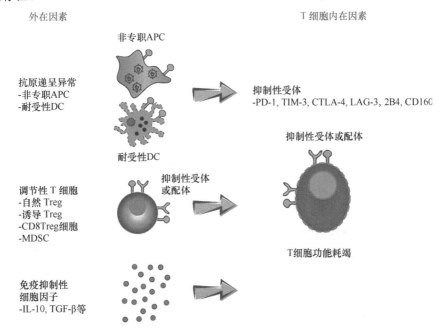

图 8-30　慢性病毒感染和肿瘤生长过程中慢性环境负调控免疫反应

3. 肿瘤抑制性炎症的作用　促炎性细胞因子最初来源于 Th1 细胞和 M1 巨噬细胞，它们同时也促进癌症的免疫监视和细胞毒性。Th1 细胞和 M1 巨噬细胞的作用相互促进：Th1 细胞分泌 IFN-γ 导致 M1 巨噬细胞的招募和维持其 M1 表型，进而巨噬细胞产生的 IL-12 招募、活化和维持 Th1 表型。MIG/CXCL9 和 IP-10/CXCL10 的分泌也促进 Th1 细胞作用和招募 CTL，同时抑制血管生成。通过刺激 NF-κB 信号激活、介导骨髓分化初反应蛋白 88（myeloid differentiation primary response protein88，MyD88）形成的 IL-1α、IL-1β 和 IL-6 的自分泌反馈回路。NF-κB 信号还可激活 TNF-α 释放，激活 DC 的 APC 功能和 M1 巨噬细胞、CD4$^+$ 效应 T 细胞和 CD8$^+$ 细胞的招募和细胞毒活性，以及招募 NK 细胞（图 8-31）。

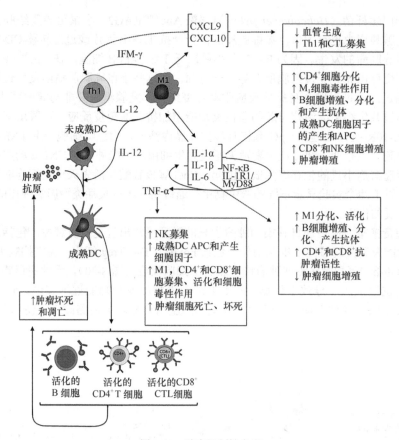

图 8-31　肿瘤抑制性炎症

本章小结与展望

正常细胞发生致癌性突变得以逃避肿瘤抑制和（或）染色体改变而免于凋亡后可形成新生肿瘤。促炎性细胞因子和促血管生成因子有助于为生长中的新生肿瘤建立血供。适应性或固有免疫应答的激活能清除新生肿瘤，而肿瘤有可能保持某种平衡，以隐性癌的状态存在，或逃避免疫监视并形成促进肿瘤生长的微环境。固有的和适应性免疫应答仍可通过免疫监视消灭肿瘤。通过某些清除"不利"TME而逃避免疫监视的额外机制，肿瘤也可以转移至另一部位（图 8-32）。因此，TME 对于肿瘤发生和进展至关重要。

1. 当前面临的问题和挑战

（1）如何在肿瘤最初的评估及临床前恶性肿瘤模型的评估中引入 TME？通常情况下，对肿瘤基因组和转录组的分析基于从整个肿瘤中提取的 DNA 和 RNA，且普遍认为所观察到的遗传和表观遗传学改变，以及基因表达的变化反映的是肿瘤细胞的改变，而实际情况可能并非如此。

（2）另一个重要的问题是如何在小鼠模型临床前肿瘤中考虑 TME 的作用。TME 中免疫细胞发挥着重要的作用，因此基于免疫缺陷小鼠构建的异体肿瘤移植模型用于 TME 研究的价值是非常有限的。转基因小鼠的优势在于其可在具有完整免疫系统的条件下重现某一致癌事件，但其仅代表小鼠，而非人体肿瘤模型。

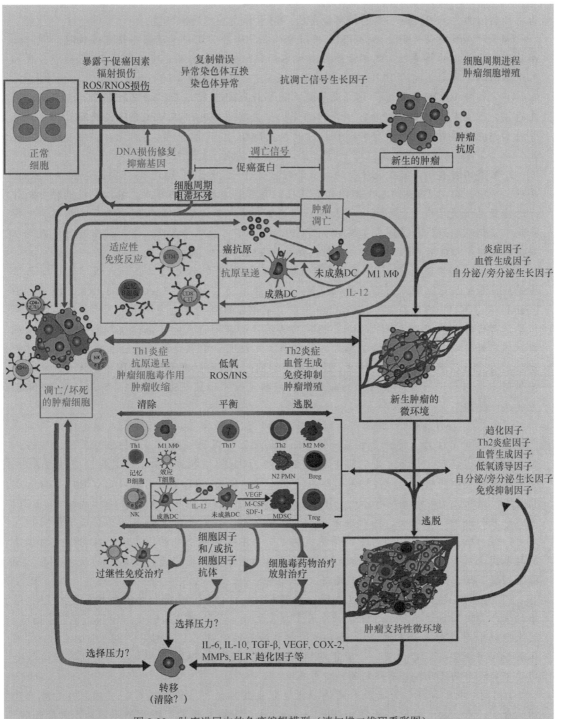

图 8-32　肿瘤进展中的免疫编辑模型（请扫描二维码看彩图）
绿色表示可能导致肿瘤清除的过程，红色表示促进肿瘤逃逸和进展的过程

（3）TME 中的非肿瘤细胞成分可占原发肿瘤及转移性肿瘤细胞总数的 50%，但关于它们的生物学和功能仍有许多悬而未决的问题。我们对癌症进展和治疗过程中 TME 的演进知之甚少。现已明确，无论是血液肿瘤还是实体瘤，恶性细胞都存在达尔文式的进化，导致单个肿瘤和不同部位转移性肿瘤的异质性突变。这就提出了一个重要的问题，TME 中的其他组分是

否存在类似的异质性？转移瘤的微环境是否不同于原发肿瘤的微环境？

（4）致癌性突变是否会影响 TME 的组分？在乳腺癌组织中，确实存在恶性细胞和间质细胞基因表达特征的异质性。尚不清楚在身体不同部位的肿瘤是否具有不同的 TME 组成，我们知道不同类型肿瘤之间的 TME 有重要差别。此外，老化的免疫系统可表现出更为促癌的表型。

（5）虽然 VEGF 抑制剂，如贝伐单抗（bevacizumab）能延长多种进展期人类癌症的无病生存期，但尚难以确定其对总体生存率的影响，主要原因是阻断 VEGF 造成的缺氧环境可诱导肿瘤细胞开启更强的侵袭和转移程序。此外，TME 也可进化产生其他促血管生成因子。因此，靶向 TME 有可能促进癌症进一步演化，并导致其对治疗产生抵抗。

2. 策略和展望 目前在设计新的癌症治疗方案时，需考虑到 TME 的重要性是显而易见的。癌症治疗中，靶向 TME 的几个不同方面让我们有可能达到一个临界点，包括：促进和抑制肿瘤的免疫系统失活或重新编程、混乱的血供正常化或被破坏、肿瘤细胞被杀死、能唤醒免疫系统重新识别的新抗原暴露。单纯针对 TME 治疗也不可能根除癌症，却有使癌症转变成慢性疾病的可能。目前努力的重点是靶向肿瘤细胞和 TME 相结合的策略。

（1）通过药物阻断 TME 中基质细胞招募和活化相关的信号通路，如贝伐单抗目前已用于结肠癌和胶质母细胞瘤的治疗；靶向 NF-κB 受体激活蛋白配体（receptor activator of NF-κB ligand, RANKL）德尼单抗（denosumab, 抗 RANKL 的全人单克隆抗体）用于三项Ⅲ期临床试验治疗骨转移患者，包括乳腺癌、抵抗去势治疗的前列腺癌和其他进展期恶性肿瘤。德尼单抗能有效抑制骨重塑，降低了患者的骨转移，效果优于唑来膦酸（zometa）；德尼单抗也能有效延迟 CRPC 患者骨转移的发生，表明靶向 TME 也可预防转移。RANKL 也是小鼠乳腺上皮细胞中孕激素促有丝分裂活性的介质，在孕酮依赖的小鼠乳腺肿瘤中，药物抑制 RANKL 也能减少肿瘤形成。

（2）基于 TME 能调节肿瘤对治疗敏感性的认识，联合疗法已获得令人振奋的效果。微环境介导的耐药作为一种肿瘤细胞和骨髓环境间相互作用的机制，其允许散在肿瘤细胞存活形成微小残留病变，并演进为耐药克隆。阻断这一机制能增加肿瘤对治疗的反应并预防耐药。骨髓中相关耐药机制与一些特定通路激活有关，如 IL-6、STAT3、SDF-1/CXCR4、Notch 或 TRAIL，以及促进肿瘤细胞存活的 miRNA。一些对这些通路的抑制剂已在临床试验中。ECM 也是导致耐药的因素之一，因此也是治疗干预的靶标。胰腺肿瘤中形成的富含透明质酸的基质可导致血管无灌注，从而为肿瘤细胞提供了一个不受药物影响的避难所。在易发生胰腺癌的转基因小鼠中，用透明质酸酶处理肿瘤基质后血管灌流迅速恢复，对治疗的反应改善，癌细胞增殖下降，凋亡增加，生存率提高。

（3）靶向促癌炎症通路。研究发现，TNF、IL-6 和 CXCL12 是介导肿瘤相关炎症 TNF 网络的 3 个关键细胞因子，通过旁分泌作用于血管生成、骨髓来源细胞浸润和 Notch 信号通路。抗人 IL-6 抗体（司妥昔单抗 siltuximab）能抑制肿瘤细胞 IL-6 信号转导（STAT3 活化），对异体肿瘤移植模型有治疗效果。一项Ⅱ期临床试验表明，铂类耐药的卵巢癌患者能较好地接受司妥昔单抗单药治疗，并有一定的治疗作用。

以 TME 中的成分作为新靶点的治疗方法能克服目前许多传统治疗的限制。针对肿瘤基质的靶向治疗，由于目标的特异性，将不会产生太大的不良反应。间质细胞不同于肿瘤细胞，其基因稳定，不太可能获得耐药性突变。此外，联合靶向 TME 中的多个成分，可以避免单一靶点时肿瘤细胞通过代偿弥补肿瘤生存所需环境物质而逃避治疗。此外，联合方案可降低各自的剂量，减少不良反应，最终目标是提高疗效、延长患者生存。靶向作用于 TME 的药物见表 8-2。

表 8-2　对肿瘤微环境进行靶向治疗的药物

靶向成分	药物归类	举例
内皮细胞/肿瘤相关的血管生成	内源性血管生成抑制剂	内皮抑素（endostatin）、干扰素（IFN-α、IFN-β）、白介素（IL-4、IL-12、IL-18）、血栓烷素（TSP-1、TSP-2）
	合成血管生成抑制剂	RGD 类似物*、anginex、0118
	化疗药物	5-FU 类药物（如 S-1、卡培他滨）、irofulven、马法兰、阿霉素、环磷酰胺的节律化疗、紫杉类
	抗血管细胞因子	肿瘤坏死因子 α（TNF-α）
内皮细胞和树突状细胞	VEGF 信号抑制剂	贝伐单抗、DC101（抗 VEGFR-2 单抗）、msFLK1（可溶性 VEGFR-2）
内皮细胞、周细胞、基质细胞	小分子酪氨酸激酶抑制剂	舒尼替尼、索拉非尼
周细胞、成纤维细胞	PDGF 信号抑制剂	PDGFR 抑制剂（伊马替尼）
细胞外基质和血管生成	细胞外基质修饰剂	尿溶酶原激活剂/受体、基质金属蛋白酶
细胞外基质	细胞因子	IL-12 和 IL-18
免疫细胞（淋巴细胞、NK 细胞）	细胞免疫	TIL 细胞过继输注、树突状细胞治疗、调节性 T 细胞去除
	肿瘤疫苗	细胞因子基因修饰的肿瘤疫苗
	免疫调节剂	来那度胺
免疫细胞和内皮细胞	细胞因子/趋化因子	IL-15/IL-15R、IL-2、IL-12、分形趋化因子（fractalkine，FKN）

*RGD：精氨酸-甘氨酸-天冬氨酸。

3. 关于 TME 研究的主要问题

（1）肿瘤细胞与其周围组织中的各类细胞是如何共同作用促进肿瘤侵袭和转移的。

（2）肿瘤细胞与其组织微环境之间的双向和动态关系。

（3）在肿瘤的启动和进展过程中，肿瘤细胞与 ECM 之间的相互作用。

上述三方面既有区别又有联系。我们相信，在肿瘤恶性转化的过程中，细胞因子、其他 TME 中基质成分、肿瘤细胞外分泌或表达的细胞因子和蛋白酶或受体等的相互作用改变了组织间的渗透压，影响了肿瘤组织的营养代谢环境，并通过免疫炎性作用促进肿瘤新生血管生成等，而后者又有利于肿瘤的侵袭和转移。总之，宿主微环境通过特定因子的作用影响着肿瘤细胞的生物学特性。随着对肿瘤细胞之间、肿瘤与微环境相互作用的信号转导和分子机制的深入研究，将为我们提供更多信息，从而推动逆转肿瘤细胞恶性表型及维持正常基因表型的研究，为肿瘤的诊断和治疗提供新途径。

思　考　题

1. 基本概念

（1）肿瘤微环境（tumor microenvironment，TME）。

（2）肿瘤相关成纤维细胞（cancer-associated fibroblast，CAF）。

（3）肿瘤相关巨噬细胞（tumor-associated macrophage，TAM）。

（4）髓源性抑制细胞（myeloid-derived suppressor cell，MDSC）。

（5）肿瘤相关性中性白细胞（tumor-associated neutrophil，TAN）。

（6）调节性 T 细胞（regulatory T cell，Treg）。

（7）外泌体（exosome）。

2. 重要基因和蛋白质

HIF-1、PD-1、PD-L1、CTLA-4、COX-2、iNOS。

3. 思考问题

（1）总结 TME 的重要元素。

（2）你怎么理解 TME 是一个动态的环境？

（3）哪些因素调节 ECM 的重塑。

（4）阅读文献，阐述某种肿瘤细胞和 TME 之间通信的机制。

（5）为什么靶向促进肿瘤生长和发展的 TME 需要增加氧气供应？

（6）简要解释肿瘤外泌体及其作用。

（7）简述慢性炎症促进肿瘤进展的机制。

（季菊玲）

第九章　肿瘤血管生成

本章彩图

血管生成是指源于已存在的毛细血管和毛细血管后微静脉的新的毛细血管性血管的生长。成年人体内通过两种不同的机制发生血管生成：血管发生和血管生成。

缺氧时，肿瘤细胞会尝试创建新的血管，这个过程被称为肿瘤血管生成。肿瘤血管生成过程受到各种血管生成因子和抗血管生成因子的共同调控，由促血管生成因子（VEGF等因子）启动血管出芽，随后肿瘤干细胞驱动肿瘤血管生成，在血管干细胞的帮助下实体瘤血管生成。

癌瘤生长与转移依赖于血管新生，而血管生成是肿瘤演进的基础，因此研究肿瘤血管生成对探究肿瘤发展和转移有很重要的作用。血管生成抑制剂有可能成为抗肿瘤的主要药物，并为最终治愈肿瘤提供有效手段。

Angiogenesis refers to the growth of new capillary vessels derived from existing capillaries and retrocapillary venules. Angiogenesis occurs in adults through two different mechanisms: angiogenesis and angiogenesis.

During hypoxia, tumor cells try to create new blood vessels, a process known as tumor angiogenesis. The process of tumor angiogenesis is regulated by a variety of angiogenic factors and anti-angiogenic factors. Angiogenic factors（VEGF and other factors）initiate vascular sprouting, then tumor stem cells drive tumor angiogenesis, and solid tumor angiogenesis with the help of vascular stem cells.

Tumor growth and metastasis depend on angiogenesis, and angiogenesis is the basis of tumor progression, so the study of tumor angiogenesis plays an important role in exploring tumor development and metastasis. Angiogenesis inhibitors may become the main anti-tumor drugs and provide an effective means for the final cure of tumors.

血管系统分布血液、氧气和营养物质到全身各组织，该系统由动脉、小动脉、毛细血管、小静脉和静脉组成。最小的血管即微血管，是循环系统的一部分，由最小的血管（毛细血管）、小动脉和小静脉组成。微血管是一个非常动态和复杂的系统，它具有不断变化的能力。较大的血管具有比较稳定的结构，可塑性不强。

动脉和静脉管壁厚度不同，最大的血管包括内膜、中膜和外膜。动脉、小动脉、小静脉和静脉是以输送功能为主的管道。毛细血管是由内皮细胞（endothelial cell，EC）组成的中空管腔，由周围细胞支持。毛细血管是心血管系统中最重要的通道，其薄壁允许血液与组织之间进行氧气和营养成分的交换。

血管生成是一个非常重要的过程，它涉及从先前存在的血管生成新血管。在胎儿发育、伤口愈合、排卵及生长发育过程中，正常血管生成是体内必须的重要过程。血管生成是胚胎、胎儿正常发育的必要生理过程，血管生成为组织生长和发育提供了重要的营养物质和氧气。正常成人血管不新生（非致病性血管生成可在成人卵巢周期中看到，在康复训练或伤口愈合过程的骨骼肌和心肌中也可看到）。

当血管生成异常时，病理问题往往随之而来。多种疾病的病程伴有血管新生的病理过程，如恶性肿瘤、银屑病、子宫内膜异位症、关节炎、局灶性回肠炎和眼黄斑变性，因此提出了"血管生成依赖性疾病"（angiogenic-dependent disease）的概念。也有些疾病伴有血管减少，如阻塞性心脑血管疾病（动脉粥样硬化、心肌梗死）等。因此血管生成是一柄"双刃剑"，既是生命之脉，又是死亡之脉。

对正常和病理血管生成的了解一直是过去数十年来癌症生物学和临床医学研究的焦点。21 世纪，基于血管新生的治疗将成为多种疾病治疗的共同途径，如同 20 世纪抗生素治疗的作用一样，是医学创新的内容之一。

第一节　血管生成

成年人体内通过两种不同的机制发生血管生成：即血管发生（vasculogenesis）和血管生成（angiogenesis）。两个过程通常都发生在胚胎发育期，然而在特殊情况下，这些过程可以在成年人中启动，这些过程均受到生理条件的严密调控。血管发生这种方式特别体现在胚胎发育时血管系统的形成（即从无到有）。从造血干细胞（hematopoietic stem cell，HSC）转化为血管母细胞（angioblasts），进一步分化为血管内皮细胞，形成一种原始的小毛细血管。血管生成指在原有血管的基础上再长出新的血管，即 EC 从原有的血管壁上以出芽和分化的方式生成新血管，这一方式常是损伤组织的修复机制。现今常用"angiogenesis"一词代表不同类型的血管生成过程。

一、胎儿血管建立

胎儿血管建立始于中胚层起源的原始细胞——HSC 和血管母细胞形成的"血岛"（特定的空间结构），位于"血岛"中心的 HSC 分化为造血细胞，在"血岛"周边的血管母细胞分化成 EC（图 9-1）。

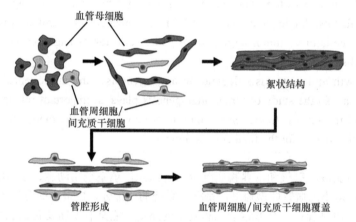

图 9-1　由 HSC 转化为血管母细胞，分化为 EC，形成一种原始的小血管

二、成人血管发生

目前认为，血管发生源于骨髓多能成体祖细胞（multipotent adult progenitor cell，MAPC）分化成早期内皮祖细胞（endothelial progenitor cell，EPC）。当 MAPC 演变成 EPC，它们获得了造血和内皮系统特异性标志物，如血管内皮生长因子受体 2（vascular endothelial growth factor receptor 2，VEGFR-2）和 CD34。骨髓中的 EPCs 在两区中的一区保持未分化状态，第一个区域被称为血管区，它由处于细胞周期 S 期或 G_2、M 期的 EPC 组成，这些细胞在收到正确的信号后能分化和进入外周血液循环；第二个区域被称为成骨区，EPC 在此区域处于细胞周期 G_0 期，不能释放进入血液循环。这两个功能区之间的平衡是由存在于骨髓细胞外基质（ECM）和骨髓基质细胞的细胞因子所维持的（图 9-2）。

从骨髓来源的 MAPC 有较大的可塑性，其与纤连蛋白（fibronectin，FN）和 VEGF-A 培养时能分化为 EC。此外，在骨髓移植后 MAPC 能分化成骨骼肌、心肌和 EC。在病理情况下，如烧伤患者或接受冠状动脉搭桥术的病人血液循环中的 EPC 浓度在疾病发生后第一个 6h 内提高了 60 倍，在 72h 内即回归到正常水平。这是由于血管和组织损伤诱导了几种细胞因子（包括 VEGF）的释放，促进了 EPC 的动员，使 EPC 水平短暂提高，并启动血管发生。

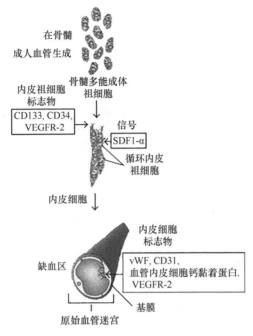

图 9-2　成人血管发生 MAPC 分化为血管母细胞，然后在血液循环中分化为原始血管中的 EPC 和 EC

三、血管再生

与血管发生一样，血管生成通常发生在胚胎发育期，然而在受到特定刺激时它也可在成人期发生。非致病性血管生成可在成人卵巢周期、康复训练或伤口愈合过程的骨骼肌和心肌中见到。与血管发生不同，血管生成前常有血管的扩张，而后血管通过出芽和分支形成一个有功能的毛细血管床（图 9-3）。如果血管生成没有周细胞的覆盖，则该血管不稳定并会逐渐衰退。

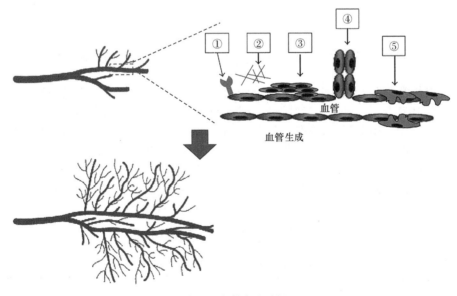

图 9-3　血管生成过程

①血管生成因子（FGF，VEGF）与 EC 受体结合；②MMP，尿激酶受体（uPAR）降解血管基底膜；③内皮细胞增殖和迁移；④管的形成、延伸和重塑（整合素）；⑤血管稳定

四、其他血管生成的模式

1. 套叠式血管生成（intussusception angiogenesis） 并不是 EC 增生而是 EC 突进血管，由周细胞、平滑肌细胞、成纤维细胞协助形成连接 EC 的桥，分隔成两个血管（图 9-4）。

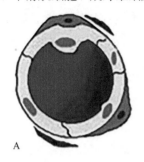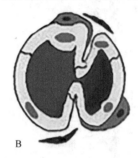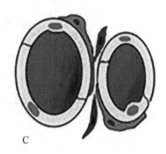

图 9-4 套叠式血管生成

2. 侧枝性小动脉形成（collateral arteriogenesis） 由 EC 招募巨噬细胞和淋巴细胞，巨噬细胞降解 ECM 通过旁分泌信号调控 EC、周细胞、平滑肌细胞的相互作用，导致小动脉的生长和稳定（图 9-5）。

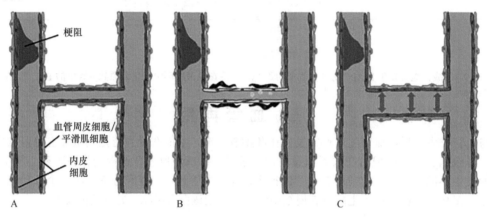

图 9-5 侧枝性小动脉形成

第二节 肿瘤血管生成过程及相关联系

血管生成与癌症生物学研究总是紧密交织。在肿瘤发生中关于血管生成的假设由福尔克曼（Folkman）在 1971 年首先提出，当时他认为实体肿瘤中活跃增殖的癌细胞会争夺肿瘤所拥有的有限的资源。肿瘤内细胞间压力的增加会抑制对肿瘤细胞生长和存活至关重要的代谢和营养物质的扩散，这种环境会导致肿瘤细胞诱导从既定血管出芽形成新生血管，在肿瘤内部形成血管系统，从而使肿瘤细胞获得它们生存和增殖所必需的氧气和营养。因此，抑制肿瘤血管生成可能是一种有价值的治疗肿瘤的方法，因而引发了对调节这一过程中蛋白质的研究，包括血管生成抑制剂和促进剂。自此，科学家们发现和了解了许多蛋白质和血管生成调节因子及其作用。

一、肿瘤血管生成的过程

肿瘤始于宿主来源的无血管细胞团，因为失控性的生长常呈不典型增生。肿瘤最初依靠宿主周围环境中现成可使用的血管，通过血管中营养成分的渗透作用得以生存发展，此时肿瘤生长缓慢，直径常小于 1～2mm。当肿瘤生长超过 2～3mm，它们需要持续的血液供应以除去废物、输送养分，如果肿瘤生长超过了局部血管供应的最大距离（大约 200μm），会引起肿瘤细胞缺氧。为了对抗这种缺氧，肿瘤细胞会尝试创建新的血管，肿瘤血管生成是一个复杂的、多步骤和多信号的过程（图9-6）。

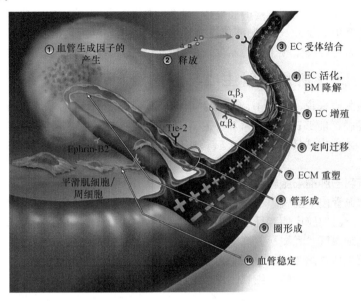

① 血管生成因子的产生
② 释放
③ EC 受体结合
④ EC 活化，BM 降解
⑤ EC 增殖
⑥ 定向迁移
⑦ ECM 重塑
⑧ 管形成
⑨ 圈形成
⑩ 血管稳定

α,β₃
α,β₅
Tie-2
Ephrin-B2
平滑肌细胞/周细胞

图 9-6　肿瘤血管生成的级联事件

在肿瘤血管生成过程中首先要去除原有血管壁上的周细胞，而后在基质金属蛋白酶（matrix metalloproteinase，MMP）作用下使血管基底膜（basement membrane，BM）和ECM降解，此时VEGF、FGF等可促进EC增殖和迁移并形成一个不稳定的微血管。随着这种血管的形成，间质细胞向这些血管聚集，随后分化成周细胞。经过分化，使周细胞和内皮细胞发生细胞-细胞接触，然后形成稳定的血管并建立血流（图9-7）。肿瘤细胞将分泌各种因子以保证在肿瘤组织中的新血管生成。

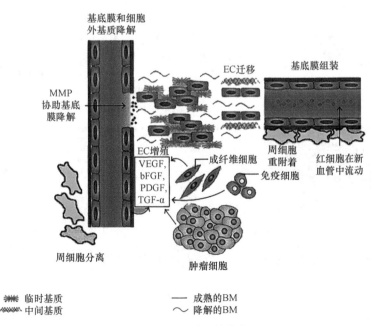

基底膜和细胞外基质降解
EC迁移
基底膜组装
MMP协助基底膜降解
EC增殖
VEGF, bFGF, PDGF, TGF-α
成纤维细胞
免疫细胞
周细胞重附着
红细胞在新血管中流动
周细胞分离
肿瘤细胞

临时基质　　成熟的BM
中间基质　　降解的BM

图 9-7　肿瘤影响血管生成
血管生成始于 BM 和 ECM，随后 EC 增殖和迁移，最终形成稳定的血管

二、血管生成与实体肿瘤的关系

无血管生成的肿瘤是"没有危险的癌症",即"无血管期",癌瘤无危险性(如直径< 1mm 或< 0.5cm³,呈圆珠笔尖大小)。一旦肿瘤伴有血管生成后,癌瘤细胞呈指数生长,表现出恶性生物学行为。癌瘤的生长与转移依赖于血管新生(供氧、营养物)。血管生成是肿瘤演进的基础。

三、肿瘤血管生成与肿瘤浸润转移的关系

对于绝大多数肿瘤来说,仅约 1/1000 的肿瘤细胞具备浸润转移能力。原发肿瘤细胞必须获得进入血管系统的途径,能够在血液循环中生存、在靶器官微血管内着床、进入靶器官和诱发靶器官内的血管生成,才能完成转移;而且,转移瘤的细胞扩散再导致新的转移瘤的形成,同样需要经过这一连锁过程。

1. 肿瘤血管有利于肿瘤细胞转移

(1)新生肿瘤血管由于基底膜不完整且存在渗漏现象,为肿瘤转移提供了阻力最小的通道。

(2)内皮细胞分泌的胶原酶和纤维蛋白溶酶原激活物加强了肿瘤血管突起部的浸润趋化行为。这些"浸润性"毛细血管"吞噬"肿瘤细胞的行为,使肿瘤细胞更容易转移而扩散。

(3)肿瘤血管生成能增加周围生长活跃的肿瘤细胞与淋巴管的密切接触;或者增加淋巴静脉管的数量,使更多的血管内微转移细胞团进入淋巴系统。

2. 新生血管生成参与肿瘤浸润转移的全程　当休眠的肿瘤细胞达到临界体积(通常直径为 1～2mm),并从肿瘤微环境(如缺氧)接收到细胞内信号时,肿瘤细胞开始分泌生长因子、细胞因子和其他信号分子。这些因素可影响基质细胞也产生上述因子,并使信号血管扩张,朝向肿瘤细胞生长。微血管在肿瘤中萌生,输送的营养、生长因子和氧气使其能够生存和增殖。最终在肿瘤中形成复杂的血管网,并有利于肿瘤细胞浸润至 BM 外和转移到其他组织,形成转移瘤(图 9-8)。

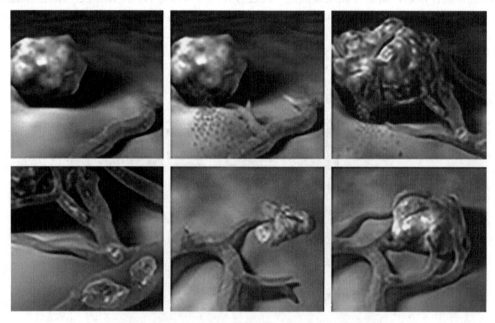

图 9-8　新生血管生成在肿瘤发展过程的不同阶段的作用

尽管癌瘤具有"异质性",但血管新生是各种肿瘤的共性(图 9-9)。

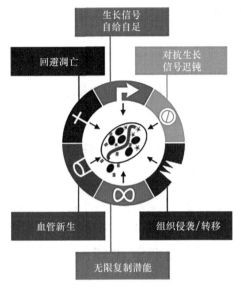

图 9-9　肿瘤中血管生成对其生长的意义

四、肿瘤血管生成模式

正常血管生成后很少延伸，但在肿瘤中多种机制可导致血管生成。已观察到肿瘤血管生成的几种模式（图 9-10），如出芽、套叠，染色体异常的 CSC 也能够分化为 EC，或 EPC 能分化成 EC，从而促进血管生成，它可以驻留在血管壁，也可以在肿瘤细胞趋化因子作用下从骨髓迁移。当肿瘤细胞替代 EC 时即发生血管生成拟态。

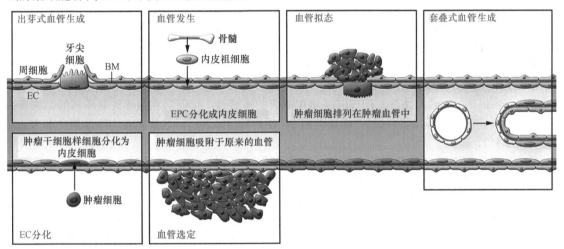

图 9-10　肿瘤血管生成模式

血管生成拟态（vasculogenic mimicry）是一种与经典的肿瘤血管生成途径完全不同的、不依赖 EC 的肿瘤血管生成。肿瘤细胞通过自身变形和基质重塑产生血管样通道，通道内无内皮细胞衬覆，通道外基底膜过碘酸希夫（PAS）染色为阳性，形成可输送血液的管道系统，并在某个环节与宿主血管相连，使肿瘤获得血供，重建肿瘤的微循环。

（1）血管生成拟态的特点

1）一层厚薄不一的 PAS 阳性物质将瘤细胞和血流分开（红细胞在 PAS 阳性物质形成的管道中流动），血管生成拟态有不同形状的 PAS 阳性图案。

2）由高度侵袭性肿瘤细胞以无 EC 衬覆的形式主动形成，并非在血流冲力下被动形成，或由 EC 增生形成。

3）血管生成拟态中基质衬覆的血管无红细胞漏出，相反毛细血管通过出芽的方式进入肿瘤组织内，可见到在瘤细胞之间漏出的红细胞。

4）很少有微血栓，推测瘤细胞或血管外基质有抗凝功能。

5）对肿瘤血管的标志物均为阴性（无 EC）。

（2）血管生成拟态的意义

1）不同肿瘤可以获得不同的血管生成机制，或同种肿瘤有多种血管生成机制。

2）肿瘤恶性程度与血管生成拟态呈负相关；具有血管生成拟态的肿瘤内常无中央坏死灶。

3）PAS 阳性物可能是机体对肿瘤的基质反应，即所谓纤维化血管化。

体外研究结果也显示不仅葡萄膜黑色素瘤的血管生成拟态微循环有侵袭性的瘤细胞构成，而且在成纤维细胞、其他基质细胞和 EC 不存在时，这些血管生成拟态也可能出现。

五、肿瘤血管生成的分子机制

已知肿瘤血管生成是肿瘤发生、发展和浸润与转移的重要条件。肿瘤血管生成过程受到各种血管生成因子和抗血管生成因子的共同调控。

1. 有关血管出芽性生长的机制

（1）由促血管生成因子（如 VEGF）启动血管出芽：管芽前沿的 EC 为芽尖细胞（tip cell），伸出丝状伪足并朝向血管生成信号迁移。VEGF 激活 VEGFR-2 以刺激芽尖细胞迁移。辅助受体 *Nrp1* 联合并增强 VEGFR-2 信号。EC 既是芽尖细胞又是增殖的芽柄细胞（stalk cell），Notch 膜蛋白受体调节 EC 的表型变化。伴有 VEGFR-2 信号活性的 EC 通过增加 δ 样蛋白 4（delta-like protein 4，DLL4，一种膜结合的 Notch 配体）的表达来争夺芽尖细胞的位置，而在相邻的 EC 上 DLL4 与 Notch 受体结合，可释放转录调节受体 Notch 细胞内区域（NICD），NICD 转录性地下调 VEGFR-2 和 Nrp-1 表达，同时增加 VEGFR-1（另一种 VEGF 受体），从而抑制了芽柄细胞对 VEGF 的反应。

芽尖细胞在出芽的前端位置并不固定，它根据 VEGFR-1/VEGFR-2 不同的比率向前方移动。芽尖细胞迁移需要 BM 降解（部分由 MMP 作用）、EC 连接的松动 [由血管内皮细胞钙黏着蛋白、紧密粘连蛋白 1（zonula occludens-1，ZO-1）及其他因素调节] 和周细胞脱离 [由血管紧张素 2（Angiopoietin-2，Ang2）调节]。VEGF 增加血管的渗透性，使已沉积为临时基质层的血浆蛋白外渗（如纤连蛋白和纤维蛋白原），而原有的 ECM 被蛋白酶改造，这些因素均导致芽尖细胞的迁移（图 9-11）。

（2）芽尖细胞导向和芽柄细胞延伸：芽尖细胞黏附到 ECM，通过整合素介导向信号分子方向迁移。虽然 Notch 信号抑制细胞增殖，但在信号交汇点上 *Nrarp* 的表达保证了 Wnt 信号使芽柄细胞增殖。这个系统通过芽尖细胞保证了血管迁移的方向，通过芽柄细胞增殖使血管芽延伸。当两个芽尖细胞相遇时，它们互相融合（吻合），该机制由巨噬细胞辅助完成。巨噬细胞在血管吻合处积聚，作为接应芽尖细胞丝状伪足互动的桥梁细胞（bridge cell），通过产生血管生成因子或释放蛋白酶降解 ECM 进一步刺激血管芽生成。一旦芽尖细胞之间的连接建立，血管内皮细胞钙黏着蛋白将进一步加强它们的连接。随后芽尖细胞沉积于 BM，并招募周细胞。MAPC 被 EC 表达的 PDGF 吸引到新血管分化为周细胞，并对 TGF-β 做出反应，抑制 EC 的迁移、增殖和血管渗漏，使新生血管稳定（图 9-12）。

（3）EC 恢复静态分布达到成熟：一旦融合相连管腔形成的新血管中有血流通过，缺氧组织即得到灌注。得到氧气和营养输送后血管生成信号减少，EC 氧传感器失活，促使静态分子增加，致 EC 恢复静态分布，在血流表面形成流线型紧密单层排列，其表面与血液接触而调节组织灌注。在血流的建立中通过应激反应转录因子 Kruppel 样因子 2（KLF2）调节，重塑血管间的连接，周细胞成熟和 BM 沉积使血管成熟（图 9-13）。

来自 EC 和周围含有 VEGF、FGF、Ang1 和 Notch 的支持细胞，以及其他一些细胞的自分泌和旁分泌，维持静态 EC 表型和保护血管免受环境应力。降低生长因子信号可导致血管收缩和 EC 凋亡。一旦血管稳定和成熟，就会在血液和周围组织之间形成屏障，控制液体和溶质的交换。血管出芽方式的生成过程如图 9-14 所示。

2. 肿瘤干细胞驱动肿瘤血管生成 肿瘤干细胞（cancer stem cell，CSC）在某些恶性肿瘤具有驱动肿瘤血管生成和（或）参与血管生成拟态，促进肿瘤生长的潜在能力。

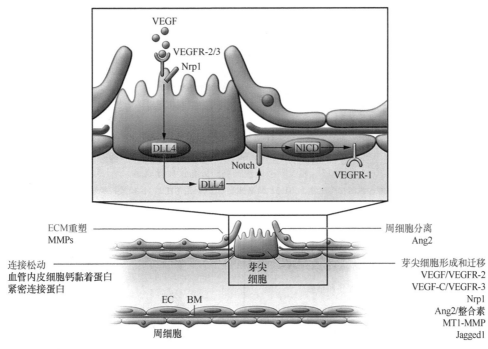

图 9-11 芽尖细胞选择性启动步骤

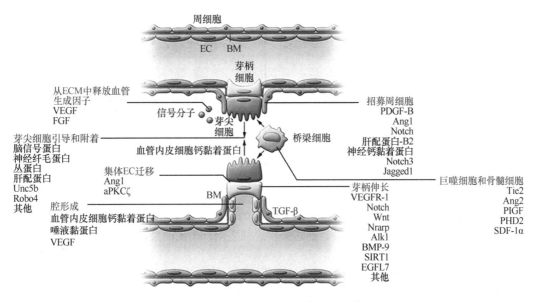

图 9-12 芽尖细胞导向和芽柄细胞延伸

EGFL7，EGF 样域蛋白 7；PHD2，脯氨酸羟化酶 2

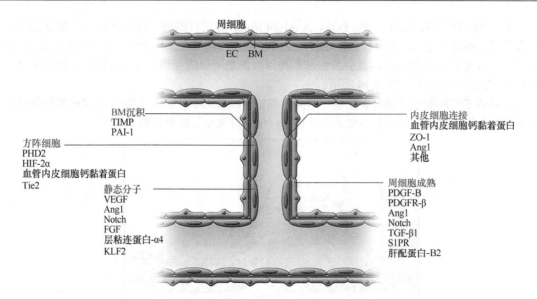

图 9-13　通过静态连接细胞的分布使血管成熟

PAI-1，纤溶酶原激活物抑制物 1；Tie2，酪氨酸蛋白激酶 -2；S1PR，1- 磷酸神经鞘氨醇受体

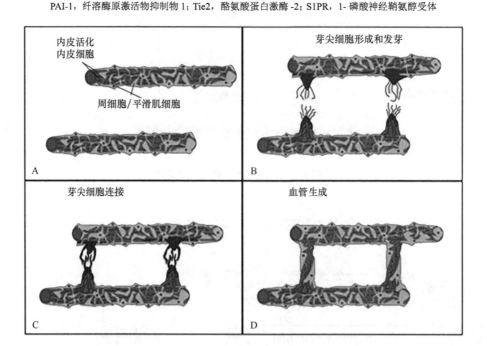

图 9-14　出芽方式的血管生成

（1）CSC 和血管生成信号通路的关系

1）BMP-9 通过 BMP-9/ALK1 途径抑制 VEGF 的表达，与 TGF-β1/ALK5 途径相反，其可以增强 VEGF 的表达和血管生成的效果。在这两种途径之间，平衡的关键作用是 BMP-4，其可以保持血管完整性。

2）Notch 通过 Notch/NICD/Hes/Hey 信号通路诱导血管发育与正常干细胞的存活。Notch 抑制剂 DAPT（G- 分泌酶抑制剂），不仅降低 CSC 的自我更新能力和 CD133$^+$ 细胞的数目，也降低了血管标志物（如 CD105、CD31、血管性血友病因子等）的表达。

（2）血管干细胞在实体瘤血管生成中的作用

1）间充质前体细胞（mesenchymal progenitor cell，MPC）：来源于骨髓或附近的组织，能分泌 VEGF，是一种有效的 EC 存活和运动因子。MPC 可分化形成周细胞，提供新生血管结构支撑。

2）造血祖细胞（hematopoietic progenitor cell，HPC）：通过表达组织重塑和 EC 存活因子，如 VEGF 和 MMP9，提供旁分泌给芽尖细胞，与 MPC 相似，在血管生成中充当"附件"细胞。

3）内皮前体细胞（EPC）：可以产生 EC 集落形成细胞（endothelial colony-forming cell，ECFC）和分化成 EC 促进血管生成。ECFC 可为周边成熟的 EC 或 HPC 的招募池提供独特的旁分泌物质。EPC 可以驻留在血管壁，也可以在肿瘤细胞趋化因子作用下迁移出骨髓。

这三种祖细胞协同作用形成肿瘤血管（图 9-15）。

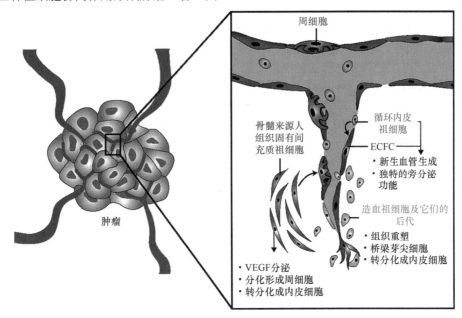

图 9-15　ECFC 和 MPC 形成管腔和周围细胞，HPC 直接引导和（或）协调血管芽形成及血管吻合

第三节　肿瘤新生血管的特点

肿瘤血管的特点主要表现为失控性生长、不成熟的管壁结构、异常的分布与密度和异质性的生物学作用。

一、血管结构

由于肿瘤组织中血管生成生长因子持续高水平释放，使肿瘤新生血管出现迅速，生长快，并呈持续性的特点，10%～20% 的肿瘤血管 EC 始终处于 DNA 合成状态。肿瘤血管扩张、囊状、曲折，以混乱的方式互连。正常血管的特点是二叉分支，但肿瘤血管可呈现三分叉或不均匀直径的分支。在肿瘤中血管分布不均，一般认为外周血管丰富时中央血管少，而中央血管丰富时外围血管则少。新生血管可从肿瘤外围围绕肿瘤生长，亦可以直接进入肿瘤中央，呈树状向外分支性生长。较大的癌块中间动、静脉分支吻合可形成血管湖，这些统称为肿瘤相关性血管病变。

造成这种异常血管结构的分子机制还不是很清楚，但失控制的 VEGF 信号可能是一个关键因素。通过干扰 VEGF 可观察到肿瘤血管的"正常化"：即直接靶向 VEGF 或 VEGF 受体、减少 VEGF 的治疗（如激素依赖性肿瘤中激素撤退），或模仿抗血管生成的一种鸡尾酒试剂（如赫赛汀治疗 HER2 过度表达的肿瘤）。瘤细胞增殖产生的实体（机械）性应力也将压迫血管。因此，分子和力学两因素的结合使肿瘤血管异常，在设计新的癌症治疗策略时应考虑这两类因素。

二、血流量与微循环

无论是正常还是异常，均是由动静脉压差和流体阻力控制着血管网中的血流。流体阻力是血管结构（简称几何电阻）和全血黏度（流变学，称为黏性阻力）作用的结果。血管结构和黏度的异常可增加肿瘤中血流阻力，导致肿瘤的整体灌注率（单位体积的血流量）低于许多正常组织，红细胞平均速率可低于正常一个数量级。此外，肿瘤血流量分布不均，随时间波动，甚至可以在某些血管逆流，常见于灌注差或根本没有灌注的区域。肿瘤中表现为不适当的血供和血流速度。

肿瘤中有细胞丰富区、边缘区、半坏死区和坏死区，各区血供不尽相同，半坏死区与坏死区血流明显减少、减慢，非坏死区血流速度可以快于正常组织。大肿瘤血流速度的均值低于小肿瘤，在大肿瘤中实际增加的效应血管管径小，血流慢，营养供给少。在肿瘤中 EC 增生指数为 2.2%，肿瘤细胞增生指数为 7.3%。小鼠瘤细胞为 22h 更新一代，EC 是 50h 更新一代。用显微分光光度计研究肿瘤血流的质与量，其中红细胞常出现完全性脱氧，瘤内 10%～40% 仅为 EC 所构成的血管，无相应的营养血流，氧利用率很低。癌细胞增生、癌内缺乏淋巴管网、瘤体间流体静脉压升高、压迫小血管，使瘤内血流量仅为正常的 1%～10%，肿瘤微循环较肿瘤生长表现出低效和相对不足，肿瘤组织特别是中心部位常因为缺血、缺氧而坏死。瘤细胞无氧酵解产生大量的 H^+，使肿瘤中存在着不同程度的低营养、低 pH、低氧的三低细胞群。肿瘤血流量的异质性是肿瘤急性和慢性缺氧的一个重要因素，也是抗放疗和其他疗法的主要原因。

三、血管壁的通透性

血液分子外渗发生扩散、对流，并在一定程度上通过血管物质交换的转胞作用。扩散被认为是肿瘤血管交换运输的主要形式。一个分子的扩散渗透性取决于它的大小、形状、电荷、可塑性及血管转运途径。内皮细胞间隙增宽、窗孔数量增加、囊泡和液泡通道，以及在肿瘤血管缺乏正常的基底膜和血管周细胞，这些超微结构改变使实体肿瘤血管通透性一般高于各种正常组织。

肿瘤血管壁通常不规则、窦状壁薄由肿瘤细胞和 EC 组成、外周常缺乏功能性周细胞，并且 BM 不完整，导致这些血管发生渗漏。实体性肿瘤中心缺氧性坏死刺激 VEGF 活化也增加了血管壁的通透性，加重了肿瘤血管渗漏。缺乏周细胞的肿瘤血管更易受到抗 VEGF 治疗的攻击。由于很少进化为成熟的小动脉或小静脉，不具有收缩功能，不受神经体液调节，致使正常血管有活性的物质对该血管不起作用（乙酰胆碱、血管紧张素Ⅱ、温度）。

尽管大部分肿瘤中血管壁通透性增加，但并非所有肿瘤的血管都渗漏。不仅在不同肿瘤中血管壁通透性不同，即使在同一肿瘤生长、退化或复发过程的不同空间和时间中也不同。局部微环境在控制血管壁通透性中起着重要的作用，如人脑胶质瘤细胞（hgl21）生长在免疫缺陷小鼠皮下时有血管渗漏，但生长在颅窗的肿瘤中却显示血脑屏障存在的特性。肿瘤 - 宿主相互作用可能控制着与血管壁通透性增加（如 VEGF）和减少（如血管生成素 1）相关细胞因子的分泌。此外，血管对刺激的反应取决于宿主器官的部位和宿主 - 肿瘤相互作用。

四、血管内皮细胞的异质性

肿瘤血管 EC 的异质性是其突出的生物学特性，主要表现在 EC 的结构、功能、抗原成分、代谢特点上。某些器官肿瘤组织中 EC 还具有这些肿瘤细胞表达的抗原性（如脑、卵巢、肺癌的血管 EC），这可能在肿瘤转移时的选择性黏附、体液因子的区域性释放中发挥作用。如在胰腺癌中，癌细胞和肿瘤增殖血管 EC 均高表达巢蛋白，后者可促进胰腺癌的肝转移（图 9-16）。在肿瘤血管周细胞的形态异常也与血管异质性有关（表 9-1）。

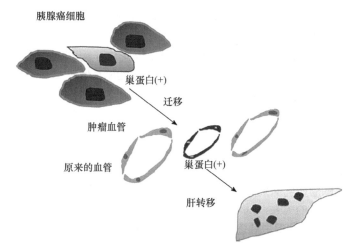

图 9-16　高表达巢蛋白的胰腺癌经高表达巢蛋白的肿瘤增殖血管转移到肝

表 9-1　肿瘤血管结构和功能异常的关系

结构异常（血管紊乱）	功能异常（循环紊乱）
1. 血管壁异常 内皮细胞不完整或缺如，基底膜中断或缺如，肿瘤细胞排列形成血管外膜细胞，有收缩性的管壁成分及药理学 / 生理学受体缺如	1. 形态学变化结果 动静脉短路开放，血液反流或中断，血流速度或方向不稳定，血管舒缩性能丧失，血管壁脆性增高，微血管被白细胞和（或）肿瘤细胞阻塞，肿瘤血管阻力增大
2. 血管构筑异常 外形不规则（窦状或囊腔样血管生成），血管壁盘绕、扭曲、拉长，动静脉短路存在（肿瘤团块血流＞起营养作用血流），血管分级不明显	2. 流变学变化结果 红细胞沉积，白细胞黏附，血小板聚集，微血小板或巨血小板形成，血液黏度增加
3. 血管密度异常 血管生成不均匀分布（混乱的血管网和无血管区域出现），毛细血管间距扩大	3. 血管壁通透性增加的结果 血液浓缩，间质内液体增多，间质流体压力增高（由于肿瘤微血管压迫所致），血细胞外渗、出血、黏性阻力增加

第四节　调控肿瘤血管生成的因素

　　肿瘤血管生成由血管生成因子和抗血管生成因子相互作用来调节，既受机体神经内分泌因素的影响，又受肿瘤细胞和肿瘤基质细胞表达的生长因子调控。许多蛋白质和血管生成调节因子已被发现，它们的作用也已被了解。

一、促肿瘤血管生成因子

　　多种生长因子参与了促进肿瘤血管生成的过程，这些因子与其受体或蛋白质与蛋白质的结合，导致下游信号转导途径激活，以促进 EC 增殖、迁移及血管生成和血管通透性增加。

　　1. VEGF 和 VEGFR　　VEGF 是一种重要的调节血管发生和血管生成的因子，一种可以促进内皮细胞和血管发生的促有丝分裂因子。在肿瘤中 VEGF 被认为是最强的促血管生成因子，与肿瘤生长、血管密度和转移有关。几种正常的细胞，包括成纤维细胞、EC 和角质形成细胞在整个生命过程中可释放少量的 VEGF。

　　（1）VEGF 的结构：目前有 6 种已知的 VEGF 单体，它们来源于由 8 个外显子组成的单一基因，其异构体包含 121、145、165、183、189 或 206 基因，其中一些亚型与细胞或细胞膜连接，而另一些则释放到细胞外。除了这些区别，它们都具有相同的生物学行为。

（2）VEGF 的作用：①血管生成的启动子；②刺激微血管 EC 增殖；③促进 EC 迁移和出芽；④抑制 EC 凋亡；⑤增加 EC 渗透性。

（3）VEGFR：VEGF 通过与两种不同的酪氨酸激酶受体作用来改变血管生成，它们分别是 VEGFR-1（Flt-1）和 VEGFR-2（Flk-1）。VEGFR-1 与 VEGF 的相互作用非常强烈，但这种相互作用在血管生成中扮演着次要角色，VEGFR-1 是 VEGF 活性的一个抑制因子，可负性调节 VEGF 的功能。VEGFR-2 与 VEGF 的相互作用可促进 EC 的有丝分裂、趋化、血管生成和增加 VEGF 的血管壁通透性。在 EC 和 EPC 上可观察到 VEGFR-2 的表达。

（4）与肿瘤的相关性研究：目前在 VEGF 引起的肿瘤血管生成与干预性研究主要集中在 4 个方面：①在 mRNA 和蛋白质水平上研究原发与转移性肿瘤中 VEGF/ 血管通透因子（VPF）的过表达（胃肠道癌、胰腺癌、乳腺癌、肾癌、膀胱癌和胶质母细胞瘤等的研究）；②肿瘤微血管 EC 上受体过表达与肿瘤发生的关系；③与肿瘤血管显著相关的血浆蛋白、纤维蛋白原渗出与血管外纤维蛋白的交联和沉积，以及促进肿瘤微环境间质成分形成的研究；④人源化的抗 VEGF 抗体的可行性与安全性研究。

研究表明，胶质瘤中 VEGF 蛋白的阳性染色主要定位于肿瘤细胞的细胞质，内皮细胞也可呈阳性表达。43 例脑星形细胞瘤组织中肿瘤细胞 VEGF 的阳性表达率为 77.0%，Ⅰ、Ⅱ级组 VEGF 阳性表达率和表达强度均显著低于Ⅲ、Ⅳ级组，VEGF 表达强度与微血管密度（MVD）呈等级正相关。肿瘤血管主要呈 3 种形态：①芽状血管；②囊状血管；③丛状血管。在恶性程度低的肿瘤（Ⅰ级和Ⅱ级）内增生的血管以芽状和囊状血管为主，丛状血管不多见；恶性程度高的肿瘤（Ⅲ级和Ⅳ级）内增生的微血管中含有较多的丛状血管。VEGF 表达情况和 MVD 及肿瘤微血管形态可能有助于判断星形细胞瘤的恶性程度。

抗 VEGF 信号通路药也进行了大量的临床测试和实验室研究，旨在抑制与癌症有关的血管生成，这些药物的目标是 VEGF（Avastin）或 VEGFR（Nexavar 和 Sutent）。虽然这些药物在动物模型上有显著的结果，但在临床试验中结果却不一致，已有临床试验显示多达 94% 的侵袭性癌症和 88% 的原位癌有较好的疗效。这些患者随访 5 年未见复发。许多以血管生成通路为目标的其他血管生成抑制剂在部分患者身上并没有产生同样的长期反应。

2. 碱性成纤维细胞生长因子（basic fibroblast growth factor，bFGF） 对维护肿瘤血管生成过程有重要作用，但不同于 VEGF 能启动肿瘤血管生成。bFGF 也能促进 VEGF 的产生，上调血管平滑肌中 VEGF mRNA 水平，增加微血管 EC 上 VEGFR 的含量。

bFGF 的作用：①刺激 EC 增殖；②促进微血管管道形成；③促进 EC 迁移；④组织损伤后血管重塑的重要启动子。

3. 内皮蛋白（endoglin，Eng） 是一种细胞表面的二聚体糖蛋白，是 TGF-β 的辅助受体。Eng（CD105）可见于增殖的 EC，是一种 EPC 的标志物。在血管生成和炎症过程中 Eng 表达显著增加。在不同肿瘤中使用抗 -Eng 治疗有希望能防止肿瘤血管生成。

CD105 在肿瘤血管生成中的作用：① CD105 拮抗 TGF-β 及其受体对血管 EC 的抑制作用，促进肿瘤血管生成；② CD105 是 EC 增殖的标志，仅在处于增殖状态的肿瘤组织的血管 EC 上高表达。血清 CD105 水平可以用来对实体肿瘤患者长期随访，预测疾病复发、转移的风险。

有作者比较了乳腺良性病变与癌中 CD105 标记的微血管密度（MVD），发现乳腺癌组明显增高。MVD 值与肿瘤淋巴结转移相关。乳腺癌中 P53 蛋白表达与 CD105 呈正相关。单因素（Log rank）检验结果显示乳腺癌 CD105 标记的 MVD、P53 表达、淋巴结转移、TNM 分期与 ER 是影响预后的因素。多因素（COX 比例风险模型）生存分析显示乳腺癌 CD105 标记的 MVD 是独立的预后因素。

4. 血管生成素受体（angiopoietin receptor） 属于酪氨酸蛋白激酶家族，与 VEGFR 功能相仿。迄今为止，已确定酪氨酸蛋白激酶 -1（Tie1）和酪氨酸蛋白激酶 -2（Tie2）的作用机制，Tie1 和 Tie2 受体主要对血管完整性发挥调节作用，Tie2 对血管生成时的血管出芽和分枝也有重要作用。

5. 血管生成素（angiopoietin，Ang）　是蛋白质生长因子（一种小多肽），是 EC 上 Tie 受体的配体。有两种重要的血管生成素在血管生成中发挥作用，它们是 Ang-1 和 Ang-2。

（1）Ang-1：是一种已经定性清楚的血管生成调节因子。①是 Tie2 受体的激动剂和配体，在体内招募周细胞至新血管，可加强新血管的稳定性，降低新血管的通透性；②有利于促进 EC 生存和出芽；③增加血管 EC 的直径。

（2）Ang-2：①是 Tie2 受体拮抗剂，可降低周细胞水平，导致血管不稳定或破裂；②早期肿瘤血管 EC 高表达 Ang-2，与血管降解有关，可作为肿瘤诱导性血管生成的早期生物标志物；③增加新形成血管的可塑性。

6. 促血管素（angiotropin）　是最初从外周单核细胞中分离出来的一种多聚核酸肽。在肿瘤血管生成中的作用有：①在伤口愈合过程中帮助激活微血管 EC；②在体内刺激肿瘤血管生成；③随机诱导毛细血管 EC 迁移。

7. 血小板衍生生长因子（platelet-derived growth factor，PDGF）　是另一种重要的信号分子，它在血管生成中可发挥几种不同的作用，尽管最初由血小板纯化而来，但它也出现在成纤维细胞、星形胶质细胞、EC 和一些其他类型的细胞中。

PDGF 在肿瘤血管生成中的主要作用有：①增加毛细血管壁的稳定性；②刺激培养的周细胞和平滑肌细胞增殖；③增加毛细血管 EC DNA 的合成；④促进体外血管出芽。

PDGF 与周细胞上 PDGF 受体相互作用增加了 Ang-1 的表达，Ang-1 的增加导致了信号级联反应，有助于周细胞和 EC 相互作用，这种相互作用对维持新形成毛细血管管壁的稳定性非常重要，是新血管生成的重要组成部分。阻断 PDGF 与其受体的结合会减少毛细血管生长的稳定性，使其无法为癌细胞提供养分。

8. 转化生长因子 -β（transforming growth factor-β，TGF-β）　是一个二聚体细胞因子家族，可调控体内许多生物学进程，包括血管生成。TGF-β 通常出现在许多不同类型的细胞和 ECM 中。在微血管内，EC 和周细胞都产生和表达 TGF-β。

目前认为，TGF-β 具有促进和抗血管生成的两种特性：①低剂量可上调血管生成因子和蛋白酶，帮助启动血管生成转化；②高剂量可抑制 EC 生长，促进骨髓再生，刺激平滑肌细胞再生；③刺激和抑制 EC 管芽的生长；④炎症细胞（如成纤维细胞和单核细胞）释放炎症介质信号，介质到达血管生成区释放促血管生成因子（如 VEGF、FGF 和 PDGF）；⑤加强血管壁完整性。肿瘤细胞表达 TGF-β 能诱导间质反应，导致反应性基质微环境的形成，促进血管生成和肿瘤生长。

9. 整合素（integrin）　作为黏附分子在细胞与细胞接触中发挥着重要作用，它们含有多种 α- 和 β- 亚单位，由已知亚单位组成的复合物已有 20 多种。整合素是许多不同细胞过程（包括血管生成）中重要的调节因子。在所有整合素中，$\alpha_v\beta_5$ 与 VEGF 相互作用，可促进血管生成。$\alpha_v\beta_3$ 是研究最广泛的一种，它在血管生成中有重要作用，在肿瘤血管生成中 $\alpha_v\beta_3$ 的作用有：①结合并激活 MMP-2，帮助降解 ECM；②帮助调节细胞的黏附、伸展和迁移；③增加伤口附近 EC 活化；④在 EC 发芽期定位于正在生长的血管末端 EC 上。

10. 血管内皮细胞钙黏着蛋白（cadherin）　钙黏着蛋白是一类钙结合跨膜蛋白，在细胞间相互作用中发挥重要作用。几项研究都强调了一种血管内皮细胞钙黏着蛋白（vascular endothelial cell cadherin，VE cadherin）在新生血管中的重要作用。血管内皮细胞钙黏着蛋白特异性定位于 EC 间黏着连接处，使血管壁 EC 连接处保持稳定。血管内皮细胞钙黏着蛋白在肿瘤血管生成中的作用有：①通过介质促进分子跨过 EC；②通过接触抑制调节 EC 生长；③通过促进 VEGF 信号防止 EC 凋亡；④有助于稳定在血管生成阶段产生的血管分支和血管芽。

11. 白细胞介素（interleukin，IL）　是一组由白细胞释放的细胞因子，调控广泛的生物学活性。少数 IL 可影响血管的生长。无论是增强或抑制血管生成的能力均基于谷氨酸 - 亮氨酸 - 精氨酸（ELR）是否存在于氨基末端。IL-8 拥有这个序列；能增强血管生成，而 IL-4 不含这个序列，是一个血管生成抑制剂。

IL-8 由巨噬细胞产生，在正常血管生成中不发挥重要作用，但却是一个肿瘤性血管生成的调控中心。已经证实，在几种肿瘤组织中有 IL-8 水平的升高。增加 IL-8 的表达与新生血管密度增加和肿瘤生长增加有关。IL-8 的一个重要特性是它能够增加 MMP-2 的水平，MMP-2 能降解 BM 和重塑 ECM，启动肿瘤血管生成的早期阶段。

12. 其他因素　许多其他因子也被证明在血管发生中发挥作用，但它们对脉管系统的影响没有上述因子广泛，也没有上述因子研究的透彻。

（1）肿瘤坏死因子 -α（tumor necrosis factor-α，TNF-α）：是由激活的巨噬细胞分泌的一种细胞因子。在肿瘤血管生成中的作用有：①在体内刺激血管生成；②在体外刺激 EC 管形成。

（2）TGF-α：是巨噬细胞分泌的另一种细胞因子。在肿瘤血管生成中的作用有：①促进 EC 增殖；②在体内刺激血管生成。

（3）MMP-9：在肿瘤血管生成中有助于裂解 ECM 来调动 EPC。最近的一项研究证实，早期乳腺癌和大肠癌患者 MMP-9 和血管内皮生长因子 -A 的水平与普通患者相比有变化。

（4）基质细胞衍生因子 -1（stromal-cell-derived factor-1，SDF-1）：在肿瘤血管生成中帮助引导 EPC 到缺血区。

二、肿瘤血管生成抑制因子

1. 血管抑素（angiostatin）　是一种 38kDa 的纤溶酶原内部片段，对肿瘤血管生成的抑制作用有：①血管抑素通过增加转移性肿瘤细胞凋亡率来减少远处转移；②抑制体外毛细血管 EC 的生长。

2. 内皮细胞抑制素（endostatin）　是 18 胶原蛋白羧基末端的 20kDa 的内部片段，是一种重要的 BM 蛋白多糖，抑制血管生成的作用有：①抑制血管内皮细胞迁移、增殖和血管生成。通过下调周期蛋白 D1 启动子的转录活性，阻断 EC 的细胞周期，抑制 EC 增殖。通过诱导 CASP9 活化，促进凋亡通路，导致抗凋亡蛋白 Bcl-2、Bcl-xL 和 Bad 减少。②阻断 VEGF 与 VEGFR-2 的相互作用。

通过研究唐氏综合征患者获得了血管抑素的重要证据。唐氏综合征患者由于有 21 号染色体三体，而有 3 个 18 号胶原蛋白，这些患者的内皮细胞抑制素水平增加了 1.6～2.0 倍，并显著降低了与新生血管有关的肿瘤（除睾丸癌和巨核细胞性白血病外）、动脉粥样硬化和糖尿病性视网膜病变的严重程度。肿瘤、动脉粥样硬化和糖尿病性视网膜病变这 3 种疾病都是血管生成依赖性疾病，内皮细胞抑制素在抑制人类不必要的病理性血管生成中发挥了重要的作用。

3. 抑瘤蛋白（tumstatin）　已知Ⅳ型胶原蛋白降解释放出 28kDa 的片段为抑瘤蛋白，这种化合物显示抗血管生成的特性。肿瘤抑素绑定在整合素 $\alpha_v\beta_3$ 上，导致 EC 在 G_1 期阻滞并被诱导凋亡。

4. 血小板因子 4（platelet factor 4，PF4）　是由活化血小板 α- 颗粒分泌的趋化因子，通常促进血液凝固。此外，PF4 还是一种血管生成抑制剂：① PF4 高亲和性地与 EC 表面肝素样糖胺聚糖结合，阻断它们的活性；② PF4 抑制 MMP-1 和 MMP-3 上调，抑制 EC 迁移；③ PF4 破坏 Rb 磷酸化，抑制 EC 的细胞周期。

5. 血小板反应蛋白 1（thrombospondin-1，TSP-1）　是第一个被发现的天然生成的血管抑制蛋白，是一种多域基质糖蛋白，即一种天然的全长蛋白质。TSP-1 与 $TGF-\beta_1$ 结合存储在血小板 α- 颗粒上，当 TSP-1 与 $TGF-\beta$ 解离时可从血小板释放。TSP-1 可抑制 EC 增殖，诱导 EC 凋亡，作用机制包括：①诱导 EC 凋亡与 TSP-1 调控几种重要的细胞凋亡因子的浓度有关。TSP-1 可上调 Bax，下调 Bcl-2，并激活 CASP3 通路，导致程序性 EC 死亡。②减缓 EC 迁移，TSP-1 可与 EC 表面接受促进迁移信号的受体结合。

6. 金属蛋白酶组织抑制物（tissue inhibitor of metalloproteinase，TIMP）　来自软骨蛋白酶家族，能抑制 MMP。MMP 在启动血管生成中发挥着不可或缺的作用，它们负责 BM 降解和 ECM 重塑。在血管生成反应中由 MMP 介导形成的 ECM 为 EC 黏附、迁移和血管生成传递养分提供了一个支架。TIMP 对 MMP 的抑制降低了 EC 血管生成的能力。高水平的 TIMP-1 显著抑制了体外 EC 在明胶中的迁移。

7. IL-4 为一种肿瘤生长抑制因子，它的作用随肿瘤细胞不同而改变。例如，在结肠肿瘤、头颈部肿瘤、胶质母细胞瘤中 IL-4 能直接抑制癌症细胞增殖；在另一些情况下，如 B 细胞淋巴瘤和黑色素瘤中，IL-4 能诱导对抗肿瘤的宿主免疫反应。还有证据表明，IL-4 可抑制血管新生，从而抑制肿瘤的生长。

在体外研究中发现，IL-4 抑制了 EC 趋向 bFGF 的迁移。在体内已证实，IL-4 能抑制由高浓度 bFGF 诱导的大鼠角膜血管新生。这些实验表明，IL-4 抑制肿瘤生长可能是由于 IL-4 抑制血管的生成过程。在其他非癌症相关动物研究也表明，IL-4 具有体内抗血管生成的能力。

8. 干扰素（interferon，IFN） 作为一种细胞因子，属于分泌性糖蛋白的大家族，它们由各种免疫细胞产生和分泌。IFN-α 和 IFN-β 都能通过抑制 bFGF 的 mRNA 和蛋白质水平来抑制血管生成。除了下调关键的血管生成信号因子外，IFN-α 也能抑制体内 EC 的迁移。

第五节　抗肿瘤血管生成的研究

随着对肿瘤发生机制研究的不断深入，肿瘤血管生成在肿瘤发展中的重要地位及抗血管生成治疗已成为治疗肿瘤的一个全新领域。这引起了对调节血管生成过程的蛋白质的研究，包括血管生成抑制剂和促进剂。血管生成抑制剂有可能成为抗肿瘤的主要药物，并为最终治愈肿瘤提供有效手段。

对癌症血管生成抑制机制的研究是一个重要的并充满希望的领域。在分子层面了解血管生成取得了重要进展，即可从整体上更好地了解血管生成和目前使用的抗血管生成药物的机制。抑制血管生成是一种重要治疗方法，可对抗癌症、降低动脉粥样硬化、预防糖尿病患者因视网膜新生血管引起的失明等。

近年来，一些新的血管抑制疗法已经被 FDA 测试和批准；包括 Avastin、Tarceva 和 Lucentis。其余几种正在进行 III 期试验，有望用于癌症治疗，包括食管癌、胰腺癌、淋巴瘤、肾细胞癌、胃癌，以及许多其他的癌症。肿瘤可以通过几种不同的适应机制来克服抗血管生成疗法，由此证明了单独抗 VEGF 治疗在临床试验中的效果有限，肿瘤治疗必须联合多靶点干预。

一、抗血管靶向治疗的优势

1. 不良反应少 除对某些生理及创伤情况下的血管生成具有一定程度的抑制作用外，可避免骨髓抑制、胃肠道及心脏损害等毒性反应。

2. 避免导致基因突变 主要通过细胞因子、受体及信号转导过程发挥作用，避免了影响遗传物质而导致基因突变的继发性癌症。

3. 不诱导肿瘤细胞的耐药性 该方法作用于具有遗传稳定性的 EC，不易发生耐药，但是许多肿瘤仍然可以克服血管生成抑制剂的作用，因而需要联合治疗的方法。

4. 作用广泛 血管生成与肿瘤的生长、浸润、转移密切相关，抗血管生成治疗具有广谱作用。

5. 协同放、化疗作用 可多次重复应用，能减轻后者的不良反应。

二、血管生成抑制剂

最近，已经开发出多种针对血管生成调节因子的新药，还有许多其他药物在进行后期临床试验。一些重要的血管生成促进剂和抑制剂，以及涉及肿瘤学的最新进展的研究结果表明，增加对这些过程机制的理解将促进更有效的针对肿瘤血管生成疗法的发展。

1. 对抗血管生成的因子 通过选择性地抑制一种或几种血管生成因子或通过阻断其受体而发挥作用。VEGF 是目前影响血管生成最重要的因素。抗 VEGF 及其信号通路药物已被应用于临床，如靶向 VEGF 的药物 Avastin，可安全、有效地用于治疗大肠癌、肺癌和年龄相关性黄斑变性（age-related macular degeneration，AMD）。靶向 VEGFR 的药物 Nexavar 和 Sutent，也已在临床应用。

缺乏周细胞的肿瘤血管对抗 VEGF 治疗更敏感。

（1）Avastin 是一种重组人单克隆抗体，能抗血管新生。2004 年 2 月，FDA 以快速通道的方式，批准该药作为转移性结直肠癌联合用于化疗的第一线药物。2004 年 10 月欧洲人类医学产品委员会（European Society of Human Medicine Products Council，CHMP）也批准该药应用于临床。临床结果表明，转移性结直肠癌病人经 Avastin 联合化疗后效果明显。该药对其他癌，如非小细胞肺癌、胰腺癌、肾细胞癌也有一定疗效。Avastin 和肿瘤抑素联合治疗能显著抑制肿瘤的生长。IFN-α 与 Avastin 联合使用可能是肾细胞癌较好的治疗方法，特别是在治疗转移性肾细胞癌中。

（2）β_2-糖蛋白 1（β_2-glycoprotein 1）有抑制人类脐静脉内皮细胞（HUVEC）增殖、迁移和管形成的作用，并呈剂量依赖性，这是由下调 VEGFR-2 实现的。

（3）番茄红素（lycopene）是在番茄中发现的一种类胡萝卜素，可能抑制 PDGF-B 的诱导信号，降低多余血管生成的水平。

（4）CD105 抗体为载体结合化疗药物、生物毒素、放射性核素等，与之形成的复合物能特异性地靶向肿瘤部位，直接杀伤肿瘤细胞。与其他抑制肿瘤血管生成的药物相比，CD105 抗体能特异性地与增殖的 EC 结合，减少了对全身其他部位的损伤，其治疗效果可靠，副作用小。

（5）使用 TGF-β 反义寡核苷酸（AP12009），可减少血管生成。作为恶性脑胶质瘤病人的一种治疗方法，对晚期病人仍能观察到积极的疗效。

（6）将抗 -Eng 单克隆抗体（TRC105）与毒性分子结合，以确保靶向的 EC 死亡，这一模式已在小鼠乳腺癌中获得成功，并且未检测到任何毒性。在晚期或转移癌病人中使用不加修饰的抗 -Eng 单克隆抗体（TRC105）有一定的临床效果。

在缺血区（如慢性伤口和心肌梗死区）诱导新生血管生成也是一个非常活跃的研究领域。通过增加 *VEGF* 基因或蛋白质来诱导缺血区血管生成的临床试验中，增加局部 VEGF 可诱发缺血组织发生较低水平的血管新生，然而作为一种单独的治疗方法，这些血管生成的数量是不够的。这个结果表明，VEGF 是血管生成的重要成分，但仅控制其浓度水平仍不足以来调节血管的生成。

2. 直接抑制 EC 直接作用于 EC 的抑制剂，以血管抑素、内皮细胞抑制素较为重要。

（1）皮下注射重组人血管抑素在 Ⅰ 期临床试验显示很少或几乎无毒性。Ⅱ 期试验联合紫杉醇和卡铂已在非小细胞肺癌患者身上完成，疗效好于单独化学疗法，但它们仍低于预期水平。采用静脉注射血管抑素基因络合阳离子脂质体的实验正在进行。

（2）动物实验中在肝细胞癌移植瘤内注射肿瘤抑素片段（pSecTag2B-Tum-1）显著抑制了癌的生长，减少了肿瘤中 CD34 阳性的血管数量。

3. 内皮细胞抑制素的研究

（1）内皮细胞抑制素治疗骨肉瘤可以提高患者的预后，抗血管生成治疗是否可以帮助预防骨肉瘤的肺转移，这是骨肉瘤患者手术后的继发问题。

（2）对于类癌和胰腺神经内分泌肿瘤，在目前的化疗中加入内皮细胞抑制素可提高疗效。使用新的重组内皮细胞抑制素（YH-16，也称为"恩度"endostar）治疗晚期非小细胞肺癌患者正在进行Ⅲ期试验。研究发现，长春瑞滨和顺铂加恩度的联合治疗能改善病情并有显著的临床意义。

（3）使用一种内皮细胞抑制素和血管抑素融合蛋白治疗肾细胞癌的动物实验结果显示，该融合蛋白可抑制肿瘤血管生成，使肿瘤生长和转移能力降低。

4. 聚乙二醇 IFN-α 聚乙二醇 IFN-α（polyethylene glycol IFN-α，PEGIFN-α）是经过修饰的有较长半衰期的血管抑制剂。转移性肾癌病人皮下注射 PEGINF-α 和重组 IL-2 在大多数情况下几乎无毒性。

三、抗肿瘤血管生成的基因治疗

基因治疗即通过载体将目的基因导入体内，通过作用于 mRNA 或表达特定的蛋白质而发挥其抗血管生成作用。抗肿瘤血管生成的基因治疗的主要作用机制为：①抑制血管生成因子基因的表达；②干扰 EC 信号的传导；③直接导入抑制血管生成基因；④表达特定的血管生成抑制因子。

注射抗血管生成药物，如 VEGF-TRAP、贝伐单抗，载体（聚乙二醇纳米颗粒），可通过肿瘤血管（渗漏血管）靶向性地进入肿瘤组织，而载体不能跨越正常组织的成熟血管壁（图 9-17）。

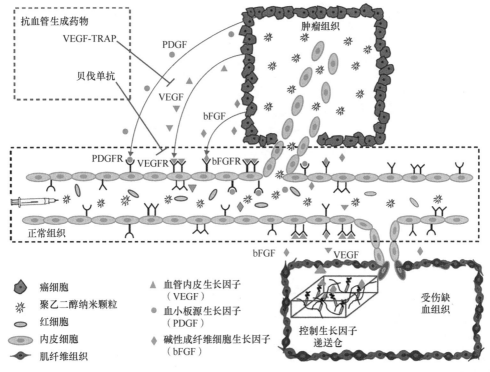

图 9-17 抗血管生成药物的作用机制

肿瘤组织中，癌细胞能分泌血管生成因子与毛细血管 EC 上各自的受体结合，导致紊乱的血管进入浸润性肿瘤中。利用渗漏血管可以使全身注射的载体（如聚乙二醇纳米颗粒）进入肿瘤组织，而载体不能跨越正常组织的成熟血管壁。增强渗透性和滞留作用是被动性的靶向肿瘤。抗血管生成药物，如 VEGF-TRAP 和贝伐单抗，阻断了生长因子对血管生成的作用

对于缺血性疾病需要治疗达到血管生成时，可通过利用合成递送支架（如装载有非共价或共价结合的生长因子、纤维蛋白水凝胶），其治疗作用是以增加局部递送促血管生成因子来实现的。

四、核酶在抗肿瘤血管生成中的应用

核酶（ribozyme，Rz）是一类具有生物催化活性的 RNA 分子，能够定点切割特定的 mRNA 靶分子，从而有效地阻断特定基因的表达，发挥其生物学作用。利用化学性质稳定的核酶特异性地剪切 VEGFR-2 mRNA，对晚期恶性肿瘤干预的初步结果显示了良好的耐受性及较小的不良反应。

五、以血管生成拟态为靶向的治疗途径

干扰或诱导基质对肿瘤细胞的反应是靶向血管生成拟态治疗的关键，通过抑制血管生成拟态产生和维持抑制的分子机制可达到治疗目的，如将一个或多个侵袭性肿瘤细胞表达相关分子基因作为治疗的靶点，也许可作为针对血管生成和血管生成拟态治疗的通用靶点。

六、抗肿瘤干细胞生态位治疗

肿瘤异质性中（包括存在 CSC）依赖于血管和具有生态位独特的微环境。CSC 驻留在血管生态位时成为"CSC 生态位"（CSC niche）。CSC 和它们的生态位之间关系可以是双向的：CSC 产

生的血管生成因子（如 VEGF）可刺激血管生成，而肿瘤血管维持 CSC 的自我更新和维护。抗血管生成治疗剂与其他化疗药物结合会破坏血管生成和中断血管对 CSC 的维持（图 9-18）。

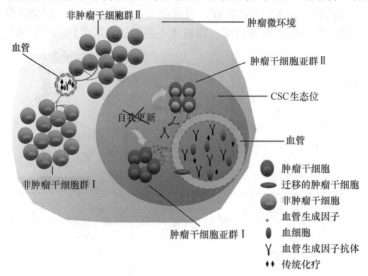

图 9-18　抗 CSC 生态位治疗模型

本章小结与展望

当我们寻求针对这些肿瘤发生过程的治疗方法时，肿瘤细胞与血管 EC 间、肿瘤与 ECM、肿瘤与非内皮细胞基质的促血管生成和淋巴管间复杂的相互作用，以及同时存在的促血管生成与淋巴管生成的多条分子通路，这些都是肿瘤微环境中同时出现的信号机制，是我们面临的最大挑战。

1. 为什么肿瘤能够抵抗抗 VEGF 治疗？

肿瘤能够抵抗抗 VEGF 治疗的理由是因为耐药性，肿瘤中增加了周细胞对肿瘤血管的支持。周细胞被认为能保护残余血管，抵御抗 VEGF 治疗。肿瘤周细胞最有可能表达高水平的 VEGF 及其他可能的促血管生成因子。此外，周细胞能减少 EC 增殖率，让新形成血管的 EC 成熟和稳定。因此通过共同抑制肿瘤血管的周细胞和血管生成因子可阻止肿瘤血管生成，解决对抗 VEGF 治疗的抵抗。

2. 为什么有些药物在动物模型上有较好的效果，但在临床试验中却结果不一？

只针对一种血管生成因子是不能阻止大部分肿瘤血管新生的。虽然这些结论最初令人沮丧，但它们还是开辟了其他的血管抑制疗法。许多临床试验使用现有的化疗药物或放射疗法联合抗血管药物，对于大多数的病人，这种两方面攻击比单用抗血管生成药物或单用化疗的效果更好。

总之，这些研究已经开始阐明单独抗 VEGF 治疗在临床试验中具有有限的效果。

血管生成具有重要生理、病理意义，随着研究的深入，将发现更多关于血管生成通路的信息，有助于理解肿瘤发生、发展的机制，确定治疗靶点，故发展和使用可以同时针对一些血管生成因子的药物，产生对血管生成更有效的抑制剂，可增加治疗成功的可能性。

很明显，在肿瘤血管生成中有很多不同的因子发挥着重要的作用。迄今为止，VEGF 被证明是最主要的因子，但许多其他因子，如 IL-8、MMP-2、类肝素酶、TGF-β 和 bFGF 也在血管生成中发挥着重要作用。由于有这么多因子参与肿瘤血管生成，为了减少肿瘤血管生成和抑制肿瘤转移，有必要同时抑制几个关键的血管生成因子。

虽然抗血管生成治疗的效果并没有最初预期的大，但这方面的发展和临床应用仍获得了很大的进步。随着时间的推移，抗肿瘤血管生成治疗的成效将继续扩大，我们会无限接近治疗癌症和血管生成相关疾病的最终目标。抗肿瘤血管生成始终是21世纪医学"革命"的课题之一。

思 考 题

1. 基本概念

（1）血管发生（vasculogenesis）。

（2）血管生成（angiogenesis）。

（3）血管生成拟态（vasculogenic mimicry）。

（4）肿瘤干细胞生态位（CSC niche）。

（5）血管内皮生长因子（vascular endothelial growth factor）。

（6）血管内皮生长因子受体（vascular endothelial growth factor receptor）。

2. 重要基因和蛋白质

VEGF、PDGF、Eng、TGF-β、TNF-α、FN、MMP-9、IL、IFN、CD34。

3. 思考问题

（1）简述肿瘤血管生成中的主要事件。

（2）为什么说血管生成是肿瘤发生所必需的。

（3）简述血管生成拟态的特点和意义。

（4）血管干细胞在实体瘤血管生成中的作用。

（5）描述肿瘤血管生成的几种模式。

（6）总结肿瘤新生血管的特点。

（7）分别列举5种促血管生成因子和抑制血管生成因子及其主要作用。

（8）阐述抗血管生成靶向治疗的优点与局限性。

（9）简述抗肿瘤血管生成的基因治疗的机制。

（孙玉凤）

第十章　细胞黏附分子

　　细胞黏附分子（cell adhesion molecule，CAM）是维持生物体正常发育、生长、形态及组织器官正常结构与生命活动的一类重要分子。大多数 CAM 为糖蛋白，少数为糖脂，由细胞产生，存在于细胞表面或细胞外基质中。多数 CAM 依赖于二价阳离子（Ca^{2+}、Mg^{2+} 等）介导细胞与细胞间、细胞与细胞外基质（extracellular matrix，ECM）间或同时介导两者间相互接触和结合的作用。CAM 主要包括整合素超家族、免疫球蛋白超家族、选择素家族、钙黏着蛋白家族及其他还未归类的黏附分子。在人类疾病和肿瘤中研究 CAM 具有重要的意义。

　　Cell adhesion molecules（CAMs）are an important class of molecules that maintain the normal development, growth, morphology, tissue, and organ normal structure and life activities of living organisms. Most CAMs are glycoproteins, and a few are glycolipids produced by cells and exist on the cell surface or in the extracellular matrix（ECM）. Most CAMs depend on divalent cations（such as Ca^{2+}, Mg^{2+}）to mediate cell-to-cell, cell-to-ECM, and both contact. CAM is important in the study of human diseases and tumors.

　　细胞 - 细胞、细胞 - 细胞外基质（extracellular matrix，ECM）的有序结合是形成正常组织器官的必要条件，这种结合依赖于他们之间的识别、交换与黏附。

第一节　概　　述

一、CAM 的基本结构和作用模式

　　细胞黏附分子（cell adhesion molecule，CAM）大多为糖蛋白，少数为糖脂，由细胞产生，存在于细胞表面或 ECM 中。多数 CAM 依赖于二价阳离子（Ca^{2+}、Mg^{2+} 等）通过配体 - 受体相互识别介导细胞与细胞间、细胞与 ECM 间或同时介导两者间相互接触和结合的作用（图 10-1）。

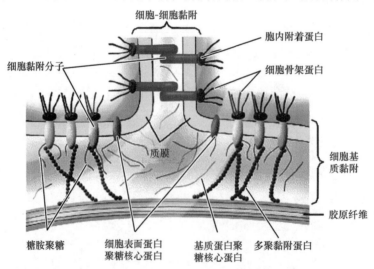

图 10-1　存在于细胞表面或 ECM 中的 CAM，介导细胞与细胞间或细胞与 ECM 间的相互黏附

　　1. CAM 的基本结构　有以下三部分：①细胞膜外区，肽链的 N 端部分，带有糖链，负责与

配体的识别；②跨膜区，多为一次跨膜；③细胞质区，肽链的 C 端部分，一般较小，与质膜下的骨架成分直接相连——迁移、变形，与细胞内的化学信号分子相连——信号转导途径。

2. CAM 的作用模式（图 10-2）

（1）亲同性黏附（homophilic adhesion）：两相邻细胞表面的同种 CAM 分子间的相互识别与结合。

（2）亲异性黏附（heterophilic adhesion）：两相邻细胞表面的不同种 CAM 分子间的相互识别与结合。

（3）中介性黏附（linker adhesion）：两相邻细胞表面的相同 CAM 分子借细胞外的连接分子相互识别与结合。

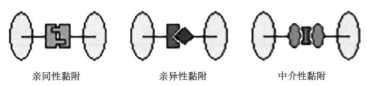

亲同性黏附　　　　　亲异性黏附　　　　　中介性黏附

图 10-2　CAM 的作用机制

二、肿瘤及其相关病变中研究 CAM 的意义

CAM 参与细胞的信号转导与活化、细胞的伸展与移动、细胞的生长与分化，以及炎症、血栓形成、肿瘤转移、创伤愈合等一系列重要生理和病理过程。

1. 在肿瘤转移过程中 CAM 表达水平、表达类型具有差异，因此，临床上将对某些 CAM 表达水平和类型的检测，作为肿瘤诊断的有效辅助手段，并且可用于对肿瘤的分化程度、分期、转移潜能、复发及预后进行估计。

2. 因某些 CAM（如整合素）在不同的组织、细胞有其特定的分布方式，而肿瘤组织在一定程度上保留了这种特定的分布方式，故可以通过检测这些特定 CAM，来确定肿瘤的组织来源及其组织分型。

3. CAM 可影响免疫细胞对肿瘤的杀伤作用，通过对某些 CAM 的研究，找出能增强细胞免疫作用的因子，并设想用合成的黏附多肽或细胞特异性 CAM 的单抗封闭肿瘤 CAM 或其配基上的识别位点，从而抑制肿瘤的浸润转移。

4. 抗血凝及抗血栓，通过阻止肿瘤细胞与血小板的相互作用及瘤血栓的形成，抑制非特异性的肿瘤转移。

5. 用肿瘤细胞特异性 CAM 的抗体与核素、化疗药物等结合进行肿瘤靶向治疗。

CAM 不仅介导肿瘤与 ECM 的黏附，还参与癌细胞之间、癌细胞与血管内皮细胞、淋巴细胞、实质脏器细胞及其他细胞之间的相互作用。肿瘤细胞浸润转移过程中需要双向黏附：一方面肿瘤细胞必须先从其原来黏附的原发灶脱离才能浸润；另一方面，肿瘤细胞又需借黏附才能移动。肿瘤细胞从连续的黏附接触和黏附解除中获得移动的迁移能力，故肿瘤浸润和转移的过程首先是黏附和去黏附的过程。

三、CAM 家族

目前按 CAM 的结构特点，可将其分为：整合素超家族（integrin superfamily）、免疫球蛋白超家族（immunoglobulin superfamily，Ig-SF）、选择素家族（selectin family）、钙离子依赖的 CAM 家族（Ca^{2+}-dependent cell adhesion molecule family）或称钙黏着蛋白（cadherin），以及其他未归类的 CAM。

第二节　整合素超家族

整合素（integrin）是一个跨膜蛋白大家族，作为一类细胞表面糖蛋白，由 α、β 两条链通过非共价键连接组成异二聚体（heterodimer）。α、β 链均为 I 类穿膜蛋白，是介导细胞与 ECM 黏附作用的主要因子，参与细胞信号转导及细胞骨架改变，在细胞生长、分化、形成连接和维持极性等方面起重要作用。

一、整合素家族的分子结构

整合素中 α 链的分子质量为 150 ～210kDa，β 链的分子质量为 90～110kDa，个别 β 链（如 β_4）分子质量为 220kDa。两个亚基都有较长的细胞外片段、跨膜片段和较短的细胞内片段。各种 β 亚基中氨基酸序列具有 40%～48% 的同源性，β 亚基多肽链的羧基末端位于细胞质内。各种 α 亚基多肽链的氨基酸顺序更多地表现为相异性，它们的细胞外片段含有 Ca^{2+} 结合区。整合素细胞内片段通过辅肌动蛋白和尾蛋白与细胞骨架连接（图 10-3）。

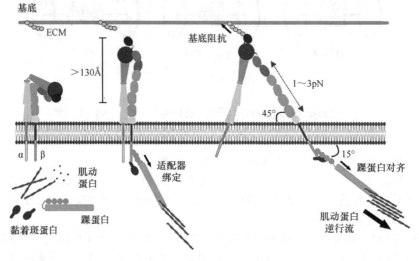

图 10-3　整合素的分子结构

整合素的配体是 I 型、IV 型胶原及纤连蛋白（fibronectin，FN）、层粘连蛋白（laminin，LN）、玻连蛋白（vitronectin）、内毒素（endotoxin）、细胞间黏附分子 -1（intercellular cell adhesion molecule-1，ICAM-1）、血管细胞黏附因子（vascular cell adhesion molecule-1，VCAM-1）。整合素在相邻细胞上或 ECM 中与相应配体结合发挥作用。在整合素配体中多含有 RGD（精氨酸 - 甘氨酸 - 天冬氨酸）序列，这一序列是整合素的结合位点。含有 RGD 序列的多肽具有抑制细胞 - 细胞外蛋白质（如 FN、LN）黏附的作用，并具有抑制肿瘤细胞转移的作用（图 10-4）。

二、整合素家族的分类

目前已知至少有 18 种不同的 α 亚单位和 11 种 β 亚单位，多数 α 亚单位只能与一种 β 亚单位结合构成异二聚体，但也有 α 亚单位可与几种不同的 β 亚单位组合，而大部分 β 单位可以结合数种不同的 α 亚单位。至少有 24 种异二聚体的整合素形式。α/β 支链配对的形式决定了整合素主要与哪一个配体结合，同时受到整合素杂二聚体整体结构的限制。各整合素支链及配对形式见图 10-5。他们表达于多种不同类型的细胞，或多种整合素表达于同一类型的细胞，但不同类型的细胞表达的整合素分子具有明显的组织细胞特异性（如 α6β4 特异性表达在上皮细胞），而且每一种细胞表达的整合素可随分化和生长状态而变化。

三、整合素家族的主要功能

根据整合素作用方式可分为 3 类。

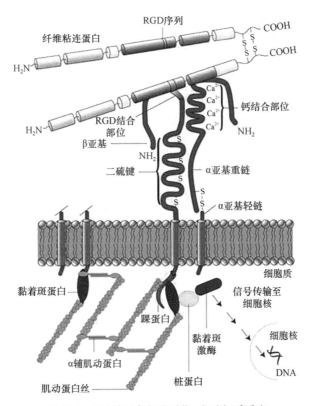

图 10-4 整合素引起细胞活化 - 细胞间质反应

纽带蛋白（vinculin）：黏着斑蛋白和联结蛋白，连接肌动蛋白（辅肌动蛋白）与质膜；踝蛋白（talin）：细胞膜下的一种细胞骨架蛋白；聚焦黏着斑激酶（focal adhesion kinase，FAK）：引起细胞膜磷脂酰肌醇代谢，将细胞外信号转导到细胞质核糖体，合成基因转录所需的蛋白质

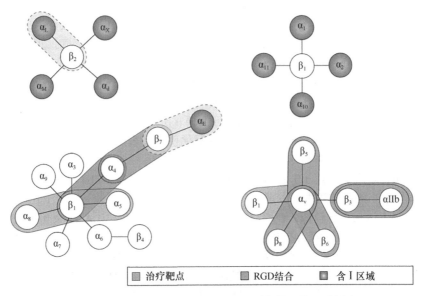

图 10-5 各整合素支链及配对形式图（请扫描二维码看彩图）

1. 介导细胞与 ECM 的黏附反应 主要是 β_1 亚单位的整合素（包括 α_4/β_1、α_5/β_1、α_v/β_1），均可与 FN 相结合；α_v/β_3、α_v/β_5 可与 LN 相结合，α_v/β_3 还可与纤维蛋白原结合。

2. 介导细胞 - 细胞间的黏附反应 主要是含 β_2 亚单位的整合素，存在于各种白细胞表面，包括：

α_1/β_2（LFA-1）的配体是 ICAM-1；α_M/β_2（MAC-1）的配体是 ICAM-1、C3bi、ENdotoxiN；α_4/β_1 的配体是 VCAM-1。β_3 亚单位的整合素主要存在于血小板表面，介导血小板的黏附，并参与血栓形成。

3. 既介导细胞 - 细胞，又介导细胞 -ECM 的黏附反应　主要是 VLA-4 α_4/β_2 及 α_M/β_2。除 β_4 可与肌动蛋白及其相关蛋白质结合外，$\alpha_6\beta_4$ 整合素可以 LN 为配体，参与形成半桥粒，形成 ECM-整合素 - 细胞骨架跨膜复合体，既可诱导细胞骨架重排，加固细胞间的机械联系，又像座桥梁双向转导细胞内、外的信号，广泛影响细胞的生存、生长、增殖、分化、侵袭和转移等生物学行为。整合素细胞外片段可与 ECM 或邻近细胞黏附，细胞内片段则间接与细胞骨架连接，参与机体许多的生理过程，如免疫细胞间的黏附作用，调节机体发生、发育，以及伤口修复、血栓形成等。

四、整合素与肿瘤的关系

整合素在肿瘤病理学上的研究，主要集中在两个方面，即整合素在肿瘤中的分布和表达与整合素对癌症发展的影响。许多恶性肿瘤的生长和转移均与整合素表达异常或分子结构改变相关。由于整合素的多样性和复杂性，目前还不能总结出肿瘤转移过程中整合素改变的普遍规律，在一些肿瘤中其表达减少，肿瘤转移增强，而在另一些肿瘤中则相反，且同一整合素在不同的肿瘤发展阶段可呈现不同的表达，不同的肿瘤甚至同一种肿瘤可表达不同类型或不同水平的整合素。

松浦（Matsuura）等认为在肿瘤转移发生中整合素的作用可能具有两重性：整合素分子表达的减少使肿瘤细胞与基质间的黏附作用减弱，有利于肿瘤的浸润和转移；某些整合素分子（如层粘连蛋白受体）表达的增加，可使肿瘤细胞得以与血管或淋巴管基底膜黏附，继而基底膜被肿瘤细胞分泌的或诱导宿主细胞产生的蛋白酶降解，肿瘤细胞通过管壁进入血管或淋巴管内。肿瘤细胞侵入血管或淋巴管后，首先栓塞于局部，同时，整合素分子表达的增加，有利于肿瘤细胞黏附于血管内皮，然后通过前述机制，穿过管壁进入外周组织，并形成转移灶。

王（Wang）等研究发现，膨胀性生长的胃癌中 α_6 呈连续或断续状线性表达，而在浸润性生长的胃癌中 α_6 表达减弱或消失。苏（Su）等用免疫组化检测 FAK 和 $\alpha_2\beta_1$ 整合素亚基表达与肿瘤类型、分级及淋巴结转移的关系，发现 FAK 在癌组织中比非癌组织中表达高，在胃癌、直肠癌中其与恶性程度、淋巴结转移、浸润深度呈正相关。林德马克（Lindmark）等研究了 33 例直肠癌，发现 α_2、α_3 在正常上皮细胞和肿瘤细胞上都表达，但其表达模式不同，正常上皮细胞中 α_2、α_3 靠近基底侧表达，而在肿瘤组织中 α_2、α_3 呈弥漫性表达或表达于基底侧但表达断续，失去连续性，与肿瘤分化、杜克斯（Dukes）分期及生存时间存在相关性。祖特（Zutter）等发现，$\alpha_2\beta_1$ 在正常乳腺上皮表达正常，而在乳腺癌中表达降低，且与肿瘤分化有关。低分化肿瘤细胞中重新表达 $\alpha_2\beta_1$，表明肿瘤细胞有逆转倾向，$\alpha_2\beta_1$ 表达可上调 $\alpha_6\beta_4$。山中（Yamanaka）等发现，EGF 能与 $\alpha_2\beta_1$ 协同作用，上调 $\alpha_2\beta_1$ 表达，通过降低 FAK 磷酸化使 $\alpha_2\beta_1$ 表达增加；EGF 诱导的细胞迁移作用能被 $\alpha_2\beta_1$ 抗体抑制。宫颈癌中 α_6 表达增高，$\alpha_6\beta_4$、$\alpha_2\beta_1$、$\alpha_3\beta_1$ 在侵袭性宫颈癌中呈弥漫性分布，在良性组织中分布在基底侧，且 $\alpha_6\beta_4$ 的分布浓度与宫颈上皮内瘤变（CIN）的分级呈负相关。Wang 等在研究原发性非小细胞肺癌中，发现 α_2、α_1 在肺鳞癌及腺癌中高表达，且 $\alpha_6\beta_4$、$\alpha_6\beta_1$ 表达增高，而在正常组织则表达水平比较低。汉甘（Hangan）等研究整合素 VLA-2（$\alpha_2\beta_1$）在人肝内横纹肌肉瘤上的作用，结果显示有 VLA-2 整合素的高表达，其肿瘤转移力增强。川口（Kawaguchi）等研究整合素 VLA-4（$\alpha_4\beta_1$）在肿瘤转移中的作用，发现 VLA-4 分子在肿瘤细胞同血管内皮细胞 VCAM-1 分子开始黏附时，过度表达 α_4 的细胞对 VCAM-1 的结合力增强，侵袭性亦增强。德默尔（Demeure）的研究发现，β_1 表达还与甲状腺癌侵袭基底膜并激活蛋白酶能力有关。

有关黑色素瘤的研究资料较多。原发性恶性黑色素瘤高表达 $\alpha_v\beta_3$，与预后有关，特别与血行转移有关，$\alpha_v\beta_3$ 也能激活 MMP-22，MT12MMP 可促进细胞外基质降解和肿瘤的侵袭，抑制 $\alpha_v\beta_3$，能减少血行转移，延长生存时间。有研究认为 β_3 只在恶性黑色素瘤细胞中表达，而 $\alpha_v\beta_1$ 的高表达与肿瘤转移呈正相关。以 α_v cDNA 转染低表达 $\alpha_v\beta_3$ 的黑色素瘤细胞可提高其转移力。以 $\alpha_v\beta_3$ 抗体、玻璃粘连蛋白抗体处理高转移黑色素瘤细胞，可降低其黏着性及转移力。

特南鲍姆（Tennenbaum）发现，在鳞状细胞乳头状瘤发生癌变向内部浸润时，整合素 $\alpha_5\beta_4$ 的表达异常，是早期侵袭生长的标志，在咽部乳头状瘤也有 $\alpha_5\beta_4$、$\alpha_2\beta_1$、$\alpha_3\beta_1$ 三种整合素的表达。有研究证实，$\alpha_5\beta_4$ 整合素分子与鳞状细胞癌的复发密切相关，其表达较强者易发生早期复发，而表达较弱者则预后较好。

第三节　免疫球蛋白超家族

免疫球蛋白超家族（immunoglobulin superfamily，Ig-SF）是一类细胞表面不依赖于钙离子的且与 Ig 结构相似的跨膜蛋白质，这类蛋白质的典型特征是具有一个或者多个细胞外 Ig 样结构域（图 10-6）。

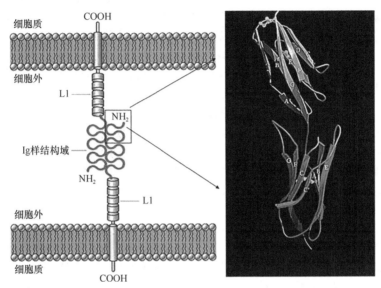

图 10-6　Ig-SF 的结构模型

一、Ig-SF 的分子结构

Ig-SF 包括分子结构中均含有 Ig 样结构域的所有分子，一般这些分子结构与 Ig 有很高的同源性，由 1 个或多个 Ig 同源单位组成，即与 Ig 的氨基酸序列中第 70~110 位氨基酸残基同源，中间由二硫键相连，二硫键的数目由肽链的长短决定。不同 Ig-SF 分子有着相同的 Ig 重复区，但 Ig 重复区数目各有不同。如细胞间黏附分子（intercellular adhesion molecule-1，ICAM-1）由 532 个氨基酸残基组成，含 5 个 Ig 样区域；血管细胞黏附分子 -1（vascular cell adhesion molecule-1，VCAM-1）含 647 个氨基酸残基，含 6 个或 7 个 Ig 样区域，而血小板内皮细胞黏附分子（platelet endothelial cell adhesion molecule-1，PECAM-1）则有 6 个。

二、Ig-SF 的分类

Ig-SF 是细胞表面分子数最丰富的家族，34% 的跨膜蛋白和膜相关蛋白属于 Ig-SF，目前已发现 Ig-SF 包括 70 多种分子，其主要成员有：淋巴细胞功能相关抗原 2/3（lymphocyte function-associated antigen，LFA-2/3）、CD28、细胞毒性 T 细胞相关抗原 4（cytotoxic T lymphocyte associated antigen 4，CTLA-4）、B7-1、B7-2，以及 ICAM-1/2/3 和 VCAM-1、神经细胞黏附分子（neural cell adhesion molecule，NCAM）、PECAM-1、癌胚抗原（carcinoembryonic antigen，CEA）、结肠癌缺失分子（deleted in colorectal carcinoma molecule，DCC）等。

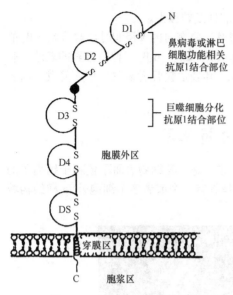

图 10-7 ICAM-1 分子的结构

1. ICAM-1（80~110kDa） 是最早发现的参与细胞黏附的 Ig-SF 之一，以后又相继发现了 ICAM-2 和 ICAM-3，它们的 Ig 结构域氨基酸序列具有同源性，且都可以结合 LFA-1 分子。ICAM-1 分子为单链跨膜糖蛋白，核心多肽为 55kDa，由于不同种类细胞上 ICAM-1 分子所含寡糖分子数有所差别，ICAM-1 分子质量可在 80~114kDa 范围内，平均值约为 90kDa。ICAM-1 分子的细胞膜外部分具有 5 个 Ig 样结构域，第 2 和第 3 结构域之间有一段连接序列，富含脯氨酸，类似 Ig 的铰链区，可发生扭曲。以此连接区为界，氨基端的 D1 和 D2 结构域可结合 LFA-1 分子和鼻病毒，而羧基端侧的 D3 结构域可以结合 MAC-1 分子（图 10-7）。ICAM-2 和 ICAM-3 分子的细胞膜外部分分别有 2 个和 5 个 Ig 结构域，ICAM-2 分子的 2 个结构域与 ICAM-1 N 端 2 个结构域有 34% 同源性，ICAM-1D1 结构域中结合 LFA-1 分子具有关键作用。

不同的 ICAM 分子在体内的分布范围有较大差异，ICAM-1 分子分布广泛，在淋巴结和扁桃体血管内皮细胞、胸腺树突状细胞、扁桃体和肾小球上皮细胞、白细胞、巨噬细胞和成纤维细胞中均有表达。在大多数组织，ICAM-1 的表达是低水平的，而在肺组织则高出近 30 倍，白介素 -1（IL-1）、肿瘤坏死因子 -α（TNF-α）、干扰素（IFN）和植物血凝素（phytohemagglutinin，PHA）可促进 ICAM-1 分子的表达。ICAM-2 及 ICAM-3 分布较局限，主要表达在血管内皮细胞；ICAM-3 只表达在血细胞。

当使用 IL-21、TNF-2α 和 IFN-2γ 诱导时，ICAM-1 的表达会增加。来源于革兰氏阴性菌和革兰氏阳性菌的产物 LPS 和细胞壁脂肪酸（LTA）对 ICAM-1 在人血管内皮细胞上的表达起重要的作用。氧化剂也能增加 ICAM-1 的表达。炎性细胞因子和细菌产物能诱导 ICAM-1 的表达，但是对 ICAM-2 基本无影响。ICAM-1 对于单核细胞、淋巴细胞、中性粒细胞黏附于内皮细胞是十分重要的；ICAM-2 在淋巴细胞聚集中发挥作用；ICAM-3 具有调节 LFA/ICAM-1 途径的细胞间黏附的作用。

2. VCAM-1 又称诱导性细胞黏附分子（inducible cell adhesion molecule，INCAM），意指该类 CAM 在 IL-1、TNF-α 等细胞因子活化的血管内皮细胞上表达。VCAM-1 分子质量为 100~110kDa，最近命名为 CD106 的蛋白质是 VCAM-1 的配体，分布在白细胞表面的 VLA-4 分子。VCAM-1 能在内皮细胞、巨噬细胞、成纤维细胞等表达，主要介导淋巴细胞、单核细胞、嗜酸性细胞和内皮细胞的黏附。虽然内皮细胞的 VCAM-21 能够在皮肤和胸膜表达，但在 IL-4 介导的嗜酸性细胞聚集过程中，仅局限于在皮肤起作用。

3. PECAM-1 具有 6 个细胞外 Ig 样结构域，可支持白细胞对内皮细胞的黏附。PECAM-1 在血管内皮细胞、血小板及白细胞中高度表达。在内皮细胞中 PECAM-1 参与连接和黏附特性的调控，在生理条件下 PECAM-1 支持内皮细胞的屏障功能。当发生动脉粥样硬化时，PECAM-1 的功能通常受损，这导致中性粒细胞和其他白细胞与内皮细胞的黏附增加、血管完整性降低。

4. CEA 是一种高度糖基化的细胞表面糖蛋白，分子质量为 180kDa，参与细胞黏附并在人类胎儿发育过程中表达。它由正常的胎儿肠道组织和上皮肿瘤产生，其血清水平在炎性肠病等非恶性疾病中升高。近年来对 CEA 基因及其蛋白质结构分析表明，CEA 是 Ig-SF 的成员之一，是一种重要的细胞黏附分子，可能有细胞识别和相互作用的功能，作为黏附分子，CEA 可增强肿瘤细胞与正常细胞间的结合。

三、Ig-SF 的主要功能

Ig-SF 中的 CAM 主要介导非 Ca^{2+} 依赖性同种和异种细胞之间的黏附反应。Ig-SF 大部分成员参与细胞间识别［包括那些免疫功能的分子，如主要组织相溶性抗原（MHA）、CD4、CD8 和 T 细胞受体］，参与神经细胞发育（NCAM、L1）、白细胞交流（ICAM-1、VCAM-1、PECAM-1）和信息传递（集落刺激因子 1 受体，CSF-1R）。

四、Ig-SF 与肿瘤的关系

1. Ig-SF 杀伤肿瘤细胞的作用　ICAM-1 首先作为 LFA-1 的配体，在一些类型的鳞状细胞癌和黑色素瘤中表达，已被认为是皮肤癌发展的标志。研究发现，肿瘤组织内有淋巴细胞浸润时，肿瘤细胞多数表达 ICAM-1，而肿瘤患者血清中可溶性 ICAM-1 水平也高于正常人。因此推测，可溶性 ICAM-1 分子可能抑制 NK 细胞对肿瘤细胞的杀伤作用，而肿瘤细胞表达的 ICAM-1 分子可能与 TIL 的杀伤作用有关。其他细胞因子，如 IFN-γ、IFN-α、IL-4、TFN-α 可促进某些肿瘤细胞 ICAM-1 分子的表达，增加其对杀伤细胞作用的敏感性。

2. Ig-SF 与肿瘤发生、进展的关系　VCAM-1 是 VLA-4 的配体，它在骨髓基质细胞中持续表达，因此猜测它可能对骨髓中白细胞的滞留和骨髓淋巴瘤转移起一定的作用。已发现在肿瘤患者的血液循环中 VCAM-1 的数量增加。VCAM-1 在黑色素瘤转移实验模型和肺癌转移患者的血管壁上表达缺失。

CEA 是富含多糖的蛋白质复合物，胎儿早期的消化管及某些组织均含有合成 CEA 的能力，但孕 6 个月以后其含量逐渐减少，出生后含量极低。CEA 含量无性别差异，但随年龄增高稍有上升，吸烟者有轻度增高。在结肠癌、胃癌、肺癌、胆管癌中 CEA 明显升高，CEA 也存在于肝癌、胰腺癌、肾癌、乳腺癌、食管癌、卵巢癌等肿瘤组织中。CEA 是目前研究得较多的肿瘤标志物之一，临床上常用于肠道、乳腺及肺部恶性肿瘤的辅助诊断及预后判断。细胞分泌的 CEA 进入局部体液及血液中，在上述癌症的血清及胸腔积液、腹水、消化液内可出现 CEA 异常增高，肺癌胸腔积液中的 CEA 高于血清。原发性结直肠癌在早期未转移时，CEA 阳性率在 45%～80%，血清 CEA 升高往往预示肿瘤的复发和转移，因此它对肿瘤的诊断及预后判断具有重要意义。

DCC 蛋白产物与 NCAM 同源，与细胞黏附有关，在大多数结肠癌、食管癌、胃癌中表达缺失。增生和分化细胞的 DCC 蛋白表达增加。

3. Ig-SF 对肿瘤血管生成的影响　Patey 研究发现，ICAM-3 在恶性淋巴瘤等恶性肿瘤血管内皮细胞中呈高度阳性表达，在良性肿瘤的血管内皮细胞中呈低度阳性表达，在正常组织的内皮细胞缺乏表达，结果提示 ICAM-3 与肿瘤的血管生成及肿瘤的进展与转移有关。Penfold 等在对口腔鳞状细胞癌进行病理检查时，采用 JC70 抗体对 PE-CAM-1 作标志发现，随着肿瘤新生血管的增加及淋巴结转移，PE-CAM-1 的量明显增加。因此研究开发某些 CAM 抑制剂可用于阻止肿瘤血管生成。

第四节　选择素家族

选择素家族（selectin family）最初被称为外源凝集素 CAM 家族（lectin cell adhesion molecule family，Lec-CAM family）。选择素家族分子是一类以糖基为其识别配体的 CAM，属 Ⅰ 型跨膜糖蛋白。

一、选择素家族的分子结构

选择素家族成员的组成均由三部分构成。

1. 细胞质区　选择素家族分子的细胞质区与细胞内骨架相连，去除细胞质部分的选择素分子虽仍可结合相应配体，但失去了其介导细胞间黏附的作用。

2. 跨膜区　各种选择素家族分子的跨膜区和细胞质区没有同源性。

3. 细胞膜外区　该部分有较高的同源性，结构类似，均由 3 种结构域构成（图 10-8）。

（1）钙离子依赖的 C 型外源凝集素结构域（calcium dependent C type lectin domain）：是选择素外侧氨基端（约 120 个氨基酸残基），可以结合碳水化合物的基团，是选择素家族分子的配体结合部位。

（2）表皮生长因子样结构域（epidermal growth factor-like domain）：紧邻外源凝集素结构域，约含 35 个氨基酸残基，该结构域虽不直接参加配体的结合，但对维持选择素家族分子的构型是必需的。

（3）补体调节蛋白（complement regulatory protein）样功能区：是近细胞膜部分，有 2～9 个补体调节蛋白样功能区，每个功能区由 62～67 个氨基酸的同源性重复序列组成，补体调节蛋白样功能区的重复序列又称为补体结合蛋白（complement binding protein）重复序列，它们与补体、受体（如 CR1、CR2 等）和 C4 结合蛋白（C4bp）等结构同源。

虽然这些蛋白样功能区在其他蛋白质上也能发现，但只有在选择素上的这些蛋白样功能区能产生对合作用，这对于受体功能是十分重要的。

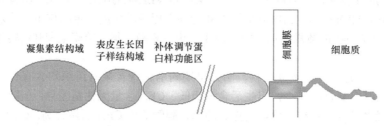

图 10-8　选择素分子的结构

二、选择素家族的分类

目前已发现的选择素家族有 3 个成员：L 选择素、P 选择素和 E 选择素，L、P 和 E 分别表示白细胞、血小板和内皮细胞，是最初发现相应选择素家族分子的 3 种细胞，故得名（图 10-9）。

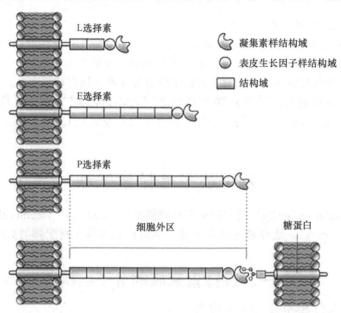

图 10-9　选择素结构模型

1. E 选择素 只在内皮细胞上表达，一般是在内皮细胞受到 IL-1、TNF-α 或细菌脂多糖等炎症刺激后才表达。当内皮细胞受到内毒素及炎性细胞因子作用后，1h 内表达即开始增加，4～6h 达到高峰，24h 后下降，因此它在炎症部位的血管内皮细胞与中性粒细胞黏附中发挥着重要作用。在体内炎症部位，E 选择素呈现慢性表达现象，很多能上调 ICAM-1 表达的刺激可同时上调 E 选择素的表达。此外，在肿瘤的转移中介导肿瘤细胞与内皮细胞黏附的转化性生长因子 β（TGF-β）能抑制 E 选择素的诱导和转录。在培养人脐静脉内皮细胞（human umbilical vein endothelial cell，HUVEC）时，用 TNF-α 刺激细胞，3～6h E 选择素表达即达高峰期，随后，即使有细胞因子刺激，其表达亦会在 10～12h 回到基础水平。

2. P 选择素 P 选择素在内皮细胞和血小板上表达，且预先存储于血小板和内皮细胞的 α 颗粒及内皮细胞的怀布尔 - 帕拉德（Weibel-Palade）小体内，所以其表达速度较快，在内皮细胞受到组胺、凝血酶、补体碎片和细胞因子激活后，P 选择素能快速移向细胞表面，10min 内即可达到表达高峰，而在 20min 后回到基线水平。同时，经对 P 选择素 mRNA 表达的分析，其基因转录能被 LPS、TNF-α、IL-1 等诱导，导致其 2～4h 后再度表达，表明 P 选择素能对炎症做出早、晚两期反应。P 选择素有同二聚体和异二聚体等形式，不同的表达形式在结构和功能上略有差异。

3. L 选择素 L 选择素在淋巴细胞、单核细胞、大部分 T 细胞及 B 细胞和 NK 细胞上表达，但不在内皮细胞上表达，L 选择素在早期炎症反应中起重要作用。新近的研究表明，L 选择素与 HIV 感染具有关联。

三、选择素分子识别的配体

选择素中的凝集素样结构决定了其配体是糖类。与选择素结合的寡糖基团可存在于多种糖蛋白或糖脂分子上，并分布于多种细胞表面，因此选择素分子的配体在体内的分布较为广泛，在白细胞、血管内皮细胞、某些肿瘤细胞表面及血清中某些糖蛋白分子上都存在有选择素分子识别的碳水化合物基因。与选择素具有亲和力的结构有 3 类：①一些寡糖基团，唾液酸化的路易斯寡糖或类似结构的分子；②磷酸化的单糖和多糖；③硫酸化的多糖和糖脂。选择素的配体原型唾液酸化路易斯 X（sialyl-Lewis X，sLeX），是一个含岩藻糖和唾液酸残基的四糖。选择素的黏附依赖于唾液酸，而且 3 种选择素均需要岩藻糖。文献报道 3 种选择素都能和 P 选择素糖蛋白配体 1（PSGL1）结合。

四、选择素的功能

选择素是白细胞 CAM，其作用依赖于 Ca^{2+}，介导白细胞进入炎症损害区及与内皮细胞的黏附，对于募集白细胞到达炎症部位具有重要作用。

1. E 选择素及 P 选择素所识别与结合的糖配体为唾液酸化及岩藻糖化的 N- 乙酰氨基乳糖结构（sLeX 及 sLeA），sLeA 结构存在于髓系白细胞表面（其中包括 L 选择素）分子中，多种肿瘤细胞表面也存在 sLeX 及 sLeA 结构。

2. P 选择素首先出现于炎症时活化的内皮细胞表面，随后出现 E 选择素。它们对于募集白细胞到达炎症部位具有重要作用。

3. L 选择素参与炎症部位血管内的白细胞附壁、游出的过程。白细胞表面 L 选择素分子上的 sLeA 与活化的内皮细胞表面的 P 选择素及 E 选择素之间的识别与结合，可使血液中快速流动的白细胞在炎症部位的脉管内皮上减速滚动（即通过黏附、分离、再黏附，如此循环往复），最后穿过血管通过趋化作用进入炎症部位（图 10-10）。

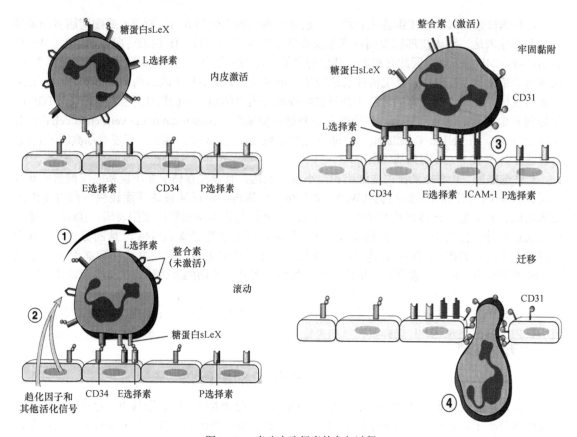

图 10-10　炎症中选择素的参与过程

五、选择素家族与肿瘤的关系

选择素参与肿瘤细胞 - 内皮细胞之间的黏附作用，可作为血清肿瘤标志物用于判断肿瘤进展、复发和转移，对预后进行评估。斯托内（Stone）等通过激活血小板、内皮细胞与癌细胞黏附，发现两种肺癌细胞株和神经母细胞瘤细胞株均可与激活的血小板结合，这种结合是钙依赖性的且通过 P 选择素介导。人体黑色素瘤细胞的体外黏附和黏附抑制试验表明，血小板可增强肿瘤细胞与内皮细胞的黏附（2.2～2.5 倍），以及与 ECM 的黏附。肿瘤细胞与内皮细胞 - 血小板的黏附主要由 GP Ⅱ b- Ⅲ a 所介导。Pice 等的研究表明，细胞分裂素激活内皮细胞后，在细胞膜上 E 选择素能介导结肠癌细胞株 HT-29 并与之结合。最近对成人 T 细胞白血病（ATL）易转移到肝、脾、肺和皮肤等器官的研究发现，ATL 细胞可黏附于 IL-1 激活的人脐静脉内皮细胞，抗 E 选择素单抗能显著抑制 ATL 细胞的黏附。有实验表明，选择素与肿瘤转移的器官选择性有关。

在乳腺癌中，血清可溶性 E 选择素水平的升高表明肿瘤在进展或复发，进一步地升高常提示远处转移，转移的部位与血清可溶性 E 选择素的水平无关。血清可溶性 E 选择素的改变常在临床发现转移灶之前，血清中选择素水平有望成为继 CEA 和 CA 系列之后又一个重要的恶性肿瘤检测指标。

沙登多夫（Schadendorf）等研究了恶性黑色素瘤组织中 E 选择素表达与患者临床的关系，结合长期的随访资料发现，无转移者的 E 选择素表达低，有转移者的 E 选择素表达高，两者差异显著。肿瘤组织中 E 选择素表达少者五年生存率高。

另外，选择素的配体 sLeA、sLeX 在消化道肿瘤（如结肠癌、胰腺癌、胆管癌等）中常常高表达，且肿瘤复发时其含量再度升高，手术切除后其含量下降。因此，该指标对判断肿瘤复发有一定的参考价值。

第五节　钙黏着蛋白家族

竹一（Takeichi）最早发现一类在有 Ca^{2+} 存在时可以抵抗蛋白酶的水解作用，介导细胞间相互黏附的分子，遂将其命名为钙离子依赖性 CAM 家族（Ca^{2+}-dependent cell adhesion molecules family），简称钙黏着蛋白（cadherin）家族。这类蛋白质是一组依赖细胞外 Ca^{2+} 的 CAM，可介导 Ca^{2+} 依赖性细胞间黏附，对于生长、发育过程中细胞的选择性聚集具有重要作用。

一、钙黏着蛋白分子的结构

钙黏着蛋白是钙依赖性跨膜单链糖蛋白，通过同类或同分子亲和反应相结合。钙黏着蛋白参与建立和维持细胞间连接，可能是最重要的形成细胞间连接的 CAM。已克隆的 4 种钙黏着蛋白一级结构相似，由 723～748 个氨基酸组成，不同的钙黏着蛋白分子在氨基酸水平上有 43%～58% 的同源性，其分子质量约为 120kDa。钙黏着蛋白分子为 I 型膜蛋白，分子结构包括细胞膜外区、跨膜区和细胞质区三部分（图 10-11）。

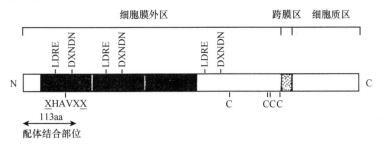

图 10-11　钙黏着蛋白分子的结构模式图

1. 细胞膜外区　为 4 个由 110 个氨基酸组成的重复单位构成，并含有由 4～5 个氨基酸残基组成的重复序列，近细胞膜部位另有 4 个保守的半胱氨酸残基，分子外侧 N 端的 113 个氨基酸残基构成钙黏着蛋白分子的配体结合部位。细胞膜外部分这些重复的单位中每个单位均含有 Ca^{2+} 结合位点，这就是其依赖于 Ca^{2+} 存在的原因。细胞膜外区还含有由组氨酸 - 丙氨酸 - 缬氨酸（histidine-alanine-valine，HAV）序列组成的黏附识别位点。

2. 跨膜区　由 4 个半胱氨酸组成，为跨膜锚定作用的高疏水区。

3. 细胞质区　细胞质区的氨基酸有高度的同源性，并通过与细胞质联蛋白（catenin，Cat）形成复合物，从而与细胞内的微丝结合。钙黏着蛋白分子的细胞质区高度保守，并与细胞内骨架相连，靠近 C 端的一半对于钙黏着蛋白分子介导的细胞黏附可能具有重要作用，去除此部分的钙黏着蛋白分子虽可与配体结合，但丧失了介导细胞间黏附的作用。推测这是由于钙黏着蛋白分子与细胞内骨架相连，当钙黏着蛋白分子的细胞膜外区与相应配体结合后，向胞质内部分传递信号，导致胞质区与细胞骨架相接，稳定细胞膜外区与配体的结合，发挥细胞黏附功能。

钙黏着蛋白选择性地与同种分子亲和性结合，这种黏附反应是利用其细胞外结构中 HAV 序列来识别和介导的，钙黏着蛋白的功能依赖于胞质内结构与细胞骨架元件之间的作用。但这种作用是间接地与 3 种胞质蛋白结合，这三种胞质蛋白为胞质连环素 α、β、γ，这些分子与钙黏着蛋白一起位于细胞的黏附小带（zonule adherin）上，参与连接的形成与稳定。

二、钙黏着蛋白家族的组成和分布

根据钙黏着蛋白家族组织分布的不同分为 3 种亚型：上皮钙黏着蛋白（首先在上皮细胞中发现，E-Cad）、神经钙黏着蛋白（首先在神经细胞中发现，N-Cad）和胎盘钙黏着蛋白（首先在胎盘中发现，P-Cad）。E-Cad 也被称作桑椹黏着蛋白（uvomorulin）、L-CAM 或 cell-CAM120/80（表

10-1)，后来又发现了一些新的成员，如 V-Cad、M-Cad、B-Cad、R-Cad 及 T-Cad。不同的钙黏着蛋白分子在体内有其独特的组织分布，它们的表达随细胞生长、发育状态不同而改变。

表 10-1　钙黏着蛋白家族的组成、分布及其配体

钙黏着蛋白家族成员	分子质量（kDa）	主要分布组织	配体
上皮钙黏着蛋白	124	上皮组织	上皮钙黏着蛋白配体
神经钙黏着蛋白	127	神经组织、横纹肌、心肌	神经钙黏着蛋白配体
胎盘钙黏着蛋白	118	胎盘、间皮组织、上皮细胞	胎盘钙黏着蛋白配体

三、钙黏着蛋白的主要功能

主要参与介导同型细胞间的黏附作用，在调节胚胎形态发生和维持成人组织结构完整性与细胞极性方面具有重要作用。钙黏着蛋白的作用主要有以下几个方面。

1. 介导细胞连接　在成年脊椎动物，E-Cad 是保持上皮细胞相互黏合的主要 CAM，是中间连接的主要构成成分。桥粒中的钙黏着蛋白就是桥连黏附蛋白。钙黏着蛋白也是重要的形态分子，E-Cad 作用于完整的上皮层，P-Cad 则在基底层起作用，这些钙黏着蛋白的存在对于保持上皮和内皮结构很重要，其表达改变将导致细胞 - 细胞间正常连接完整性的丧失。

2. 参与细胞分化　钙黏着蛋白对于胚胎细胞的早期分化及成体组织（尤其是上皮及神经组织）的构筑有重要作用。在发育过程中通过调控钙黏着蛋白表达的种类与数量可决定胚胎细胞间的相互作用（黏合、分离、迁移、再黏合），从而通过影响细胞的微环境，参与细胞分化、器官形成的过程。

3. 调控细胞迁移　钙黏着蛋白可以形成强大的细胞间联系，从而抑制细胞迁移；一些钙黏着蛋白也已被证明可以促进细胞迁移，如人类的钙黏着蛋白 -11 就与癌细胞迁移相关。

四、钙黏着蛋白与肿瘤的关系

恶性肿瘤中钙黏着蛋白系统失活或低表达的机制可能有 3 点：①基因突变或丢失导致钙黏着蛋白表达下调或缺乏，如在肠癌基因研究中发现，50% 的细胞上钙黏着蛋白的第 8 或 9 外显子缺失；②生物化学结构的改变，如钙黏着蛋白中的磷酸键结构改变；③细胞质连环素表达障碍，在某些钙黏着蛋白表达水平正常的癌组织中，癌细胞仍有较强的侵袭能力，如人肺癌细胞系 PC9 细胞中钙黏着蛋白表达正常，但该肿瘤细胞系表现为侵袭性表型，研究发现是因为它不能合成细胞质连环素。

在钙黏着蛋白中 E-Cad 是近年来研究的热点。E-Cad 与肿瘤的侵袭转移密切相关，大量研究发现 E-Cad 分子在侵袭性肿瘤中表达下调，在中分化肿瘤中表现不一致，未分化肿瘤中几乎没有表达。实验性上调或下调 E-Cad 可抑制或诱发肿瘤侵袭，因此 E-Cad 被认为是肿瘤侵袭的抑制因子。虽然肿瘤钙黏着蛋白缺失与转移形成没有绝对的联系，但是，体积大、分化差、伴浸润和转移的肿瘤，其钙黏着蛋白表达水平多数降低，在食管癌、胃癌、乳腺癌、肺癌等肿瘤中均体现出这种趋势。因此，钙黏着蛋白表达的改变可能作为一种评价转移潜能的指标。研究发现，E-Cad 分子在正常的上皮组织及分化程度高的肿瘤细胞中分布于细胞的侧面，而在分化程度低的肿瘤细胞中分布于细胞的顶面或弥散分布。能表达一定水平 E-Cad 分子的肿瘤细胞，细胞间附着作用也有所减弱，可能就与细胞表面的 E-Cad 异常分布有关。

第六节　其他未归类的 CAM

除了上述 4 类 CAM 外，还有一些 CAM 目前尚未归类，包括一组作为选择素分子配体的寡糖

决定簇或载有这类寡糖决定簇的糖蛋白，如 CD15、sLeX、sLeA，此外还有 CD44 等。本章在此主要介绍 CD44 分子。

一、CD44 的分子结构

CD44 分子 [也称为赫尔墨斯（Hermes）抗原，H-CAM、Pag-1 抗原，细胞外基质受体Ⅲ（ECM-Ⅲ）和淋巴细胞表面的归巢受体] 是一种多功能的跨膜透明质酸受体，是由单一基因编码的具有高度异质性的单链膜表面糖蛋白家族，分子质量为 85～250kDa。CD44 分子介导细胞与细胞间、细胞与 ECM 间的相互作用，可分为细胞膜外区、跨膜区及细胞质区 3 个部分：细胞膜外区是 CD44 分子发挥生物学功能的重要结构，在此区域，CD44 分子信号肽的 N 端功能区（糖基化位点和硫酸软骨素连接位点）能够连接细胞外基质及基底膜的透明质酸，从而调节细胞的运动及形态；跨膜区由 21 个疏水氨基酸组成；细胞质区部分可作为蛋白激酶 C（PKC）的底物被磷酸化，参与信号转导过程（图 10-12）。

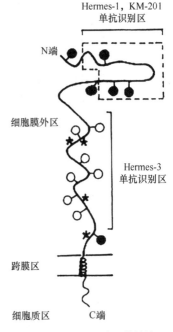

图 10-12　CD44 分子的结构
● 为 N- 连接的糖基化位点，○ 为连接的糖基化位点，★ 为硫酸软骨素连接位点

二、CD44 的分类

人类 *CD44* 基因位于 11 号染色体短臂上，其 cDNA 全长 50kb，有至少 20 个外显子。按其转录片段是否存在选择性拼接分为两种类型，一种是组成型外显子（constitutive exon，C-exon），另一种是选择性拼接外显子，又称变异型外显子（variant exon，V-exon）。仅含 C-exon 的 CD44 转录子称作标准型 CD44（standard form CD44，CD44s），有 V-exon 插入的 CD44 转录子称为变异型 CD44（variant form CD44，CD44v）。V 区外显子有 10 种（CD44v1～10），分子质量为 85～160kDa，目前研究较多的是 CD44v6。

三、CD44 的功能

CD44 分子分布十分广泛，如 T 细胞、胸腺细胞、B 细胞、粒细胞、神经胶质细胞、成纤维细胞和上皮细胞等。作为细胞表面的 CAM，主要介导多种细胞与细胞、细胞与 ECM 之间的黏附作用。

1. 与透明质酸、纤维粘连蛋白及胶原结合，介导细胞与细胞外基质之间的黏附。
2. 参与细胞对透明质酸的摄取及降解。
3. 介导淋巴细胞归巢。
4. 参与 T 细胞的活化。
5. 参与细胞伪足形成和促进细胞迁移。
6. 介导白细胞与活化的内皮细胞结合，参与炎症反应。

四、CD44 分子与肿瘤的关系

肿瘤细胞表达的 CD44 与宿主组织基质细胞及 ECM 作用可通过下列途径刺激肿瘤生长。

1. 固定肿瘤细胞，为肿瘤形成提供病灶场所。
2. 肿瘤细胞与基质细胞相互作用产生生长因子及血管生成因子，此两种因子可促进肿瘤生长。
3. 肿瘤细胞通过 ECM 的蛋白聚糖获得隐蔽的生长因子，从而促进生长。

4. CD44 还可识别宿主组织的额外配体，直接刺激肿瘤细胞增殖。

5. CD44 的细胞质内部分与细胞骨架蛋白作用，传导细胞分裂信号。

目前认为，不同的 CD44 分子在肿瘤浸润与转移过程中的作用不同。正常组织细胞或无转移能力的瘤细胞主要表达 CD44s，而具有转移能力的瘤细胞主要表达 CD44。*CD44* 基因在许多肿瘤，如胃癌、结肠癌、乳腺癌、宫颈癌、膀胱癌、肺癌及血液系统恶性肿瘤中均有异常表达。研究发现，CEA 和 CD44s 在大肠癌原发灶中的表达呈显著正相关。由 CEA 介导的结肠细胞间黏附可被 CD44 的单抗所阻断，表明 CEA 和 CD44 可能使用相同的抗原决定簇，在黏附过程中起协同作用，提示 CD44s 亦可作为一种新的肿瘤标志物，与 CEA 共同用于大肠癌患者的辅助诊断和无症状高危人群的筛选。

CD44 在很多肿瘤细胞中的表达比相应正常组织中高，并与肿瘤细胞的成瘤性、侵袭性及淋巴结转移性相关。恶性肿瘤细胞表达 CD44 分子如同披上伪装的外衣，以逃避宿主免疫系统的识别而免于被杀伤，进而 CD44 分子与配体透明质酸等结合，使酪氨酸磷酸化、激活信号转导系统，导致细胞形态、游走性的改变，促进了癌细胞的浸润和转移。Mayer 等认为 CD44v9 的表达与肿瘤的复发及生存率有关。CD44v9 在大肠癌组织中有明显的表达，这种表达与多种因素有关，如低分化者显著强于高分化者，Dukes C 期明显高于 Dukes A/B 期肿瘤，有淋巴结转移者明显强于不伴淋巴结转移者。结果提示，CD44v9 的表达与分化程度、Dukes 分期及转移密切相关，可以作为综合评价肿瘤生物学行为的指标。CD44v6 可通过促进癌细胞与血管内皮细胞和 ECM 的黏附促进肿瘤向基质侵袭。

本章小结与展望

CAM 是由细胞产生、存在于细胞表面、介导细胞与细胞间或细胞与细胞外基质间相互接触和结合的一类分子（糖蛋白或糖脂）。多数 CAM 的作用依赖于二价阳离子（Ca^{2+}、Mg^{2+} 等）。近年来除了研究 CAM 在肿瘤细胞中表达，推测其在肿瘤生物学行为中的作用外，有人开始研究 CAM 结构与配体、受体和反受体的相互作用。由于肿瘤及 CAM 本身的多样性和复杂性，肿瘤转移过程中许多现象还无法解释，CAM 的确切作用机制还没有完全清楚，相信随着分子生物学和分子病理学的发展，人们将会从本质上认识细胞黏附的机制和意义，认识 CAM 与疾病的内在联系，这将为相关疾病的诊断和治疗提供更有效的途径。

思 考 题

1. 基本概念

（1）细胞黏附分子（cell adhesion molecule）。

（2）整合素（integrin）。

（3）免疫球蛋白超家族（immunoglobulin superfamily）。

（4）选择素家族（selectin family）。

（5）钙黏着蛋白（cadherin）。

（6）亲同性黏附（homophilic adhesion）。

（7）亲异性黏附（heterophilic adhesion）。

（8）中介性黏附（linker adhesion）。

2. 重要基因和蛋白质

ICAM-1、VCAM-1、PECAM-1、CEA、E-Cad、N-Cad、P-Cad、DCC、CD44。

3. 思考问题

（1）简述细胞黏附分子的基本结构和作用模式。

（2）简述整合素家族所具有的主要功能。

（3）简述选择素家族分子的细胞外部分结构特征。

（4）简述肿瘤中钙黏着蛋白系统失活或低表达的可能机制。

（5）简述 CD44 的主要功能及其与肿瘤的关系。

（6）简述细胞黏附分子在肿瘤研究中的意义。

（孙　瑞）

第十一章　上皮间质转化

上皮间质转化（epithelial-mesenchymal transition，EMT）是指上皮细胞通过特定程序转化为具有间质表型细胞的生物学过程。在此过程中上皮细胞失去了上皮极性，使细胞紧密连接和黏附连接渐渐丧失，获得间质细胞表型伴有细胞外基质（extracellular matrix，ECM）成分分泌增加，成为具有侵袭性和迁移运动能力的细胞。EMT 不仅在胚胎发育和正常的生理过程中起作用，而且在许多病理情况下，包括炎症反应、纤维化及肿瘤进展及转移过程中均发挥重要作用。许多信号通路参与了组织 EMT 的发生过程，包括 TGF-β、Wnt/β-catenin、Notch等通路，其中 TGF-β 信号通路被认为是参与 EMT 发生的主要开关。EMT 相关转录因子通过招募一些转录抑制复合物，抑制上皮细胞特性相关基因的表达，并诱导间质细胞特性相关基因的表达，促进 EMT 的发生，参与 EMT 的转录因子包括 Snail、Twist、Zeb1 及 Zeb1 等。miRNA 是高度保守的非编码小 RNA，在转录后水平调节 mRNA 的转录表达，已经证明有多种 miRNA 通过靶向 Twist、Snail、Zeb 等转录因子及 EMT 相关基因参与 EMT 的调控。本章节内容对胚胎发育、组织损伤和纤维化，以及癌进展和转移相关的 EMT 进行了阐述，并了解了调控细胞发生 EMT 过程的分子机制，有助于我们进一步理解 EMT 在生理和病理过程中的重要作用，并为阻断癌的转移及复发、靶向治疗提供新的思路和方法。

Epithelial-mesenchymal transition（EMT）refers to the biological process in which epithelial cells transform into cells with a mesenchymal phenotype through specific procedures. In this process, epithelial cells lose their epithelial polarity, cell tight junctions and adhesion junctions are gradually lost, and the cells gain mesenchymal cell phenotype accompanied by increased secretion of extracellular matrix（ECM）components to become aggressive and migrating cells. EMT not only plays a role in embryonic development and normal physiology but also plays an important role in many pathological conditions, including inflammation, fibrosis, tumor progression, and metastasis. Many signal pathways are involved in the occurrence of EMT, including TGF-β, Wnt/β-catenin, Notch, and other pathways. The TGF-β signal pathway is considered the main switch involved in the occurrence of EMT. EMT-related transcription factors inhibit the expression of genes related to epithelial cell characteristics and induce the expression of genes related to mesenchymal cell characteristics by recruiting some transcription repressor complexes and promoting the occurrence of EMT. The transcription factors involved in EMT include Snail, Twist, Zeb1, etc. MicroRNAs are highly conserved non-coding small RNAs that regulate mRNA transcription and expression at the post-transcriptional level. It has been proven that various microRNAs participate in EMT regulation by targeting Twist, Snail, Zeb, and other transcription factors and EMT-related genes. This chapter covers embryonic development, tissue damage, fibrosis, as well as EMT related to cancer progression and metastasis, and the molecular mechanisms that regulate the EMT processes, which will help us further understand the role of EMT in the physiological and pathological processes. It will provide new ideas and methods for blocking cancer metastasis, recurrence and targeted therapy.

根据细胞形态，机体的组织器官主要分为上皮细胞和间质细胞两种类型，它们具有不同的细胞表型、结构特点及功能。上皮细胞具有极性，细胞与细胞间存在多种连接，上皮细胞维持着多细胞生物的完整性，成为可调节的内环境所需的必要屏障。相比而言，间质细胞则无极性，缺少细胞间连接，具有向周边组织浸润和游走的能力，可参与机体更复杂的结构及功能的形成。这两种细胞表型并非永久不变，在适当的条件下，上皮细胞和间质细胞可相互转变。

上皮间质转化（epithelial-mesenchymal transition，EMT）（图11-1）是指上皮细胞失去了上皮极性，细胞紧密连接和黏附连接渐渐丧失，获得间质细胞表型伴有细胞外基质（extracellular matrix，ECM）成分分泌增加，成为具有侵袭性和迁移运动能力的细胞的生物学过程，或是细胞动力学程序。EMT 是可逆的，间质细胞能够转回上皮细胞表型，这一过程被称为间质上皮转化（mesenchymal-epithelial transition，MET）。EMT 和 MET 均可发生在生理、病理及环境等因素作用下。

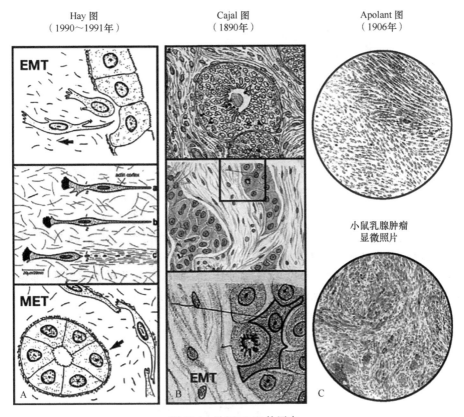

图 11-1　认识 EMT 的历史

A. 1968 年海（Hay）首先设计了"上皮间质转化"的术语和描述这一过程的瞬态特性。1991 进一步描述了这是一个可逆的过程，即可发生 MET。2008 年修改为 EMT。B.100 多年前，圣地亚哥卡扎尔（Cajal）首先描绘和阐述了乳腺癌形态表现中的 EMT。C. 在 20 世纪（1906 年），Apolant 也清楚地描述了小鼠乳腺肿瘤中 EMT 改变的形态。显微照片显示，在小鼠乳腺肿瘤诊断为 EMT 类型中，细胞角蛋白 8/18（CK8/18）在上皮和梭形细胞中的分布

EMT 是一个高度保守的、控制多细胞生物中形态发生的基本过程。EMT 与多种细胞的生物学过程有关（图11-2）。EMT 是一个上皮钙黏着蛋白基因的转录抑制，导致上皮表型的缺失和对间质表型相关的肌动蛋白细胞骨架重构。EMT 允许癌细胞的扩散，在肿瘤出现及其进展中起重要的作用，这种细胞过程是可逆的，如循环中孤立的癌细胞在转移部位可以外渗并通过 MET 形成新的转移瘤。

EMT 是细胞表型发生转化的复杂过程，即具有极性的上皮细胞转化为在细胞基质中自由移动的间质细胞，在 EMT 功能中基因转录开关连接是复杂或多路径的，后者定义为上皮细胞和间质细胞的行为。

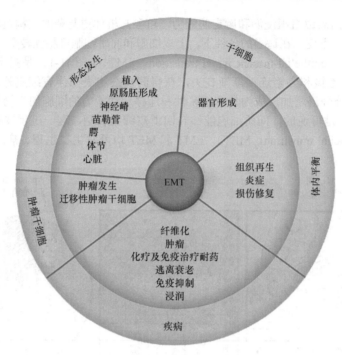

图 11-2　EMT 在多种细胞生物学过程中的交汇作用

EMT 的生物学本质是转向分化，可以发生在胚胎和成熟组织应对损伤时发生的创口修复和器官重塑，也可以发生在肿瘤进展中，因此认为在胚胎发育、创口修复、器官纤维化性疾病及增加肿瘤浸润表型和转移过程中 EMT 起关键性作用。在损伤组织的修复过程中，组织损伤促进募集间充质干细胞（mesenchymal stem cell，MSC），可以分泌 EMT- 诱导的细胞因子，如转化生长因子 β（transforming growth factor β，TGF-β）等，导致细胞间接触溶解和相应的形态变化，在与其他的 EMT 诱导剂（如 Wnt）协同作用下，上皮细胞完全转化成能动性的间质表型（图 11-3）。

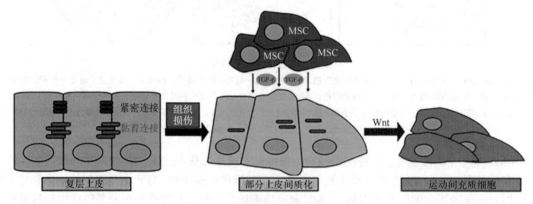

图 11-3　在病理生理条件下的 EMT

EMT 和 MET 存在于胚胎发育、器官形成、伤口愈合、组织再生、器官纤维化、肿瘤进展和转移中。根据 EMT 发生的生物学背景，EMT 可以分为 3 种类型（图 11-4）：

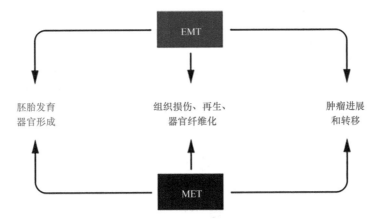

图 11-4 三类 EMT 和 MET

1. 胚胎发育、器官形成相关 EMT 在胚胎发生过程中，原始上皮（外胚层）经历 EMT 形成原始间叶，可以迁移和经过 MET 形成能分化成新的上皮组织的上皮细胞。

2. 组织损伤和纤维化相关 EMT 在成熟或成人组织，由于各种压力、炎症或创伤，上皮细胞也可以经历 EMT 伴随着局部细胞紊乱，但不能发生 MET，导致成纤维细胞增生和最终纤维化。

3. 肿瘤进展相关的 EMT 上皮的癌细胞发生 EMT，从而获得更多的移动性间质表型，促使癌细胞入侵继发部位，癌细胞增殖形成继发性肿瘤。在这个过程中，移动性间质细胞必须通过血管和体液迁移入侵到继发组织，经 MET 和增殖形成继发性肿瘤。

EMT 的主要特征是胚胎发育和癌形成中进行性缺失上皮和获得梭形细胞形态。在癌细胞中 EMT 是保持细胞形态和极性的细胞间黏附和识别机制丧失的结果，因此在发育和细胞分化中理解 EMT 的分子事件有利于深入了解肿瘤浸润过程中发生的基因调节作用和相关的分子事件。

第一节 胚胎发育中相关的 EMT

脊椎动物在胚胎发育早期就已经发生了 EMT。EMT 和 MET 对于特殊细胞类型的最终分化和获得体内器官复杂的三维结构是必需的过程。据此 EMT 可分为 3 个阶段（图 11-5）：第一阶段包括原肠胚的形成、神经嵴形成；第二阶段有腭、肾、胰腺、肝及肌肉组织的发生等；第三阶段为心脏瓣膜的形成。

第二节 组织损伤和纤维化相关的 EMT

一、炎症反应中的 EMT

在易感人群中微生物诱导的慢性炎症导致 EMT，微生物感染作为 EMT 启动子起重要的作用。在健康个体中先天免疫抵抗微生物感染；相反，在易感个体中，微生物感染超过了先天免疫水平，从而导致慢性炎症（图 11-6）。

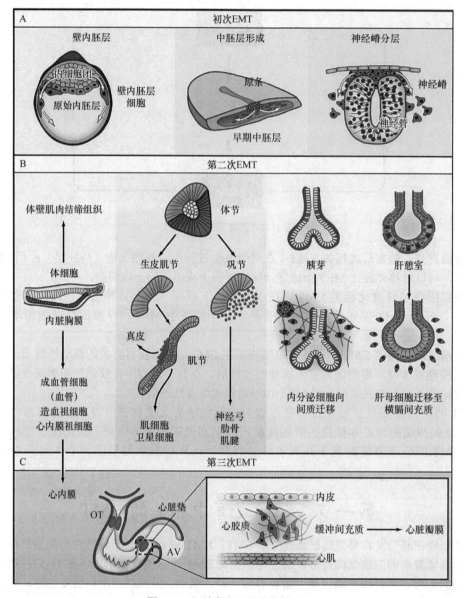

图 11-5　胚胎发育不同阶段的 EMT

A. 初次 EMT 发生在胚胎发育的早期，甚至是着床时，如小鼠壁层内胚层的形成。着床后第一次 EMT 是原肠胚形成过程中转变为中胚层祖细胞，而来源于背神经管的神经嵴细胞脱层是之后的事件。B. 早期中胚层细胞被细分成轴向、轴向平行、中间和侧板中胚层细胞，这些细胞将分别聚结成暂时的上皮结构：分别为脊索、体节、胚体壁和胚脏壁。这些暂时的结构将发生第二次 EMT，导致间叶细胞的产生，分化成特定的细胞类型。内胚层组织，包括胰芽和肝憩室，从它们各自的上皮原基诱导解离出了内分泌细胞和肝细胞。C. 第三次 EMT 的例子是在心脏从房室腔（AV）或流出管道（OT）中缓冲间质的形成。这些缓冲间质是心脏瓣膜的前体

激活 NF-κB 途径由快速反应（经典）和较慢的反应（非经典）途径组成。经典途径控制炎症反应，并通过 TRAF1 和 NF-κB2 合成反馈通路耦合到非经典途径，在非经典途径中的两个限速因素被激活，通过表观遗传修饰及细胞周期蛋白依赖性激酶（cyclin-dependent kinases，CDK）增强转录延伸，限速 TRAF1/NF-κB2 翻译减少，导致增强了 EMT 途径的激活（图 11-7）。

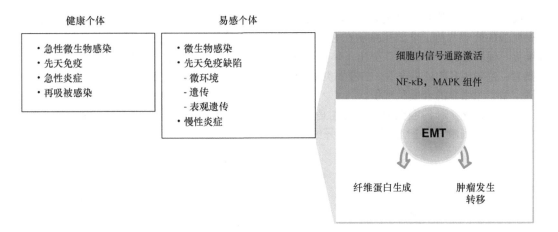

图 11-6 与慢性感染有关的慢性炎症导致 NF-κB 和 MAPK 信号的持续激活，是发生 EMT 的基础，最终使 EMT 在人类各种疾病中起重要作用，如纤维化形成、肿瘤进展和转移

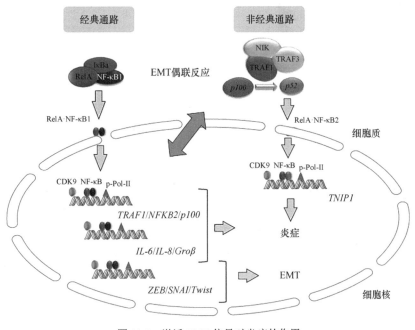

图 11-7 激活 EMT 信号对炎症的作用

二、组织纤维化中的 EMT

纤维化是一个进展性的病理过程，以广泛细胞外基质（extracellular matrix，ECM）沉积为特点。EMT 与内脏器官慢性病变发生纤维化过程密切相关。

1. 肝纤维化形成 肝纤维化中肌成纤维细胞可积累和分泌过多的胶原纤维并以纤维方式存储，从而损害器官的功能导致其衰竭。纤维化的起源一直被认为是间质成纤维细胞转换为肌成纤维细胞进而形成肝纤维化胶原网络的病理激活。EMT 在肝纤维化中最明显的特征是受损组织中上皮细胞获得了运动表型。假设这是肝细胞在恶劣生长微环境中的一个整合逃生程序，这个恶劣生长微环境由氧化还原改变所激发，或由改变了的 ECM 复合物的作用所引起，而且还与慢性伤口愈合反应时高浓度生长因子和细胞因子作用有关。这个逃生程序的特点是通过细胞代谢和运动的改变，以达到促进细胞生存而选择逃离氧化损伤的目的。逃生程序一般有两个可能的结果：①运动的肝上皮细胞到达一个相对好的微环境，并发生向原始表型的重新分化；②该细胞持续处在恶劣生长微环境中，其逃生表型消耗殆尽而使细胞发生凋亡。与非逃生细胞相比，以上两种逃生细胞都有明显的病理优势，非逃生细胞在恶劣生长微环境中发生坏死，并进一步释放活性氧和其他促纤维化、促炎性分子。因此，提出了体内肝纤维化时肝细胞通过 EMT 产生 ECM 而获得间质表型的概念。越来越多的证据表明，在慢性炎症和肝纤维化过程中，发生 EMT 可以诱导肌成纤维细胞，促进 I 型胶原蛋白的合成和沉积。

2. 肺纤维化 肺的慢性炎症，特别是间质性肺炎可导致肺间质纤维化，损伤肺功能，如在哮喘中由于炎症刺激发生 EMT 而导致肺纤维化（图 11-8）。

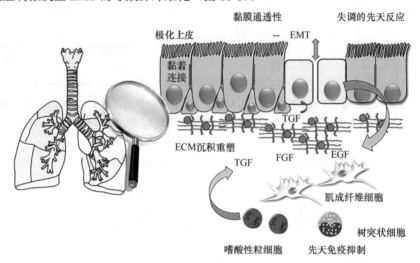

图 11-8 一段气道上皮发生 EMT

ECM 和组织中存在的白细胞（嗜酸性粒细胞）释放的生长因子可调控 EMT，导致黏附连接丧失，失去顶 - 基底的极性及黏膜屏障功能的破坏，增加了 ECM 沉积物并使信号失调。在某些哮喘患者中也有抑制内源性免疫的作用

3. 肾纤维化 在心、肾纤维化发生中内皮细胞也可因 EMT 转化成间质细胞，此时称为内皮间质转化（EndMT）。肾纤维化中肾小球上皮细胞和内皮细胞发生 EMT 时 miRNA 的作用（图 11-9）、肾小管基底膜发生 EMT 的关键事件及治疗干预见图 11-10。

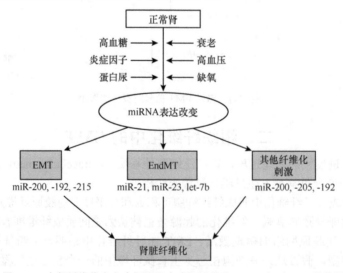

图 11-9 在肾纤维化中上皮细胞和内皮细胞发生 EMT 时 miRNA 的作用

在接受长期腹膜透析发生腹膜纤维化时间叶细胞也可以转化为不同的间质细胞，此时为化生机制。

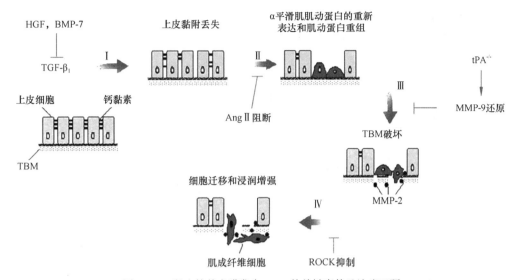

图 11-10　肾小管基底膜发生 EMT 的关键事件及治疗干预

完成 EMT 的 4 个关键事件：上皮细胞的黏附特性丧失；α- 平滑肌肌动蛋白（α-SMA）表达和肌动蛋白重组；小管基底膜（TBM）破坏；增强细胞迁移和侵袭能力。TGF-β₁ 能影响肾小管上皮细胞 EMT 的 4 个步骤。阻止肾纤维化中的任何步骤都会显著影响 EMT。例如，肝细胞生长因子（HGF）和骨形态发生蛋白（BMP）-7 可拮抗 TGF-β₁，从而抑制 EMT 的起动（步骤Ⅰ）；通过氯沙坦阻断 EMT 启动子血管紧张素（Ang）Ⅱ 的活性可减轻纤维化（步骤Ⅱ）；保持 TBM 完整性的 tPA⁻ᐟ⁻ 小鼠选择性阻断了梗阻性肾病中 EMT（步骤Ⅲ）；最后，ROCK 激酶的药物作用可抑制细胞的迁移和减少肾纤维化（步骤Ⅳ）

三、EMT 过程中的分子变化

抑制转录因子 Snail1、Snail2、Zeb1 和 Zeb2 对于上皮细胞形态的维持是重要的。在有炎症时，NF-κB、TGF-β₁、BMP、Wnt 和 Notch 信号蛋白表达上调，可以激活 Snail-Zeb 通路，导致 EMT 表达纤连蛋白（fibronectin，FN）、波形蛋白（vimentin，Vim）、成纤维细胞特异性蛋白 -1（fibroblast-specific protein-1，FSP-1）等，而上皮特征性的标志上皮钙黏着蛋白 和 ZO-1（zonula occludens-1）的表达减少（图 11-11）。

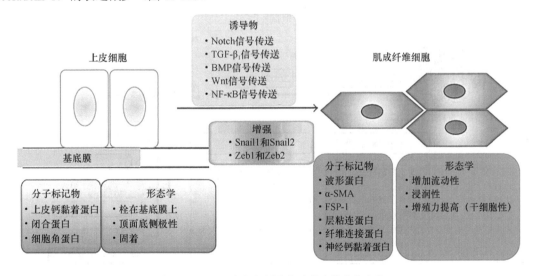

图 11-11　EMT 在组织纤维化过程中的生化变化

四、内皮间质化过程中的分子变化

EMT 引起血管内皮细胞标志物血管内皮细胞钙黏着蛋白、CD31、细胞角蛋白和Ⅳ型胶原的表达减少，以及获得间质细胞标记，如 FSP-1、α-SMA、神经钙黏着蛋白、FN、Vim 及 I 型、III 型胶原，以及 MMP-2 和 MMP-9 表达（图 11-12）。

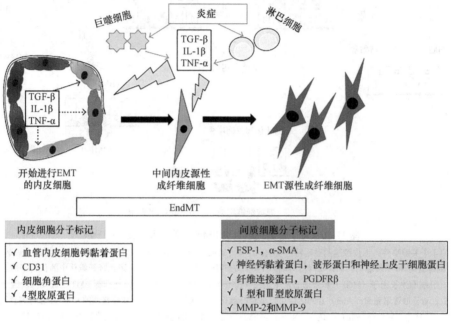

图 11-12　在内皮细胞 EndMT 过程中的生化变化

第三节　癌进展和转移相关的 EMT

在 EMT 的发生中，肿瘤上皮细胞通过下调上皮细胞标志物、上调间叶细胞标志物，获得了间叶细胞的形态，因此导致迁移、浸润能力增加，并对化疗耐受，获得了肿瘤干细胞（cancer stem cell，CSC）的特征。所有癌发生 EMT 后均增加了肿瘤的演进（图 11-13）。

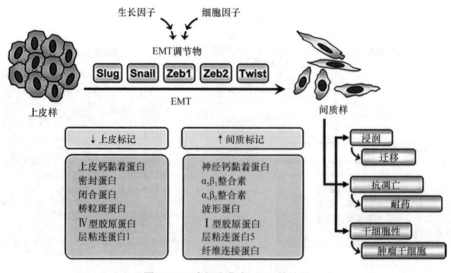

图 11-13　癌细胞发生 EMT 的结果

EMT 调节癌细胞从上皮细胞转化成间质细胞，并抑制上皮细胞标记和表达间叶细胞标记，最终使癌细胞发生转移、耐药性，并获得了癌症干细胞的特征。

一、EMT 在肿瘤进展中起关键作用

EMT 在肿瘤转移起始阶段起重要作用。EMT 与肿瘤侵袭和转移的相关性是目前研究的热点。固定的、伴有顶 - 基极性的上皮细胞被转化为能动的、分散的梭形间充质细胞，使肿瘤细胞离开原发部位侵入周围组织。加强肿瘤细胞运动性对转移、侵袭、血管浸润和外渗性的各个步骤至关重要。因此，EMT 是癌症细胞侵袭和转移的先决条件和关键步骤（图 11-14）。

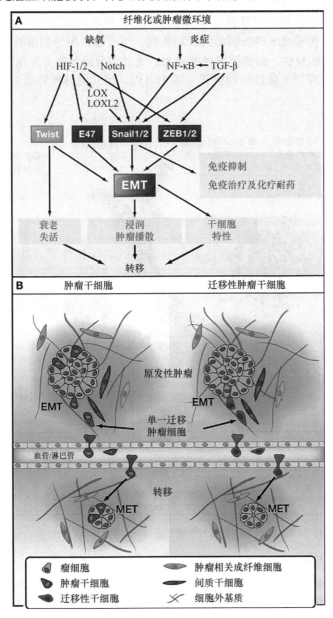

图 11-14　EMT 和肿瘤进展（请扫描二维码看彩图）

A. EMT 诱导剂作为迁移促进因素。在纤维化或肿瘤微环境中，缺氧和炎症促进了 EMT 诱导剂的激活。除了通过诱导细胞分离而促进肿瘤扩散和对癌旁组织的侵袭，EMT 还有转移潜能的意义。Twist 和 Snail 可表达干细胞特性，有利于小部分细胞群的自我更新，从而克隆和分化成继发性癌。另外，Twist 也使癌基因触发的细胞衰老的自我保障机制失活，并且 Snail 能够诱导免疫抑制、免疫耐受和化疗耐受。B. 现在认为，EMT 在肿瘤进展和转移形成中起着重要的作用。个体细胞从原始肿瘤分离并且在 ECM 网中迁移。目前相关的研究正集中在分析癌症相关成纤维细胞（cancer-associated fibroblasts，CAF）的作用，包括骨髓源性的间充质干细胞。另一个挑战是了解恶性迁移的细胞是否为 CSC（在原发肿瘤中的肿瘤启动细胞）（蓝色的细胞），如果它们是源于体细胞中的上皮细胞，那么该上皮细胞已经经历了 EMT 获得干细胞的特性（红色细胞），或者这两种可能性的结合在 EMT 诱导信号的应答中，侵袭肿瘤瘤体边缘的细胞亚群可能会失去上皮细胞的特性，当这些细胞进一步从瘤体中脱离、移出，基质细胞即提供 EMT 的信号使上皮细胞亚群较少地暴露在上皮细胞信号中，从而获得更多的间叶细胞的特性。转化的间叶细胞更容易浸润到周围组织，伴有完全间叶表型的细胞易于进入毛细血管或引流的淋巴管，在某种情况下，巨噬细胞协助此过程。当然，转移的癌细胞同样也要能抵抗环境和基因毒性的压力，这是癌细胞在血液循环中存活的至关重要的特征。在到达远端器官后，间叶细胞的表型有助于转移癌细胞在继发组织中的外渗与侵袭，此处的转移细胞暴露在不同于原发肿瘤组织的信号中，并且间叶细胞的状态能授予单个癌细胞生存优势或维持该细胞的长期休眠。当有合适信号刺激时，该细胞将经历 MET 并且逐步再获得上皮的特性，如快速增殖的能力。通过自分泌和旁分泌信号途径增强上皮信号，使其上皮表型稳定，有助于转移瘤的生长（图 11-15），因此转移性肿瘤主要由伴有上皮细胞特性的细胞组成。

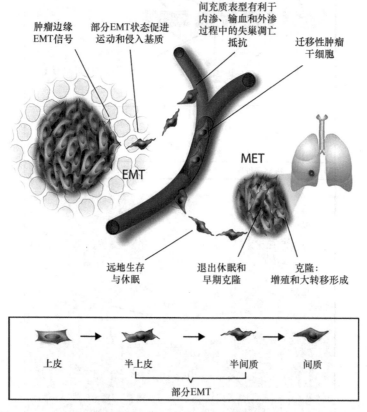

图 11-15　EMT 的可塑性使癌细胞能在侵袭 - 转移级联反应中获得功能性适应

肿瘤转移中转化的间叶细胞浸润到缺乏上皮信号刺激的不利组织微环境中继续 EMT，一旦定居到转移部位将重新获得上皮信号刺激，这些具有间质细胞特性的细胞可以再发生 MET，重新转化成上皮细胞，重建细胞间连接和细胞骨架，形成相对稳定的转移瘤（图 11-16）。因此，MET 对发生 EMT 的肿瘤细胞转移至新部位，并长期增殖具有重要意义。

二、EMT 与肿瘤干细胞的关系

miRNA 的异常表达与肿瘤干细胞 CSC 的形成和 EMT 表型获得有关。miRNA 可调节 EMT 细胞演化为 CSC，使 EMT 细胞具有了 CSC 样特征，CSC 也表现出间叶表型。进而伴有 EMT 表型的细胞分享 CSC 样细胞（cancer stem-like cell，CSLC）耐药的特征（图 11-17），使肿瘤复发和转移，导致癌进展（图 11-18）。

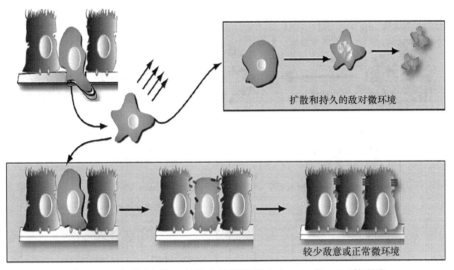

图 11-16 在肿瘤浸润、转移中肿瘤微环境对 EMT 和 MET 的影响

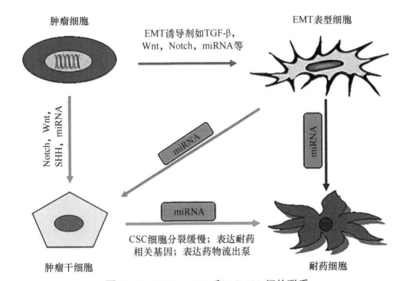

图 11-17 EMT、CSC 和 miRNA 间的联系

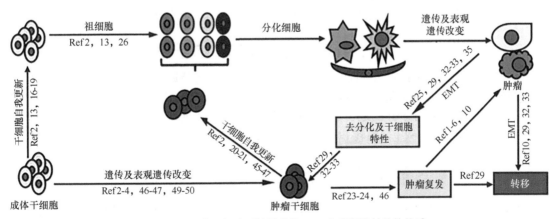

图 11-18 EMT 在干细胞恶性转化为 CSC 和癌复发转移的关系

调节 CSC/EMT 特征和化疗耐药特征的表观遗传学通路的变化总结如图 11-19。

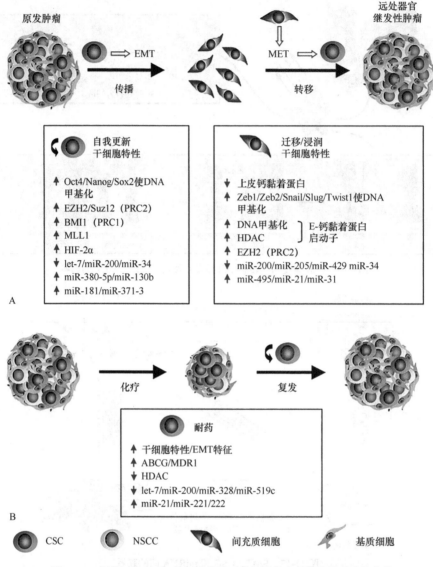

图 11-19　调节 CSC/EMT 特征和化疗耐药特征的表观遗传学通路的变化
A. 代表调节 CSC/EMT 特征的表观遗传学通路的变化；B. 代表化疗耐药特征的表观遗传学通路的变化

三、针对肿瘤中 EMT 的干预

表皮生长因子受体家族（ErbB）成员酪氨酸蛋白激酶信号能通过激活不同的细胞内受体型酪氨酸激酶（receptor tyrosine kinase, RTK），刺激癌细胞发生 EMT。这往往是转录因子活性增加所致，如 Snail 抑制细胞内黏附分子上皮钙黏着蛋白的表达。ErbB 信号的抑制剂能够干扰某些癌细胞 EMT 的进程。在选择性的病例中，逆转 EMT 能增加对 EMT 相关耐药癌细胞的抗癌疗效（图 11-20）。

第四节　调控 EMT 的分子机制

EMT 是癌演进所必需的，当损伤、过量的生长因子和细胞因子刺激、ECM 的质或量的改变，以及缺氧或氧应激等产生的不利肿瘤微环境促使癌发生 EMT，癌细胞代谢和存活将重新编程，引起一系列基因、分子及信号通路调控的改变（图 11-21）。

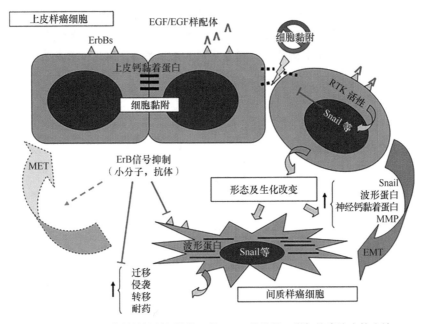

图 11-20　ErbB 信号的抑制剂能够干扰 EMT 的进程,增加抗癌治疗的疗效

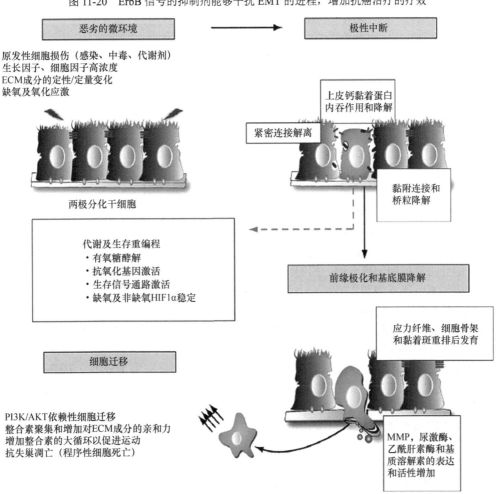

图 11-21　癌 EMT 引起的一系列基因、分子及信号通路的改变

肿瘤早期阶段的细胞仍保持上皮特征，类似于相邻的正常上皮，当癌细胞中 EMT 的主要调控因子额外过表达，如转录因子 Twist、Snail 和 SIP1，将导致基因表达谱和细胞行为的显著改变。Twist、Snail 和 SIP1 以一个尚未知的机制通过启动和触发整个 EMT 转录表达中的 E 盒抑制上皮钙黏着蛋白（图 11-22）。

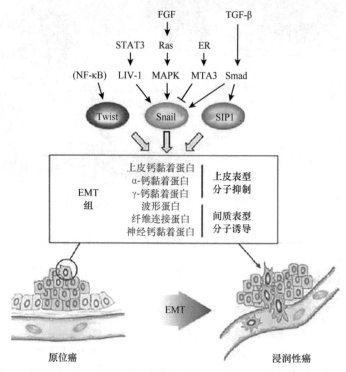

图 11-22　驱动和介导 EMT 因子

MTA3，转移相关蛋白 3；SIP1，运动神经元存活蛋白结合蛋白 1

一、TGF-β

在许多组织的 EMT 发生中发现有许多细胞因子参与，其中 TGF-β 被认为是主要的开关。一方面，TGF-β 超家族成员是一种多功能的多肽类细胞因子，在各种生理和病理事件中发挥着关键作用，包括胚胎形成、器官形成、分化、凋亡、免疫调节、纤维化及各种人类疾病。如在癌形成中 TGF-β 的分泌可抑制细胞增殖、抑制转化、诱导细胞凋亡和促进 ECM 的沉积等；在许多肿瘤中 TGF-β 信号紊乱能下调凋亡。另一方面，TGF-β 活化与癌形成的演进有关。如 EMT 来源的肝肌成纤维细胞的增生，上调其纤维蛋白产物可引起纤维化基质沉积的增加，使人肝癌中有较强的 TGF-β mRNA 和蛋白质的表达，患者尿中 TGF-β 水平增加与硬化性肝癌的预后差有关。在肝中持续表达成熟的 TGF-β 将加速转基因鼠肝癌的形成，而且 TGF-β 能促进培养肝细胞的自发性转化。

1. TGF-β 的分型　TGF-β 在哺乳类动物中有 3 种亚型，分别为 TGF-β$_1$、TGF-β$_2$ 和 TGF-β$_3$，其中 TGF-β$_1$ 是含量最丰富、表达最多的亚型。组织细胞膜上存在相应的 3 种跨膜受体，以 Ⅰ、Ⅱ 型受体为主，具有丝氨酸 / 苏氨酸酶活性，Ⅲ型受体包括内皮因子和 β 聚糖。

2. TGF-β 的信号通路　TGF-β 的信号通路主要有两条，分为依赖 Smad 信号通路和非依赖 Smad 信号通路。

（1）依赖 Smad 信号通路：是经典的 TGF-β 信号通路，Smad 家族主要分为受体调节型（R-Smad）、协同作用型（Co-Smad）和抑制作用型（I-Smad）3 种类型。R-Smad 包括 Smad1、Smad2、Smad3、Smad5、Smad8；Co-Smad 包括 Smad4；I-Smads 包括 Smad6、Smad7。其中的 Smad2 和 Smad3 与 TGF-β 信号通路有关。

（2）非依赖 Smad 信号通路：途径有多种。TGF-β 受体复合物可以激活丝裂原活化的蛋白激酶（mitogen-activated protein kinase，MAPK），并行的 MAPK 通路包括细胞外信号调节激酶（extracellular signal-regulated kinase，ERK）通路、c-Jun 氨基末端激酶（c-Jun N-terminal kinase/stress activated protein kinase，JNK）通路及 p38MAPK 通路。ERK 是 MAPK 中重要的一员。TGF-β 与细胞膜上受体结合，可使受体形成二聚体，自身酪氨酸激酶残基磷酸化，磷酸化的酪氨酸与细胞膜上的生长因子结合蛋白 2（growth factor receptor binding protein2，Grb2）的 SH2 结构域相结合，而 Grb2 的 SH3 结构域同时与鸟苷酸交换因子结合，后者使小分子鸟苷酸结合蛋白 Ras 的 GDP 解离而结合 GTP，从而激活 Ras；激活的 Ras 进一步与丝氨酸 / 苏氨酸蛋白激酶 Raf-1 的氨基酸结合，激活 Raf-1 后，可以磷酸化 MEK1/MEK2 的 2 个调节性丝氨酸，从而激活 MEKS；MEKS 为双特异性激酶，可以使丝氨酸 / 苏氨酸和酪氨酸发生磷酸化，最终高选择性激活 ERK1 和 ERK2。

3. TGF-β 对 EMT 信号网和转录的调控　TGF-β 是 EMT 的诱导因子，许多肿瘤中均有 TGF-β 的表达增加，因为 TGF-β 可诱导 EMT 而促进肿瘤浸润和转移，因此是癌进展的重要指标。很多证据表明，TGF-β 和 EMT 两者均涉及相同的各种生理和病理事件。TGF-β 与其受体结合，使 R-Smad 磷酸化后与 Smad4 形成复合物，进入细胞核内促进 EMT 相关分子的表达。Smad 家族蛋白还与其他信号分子合作，如 Ras-MAPK（mitogen-activated proteinkinase）-PI3K、NF-κB、Wnt、整合素（integrin）、Notch 及转录因子 Snail、Slug、Twist 和 Zeb1/2，以作为某些上皮细胞中 TGF-β 诱导 EMT 的重要因子。TGF-β 也可直接刺激 PAR-6 的磷酸化，降低细胞间紧密连接的稳定性和增加 Snail 的表达，导致上皮钙黏着蛋白的减少和黏附连接蛋白的分解并激活 Rho GTP 酶使细胞骨架重组使细胞极性消失而导致 EMT。

（1）TGF-β 的信号通路（图 11-23）：

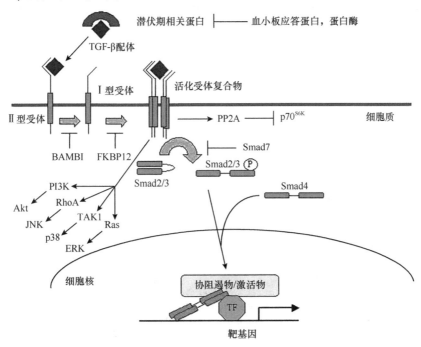

图 11-23　TGF-β 的信号通路

PP2A，蛋白磷酸酶 2A；BAMBI，骨形态发生蛋白激素膜结合抑制剂；FKBP12，FK506 结合蛋白 12

TGF-β 激活 EMT 主要经过经典的 Smad 依赖机制，需要两型受体激酶和 R-Smad（Smad2 和 Smad3）的信号转导子家族。在磷酸化中 R-Smad 与 Smad4 形成复合物，随后转位进入细胞核内调节 EMT 靶基因的转录，如 Smad7、Snai 和 Ⅰ 型胶原蛋白。

（2）癌症中 TGF-β 信号调控：见图 11-24。

（3）TGF-β 通路激活诱导 EMT：见图 11-25。

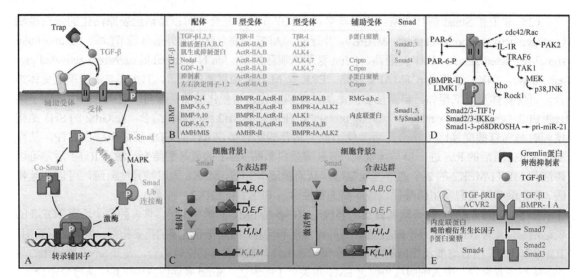

图 11-24　癌症中的 TGF-β 信号（请扫描二维码看彩图）

A. 配体 trap 与共受体分子调控 TGF-β 家族配体与信号受体接触。配体聚集成一个Ⅰ型、Ⅱ型丝氨酸/苏氨酸激酶的受体四聚体复合物。Ⅱ型受体磷酸化和激活Ⅰ型受体，然后磷酸化激活 Smad 转录因子（R-Smad），激活的 R-Smad 结合 Smad4，进一步组成转录激活和抑制复合物来调控靶细胞中上百个靶基因的表达。MAPK 与其他蛋白激酶磷酸化 Smad，使其被泛素化连接酶和其他灭活机制所识别。B. 配体-受体-共受体-Smad 在 TGF-β（绿色）和 TGF-β 家族 BMP（蓝色）分支间关系的简略图。C. 不同环境中转录伴侣分子之间的显著结合（如不同细胞类型或环境）通过特异性激活的 Smad 决定了一组基因的靶向。与每个 Smad 伴侣分子结合将协调靶基因的下游基因组的表达。Smad 信号作为整合调节信号的节点，可影响伴侣分子的作用。D. TGF-β 信号选择性模式包括 Smad4 非依赖性 R-Smad 信号通路（通过 TIF1γ、IKKα、p68DROSHA 相互作用）、Smad 非依赖性受体-Ⅰ信号通路（通过小 G 蛋白和 MAPK 途径）和直接受体-Ⅱ信号通路［通过 PAR-6，以及在骨形态发生蛋白受体（BMPR）-Ⅱ情况下的单丝氨酸蛋白激酶 1（LIMK1）］。E. 人类癌细胞中 TGF-β 信号通路核心成分受到突变影响（红色），过表达（黑色），或者下调（绿色）的结果。GDF，生长分化因子；AMH/MIS，抗缪勒管激素/缪勒管抑制物质；ActR，激活素受体；TβR，转化因子受体；Cripto，表皮生长因子相关肽；ACVR2，可溶性激素受体 2

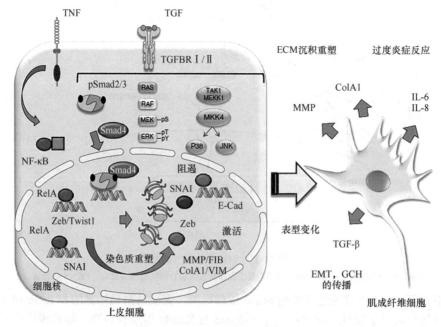

图 11-25　TGF-β 通路激活诱导 EMT

在 EMT 发生之前和之后的一个理想上皮细胞显示了典型（Smad）和非经典 TGF-β 细胞内信号通路模式图。TGF-β 信号是主转录调节因子 Snail（SNAI1/2）、Zebra（Zeb）和 Twist（Twst）的上游分子，通过组蛋白修饰诱导转录重新编程使染色质重塑。已知在炎症反应中 TNF-NF-κB 有联系，刺激 TGF-β 信号抑制了 E-Cad（CADH1），上调了上皮细胞中的纤连蛋白（FIB）、胶原Ⅰ（COLI）和 α-SMA

（4）整合素（integrin）介导 TGF-β 信号通路：见图 11-26。

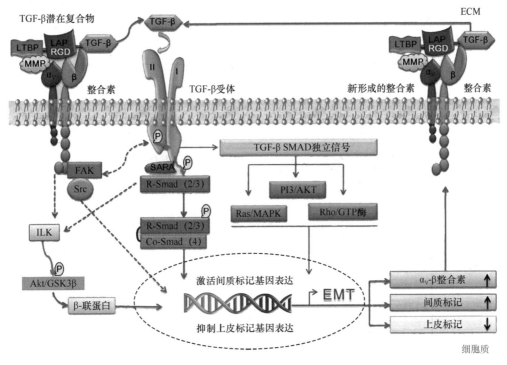

图 11-26　α$_V$ 整合素识别与结合在 TGF-β 中潜伏相关肽（LAP）上的整合素结合位点 RGD

诱发黏附介导的细胞连接和（或）TGF-β 与附近 MMP 连接，导致 TGF-β 经同源二聚体的复杂过程释放/激活。一旦 TGF-β 激活后其同源二聚体将结合Ⅱ型 TGF-β 受体，启动 TGF-β-Smad 信号，该信号除了能上调其他 EMT 标记外还能上调 α$_V$ 整合素的表达。这些新形成的整合素能从其潜在的复合物中释放更多的 TGF-β，维持和加强 TGF-β 诱导的 EMT 过程

（5）TGF-β 对 EMT 信号网络和转录的调控总结：见图 11-27。

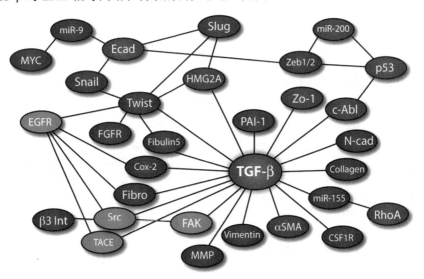

图 11-27　TGF-β 对 EMT 信号网和转录的调控（请扫描二维码看彩图）

红色代表基因的表达增加，绿色代表基因的表达降低。橙色代表在 EMT 中 TGF-β 刺激增加了酶活性。线表示 EMT 中这些分子之间的相互作用或相互激活

4. TGF-β 在癌症中的作用 在正常和癌变前的细胞中，TGF-β 直接通过细胞自主性肿瘤抑制效应（细胞淤滞、分化、凋亡）或者间接通过对基质的影响（炎症抑制和基质来源分裂素）调节体内平衡和抑制肿瘤。然而，当癌细胞失去 TGF-β 的肿瘤抑制性作用而获得 TGF-β，引起免疫逃避、生长因子的生产、分化成侵袭性表型的优势，将使转移性克隆建立和扩张（图 11-28）。

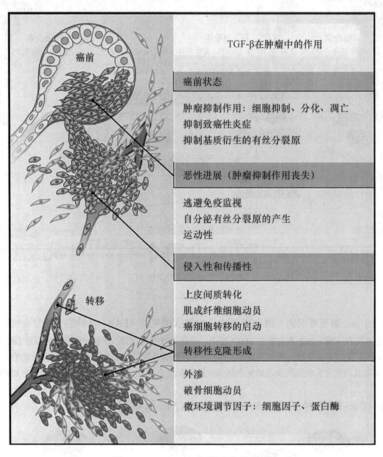

图 11-28 TGF-β 在癌症中的作用

（1）TGF-β 在癌间质中的作用：见图 11-29。

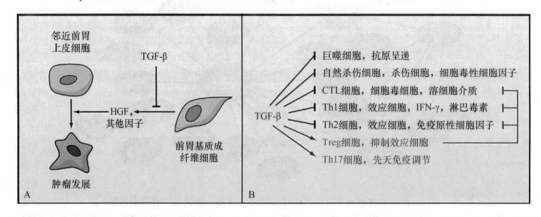

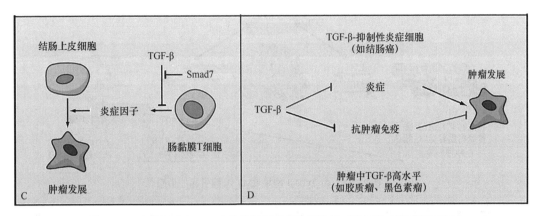

图 11-29　在癌间质中 TGF-β 的抗肿瘤或促肿瘤作用（请扫描二维码看彩图）

A. TGF-β 通过抑制 HGF 等细胞生存和运动因子的产物来抑制某些上皮组织（如前胃上皮）中肿瘤的发生。B. TGF-β 作为重要的免疫耐受增强子通过抑制先天免疫（红色）和获得性免疫（黑色）系统中几乎所有的主要元件的发展和功能来发挥作用，其中一些功效是由 T 细胞严格调控的（调节性 T 细胞：绿色），而 T 细胞又限制了其他淋巴细胞的功能（灰色）。C. 如在结肠上皮细胞中观察到：限制炎症反应，TGF-β 能够避免从慢性炎症而来的原癌基因的促瘤作用。然而，T 细胞在一些炎性肠病的患者中（如结肠癌前驱状态）过表达 Smad7 时对 TGF-β 不敏感。D. 在某些类型的癌症中，在炎症细胞缺陷的 TGF-β 反应可导致过度的炎症，促进肿瘤的生长。在另一些癌症中，肿瘤衍生的 TGF-β 能抑制抗肿瘤免疫反应，此亦能促进肿瘤的进展

（2）TGF-β 在癌分化中的作用：见图 11-30。

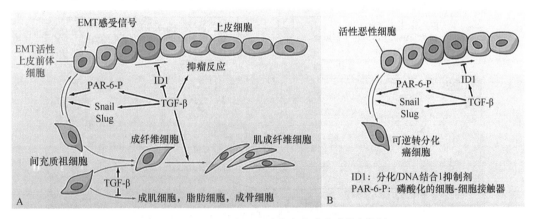

图 11-30　TGF-β 在细胞分化中的致癌或抑癌作用

A. TGF-β 有利于上皮细胞分化、减少增殖，部分原因是通过下调 ID1 来实现。因为上皮祖细胞可以代替成为对 TGF-β 反应的 EMT 细胞。TGF-β 的功能是通过转录因子 Snail 和 Slug 或通过磷酸化的细胞 - 细胞调节因子 PAR-6 促进 EMT 的发生。在脂肪细胞和骨骼肌细胞系损伤的条件下，TGF-β 也可促进间充质前体细胞向成纤维细胞和肌成纤维细胞谱系的分化。B. 乳腺癌细胞中观察到癌细胞可通过激活 ID1 调节 TGF-β 的应答来避免分化成低增殖状态。那些经过 EMT 的对 TGF-β 反应产生高迁移性的癌祖细胞可侵入间质，其存在与肿瘤的转移有关

（3）由 TGF-β 诱导 EMT 编程引起的后果：给予 TGF-β 容易在正常和恶性细胞中形成转移性 EMT 的细胞状态，再通过 MET 恢复上皮表型，这通常发生在胚胎发育 EMT 中或肿瘤转移的情况中。细胞长期接触 TGF-β 或其他 EMT- 启动因子有助于癌症干细胞的继续发展和扩增，这些均是化疗耐受和疾病复发的共同基础。在复发性肿瘤的生长中，CSC 怎样、何时、在哪经历 MET 仍有待进一步阐明（图 11-31）。

（4）TGF-β 与肿瘤演进：由于 TGF-β 介导肿瘤抑制的效果，癌细胞可以通过两种途径避免 TGF-β 抑制作用：①受体失活或突变导致的通路失效；②选择性切断肿瘤抑制通路。后者中，癌

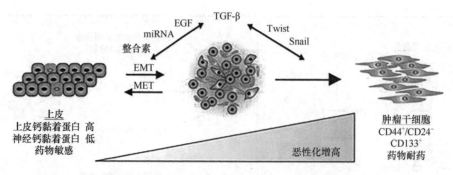

图 11-31 由 TGF-β 诱导 EMT 编程引起的后果

细胞可以通过参与 TGF-β 应答并从中获得额外收益来达到促癌的目的。两种情况下，癌细胞均可以通过 TGF-β 来调节微环境，躲避免疫监视，或者诱导促癌因子的产生（图 11-32）。

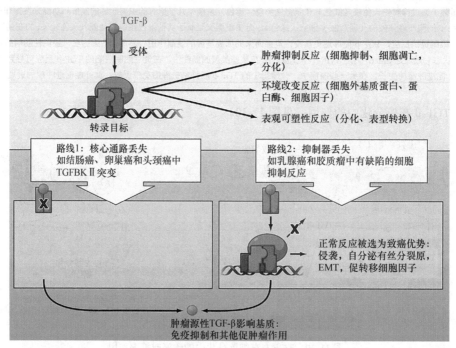

图 11-32 TGF-β 与肿瘤演进

二、其他与 EMT 相关的转录因子

1. Snail 及其信号调控 Snail 是 Snail 超家族的成员之一，脊柱动物包括 Snail 和 Slug 两个亚家族。哺乳动物 Snail 基因家族包括 Snail1、Snail2 和 Snail3。人 Snail 基因位于第 20 号染色体长臂（20q13），Snail 蛋白是含有锌指结构的转录因子。

Snail 的结构和 Snail 诱导 EMT 相关信号通路分别见图 11-33 和图 11-34。

转染 *Snail* 基因后具有典型 EMT 的人类黑色素瘤细胞可部分通过血小板反应性蛋白-1（throm-bospondin-1，TSP-1）产物诱导肿瘤组织中调节性 T 细胞和树突状细胞，从而抑制免疫反应。Snail 阳性的黑色素瘤细胞对免疫治疗不敏感，但当在瘤内注射 *Snail* 基因特异性的干扰小 RNA（small interfering RNA，siRNA）和抗 TSP-1 抗体后，就可通过免疫反应抑制肿瘤的生长和转移，这提示 EMT 与肿瘤细胞的免疫耐受有关。

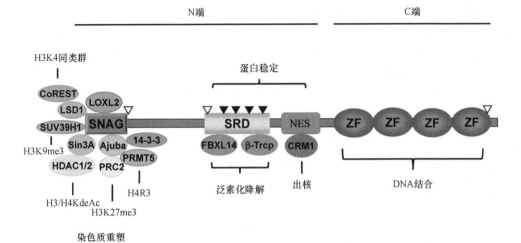

图 11-33　Snail 的结构

Snail 含有 N 端 SNAG 结构域和 C 端的锌指结构域。N 端 SNAG 结构域可与几个共同阻滞剂和表观遗传学重塑复合物相互作用，C 端的锌指结构域负责与 DNA 结合。富含丝氨酸的结构域（serine-rich domain，SRD）和核输出序列（nuclear export sequence，NES）控制着 Snail 蛋白的稳定性和亚细胞定位，（三角形表示磷酸化位点）

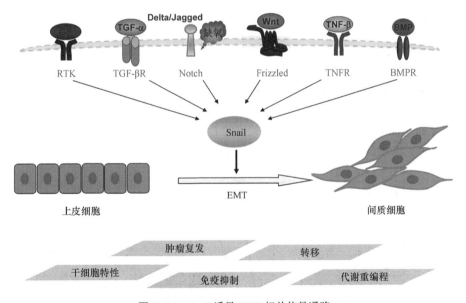

图 11-34　Snail 诱导 EMT 相关信号通路

Snail 完整和复杂的信号通路网络包括 RTK、TGF-α、Notch、Wnt、TNF-β 和 BMP 信号通路，激活转录因子 Snail 诱导 EMT。Snail 的表达可引起代谢重编程，赋予肿瘤细胞具有干细胞特性，抗免疫抑制，促进肿瘤的复发和转移

2. Twist　Twist 转录因子是一个由 202 个氨基酸残基组成的结合蛋白，含有高度保守的碱性螺旋 - 环 - 螺旋结构域。人类 *Twist* 基因定位于染色体 7p21 上，包含 2 个外显子和 1 个内含子，其中外显子 1 具有编码功能，mRNA 序列全长 1669bp，开放阅读框架长 609bp，该蛋白质在小鼠和人之间同源性高达 96%，能够独立下调上皮钙黏着蛋白的表达，并上调 FN 和神经钙黏着蛋白表达，诱导 EMT 的发生。有研究表明，其还可通过多种信号通路诱导 EMT 表型。Twist1 和 Twist2 通过抑制 p16/ink4a 和 p21/cip 抗癌细胞凋亡，使肿瘤细胞失控性增殖。

3. Wnt　Wnt 蛋白是一组调控胚胎形成期间细胞间信号转导的、高度保守的、分泌信号分子，其基因最早是由小鼠乳癌原癌基因及果蝇无翅基因整合而成。细胞分泌的 Wnt 蛋白可同时与细胞

表面曲卷受体和 LRP5/6 结合，抑制 GSK-3β 的活性，从而抑制 Axin-APC-GSK-3β 与 β-catenin，形成泛素调节的蛋白降解复合物，使 β- 联蛋白在细胞质和细胞核内积累。在细胞核内，β-catenin 与 TCF4/LEF 转录因子相互作用，刺激下游靶基因周期蛋白 D1、c-myc、Slug、FN 和 vimentin 的表达，使上皮细胞向间质样细胞转变。此外，Wnt 可仅和受体结合，通过转录因子、钙依赖性激酶和钙调蛋白发挥作用，或通过 Dsh 激活 JNK 调节转录因子 p53、Elk1、DPC4、ATF2、c-Jun 等的活性而起作用。

三、EMT 过程的生物标志物

1. 上皮钙黏着蛋白（E-cadherin） 是黏附连接的主要成分。在 EMT 过程中，TGF-β 抑制上皮钙黏着蛋白的表达，以及从质膜诱发其内化。是 EMT 最重要的标志物之一。

上皮钙黏着蛋白作为浸润抑制基因，在 EMT 中下调黏附分子上皮钙黏着蛋白的表达使细胞丧失了细胞间的识别和黏附能力，在已知的转录因子中已发现较有价值的 *Snail* 基因对上皮钙黏着蛋白转录的直接抑制，在小鼠皮肤肿瘤和人乳腺癌浸润前缘上皮钙黏着蛋白表达活性增强。在正常细胞和癌细胞中的转录见图 11-35，降解见图 11-36。

发生 EMT 时，细胞由原先具有极性的整齐排列转变成散在分布，而上皮钙黏着蛋白的丢失，导致了细胞黏附度降低，影响了细胞骨架的改变，使细胞极性发生变化，细胞形态上由规则的立方形或扁平状转化为不规则的梭形纤维细胞状，细胞的功能也随之改变。这些变化使细胞的运动和迁移能力得到提高。

2. 神经钙黏着蛋白（N-cadherin） 作为黏附分子可促进细胞迁移。TGF-β 刺激 EMT 与神经钙黏着蛋白表达增加有关。

3. 波形蛋白（vimentin） 是一个中间丝蛋白，表达在所有原始间叶细胞，但在分化上皮细胞不表达。Vimentin 可能驱动 EMT 的程序，也可以作为一个典型的检测转向分化间充质细胞类型的标志物。

4. 纤连蛋白（fibronectin，FN） 是一个关键的 ECM 组件，癌细胞能提高其产生与 EMT 相关。TGF-β 是一个强有力地促进 FN 生产和沉积到 ECM 的诱导物。

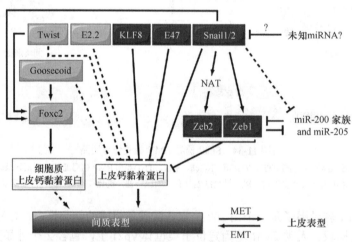

图 11-35 在正常细胞和癌细胞中上皮钙黏着蛋白的转录

在细胞中 Snail、Zeb、E47 和 KLF8 直接抑制上皮钙黏着蛋白的转录，而 Twist、Goosecoid、E2.2 和 Foxc2 是上皮钙黏着蛋白的间接抑制剂。Snail1 通过不同的机制激活 *Zeb* 基因表达，包括诱导 Zeb2 的自然反义转录（natural antisense transcription，NAT）。miR-200 家族及某些情况下的 miR-205，可抑制 *Zeb* 基因转录，阻止 EMT 发生。循环 miRNA 和 Zeb 因子交叉调节增加了几个 EMT 诱导物的协同作用，加强了 EMT 过程的控制。初步数据显示，Snail1 也可能抑制 miR-200 家族的表达。是否 miRNA 也能控制 Snail 表达有待进一步研究

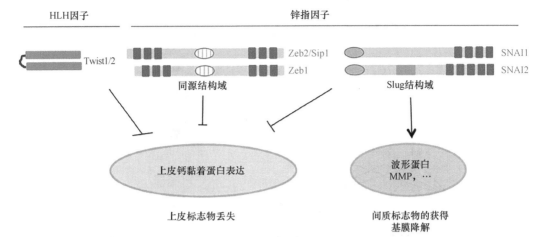

图 11-36　在正常细胞和癌细胞中上皮钙黏着蛋白的降解（请扫描二维码看彩图）

EMT 调控的关键因子由螺旋 - 环 - 螺旋（蓝色）和锌指 DNA 结合蛋白组成。绿色框表示锌指集群，Zeb 转录因子家族同源结构域被阴影圈表示，SNAI2/Slug1 的 Slug 结构域被灰色图形表示。这些转录因子一旦进入细胞核内就下调上皮钙黏着蛋白的表达。Snail 转录因子家族也可以激活 FN 和波形蛋白的表达，从而控制基底膜的降解

5. α- 平滑肌动蛋白（α-SMA）　是收缩微丝的主要成分和检测成肌纤维细胞的标志。EMT 中的 TGF-β 刺激能提高 α-SMA 的表达，它与增强肿瘤浸润和减少患者的生存密切相关。

6. 基质金属蛋白酶（MMP）　可催化降解基底膜，促进原发肿瘤细胞侵入周围组织及入侵肿瘤相关的血管。EMT 中，有些 MMP 可以被诱导，如 MMP-9 是 TGF-β 信号的靶点。

7. β_3 整合素　是一种跨膜蛋白，通过黏着斑生理性地连接 ECM 和细胞内信号系统和细胞骨架。β_3 整合素可迅速和显著上调 TGF-β，通过 FAK- 依赖的机制与 TβR- Ⅱ 相互作用。

四、miRNA

miRNA 是高度保守的微 RNA，在转录后调节 mRNA 的转录、表达。已经证明，miRNA 可参与调控许多生理和病理过程，特别是 EMT 和肿瘤转移，miR-200 家族和 miR-205 可通过靶向 Zeb 和 SIP1 介导 EMT，而 Zeb 和 SIP1 调节转移。miR-21、miR-181a、miR-429、miR-137 和 miR-661 也参与了 EMT 的过程。miR-145 通过抑制连接黏附分子 A（junctional adherin molecule A，JAMA）、Fascin 和 Mucin1 抑制乳腺癌的迁移。已经明确了 miR-145 抑制乳腺癌细胞的趋化作用，可直接抑制乳腺癌转移。在乳腺癌细胞（MDA-MB-231）中 miR-145 的过表达与 EMT 标志物的表达呈负相关提示 miR-145 抑制 EMT。miR-145/Oct4 在 EMT 中发挥着平衡调节作用（图 11-37）。

miR-30 可通过直接靶向预测的 Snail1 mRNA 3′UTR 的 miR-30 保守序列的结合位点负调控 Snail1 的表达。更重要的是，用 miR-30b 转染 AML12 细胞后可显著抑制 TGF-β 诱导的 EMT。通过评估细胞形态改变和 Snail1 的表达谱，以及上皮钙黏着蛋白和其他成纤维细胞标志物，证明 TGF-β 诱导 EMT 发生的肝细胞在转染 miR-30b 后显著抑制了肝细胞迁移。这些研究结果为理解 miR-30 调控 EMT 的作用提供了新的思路。在 EMT 发生时，Snail 家族成员（Snail1 和 Snail2，即 Snail 和 Slug 表达升高）和 Zeb 家族成员（尤其是 Zeb2）过表达。肿瘤抑制基因 *p53* 是诱导或抑制一系列基因和 miRNA 的转录因子，先前研究已经显示在肿瘤形成中总是伴有 *p53* 基因的缺失或突变，而 *p53* 与肿瘤的浸润转移和进展有关。已有报道指出，靶向 Zeb1 和 Zeb2 的 miR-200 家族在 TGF-β 诱导的间叶细胞和伴有间叶特征的癌细胞中可显著下调。P53 可上调 miR-200 和 miR-192 家族成员。miR-200 家族成员抑制 Zeb1 和 Zeb2 的表达，miR-192 家族成员抑制 Zeb2 的表达。因此，抑制 EMT 的过程可由 P53 通过抑制转录因子 Zeb1 和 Zeb2 的表达来实现。

Lee 等研究发现，miR-122 有较强的肿瘤抑制作用，在肝癌中其表达下降，上调 miR-122 的表达可逆转肝癌细胞的间质特性，从而降低癌细胞的浸润和转移。因此推测，miR-122 可作为肝癌 EMT 过程重要的调节器。概括 EMT 信号通路见图 11-38。

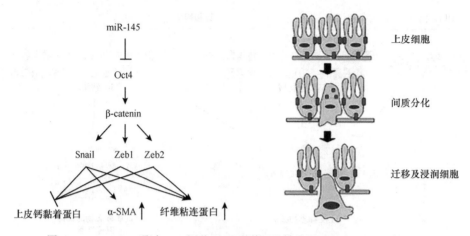

图 11-37　MiR-145 通过 Oct4 调节 EMT 和其下游转录因子 Snail、Zeb1 和 Zeb2

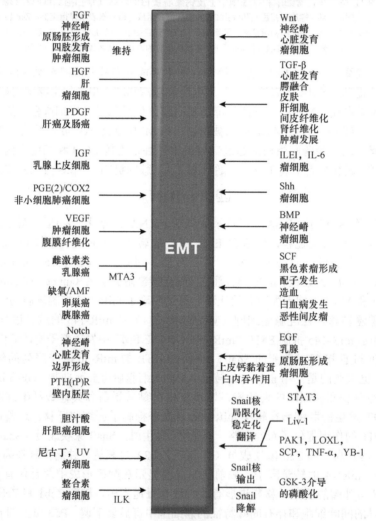

图 11-38　EMT 的信号通路

在众多细胞环境，包括胚胎发育和人类疾病发生过程中有大量信号通路和药物可诱导 EMT 的发生。图中显示了相应靶组织和促 EMT 相关信号涉及的生物学过程。一些转录因子的表达对 EMT 的发展发挥了重要作用，然而它们的亚细胞定位和蛋白酶调节的降解过程可在翻译后调控这些转录因子的表达。AMF，自分泌运动因子；EGF，表皮生长因子；FGF，成纤维细胞生长因子；BMP，骨形成蛋白；IGF，胰岛素样生长因子；ILEI，白介素相关蛋白；ILK，整合素链接激酶；IL-6，白介素 -6；LOXL，赖氨酰氧化酶样蛋白质；MTA3，转移相关蛋白 3；PAK1，p21- 活化激酶 1；PTH（rP）R，甲状旁腺激素相关肽受体；SCF，干细胞因子；SCP，小 C 端域磷酸酶；UV，紫外线；YB-1，Y-box 结合蛋白

　　EMT 是信号通路之间串扰的产物，包括 TGF-β、Wnt/β-catenin、Notch、FGF、STAT3 和 EGF，通过调节转录因子（Zeb、Snail 和 Twist），这些信号通路将上皮表型转变成间质表型。在癌细胞中，KLF4 通过与 TGF-β、Notch 和 Wnt/β-catenin 信号途径相互作用抑制 EMT。通过 UPS 降解 KLF4 对于 TGF-β 诱导的转录激活是必需的。在 Notch 信号通路中，KLF4 负调控 Notch1 的表达，作为 Notch1 靶基因转录的负调控因子。KLF4 还通过抑制 β-钙黏着蛋白和转录因子结合，从而与 Wnt/β-catenin 相互作用抑制 TCF 的转录活性（图 11-39）。

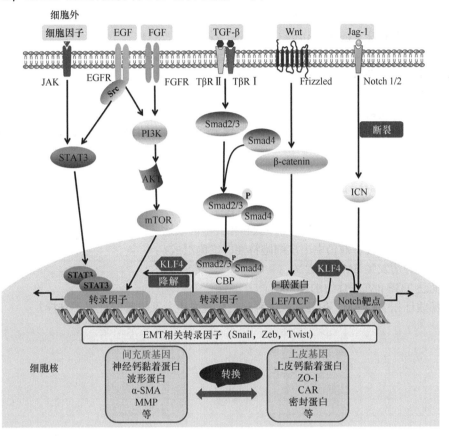

图 11-39　不同因子的功能影响 EMT 的机制

本章小结与展望

　　EMT 不仅在胚胎发育和正常的生理中起作用，而且在许多病理情况中、在肿瘤侵袭与转移过程中均发挥着重要作用，肿瘤细胞借助 EMT 过程增强了细胞的迁移和运动能力。

　　EMT 常是生理和病理的关键过程。EMT 可以视为成人发育程序再激活。EMT 是原发癌细胞离开有序组织结构的初始阶段，是细胞释放以至扩散或远处转移的先决条件，是癌转移程序启动的主要标志。由于 EMT 在癌发生中的重要作用，进一步研究将通过细胞模型和体内试验的共同分析、验证，通过封闭相关信号通路、动态监测 EMT 相关分子 mRNA 和蛋白质的表达，以及启动子区甲基化的程度、逆转 EMT 事件中的转录调节基因等，在研究过程中将发现更多的 EMT 分子标志物，有利于研究 EMT 形成的分子调控机制和功能，有利于深入剖析 EMT 过程与癌进展的关系。癌肉瘤是指肿瘤组织中既有恶性上皮细胞，又有恶性梭形成分，因此有利于 EMT 成为上皮性癌转化为肉瘤的假说的佐证。研究结果将进一步揭示诱导 EMT

和促进癌发生的信号通路、进一步认识肿瘤微环境对 EMT 的作用、进一步明确启动 EMT 的关键因素、进一步理解与 EMT 有关的肿瘤侵袭转移及对化疗耐药的机制，从而获得更多针对 EMT 的治疗靶点，为阻断癌的转移和复发、靶向癌治疗提供新的思路和方法。

思 考 题

1. 基本概念

（1）上皮间质转化（epithelial-mesenchymal transition，EMT）。

（2）间质上皮转化（mesenchymal-epithelial transition，MET）。

（3）转化生长因子 β（transforming growth factor-β，TGF-β）。

（4）miRNA。

2. 重要基因和蛋白质

fibronectin（FN）、vimentin（Vim）、上皮钙黏着蛋白、RTK、TGF-β、α-SMA、Twist、Snail、Wnt、SIP1、Zeb。

3. 思考问题

（1）描述三种类型的 EMT。

（2）列举 EMT 与器官纤维化的关系。

（3）概括肿瘤中 EMT 发生的主要步骤和相关基因表达。

（4）为什么转移性肿瘤仍由上皮细胞特性的细胞组成？

（5）简述肿瘤发生 EMT 的意义。

（6）简述 TGF-β 在癌症中的作用。

（7）哪些证据支持 EMT 参与了人类肿瘤的病理发生，又有哪些证据不支持？

（季俐俐）

第十二章 肿瘤侵袭与转移

本章彩图

恶性肿瘤的瘤细胞离开原发瘤，向周围组织直接蔓延，浸润和破坏邻近正常细胞和器官，称为肿瘤浸润。肿瘤浸润是肿瘤播散的第一步，其标志是肿瘤细胞突破基底膜。恶性肿瘤由原发部位穿过血管和淋巴管，扩散到其他部位，远隔组织和器官继续增殖生长，形成与原发肿瘤相同性质的继发性肿瘤的过程，称为肿瘤转移。肿瘤进展晚期出现的侵袭转移仍然是肿瘤发病机制中悬而未决的主要问题，这依赖于肿瘤细胞本身及相关基质中复杂的生物化学和生物学改变，包括瘤细胞同质型黏附下降、瘤细胞异质型黏附增加、肿瘤细胞分泌的蛋白酶使其具备降解细胞外基质的能力、瘤细胞迁移动力的增强等。在肿瘤转移的复杂过程中，必然有许多基因在不同层次上参与调控，包括肿瘤转移基因的激活和转移抑制基因的失活。细胞信号转导通路也参与了肿瘤侵袭转移的整个过程，包括黏附、降解、移动等。本章节将围绕肿瘤发展过程中涉及的侵袭转移问题，对肿瘤转移的概念、肿瘤细胞黏附能力的改变、降解细胞外基质的蛋白酶、肿瘤细胞迁移动力、肿瘤转移的基因调控、肿瘤转移中的信号转导通路等方面展开阐述。肿瘤转移的分子病理学研究战线很长，无论对转移各个步骤或各个有关基因的分别研究，还是从总体上探索其调控机制，都是有意义的。

The tumor cells of a malignant tumor leave the primary tumor and spread directly to the surrounding tissues, infiltrating and destroying adjacent normal cells and organs called tumor infiltration. Tumor infiltration is the first step of tumor dissemination, and its sign is that tumor cells break through the basement membrane. Malignant tumors pass through blood vessels and lymphatic vessels from the primary site and spread to other sites or the distant tissues and organs to continue proliferating and growing and forming a secondary tumor with the same properties as the primary tumor. This process is called the metastasis of the tumor. Invasion and metastasis in the late stage of tumor progression is the main unresolved problem in tumor pathogenesis, which depends on the complex biochemical and biological changes in the tumor cells themselves and related stroma, including the decline of tumor cell homogenous adhesion and increase of tumor cell heterogeneous adhesion. The proteolytic enzyme secreted by tumor cells makes it have the ability to degrade the extracellular matrix, and the migration power of tumor cells is enhanced. At the same time, in the complex process of tumor metastasis, many genes must be involved in regulation at different levels, including the activation of tumor metastasis genes and the inactivation of metastasis suppressor genes. Cell signal transduction pathways are also involved in tumor invasion and metastasis, including adhesion, degradation, and migration. This chapter will focus on the invasion and metastasis issues involved in the development of tumors, the concept of tumor metastasis, changes in tumor cell adhesion, proteolytic enzymes that degrade extracellular matrix, tumor cell migration dynamics, gene regulation of tumor metastasis, and the signal transduction pathways involved in tumor metastasis. The research front on the molecular pathology of tumor metastasis is very long. It is meaningful to study the various steps of metastasis or each related gene separately or to explore its regulatory mechanism.

恶性肿瘤在发展过程中可向邻近组织直接蔓延和向远处转移，称为肿瘤的扩散（spread）。肿瘤扩散是恶性肿瘤的重要生物学特性之一，也是恶性肿瘤难以根治的主要原因和常见的致死原因。

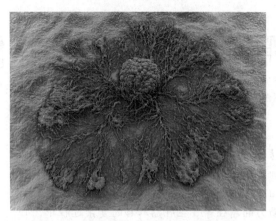

图 12-1 肿瘤在局部蔓延、呈浸润性生长

肿瘤侵袭（invasion）是指恶性肿瘤细胞离开原发瘤，向周围组织直接蔓延，浸润和破坏邻近正常细胞和器官。肿瘤侵袭是肿瘤播散的第一步，其标志是肿瘤细胞突破基底膜（basement membrane），特别是恶性肿瘤生长迅速，不仅压迫而且浸润（infiltration）和侵犯周围组织。肿瘤细胞在组织间隙内的分布，是肿瘤在局部蔓延的结果（图 12-1）。因而浸润性肿瘤常缺乏完整的包膜和清楚的边界，使手术难以完全摘除。因此这些肿瘤的外科治疗需要切除相当多看起来似乎未受累的周边正常组织。

个别良性肿瘤和良性病变有时也显示浸润，如血管瘤、黏液瘤、肌间脂肪瘤、水泡状胎块、带状瘤、瘤样纤维组织增生、增殖性肌炎、结节性肌炎等。

第一节 概　述

恶性肿瘤由原发部位穿过血管和淋巴管，扩散到其他部位，远隔组织和器官继续增殖生长，形成与原发肿瘤相同性质的继发性肿瘤的过程，称为肿瘤的转移（metastasis）。播散肿瘤细胞与原发肿瘤具有连续性，侵袭和转移是肿瘤过程中的两个不同阶段，侵袭是转移的前奏，转移是侵袭的结果。事实上癌症细胞在转移过程中会遇到很多困难，首先要经过数十次变异，然后要克服细胞间黏附作用脱离出来，并改变其形状穿过致密的结缔组织。成功逃逸后，癌症细胞将通过微血管进入血液，在那里它还可能遭到免疫细胞的攻击。接下来癌细胞将通过微血管进入一个新器官 [现被称为"微转移"（micrometastases）]。在转移部位，癌细胞面临新的微环境（microenvironment），有些细胞当即死亡，有些细胞分裂数次后死亡，还有一些细胞保持休眠状态，存活率仅为数亿分之一。存活下来的癌细胞能够增生和定植，成为转移瘤。科学家们通过对原发肿瘤细胞周围环境的研究，首次发现了程序性迁移的癌细胞在扩散后进入休眠状态并逃避化疗，其主要的原因之一就是肿瘤处于缺氧的微环境，这不仅有利于使潜伏的播散性肿瘤细胞（disseminated tumor cell，DTC）快速生长、扩散，还能使其中很大一部分癌细胞进入休眠状态，使它们能够更好地逃避化疗（图 12-2）。因此，与肿瘤缺氧相关的不良预后不仅是因为它们产生更具侵袭性的癌细胞，也因为它们使得许多癌细胞程序性进入休眠状态，从而躲避化疗。转移性癌细胞具有与原发癌相匹配的特征，而非继发性肿瘤形成的组织。患者伴有广泛转移瘤时称为癌瘤病（carcinomatosis）。转移瘤距原发部位距离一般较远，范围大。

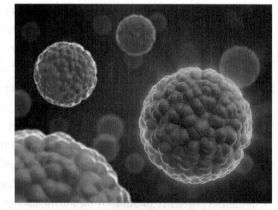

图 12-2 处于休眠状态的播散性肿瘤细胞快速生长、扩散，逃避化疗

一、肿瘤转移的途径

1. 淋巴转移（lymphatic metastasis） 是癌常见的转移途径。

（1）常见淋巴转移途径：由近到远（与肿瘤所在淋巴管回流途径有关）。如乳腺癌——同侧腋窝淋巴结、肺癌——肺门淋巴结、右锁骨上淋巴结；甲状腺癌——颈淋巴结；阴茎癌——腹股沟淋巴结；胃肠道癌——左锁骨上淋巴结，即菲尔绍（Virchow）淋巴结等。有时淋巴结转移为首发症状，如鼻咽癌。肿瘤细胞侵入淋巴管，需要形成栓子再进入淋巴结。肿瘤细胞首先见于淋巴结包膜下或边缘窦内，继发性肿瘤在该处生存并最终累及整个淋巴结，而后突破包膜浸润局部组织或继续延淋巴系统扩散（图12-3）。转移部位的淋巴结通常增大。这种增大通常是肿瘤细胞在淋巴结内生长所致，但有时也可能仅是淋巴结对肿瘤抗原的反应性增生。

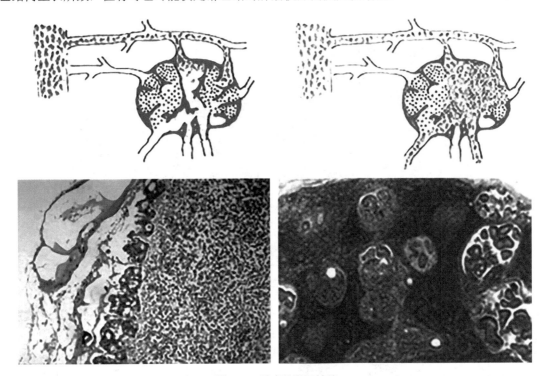

图 12-3　肿瘤的淋巴转移

肿瘤细胞经输入淋巴管首先见于淋巴结包膜下或边缘窦内，继而累及整个淋巴结，而后突破包膜浸润局部组织或继续沿淋巴系统扩散

（2）前哨淋巴结（sentinel lymph node，SLN）：是指原发肿瘤引流区域淋巴结发生转移必经的第一个淋巴结，随后肿瘤依次进一步转移到远处淋巴结。

根据 SLN 的情况（一般观察 SLN 为 1～4 枚），对部分肿瘤（乳腺癌、恶性黑色素瘤、宫颈癌、胃肠癌、卵巢癌、阴茎癌、肺癌、膀胱癌、前列腺癌、胰腺癌等）进行临床治疗已经取得突破性进展，临床意义获得共识。SLN 的检测方法有活性染料注射法、放射性核素标记法，可将两者联合应用，或结合纳米技术的 MRI 影像技术等。

SLN 评价的局限性：① SLN 检测仅适用于早期、单发性、小肿瘤；②如有淋巴结阻塞，可出现假阴性；③如既往接受过手术或放疗等改变了局部的淋巴流向，可出现假阴性；④肿瘤偶尔可以跳跃性转移，出现假阴性。

SLN 的应用前景：① SLN 的临床意义在于界定手术范围、确定治疗方案、进行病理分期；② SLN 的价值已经肯定，但可行性、安全性还需要前瞻性随机对照，以及方法改进和大宗病例的临床研究和长期随访来验证；③提高 SLN 检出率和准确率是临床研究的重要课题，需要临床、影像、病理联合攻关。

2. 血行转移（hematogenous metastasis）　是肉瘤的典型转移方式，也是一些癌（如肾癌）的常见转移方式。由于静脉壁薄，所以比动脉更容易受侵犯。

（1）肝和肺是最常见的血源性转移部位，因为它们分别接受全身静脉系统和门静脉系统的血液回流（图12-4）。其他血源性转移的常见部位包括脑、肾上腺和骨。

（2）血行转移常见的类型：①肺静脉型，来源于全身静脉的栓子，常进入肺；②腔静脉型，腹腔静脉内瘤栓多见；③门静脉型，进入门静脉分支的肿瘤栓子进入肝内，因此肝是肠道肿瘤转移常见的部位；④椎静脉型：通过椎旁静脉系统进入脊柱骨、肩周及骨盆。

一些肿瘤细胞可以直接进入动脉循环或穿过肺毛细血管进入体循环。肿瘤栓子停留处的组织必须能够为肿瘤组织迅速供应充足的血液和营养。有些肿瘤细胞也有可能先通过淋巴循环而后进入血流。

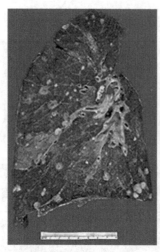
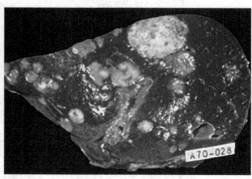

图 12-4　肝和肺是最常见的血源性转移部位（左图为癌肺转移，右图为癌肝转移）

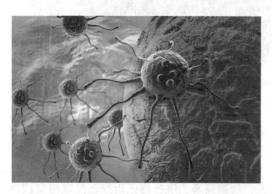

图 12-5　瘤细胞脱落种植到其他器官或组织

3. 种植转移（implantation metastasis）　是肿瘤细胞累及浆膜、黏膜后种植于腹膜、胸膜、心包膜和蛛网膜表面并形成转移瘤。

（1）浆膜面种植转移：穿透浆膜，肿瘤细胞脱落种植到其他器官或组织。如胃肠道癌引起的卵巢转移瘤，即克鲁肯贝格（Krukenberg）瘤或卵巢癌穿过腹膜到达肝或腹部其他脏器表面生长（图 12-5）。

（2）黏膜面种植转移：呼吸道、消化道等黏膜种植，较少见。

（3）接触性种植转移：常见于手术器械引起的医源性种植。

二、肿瘤转移的主要步骤与特点

恶性肿瘤为什么会侵袭与转移？过程中有无标记？能否预防？问题解答最终将是从肿瘤转移的分子机制中寻找。瘤细胞侵袭转移的过程是瘤细胞与宿主细胞之间相互作用的连续过程，这个过程是复杂、多步骤的。

1. 瘤细胞转移的主要步骤（图 12-6）

（1）肿瘤细胞同质型黏附降低，从原发灶脱离。

（2）肿瘤细胞与细胞外基质（extracellular matrix，ECM）发生异质型黏附增加。

（3）降解 ECM：肿瘤细胞分泌蛋白降解酶降解 ECM 成分，形成细胞移动的通道，并以此为诱导血管生成的基础。

（4）肿瘤细胞运动性增强，并穿透血管壁的基底膜进入循环。

（5）在循环中运行，逃避免疫系统识别与破坏。

（6）到达继发部位后，在有新生血管生成的前提下增殖，形成转移灶。

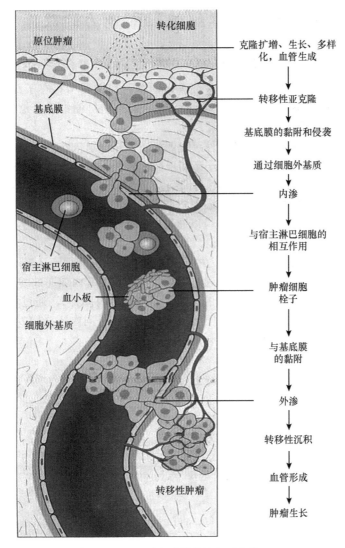

图 12-6　瘤细胞转移的主要步骤

2. 转移特点

（1）不同肿瘤的转移频度、时间、途径和部位不同，有些肿瘤转移有一定的器官倾向性（如前列腺癌、肺癌）。

（2）转移性肿瘤的一般特征：不连续性。多个转移瘤结节与正常组织分界较清。淋巴转移为由近到远，血行转移为在器官内分散，常位于被膜下，球形结节其表面因缺血坏死凹陷形成癌。

（3）多数转移瘤保留原发瘤的生物学特性。

（4）转移瘤的变异不少见，转移瘤的分化程度常比原发瘤差。

3. 鉴别肿瘤转移　肿瘤转移是肿瘤临床分期的重要指标，是评估肿瘤预后的重要依据。因此必须在下列情况中鉴别肿瘤转移。

（1）区分多中心性发生的多发性肿瘤与肿瘤转移。

（2）区分容易转移肿瘤和不常发生转移的肿瘤。

（3）区分倾向于不同转移途径的不同肿瘤。

（4）区分容易发生转移的器官和不易发生转移的器官。

（5）从肿瘤的一般转移规律追溯原发性肿瘤。

（6）了解某些特殊转移规律及有关的肿瘤。

第二节　肿瘤细胞黏附能力的改变

一、肿瘤细胞同质型黏附下降

同质型（homogeneous）黏附是指同种细胞间的黏附，主要由存在于细胞表面的黏附分子（adhesion molecule，AM）所介导。同质型黏附下降，可促进肿瘤细胞从瘤体上脱落，所以 AM 在肿瘤浸润和转移中起重要作用。

1. 钙黏着蛋白（cadherin）　是钙依赖性跨膜糖蛋白，是一组依赖细胞外 Ca^{2+} 的 AM，可介导 Ca^{2+} 依赖性细胞间黏附，通过同类或同分子亲和反应相结合。如 E-Cad（转移抑制分子）的功能：①稳定细胞间连接；②促进细胞分化；③保持细胞特定形态；④促进细胞间信息传递。

2. 肿瘤细胞表面电荷增加　肿瘤细胞表面电荷增加时肿瘤细胞间的排斥力增大，促使肿瘤细胞从瘤体上脱落。肿瘤细胞表面电荷大小可以通过电泳速度表现出来。细胞电泳速度被认为是筛选不同浸润和转移潜能肿瘤细胞的初筛标记。

此外由于溶解酶的释放、细胞间隙压力的增加，也有利于肿瘤细胞从瘤体上脱落下来。

3. 瘤内机械压力的作用　外部机械力通过整合素传递至细胞内或通过细胞丝状骨架蛋白施加压力。机械力（mechanical force）是双向的（从外到内和由内向外），通过相同整合素施加力到 ECM 中；细胞对细胞因子通过细胞受体的传递是单向的（由外向内）（图 12-7）。当肿瘤细胞内部压力增加时，可导致肿瘤细胞脱离原发灶形成浸润和转移。

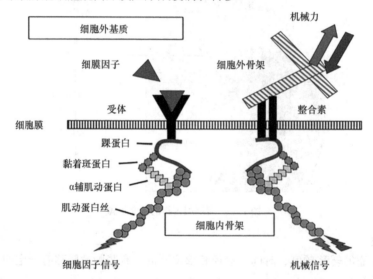

图 12-7　外部机械力是由 ECM 通过整合素传递至细胞，且该细胞可以通过相同整合素施加压力到 ECM 中，外部机械力可在内部传输或通过细胞骨架蛋白或细丝施加压力。因此，机械力可在两个方向上（由外向内或由内向外）发送，然而细胞对细胞因子的反应是通过受体传递，是单一方向的（由外向内）

二、肿瘤细胞异质型黏附的增加

异质型（heterogeneous）黏附是指肿瘤细胞与宿主细胞或宿主基质的黏附。肿瘤细胞脱离瘤体，浸润到基底膜或穿过基底膜遭遇宿主基质和宿主细胞，这一过程就是异质型黏附的过程。这一过程也有利于肿瘤细胞穿过基质、血管壁的基底膜，有利于肿瘤细胞在血管内聚集。

1. 整合素（integrin）　是一组介导异质黏附的细胞黏附分子。在肿瘤转移中研究整合素主要集中在表达增加或新增、表达减少或消失、表达构型的改变，如 $\alpha_6\beta_4$、$\alpha_v\beta_3$、$\alpha_5\beta_1$ 介导的信号通路均与肿瘤运动、转移和浸润有关。

（1）$\alpha_6\beta_4$：半桥粒（hemidesmosome，HD）中的 $\alpha_6\beta_4$ 整合素虽无信号功能但却给上皮细

胞提供结构性支撑，维持上皮细胞的黏附和极性。$\alpha_6\beta_4$ 在生理上和功能上与表皮生长因子受体（epidermal growth factor receptor，EGFR）有关，由 SFK（Fyn）的活化介导人表皮生长因子受体2（Her2 又名 ErbB2）与 $\alpha_6\beta_4$ 的联系。肿瘤中 ErbB2 表达上调可增加其增殖和转移潜能。肿瘤微环境可诱导 β_4 整合素胞质尾部的依赖性蛋白激酶 C-α 中关键性的丝氨酸残基的磷酸化，导致其在半桥粒中的裂解。半桥粒中 $\alpha_6\beta_4$ 动员允许 $\alpha_6\beta_4$ 与膜结构亚区中富含微丝的肌动蛋白联合，发生与受体型酪氨酸激酶（receptor tyrosine kinase，RTK）功能性的相互作用（图 12-8）。

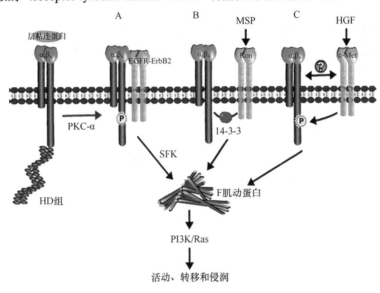

图 12-8　$\alpha_6\beta_4$ 与 RTK 协同作用的例子

A. 半桥粒中的整合素（$\alpha_6\beta_4$）虽无信号功能但却给上皮细胞提供结构性支撑。PKC-α 使胞质 β_4 尾部丝氨酸残基磷酸化，导致半桥粒的裂解。SFK 活化介导 $\alpha_6\beta_4$ 与 ErbB2 和 EGFR 的功能。B. 巨噬细胞刺激蛋白（MSP）作为连接分子通过 14-3-3 诱导 $\alpha_6\beta_4$ 与 Ron 的联系。C. $\alpha_6\beta_4$ 和 c-Met 合作信号是乳腺癌浸润转移的主要原因。PI3K/Ras 是由 $\alpha_6\beta_4$-RTK 交叉效应介导的主要的下游信号通路

（2）$\alpha_v\beta_3$：由 $\alpha_v\beta_3$ 整合素介导的信号通路与肿瘤迁移、骨转移、血管生成和增殖有关（图 12-9）。

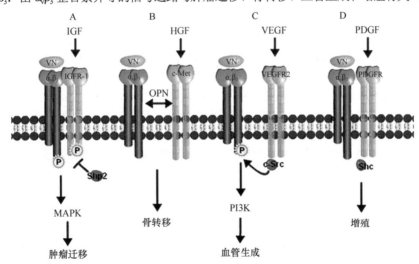

图 12-9　由 $\alpha_v\beta_3$ 与 RTK 整合素交叉对接介导的信号通路与肿瘤迁移、骨转移、血管生成和增殖有关

A. 为了 IGF-1 反应的最大化，IGFR-1 需要 $\alpha_v\beta_3$ 与玻连蛋白（VN）的结合，如 MAPK 活化和肿瘤细胞运动。配体与 $\alpha_v\beta_3$ 的结合阻碍了招募酪氨酸磷酸酶 Shp2，减少了 IGFR-1 的磷酸化。B. $\alpha_v\beta_3$ 与 c-Met 之间的信号交谈参与骨桥蛋白（OPN）诱导的瘤细胞迁移，导致乳腺癌的骨转移。C. VEGF 刺激 β_3 胞质域依赖 c-Src 的磷酸化，导致 $\alpha_v\beta_3$ 和 VEGFR 之间复合物的形成。$\alpha_v\beta_3$ 与 c-Met 的复合物涉及 PI3K 的活化和血管生成反应。D. PDGF 刺激诱导依赖 Shc 的 $\alpha_v\beta_3$-PDGF 复合物的形成，此复合物有助于肿瘤增殖

（3）$\alpha_5\beta_1$：通过激活 PI3K 信号通路介导肿瘤浸润、增殖和血管生成（图 12-10）。

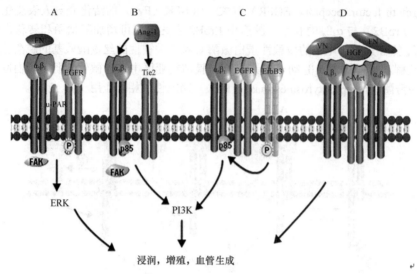

图 12-10 　$\alpha_5\beta_1$ 与 RTK 整合素交叉效应介导的信号通路介导肿瘤浸润、增殖和血管生成

A. 尿激酶受体（uPAR）与纤连蛋白（fibronectin，FN）和 EGFR 形成一三元复合物，使 ERK 通路活化；B. 血管生成素 1（Ang-1）刺激诱导 $\alpha_5\beta_1$ 与 Tie2 结合，招募 PI3K 的 P85 亚基与 FAK 到 α_5 胞质区，此相互作用涉及 PI3K 介导的血管生成；C.ErbB3 磷酸化促进 $\alpha_5\beta_1$ 与 EGFR 形成复合物，招募 P85 到 β_1 上；D. 肝细胞生长因子（HGF）与 $\alpha_v\beta_3$ 和 $\alpha_5\beta_1$ 上的基质配体（VN 和 FN）形成异型性复合物。这些复合物，促进 c-Met 和 $\alpha_v\beta_3$ 及 $\alpha_5\beta_1$ 的相互作用

2. 整合素配体 LN 受体　癌细胞只有突破基底膜才能浸润与转移。层粘连蛋白（laminin，LN）是基底膜的重要组成部分，肿瘤细胞通过其表面的 LN 受体（LN receptor，LN-R）与基底膜中的 LN 结合而穿过基底膜。20 世纪 80 年代初就发现了 LN 的 67kDa 受体能识别 LN 分子的 β_2 链。研究证实了 LN-R 能促进肿瘤细胞的黏附和移动，其高表达与许多肿瘤的浸润转移能力呈正相关。

3. CD44 及其变体　CD44 是一种淋巴细胞表面的归巢（homing）受体，CD44 表达与肿瘤浸润、转移能力呈正相关，抗 CD44 抗体在肿瘤浸润、转移的治疗中有潜力（详见第十章）。

4. 路易斯寡糖　肿瘤细胞表面唾液酸化的路易斯寡糖（sLeX）作为血管内皮细胞上的 E 选择素配体，是结肠癌早期诊断、癌浸润、预后不良的一个指标。结肠癌细胞表面 sLeX 抗原结构和数量的变化是导致转移的关键因素。所以检测血清或肿瘤组织中的 sLeX 可以有效监测肿瘤，尤其是结肠癌的转移。

5. 免疫球蛋白超家族　大部分免疫球蛋白超家族（Ig-SF）成员参与细胞间识别，包括那些有免疫功能的分子，如 MHA、CD4、CD8 和 T 细胞受体，还参与神经发育（NCAM、L1）、白细胞交流（ICAM-1、VCAM-1、PECAM-1）和信息传递（CSF-1R、PDGFR）。癌胚抗原（carcinoembryonic antigen，CEA）可激发结直肠癌细胞的转移潜能。CEA 高表达的细胞株肿瘤肝转移的风险增加。

第三节　降解 ECM 的蛋白酶

细胞外基质（ECM）主要由胶原、糖蛋白、蛋白多糖和氨基葡萄糖组成。ECM 以基底膜和间质结缔组织的形式存在，胶原是 ECM 的主要成分，Ⅰ、Ⅱ、Ⅲ型胶原主要存在于间质结缔组织中，Ⅳ型胶原主要存在于基底膜中。ECM 中的糖蛋白包括 LN、FN 和 ND（接触蛋白）等。ECM 是肿瘤侵袭和转移的天然屏障，肿瘤从原位增殖到浸润转移的演进过程中必须具备降解 ECM 的能力。

能降解 ECM 的酶主要是蛋白酶，它们的活性均与肿瘤的侵袭和转移有关，这是近年肿瘤侵袭、转移研究中的热点，有四类蛋白酶：①基质金属蛋白酶（matrix metalloproteinase，MMP）；②丝氨酸蛋白酶（serine protease，ser protease）；③半胱氨酸蛋白酶（cysteine protease）；④天冬氨酸蛋白酶（aspartic protease）。

一、MMP

MMP 最早是由格罗斯（Gross）和拉皮尔（Lapiere）在 1962 年研究蝌蚪尾巴自动吸收机制时发现的。MMP 是一组锌离子（Zn^{2+}）依赖性内肽酶大家族，包括间质胶原酶、明胶酶、间充质溶解素，具有降解 ECM 和基底膜（basement membrane，BM）及调节其他酶、化学因子、细胞受体的功能。越来越多的报道指出了 MMP 与肿瘤发生密切相关，涉及肿瘤侵袭、转移等过程。常态下，MMP 作为合成性的惰性酶原处于非活化状态，是由一个保守的半胱氨酸在硫醇结构域和 Zn^{2+} 催化结构域之间的结合来维持这种状态。溶解前肽区使该酶活化，降解细胞外蛋白质，如趋化因子、抗菌肽、基质成分等。

1. MMP 的结构与功能 目前为止，人们已经发现了 MMP 家族超过 23 种细胞外蛋白酶。典型的 MMP 由含 80 个氨基酸的前肽、含 170 个氨基酸残基的催化金属蛋白酶结构域、1 个不同长度的连接肽（也称铰链区）和 1 个含 200 个氨基酸的血红素结合蛋白（hemopexin，Hpx）结构域组成。因此，又将其划分为 3 个基本结构域：①前肽区：MMP 的 N 端，有一个保守的信号肽，能引导细胞内蛋白质翻译产物至内质网；②催化活性结构域：均含有 1 个结构性 Zn^{2+} 结合区、1 个催化性 Zn^{2+} 结合区和至少 1 个 Ca^{2+} 结合区，同时催化区内还含有 3 个组氨酸残基，是催化性 Zn^{2+} 结合位点；③底物结合结构域：该结构域分铰链区、类 Hpx 结合区，主要与 MMP 底物特异性相关，同时在 MMP 与其抑制性结合中发挥重要作用。酶催化区和前肽区具有高度保守性。此外，膜型（MT）-MMP 还存在一个跨膜区，或称为糖基磷脂酰肌醇（glycosylphosphatidily inositol，GPI）序列锚定区，主要起固定作用。MMP 的结构见图 12-11。

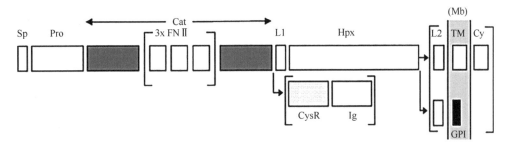

图 12-11 MMP 家族的主要结构域

Sp，信号序列；Pro，促结构域；Cat（catalytic domain），催化结构域；FN Ⅱ（fibronectin type Ⅱ motif），纤连蛋白Ⅱ型；L1（linker 1），连接子 1；L2（linker 2），连接子 2；Mb（plasma membrane），质膜；TM（transmembrane domain），跨膜结构域；Cy（cytoplasmic tail），胞质尾区；CysR（cysteine rich），半胱氨酸富含区的结构；Ig（immunoglobulin domain），免疫球蛋白结构域；GPI（glycosylphosphatidily inositol），糖基磷脂酰肌醇序列

根据结构域及酶作用底物的特异性，MMP 可分为胶原酶、明胶酶、间质溶素、基质溶素、MT-MMP 等。①胶原酶类：主要水解Ⅰ、Ⅱ和Ⅲ型胶原，包括：MMP-1、MMP-8、MMP-13 及 MMP-18；②明胶酶：主要降解Ⅳ型胶原和层粘连蛋白，包括 MMP-2 及 MMP-9；③间质溶解素主要降解Ⅲ、Ⅳ型胶原和基质中的蛋白多糖、糖蛋白，包括 MMP-3、MMP-10 和 MMP-11；④ MT-MMP：主要作用是激活其他 MMP 并降解 ECM，包括四型转膜蛋白（MMP-14、MMP-15、MMP-16、MMP-24）和 GPI 锚定蛋白（MMP-17 和 MMP-25）；⑤其他分泌型 MMP：包括 MMP-7、MMP-12、MMP-19、MMP-20、MMP-22 及 MMP-23。

MMP 家族中不同成员的功能及作用都不同，因此不同成员之间的组成结构域及功能区也不尽相同，表 12-1 中列举了不同成员之间的组成成分。

表 12-1 MMP 及其结构构域

蛋白酶	基质金属蛋白酶	染色体定位（人）	结构域组成												
			Sp	Pro	CS	RX(R/K)R	Cat	FN II	L1	Hpx	L2	TM	GPI	Cyt	CysR-Ig
胶原酶	MMP-1	11q22-q23	+	+	+	−	+	−	+	+					
	MMP-8	11q21-q22	+	+	+	−	+	−	+	+					
	MMP-13	11q22.3	+	+	+	−	+	−	+	+					
	MMP-18	不存在	+	+	+	−	+	−	+	+					
明胶酶															
明胶酶 A	MMP-2	16q13	+	+	+	−	+	+	+	+					
明胶酶 B	MMP-9	20q11.2-q13.1	+	+	+	−	+	+	+	+					
	MMP-3	11q23	+	+	+	−	+	−	+	+					
	MMP-10	11q22.3-q23	+	+	+	−	+	−	+	+					
	MMP-7	11q21-q22	+	+	+	−	+	−	−	−					
	MMP-26	11p15	+	+	+	−	+	−	−	−					
	MMP-11	22q11.2	(+)	(+)	+	+	+	−	+	+					
膜型 MMP（A）跨膜型	MT1-MMP	14q11-q12	+	+	+	+	+	−	+	+	+	+	−	+	
	MT2-MMP	15q13-q21	+	+	+	+	+	−	+	+	+	+	−	+	
	MT3-MMP	8q21	+	+	+	+	+	−	+	+	+	+	−	+	
	MT5-MMP	20q11.2	+	+	+	+	+	−	+	+	+	+	−	+	
膜型 MMP（B）跨膜型	MT4-MMP	12q24.3	+	+	+	+	+	−	+	+	+	−	+	−	
	MT6-MMP	16p13.3	+	+	+	+	+	−	+	+	+	−	+	−	
其他															

续表

蛋白酶	基质金属蛋白酶	染色体定位（人）	结构域组成												
			Sp	Pro	CS	RX(R/K)R	Cat	FN II	L1	Hpx	L2	TM	GPI	Cyt	CysR-Ig
巨噬细胞弹性蛋白酶	MMP-12	11q22.2-q22.3	+	+	+	−	+	−	+	+					
釉质溶解素	MMP-19	12q14	+	+	+	−	+	−	+	+					
	MMP-20	11q22.3	+	+	+	−	+	−	+	+					
	MMP-21		+	+	+	+	+	−	+	+					
CA-MMP	MMP-23	1p36.3	+	+	−	+	+	−	−	−	−	−	−	−	+
	MMP-27	11q24	+	+	+	−	+	−	+	+					
Epilysin	MMP-28	17q21.1	+	+	+	+	+	−	+	+					

注：表12-1显示了MMP家族的成员及其染色体定位。Sp（signal sequence），信号序列；Pro. 促结构域；CS（cysteine），半胱氨酸转换基序；RX（R/K）R R（proprotein convertase recognition sequence），促蛋白转化酶识别序列；FN II，纤连蛋白II型；L1，连接子1；L2，连接子2；TM，跨膜结构域；GPI，糖基磷脂酰肌醇；Cyt（cytoplasmic domain），胞质域；CysR-Ig（cysteine rich and Ig domain），富含半胱氨酸和Ig结构域。

2. 在三个水平上调控 MMP 的表达和活性

（1）酶原合成：生长因子和细胞因子等活性介质不仅能促进或抑制 MMP mRNA 的转录，而且能影响其半衰期。

（2）酶原活化：组织金属蛋白酶抑制物（tissue inhibitor of metalloproteinase，TIMP）可以抑制 MMP 的活性。

（3）其他抑制剂的作用。

各种 MMP 之间具有一定的底物特异性，但不是绝对的。同一种 MMP 可降解多种 ECM 成分，而某一种 ECM 成分又可以被多种 MMP 降解，但不同酶的降解效率可有不同。MMP 的众多调控因素构成微妙的调节网络，正是这种精确的调控机制保证了机体内生理状态下细胞迁移的 ECM 重构；反之就成为肿瘤侵袭和转移等病理过程发生的原因。MMP 与肿瘤侵袭转移呈正相关。

3. 目前研究较多的是 MMP-9、MMP-7 和 MMP-2

（1）MMP-2：位于染色体 16q13，也称为 72 kDa 的明胶酶 A，主要水解Ⅳ型胶原及基底膜的主要成分，其结构在前肽的 C 端不含有促蛋白转化酶识别序列 [proprotein convertase recognition sequence，RX（R/K）R]。在金属蛋白酶的结构域中含有 3 种纤连蛋白Ⅱ型重复序列、Zn^{2+} 结合基序（HEXXHXXGXXH）的催化域、半胱氨酸转换器基序（PRCGXPD）的前肽区，其中含有 Zn^{2+} 结合基序的 3 种组氨酸及前肽区的半胱氨酸均可与催化 Zn^{2+} 基序（$Cys-Zn^{2+}$）相互作用，$Cys-Zn^{2+}$ 的相互协调使 MMP 前体保持无活性状态，防止催化水分子与 Zn^{2+} 的结合。催化结构域还包含一个保守的蛋氨酸（Met），形成一个 "Met-turn" 八残基后的 Zn^{2+} 结合基序，以保证这一结构围绕在 $Cys-Zn^{2+}$ 结合区周围。由于 MMP-2 的三纤连蛋白Ⅱ型重复序列可以与明胶或胶原结合，因此 MMP-2 可以降解 ECM 的成分，包括Ⅳ型、Ⅴ和Ⅺ型胶原，以及层粘连蛋白、蛋白聚糖核心蛋白等，并以不同于 MMP-9 消化胶原酶的方式来消化Ⅰ、Ⅱ、Ⅲ型胶原。

MMP-2 在多数恶性组织中高表达，如乳腺癌、结肠癌、胃癌和肺癌，在肿瘤细胞增殖过程中，MMP-2 作为明胶酶，以酶原的形式分泌到基质中，活化其他促进肿瘤细胞转移的细胞因子，不仅破坏了机体防御肿瘤浸润与转移的天然屏障，也与其他活化因子共同促进肿瘤的转移。MMP-2 的表达量与癌细胞的侵袭及癌患者较差的预后密切相关，如晚期乳腺癌高表达 MMP-2 与其整体的生存率下降有关。抑制肿瘤细胞中 MMP-2 的表达能有效抑制间质干细胞的迁移，原因在于其抑制了 SDF1/CXCR4 的信号通路，因此 MMP-2 可以作为肿瘤治疗相关的一个有效靶点。

（2）MMP-7：属于基质溶解素类，人类 MMP-7 定位于染色体 11q22.3 上，其 cDNA 长 1094bp，由 267 个氨基酸组成，是 MMP 家族中分子量最小的成员，酶原形式分子质量是 28kDa，活化形式的分子质量为 19kDa。MMP-7 是由包含 Zn^{2+} 活性结构域的 1 个 5 股 β 链及 3 种 α 螺旋及其他的 Zn^{2+} 和 Ca^{2+} 成分所构成，维持其结构的稳定。与其他 MMP 的结构相比，MMP-7 缺乏与 Hpx 的同源序列，因此在与底物结合时并不需要特异性识别底物的结构，这一特性使其能够降解几乎所有的 ECM 成分，包括Ⅳ型胶原、明胶、弹力蛋白、粘连蛋白等，而且还可降解整合素 $β_4$，从而增加了细胞活性，促使肿瘤细胞经淋巴管和血管不断蔓延。MMP-7 也可以激活其他的 MMP 前体。MMP-7 可参与和影响肿瘤细胞增殖和演进，如在 ECM 降解翻转重塑、细胞增殖与凋亡、上皮间质转化（EMT）等方面均起着重要的作用。

研究发现，MMP-7 几乎全部由癌细胞表达，而癌间质细胞不表达。MMP-7 在良性肿瘤组织中表达高于正常组织，但低于癌组织，表明 MMP-7 在肿瘤从正常组织向恶性组织转化过程中发挥作用。MMP-7 还具有蛋白酶活性，能够促进许多生长因子的释放，包括表皮生长因子受体（EGFR）、肝素结合表皮生长因子（HB-EGF）和胞外结构域的细胞表面分子脱落，包括 Fas 配体和上皮钙黏着蛋白。MMP-7 的这些特性与肿瘤的进展与转移有关。过度表达的 MMP-7 可作为胃癌、食管癌、肝癌、肾癌、胰腺癌等复发率高、预后差、生存率低的一项可靠指标。在结直肠癌中血清 MMP-7 特异性高表达，已作为判断癌症患者预后的有效指标。肺癌中 MMP-7 与 TNM 分期、组织学分级与淋巴结转移相关，在Ⅲ～Ⅳ期的表达比在Ⅰ～Ⅱ期高，提示 MMP-7 在肺癌进展中发挥了作用，因此 MMP-7 也作为评估肺癌增殖、分化与转移的一种潜在的生物标志物。有关研究表明，MMP-7 与口腔鳞状细胞癌、前列腺癌、胰腺癌、结肠癌、乳腺癌和非小细胞肺癌的进展相关。

（3）MMP-9：又名明胶酶 B，与 MMP-2（明胶酶 A）同属明胶酶类，位于染色体 20q12-q13，基因全长为 4506bp。MMP-9 由以下几个部分组成：①氨基端单肽结构域，连接 MMP-9 分子与内质网；②富含脯氨酸的铰链区，其作用是连接催化活性区和羧基末端区；③催化活性区，此区域含有 Zn^{2+}、Ca^{2+} 结合位点和保守的 Met，是酶的活性中心；④前肽区，含有 1 个与 Zn^{2+} 作用的硫醇基，可以与半胱氨酸相结合，从而使酶以无活性的酶原形式存在，当外源性酶切割此区域后，MMP-9 被激活；⑤ Hpx 样区域，它通过一个铰链连接到催化区域，其中有 4 个重复区，间接与 TIMP、细胞表面分子和蛋白水解底物发挥作用。

MMP-9 主要由表皮细胞表达，能够降解Ⅳ、Ⅴ型胶原及凝胶蛋白和弹力蛋白等，并且能够完全破坏基底膜成分。MMP-9 也是参与调节细胞生长、迁移、浸润及血管生成的关键信号分子。在非小细胞肺癌中 MMP-9 高表达，与肿瘤的发生及进展有关。MMP-9 的表达量和淋巴结转移、TNM 分期、肿瘤大小、组织类型有关，而与年龄、性别、是否抽烟无关。高表达 MMP-9 的肺癌患者预后较差。在原发性肝癌患者血清中的 MMP-9 表达水平明显高于健康组，且与肿瘤的临床分期密切相关，在高侵袭力肝癌细胞株中 MMP-9 的表达显著上调。在动物实验中，阻断 MMP-9 的功能可以有效抑制肿瘤细胞的侵袭、转移。MMP-9 与膀胱癌的发病机制也有着密切关系。因此，MMP-9 可以作为这些肿瘤的主要生物学标记，可能成为肿瘤治疗的一个新靶标。

4. 在肿瘤中 MMP-2、MMP-7 和 MMP-9 启动子基因多态性的研究 多态性是指在一个生物群体中，同时和经常存在两种或多种不连续的变异型或基因型（genotype）或等位基因（allele），亦称遗传多态性（genetic polymorphism）或基因多态性。从本质上讲，多态性的产生在于基因水平上的变异，一般发生在基因序列中不编码蛋白质的区域和没有重要调节功能的区域。对于个体而言，基因多态性碱基顺序终生不变，并按孟德尔规律世代相传。人类基因多态性有助于阐明人体对疾病、毒物的易感性与耐受性，疾病临床表现的多样性（diversity），以及对药物治疗的反应性存在差异的原因。

近年来人们不断地研究发现 MMP 家族的成员存在着多态性位点，尤其是在启动子区的多态性位点，这些不同的多态性位点大多能够影响其基因的表达，进而会影响肿瘤的易感性。*P53* 抑癌基因多态性与肿瘤发生及转移关系的研究显示，从基因水平揭示人类发生肿瘤中，不同个体间生物活性物质的功能及效应存在着差异的本质。MMP-2 基因启动子包括了能够与某些特定转录因子，如 AP-2、P53、SP1 和 SP3 结合的序列。MMP-9 基因启动子中有两个多态性位点具有重要作用，即 -90 位置存在（CA）*n* 微卫星多态性位点和 -1562 位 C/T 单核苷酸多态性位点。MMP-7 基因启动子区单核苷酸多态性（SNP），尤其是在 -181 位点（-181 A/G）（rs11568818）上有 A-G 的转化，已经被证实是有功能性的。

总之，MMP 家族成员具有降解 ECM 成分及其他细胞因子的作用，不同的成员其结构及功能不尽相同。MMP-2、MMP-7、MMP-9 作为该家族的重要成员，在肿瘤的发生、侵袭和转移等多个环节中起着重要作用。目前对上述过程的具体机制尚未完全明确。随着人们对基因多态性了解的不断深入，已发现不同等位基因启动子的多态性会影响 MMP 基因的转录活性，从而影响其表达水平。越来越多的研究证实，MMP 启动子的多态性与癌症的易感性相关。因此，在未来的研究中，这些启动子的多态性位点将会成为癌症治疗的靶点。

二、丝氨酸蛋白酶

白细胞弹性蛋白酶和组织蛋白酶、纤溶酶原激活剂（plasminogen activator，PA）可使纤溶酶原转变为纤溶酶，纤溶酶的底物较为广泛，可降解 ECM 的许多成分，包括 FN、LN 蛋白聚糖的蛋白质核心。

（1）纤溶酶还可激活一些前 MMP 及潜伏弹性蛋白酶。已证明 PA 在许多肿瘤，尤其是肝癌、乳腺癌、卵巢癌、肺癌中高度表达，它可参与降解基质，促进肿瘤细胞的侵袭和转移。

（2）组织蛋白酶（cathepsin）可通过降解基底膜及间质Ⅰ、Ⅲ型胶原，以及蛋白聚糖、肌动蛋白、肌球蛋白、FN，从而促进许多肿瘤细胞的侵袭和转移（图 12-12）。

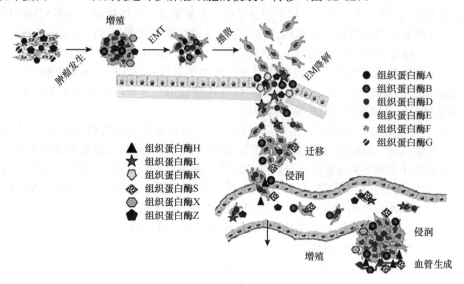

图 12-12　肿瘤转移过程中组织蛋白酶的作用

组织蛋白酶亚型在肿瘤发生、发展中的作用包括：①E、F、G、Z 促进细胞肿瘤发生；②B、D、E、X、H 诱导和调控肿瘤细胞的增殖；③X 介导肿瘤细胞的上皮间质转化；④A、B、D 诱导肿瘤细胞的播散；⑤B、K、L、Z 降解 ECM；⑥B、D、H、L、S、Z 增加肿瘤细胞的运动性和浸润性，使肿瘤细胞侵入周围组织、血液和淋巴管，并转移到远处；⑦在转移部位，B、D、H、S 介导血管生成和转移性肿瘤的形成

第四节　肿瘤细胞迁移动力

一、肿瘤细胞和间质细胞对 ECM 的降解

肿瘤细胞增殖时对肿瘤和基质微环境中的细胞产生的机械力（拉伸张力和压缩力增加）将导致肿瘤间质细胞从静止状态到活化状态（如从纤维细胞转变为成纤维细胞的状态）。由于肿瘤的生长和间质的不断扩增，ECM 中机械力增加，肿瘤将重塑 ECM，以降低机械力，增加 ECM 可为更多肌成纤维细胞表型转化提供合适的环境，最终合成胶原。肿瘤和间质细胞的牵引力可破坏 ECM 中胶原蛋白单体和解开胶原的三重螺旋，一旦胶原蛋白三重螺旋不稳定则将成为 MMP 作用的靶，从而裂解胶原蛋白 α- 链，基质降解，促使肿瘤细胞浸润和迁移。

肿瘤细胞、基质细胞能够影响肿瘤生长及通过基质扩增降解 ECM 致肿瘤细胞的侵袭和迁移（图 12-13）。

二、肿瘤细胞运动性增强

增强肿瘤细胞运动性或刺激肿瘤细胞移动性的因素称为移动素（motogen），其作用包括：迁移、趋化性、化学激动作用、吞噬动力学等。移动素分为三大类：①刺激肿瘤细胞移动与浸润的因子，如移动刺激因子、单核细胞源性分散因子、胶原性移动因子和自分泌移动因子（autocrine mobile factor，AMF）；②刺激生长与移动的因子，如 HGF、EGF 和白介素（IL）-1、IL-3、IL-6；③刺激移动与抑制生长的因子，如 TGF 和 IFN。

1. 自分泌移动因子（autocrine moving factor，AMF） 是一类由多种肿瘤细胞产生的蛋白因子，各自有特异的糖蛋白受体，信号转导受 G 蛋白调节。AMF 还可以旁分泌方式作用，此时称为旁分泌移动因子（paracrine moving factor，PMF），调节细胞的生长及移动。

2. 肝细胞生长因子（hepatocyte growth factor，HGF） 于 1984 年由 Nakamura 首先识别并报道，可刺激肝细胞合成 DNA，后来发现 HGF 是由成纤维细胞产生的一种蛋白因子，也称为播散因子（scatter factor）。HGF 可与细胞膜上 HGF 受体结合刺激细胞的移动和增殖。HGF 是一跨膜蛋白因子，含有 1 个酪氨酸激酶（PTK）的结构功能区，这一结构功能区由原癌基因 c-Met 编码。

3. TGF-β 在雌激素受体（estrogen receptor，ER）阴性的乳腺癌中，癌浸润处的间质细胞（mesenchymal）或骨髓前体细胞（myeloid precursor cell），或癌细胞本身均可表达转化生长因子 -β（transforming growth factor-β，TGF-β）。TGF-β 能诱导血管生成素样基因 4（angiopoietin-like 4，Angptl4）的表达。高表达 Angptl4 的癌细胞具有经循环转移到肺的优势，因为癌细胞表达的

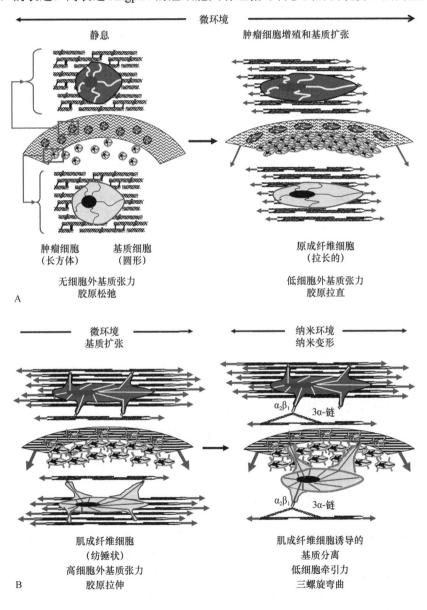

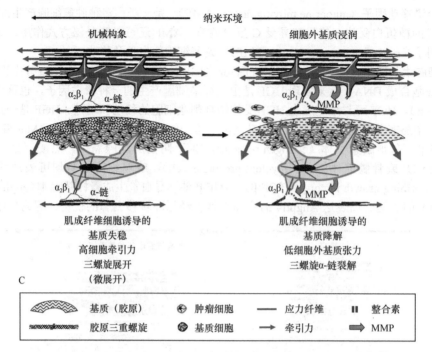

图 12-13 肿瘤细胞和间质细胞降解 ECM 的作用

A. 静止的肿瘤细胞（左）转化成增殖细胞在瘤间质的 ECM 中扩展（右），随着肿瘤向周围扩展，使肿瘤和基质微环境中的细胞间机械力增加（拉伸和压缩）。机械力的增加将导致肿瘤细胞和间质细胞从静止状态（左）向活跃的肿瘤细胞或间质成纤维细胞的状态（右）转化。在这种状态下，细胞并没有对 ECM 产生较大的牵引力。B. 随着肿瘤在间质中不断扩展，增加了 ECM 在肿瘤细胞和间质细胞上的机械力（张力和压缩）（左）。当内在动力达到（生物力学触发）关键程度，信号将被发送到肿瘤细胞和间质细胞而重塑 ECM，以降低机械力。然后细胞将转化为更多肌成纤维细胞的表型（$\alpha_2\beta_1$，3α 链），对 ECM 施加更大的牵引力，最终使胶原单体弯曲（右）。C. 肿瘤细胞和间质细胞对弯曲作用的牵引力使胶原蛋白单体失稳并解开胶原三重螺旋（左）。一旦胶原蛋白三重螺旋的稳定性丧失将有利于 MMP 裂解胶原蛋白 α 链，促使肿瘤细胞在降解的基质中侵入和迁移（右）

Angptl4 可破坏毛细血管内皮连接。癌细胞进入肺实质后，ER 阴性乳腺癌细胞还能与肺实质中的 TGF-β 反应，诱导分化 DNA 连接素 1 抑制剂（inhibitor of differentiation/DNA binding 1，ID1），后者可重启肿瘤基因，而循环中的肿瘤细胞进入骨髓则没有从 Angptl4 中获益，因为骨髓毛细血管是有窗的，允许细胞不断地通过。在骨基质中，从储量丰富的破骨细胞中释放的 TGF-β，可促进生长的癌细胞产生甲状旁腺激素相关蛋白（parathyroid hormone-related protein，PTHrP）和 IL-11，这些因子是成骨细胞释放的 RANK 配体（RANK ligand，RANKL），与破骨细胞运动的其他介质共同维持溶骨性转移的基因激活循环（图 12-14）。

三、其他促进肿瘤细胞转移的因素

1. 上皮间质转化 调节癌细胞从上皮细胞转化成间质细胞，并抑制上皮细胞标记和表达间质细胞标记，使癌细胞迁移能力增强，最终发生转移、耐药性和获得肿瘤干细胞（cancer stem cell，CSC）的特征。肿瘤细胞可以通过上皮间质转化（EMT）过程转变成 CSC，即 EMT 使肿瘤细胞具有 CSC 的自我更新能力，而 CSC 也具有了 EMT 的特征（详见第十一章）。

2. 肿瘤逃避免疫系统的识别与破坏 肿瘤细胞即使从瘤体脱落下来，突破基底膜或 ECM 进入血液循环或淋巴系统，也不一定能在血液或淋巴系统中存活下来，它可能会被免疫系统识别并消灭，所以逃避免疫系统的识别和攻击是肿瘤转移形成的又一关键步骤。转移肿瘤细胞与分化差的肿瘤细胞一样，人类白细胞抗原（human leukocyte antigen，HLA）的表达极弱或消失，同时主要组织相容性复合体（major histocompatibility complex，MHC）功能受到抑制，细胞刺激信号的作用减弱，导致了肿瘤细胞免疫逃逸（详见第八章）。

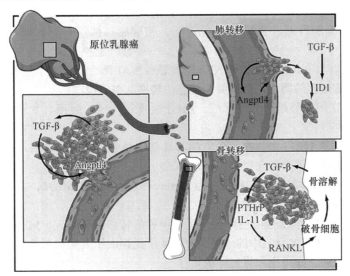

图 12-14　TGF-β 在乳腺癌迁移中的作用（请扫描二维码看彩图）

褐色表示癌细胞，蓝色表示破骨细胞，绿色表示肿瘤局部间质细胞或骨髓前体细胞

3. 肿瘤新生血管是转移阻力最小的通道　肿瘤直径长到 1～2mm 时，为保证快速增殖必须得到新生血管的支持。由肿瘤诱导产生的血管，其基底膜薄而且易断裂或不完整，肿瘤细胞很容易进入这种血管。所以新生血管的形成十分有利于肿瘤的转移，一切有利于肿瘤新生血管生成的细胞因子也均有利于肿瘤的侵袭和转移，如 aFGF、bFGF、VEGF、EGF、TGF。除此之外，IL-8、GM/M-GSF、IGF-1、IFN2、促血管素（angiotropin）、P 物质等也能促进肿瘤新生血管生成（详见第九章）。

第五节　肿瘤转移的信号调控

在肿瘤侵袭转移的整个过程中，包括黏附、降解、移动，都有不同的基因通过不同的信号转导通路使细胞表面受体接收刺激将信号传入细胞内，调节细胞骨架蛋白，激发移动，激活细胞产生各种蛋白降解酶类，有利于癌细胞转移发生与过程。

一、肿瘤转移的基因调控

在癌转移这个复杂的过程中，必然有许多基因在不同层次上参与调控，包括肿瘤转移基因的激活和转移抑制基因的失活。许多与肿瘤侵袭转移有关的基因表现为多效性（pleiotropy），即同一基因在不同组织类型的肿瘤中作用有异，而同一肿瘤的不同阶段又可能有不同组合的多个基因参与作用。

1. 促进肿瘤转移的基因　有 10 余种癌基因可诱导或促进癌细胞的转移潜能，如转移基因（*MTS1*）的表达水平与肿瘤细胞的侵袭性呈明显正相关。肿瘤侵袭诱导基因（tumor invasion induced gene，TIAM-1）的 TIAM-1-Ras 信号转导通路可影响细胞骨架、细胞黏附和运动，促进肿瘤侵袭和转移。

2. 抑制肿瘤转移的基因

（1）*Nm23*（non-metastasis）：1988 年由美国国立癌症研究院 Steeg 等首先在 7 株具有不同转移能力的鼠 K-1735 黑色素瘤细胞系中，以消减杂交的方法从 cDNA 文库中分离到 *Nm23* 基因，并且是检测到的第 23 个克隆基因。这是目前分离到的唯一对肿瘤转移起着负调控作用的基因，它的出现导致了肿瘤转移基因及转移抑制基因概念的形成。

（2）*KAI1*/CD82：是一种高度糖基化的细胞膜蛋白质，在体内分布广泛。KAI1 蛋白可抑制肿瘤的转移，如抑制肝癌、直肠癌、食管癌、胰腺癌、肺癌、膀胱癌、卵巢癌、宫颈癌和乳腺癌等。

（3）*RKIP*：可以与 Raf-MEK1/2 和 NF-κB 诱导激酶 -1 结合，改变 β 生长因子激活激酶 -1 的结构，从而促进肿瘤细胞的凋亡，抑制肿瘤细胞的转移、血管浸润。

（4）*Kiss1*：能抑制转移细胞集落形成。Kiss1 能抑制胃癌、肝癌、食管鳞状上皮癌、胰腺癌等的转移。

（5）*BRMS1*：位于 11q13 上，在黑色素瘤和乳腺癌肿瘤细胞中，其表达能恢复细胞之间正常的缝隙连接，对生长和转移起负向调控作用。

（6）*RhoGDI*：在人类膀胱癌细胞株中鉴定出一种基因——*RhoGDI*，其表达的降低导致肿瘤细胞容易侵袭和转移。

（7）*MKK4*：位于人类 17 号染色体上，是一种肿瘤转移抑制基因。MKK4 是 MAPK 的激酶，是 MAPK 信号传递级联放大反应中的一员。*MKK4* 广泛存在于人类和鼠的各种组织中，能抑制前列腺癌、肺癌、胰腺癌、卵巢癌和胃癌等的转移。

（8）*Drg-1*：能增加内皮细胞的分化，在人类前列腺癌细胞中 *Drg-1* 具有抑制肿瘤转移的作用，其表达与前列腺癌 Gleason 分级呈负相关。

二、常见肿瘤转移的信号通路

1. STAT 信号通路　在信号转导及转录激活因子（signal transducer and activator of transcription，STAT）信号通路中各种配体与其同源性细胞表面受体的结合，导致磷酸化 STAT3 分子彼此在 SH2 结构域进一步二聚化及被易位至细胞核，接着该二聚 STAT3 分子结合到靶基因的启动子并激活其转录。STAT3 调控周期蛋白 D1、c-myc、抗凋亡蛋白 Bcl-xL、Mcd1 及 P53，从而调节细胞增殖和存活。STAT3 蛋白可直接结合 MMP-2 的启动子并上调其表达。此外，STAT3 还能使 MMP-9 和 MMP-7 活化。STAT3 通过调变 Rho 及 Rac 的活性来调控细胞的迁移。STAT3 通过上调 VEGF 和 HIF-α 的活性来调节血管生成。

2. 瞬时受体电位（TRP）和 Orai1 通路　癌细胞和内皮细胞迁移的 TRP 和 Orai1 通路见图 12-15。

3. Axl 与 Mer 通路　Axl 的下游信号分子 Akt 磷酸化，使 Bcl-2 相关死亡启动子（Bcl-2-associated death promoter，BAD）失活。Mer 虽不能直接磷酸化但可与激活 cdc42- 相关激酶 1（activated cdc42-associated kinase 1，Ack1）相互作用，通过鸟嘌呤核苷酸交换因子（VAV1）和 cdc42 间接激活 Ack1，Ack1 引起肿瘤抑制蛋白氧化还原酶（WWOX）中的 WW 结构域降解和细胞迁移。Grb2 可介导 Ack1 和 Axl 的相互作用来调节 Axl 的转化或裂解。Gas6 刺激依赖 Ack1 磷酸化的雄激素受体（AR）可导致体外前列腺癌细胞的增殖和迁移，推测可能是经雄激素应答基因的转录性调节。通过对细胞上 Mer 和（或）Axl 两种受体的表达来评估 Mer 和（或）Axl 两种受体介导的效应。Axl 仅表达在 ER 阳性病人的样品中，ER 拮抗剂能降低乳腺癌细胞中 Axl 的表达。尚未确定 ER 是否结合到 Axl 的启动子上，但 Gas6 表达受雌激素受体转录性调控。

肿瘤相关巨噬细胞和树突状细胞，以及浸润性免疫细胞可释放 Gas6。Gas6 可以自分泌或旁分泌活化肿瘤细胞表达 Mer 和 Axl。Mer 和 Axl 活化能促进肿瘤血管生成和肿瘤转移（图 12-16），阻断血管内皮细胞 Axl 和 Mer 的表达可以抑制血管生成。

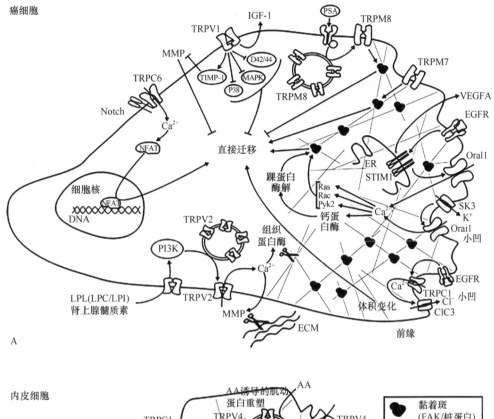

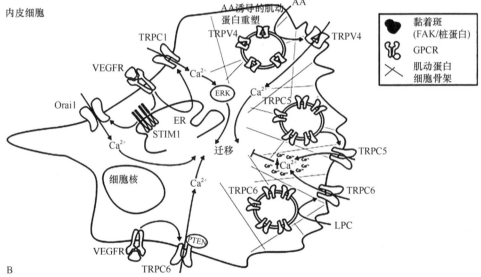

图 12-15 癌细胞和内皮细胞迁移的 TRP 和 Orai1 通路的分子机制

AA，花生四烯酸；ClC3，氯离子通道 -3；ER，内质网；TRPC，瞬时受体电位通道；TRPV，瞬时受体电位香草酸通道；TRPM，瞬时受体电位抑黑素通道；GZMA，颗粒酶 A；GPC，G 蛋白偶联受体；IGF，胰岛素样生长因子；LPL，溶血磷脂；LPC，溶血磷脂酰胆碱；LPI，溶血磷脂酰肌醇；MAPK，丝裂原激活蛋白激酶；STIM1，基质相互作用分子 1；NFAT，激活细胞的核因子；PI3K，磷脂酰肌醇 3 激酶；PTEN，磷酸酶和张力蛋白同源物；Pyk2，蛋白酪氨酸激酶 2；SK3，K⁺ 通道；TIMP1，金属肽酶组织抑制剂 1；FAK，黏着斑激酶

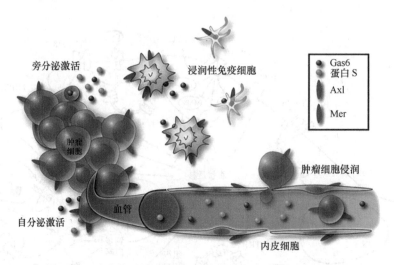

图 12-16 治疗性干预肿瘤微环境中 Mer 和 Axl 信号通路的前景

肿瘤细胞表达的 Mer 和 Axl 可能是由自分泌或旁分泌活化的表达在肿瘤细胞或发现在血浆中的配体 Gas6 和蛋白 S 所刺激。Gas6 也可由浸润性免疫细胞释放，如肿瘤相关巨噬细胞和树突状细胞。阻断血管内皮细胞表达的 Axl 和 Mer 可以抑制血管生成

4. CXCL12 通路 CXCL12 与 CXCR4 和 CXCR7 结合，作为 G 蛋白偶联受体（G protein-coupled receptor，GPCR）可形成同二聚体或异二聚体。在异二聚体中 CXCR7 可改变 CXCR4/G-蛋白复合物的构象并阻断信号。由 CXCL12 活化的 CXCR4 导致 G 蛋白偶联信号通过 PI3K/Akt、IP3 和 MAPK 信号通路，可促进细胞的生存、增殖及趋化作用。此外，G 蛋白偶联受体激酶（GRK）激活 β- 抑制蛋白通路，从而内化 CXCR4。当 CXCR7 结合 CXCL12 时并不发生经典的 GPCR 钙离子调控，β- 抑制蛋白通路的激活可能清除 CXCL12。在某些癌细胞（如神经胶质瘤）中 CXCR7 也可以通过 PLC/MAPK 信号，以增加细胞存活（图 12-17）。

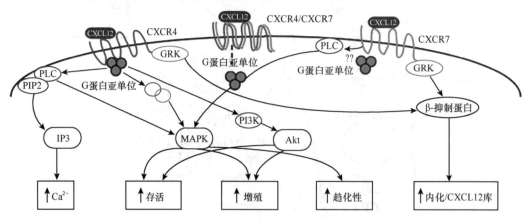

图 12-17 CXCL12 通路

5. TGF-β 通路 在经配体非依赖性方式的 β- 抑制蛋白 2 依赖方式激活 cdc42 过程中，TβR Ⅲ 介导细胞迁移。TβR Ⅲ 通过配体依赖和非依赖性方式激活 P38。TβR Ⅲ 经细胞外结构域脱落生成可溶性的 TβR Ⅲ，后者与配体结合，抑制 TGF-β 信号（图 12-18A）。TβR Ⅲ 提供 TβR Ⅱ 配体，其能磷酸化 TβR Ⅲ 及招募、磷酸化 TβR Ⅰ，导致 R-Smad 蛋白磷酸化。磷酸化的 R-Smad 蛋白与共同 Smad4 的相互作用，介导 Smad 蛋白复合物的核转录活性及调控转录活性。TβR Ⅲ 与 β- 抑制蛋白 2 相互作用可导致 TβR Ⅲ /TβR Ⅱ /β- 抑制蛋白 2 复合物的相互作用及随后下调 TGF-β 的信号。在 β- 抑制蛋白 2 的依赖性方式中 TβR Ⅲ 负性调控 NF-κB 信号通路。TβR Ⅲ 与支架蛋白 GIPC 相互作用可稳定细胞膜上的 TβR Ⅲ，增强 TGF-β 的信号转导，介导细胞迁移和侵袭（图 12-18B）。

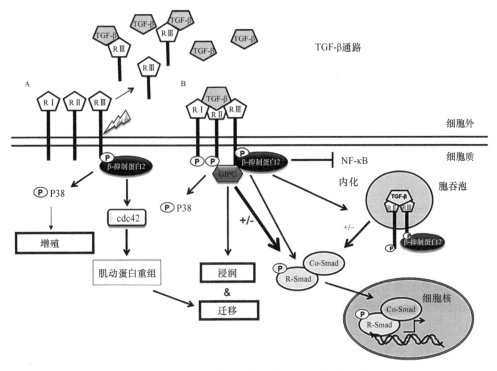

图 12-18　TβR Ⅲ介导配体依赖和非依赖性的效果

本章小结与展望

影响肿瘤转移的因素众多，包括以下几个方面。

1. 肿瘤细胞的黏附性（同质型黏附下降、异质型黏附增加）。

2. 肿瘤细胞分泌相关蛋白酶降解 ECM。

3. 肿瘤血管生成。

4. 肿瘤转移相关基因和肿瘤转移抑制基因的信号调控。

5. 宿主局部组织的特性包括肿瘤微环境、肿瘤运动性增强、CSC、EMT 等。

6. 宿主整体免疫状态和细胞因子、生长因子、激素分泌的水平。

癌转移的分子病理学研究战线很长，无论是对转移各个步骤或各个有关基因的分别研究，还是从总体上探索其调控机制，都是有意义的。鉴于转移是癌细胞多基因活动和多种生物学行为特征的结果，并且受到宿主体内环境的影响，研究工作的重点宜放在探索那些在转移过程多个环节上起作用的分子（如黏附分子等），以及关键性的调控基因，有必要在 DNA、mRNA 或蛋白质产物三个水平上进行系统研究，因为同样的转移表型可能是不同调控机制的结果。

思　考　题

1. 基本概念

（1）肿瘤侵袭（invation）。

（2）转移（metastasis）。

（3）癌瘤病（carcinomatosis）。

（4）克鲁肯贝格瘤（Krukenberg tumor）。

（5）菲尔绍淋巴结（Virchow lymph node）。

（6）细胞外基质（extracellular matrix，ECM）。

（7）前哨淋巴结（sentinel lymph node，SLN）。

（8）基质金属蛋白酶（matrix metalloproteinase，MMP）。

（9）自分泌移动因子（autocrine moving factor，AMF）。

（10）肝细胞生长因子（hepatocyte growth factor，HGF）。

（11）Nm23（non-metastasis）。

2. 重要蛋白质

cadherin、integrin、LN、RTK、SLEX、MMP、ser protease、cysteine protease、aspartic protease、AMF、HGF、TGF-β。

3. 思考问题

（1）原发瘤一旦形成，如何获得转移能力？

（2）解释肿瘤细胞转移的主要步骤。

（3）简述肿瘤转移的特点。

（4）结合肿瘤转移病例，试分析其转移途径及可能的基因表达与信号调控。

（5）抑制转移的能力是否影响某些肿瘤的临床结局？

（6）简述检测 SLN 的临床意义和可能出现的假阴性情况。

（季俐俐）

第十三章 肿瘤分子的靶向治疗

本章彩图

肿瘤分子靶向治疗是以肿瘤细胞的标志性分子为靶点，选择或设计与其靶标相互作用的制剂，通过抑制肿瘤细胞增殖、干扰细胞周期、诱导肿瘤细胞分化、抑制肿瘤细胞转移、诱导肿瘤细胞凋亡及抑制肿瘤血管生成等途径，实现特异性杀伤肿瘤细胞的新型治疗方法。该疗法精准、高效，且不良反应少，给无数恶性肿瘤患者带来了新的希望。肿瘤的靶向治疗必须依靠分子病理学的研究手段来实现。最常见的靶向药物是小分子酪氨酸激酶抑制剂（tyrosine kinase inhibitor，TKI）和单克隆抗体（monoclonal antibody，McAb）。根据不同的靶点将靶向药物分为：①抗 EGFR 单克隆抗体，主要有西妥昔单抗（cetuximab）及曲妥珠单抗（trastuzumab）、帕尼单抗（panitumumab）、尼妥珠单抗（nimotuzumab）；②靶向 *EGFR* 基因突变的小分子 TKI，伊马替尼（imatinib）、埃罗替尼（erlotinib）、吉非替尼（gefitinib）及拉帕替尼（lapatinib）；③靶向 *K-ras* 基因突变的 EGFR 单抗；④抗血管生成的药物，贝伐单抗（bevacizumab）、兰尼单抗（ranibizumab）、雷莫芦单抗（ramucirumab）和索拉非尼（sorafenib）等小分子化合物；⑤抗 PD-1/PD-L1/PD-L2 信号通路靶向药物，纳武单抗（nivolumab）和派姆单抗（pembrolizumab）；⑥其他靶向性药物，多聚（ADP-核糖）聚合酶-1（PARP-1）抑制剂、mTOR 抑制剂和 c-Met 抑制剂等。这些药物已在肺癌、乳腺癌、肝癌、结直肠癌、胃癌和淋巴瘤的治疗中显示出较好的效果。

Tumor molecular targeted therapy is a new cancer treatment method that targets tumor cell marker molecules, which can induce tumor cell apoptosis and death by inhibiting tumor cell proliferation, interfering cell cycle, inducing tumor cell differentiation, inhibiting tumor cell metastasis, and inhibiting tumor angiogenesis. The treatment is accurate, efficient, and less toxic, which brings new hope to countless patients with malignant tumors. Targeted treatment of tumors must be achieved by relying on the research means of molecular pathology. The most commonly targeted drugs are small-molecule tyrosine kinase inhibitors（TKI）and monoclonal antibodies（McAb）. Targeted drugs were classified by different targets：① The anti-EGFR McAb mainly includes cetuximab, trastuzumab, panizuzumab, and nituzumab；② The small molecule TKIs targeting mutations in the *EGFR* gene, imatinib, and erlotinib, gefitinib, lapatinib；③ EGFR McAb targeting *K-ras* gene mutations；④ Antiangiogenic drugs：bevacizumab, ranibizumab, sorafenib, sunitinib, and combination drugs；⑤ Anti- PD-1/PD-L1/PD-L2 signaling pathway targeting drugs：nivolumab and pembrolizumab；⑥ Other targeted drugs：poly(ADP-ribose) polymerase-1（PARP-1）inhibitors, mTOR inhibitors, and c-Met inhibitors et al. These drugs have shown better results in treating maligent tumors in the lung, breast, liver, colorectal, gastric, and lymphomas.

随着社会和科技的发展，癌症治疗观念正在发生根本性的改变，即由经验科学向循证医学、由细胞攻击模式向靶向治疗模式转变。针对肿瘤在器官组织、分子水平的靶点不同，可以使用不同的靶向治疗技术进行靶点治疗。局部的病灶靶点可以用局部靶向消融治疗、靶向放射治疗、放射性粒子植入靶向内照射治疗、高能聚焦超声治疗、血管内介入治疗和局部药物注射治疗。分子靶向治疗（molecular targeted therapy）的靶点是针对肿瘤细胞的恶性表型分子，作用于促进肿瘤生长、存活的特异性细胞受体、信号转导等通路中的重要酶或蛋白、肿瘤细胞内部的一个蛋白质分子或一个基因片段、新生血管生成和细胞周期的调节因子等。广义的分子靶点包括了参与肿瘤细胞分化、分裂、凋亡、迁移、浸润、淋巴结及全身转移过程，从 DNA 到蛋白质水平的任何亚细胞分子（图 13-1）。即针对肿瘤发生、发展过程中的关键分子，通过特异性阻断肿瘤细胞的信号转导，来控制其基因表达和改变生物学行为，或是通过阻止肿瘤血管生成，抑制肿瘤细胞的生长和增殖，靶向杀死肿瘤细胞，并不会波及肿瘤周围的正常细胞，达到治疗目的。因此，只有特定基因突变的肿瘤患者，才适用于靶向性药物治疗。故分子靶向治疗又被称为"生物导弹"（biological missile），正在成为一种新的疗法。

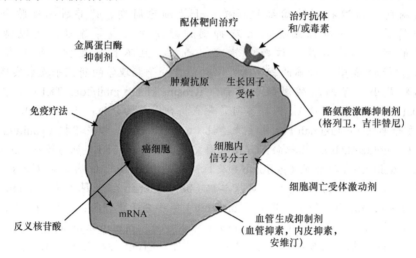

图 13-1 　分子靶向治疗的靶点是针对肿瘤细胞的恶性表型分子，作用于促进肿瘤生长、存活的特异性细胞受体、信号转导等通路中的重要酶或蛋白质，以及肿瘤细胞内部的一个蛋白质分子或一个基因片段、新生血管生成和细胞周期的调节因子，从而实现抑制肿瘤细胞生长或促进凋亡的抗肿瘤作用

第一节　药靶的发展

一、分子靶向治疗的优势

分子靶向治疗与传统的化疗相比，表现在靶向治疗则具有特异性强、疗效明显、对正常组织损伤较小等优点，具有明显优势，因此是目前许多抗癌药物开发的重点，是肿瘤化疗的新领域。

1. 分子靶向治疗是个体化治疗、精准医疗的主要内容　精准医疗（precision medicine）是一种利用人体基因和蛋白质信息来预防、诊断和治疗疾病的全新医学形式。靶向治疗是精准医疗的基石，如对于存在表皮生长因子受体（epidermal growth factor receptor，EGFR）突变的非小细胞肺癌（non-small cell lung cancer，NSCLC），用靶向 EGFR 突变的酪氨酸激酶抑制剂（tyrosine kinase inhibitor，TKI），治疗有效率在 90% 以上（图 13-2），并可通过组织 EGFR 检测预测疗效。

2. 根据药物的性质和作用靶点的不同，分子靶向治疗的靶点专一、不良反应轻

（1）一旦完成对患者的给药，小分子抑制剂和单克隆抗体的作用很容易逆转。正是这种治疗的特异性使得靶向癌症治疗药物比传统癌症治疗更精确，副作用更少，从而避免了免疫系统和身体其他器官系统受到损害。将小分子抑制剂和单克隆抗体与传统的癌症疗法相结合，将能够从多个方面靶向肿瘤治疗，为患者减轻药物副作用，提高治疗效率。

（2）与细胞毒作用的化疗不同，靶向治疗以特定分子作为治疗靶点，靶向药物往往是针对异常的突变位点发生作用，能够瞄准肿瘤细胞上特有的靶点，准确打击肿瘤细胞而又不伤害正常细胞，因而胃肠道反应和血液学毒性较轻，并能迅速改善患者症状，患者容易耐受。相反大多数传统化疗作用于所有快速分裂的正常细胞和癌细胞，化疗药物具有细胞毒性，对细胞杀伤不具有选择性。用细胞毒作用的药物治疗晚期肿瘤患者虽然能使部分患者延长了生存期，但副作用大，使患者对治疗产生恐惧，生活质量下降。

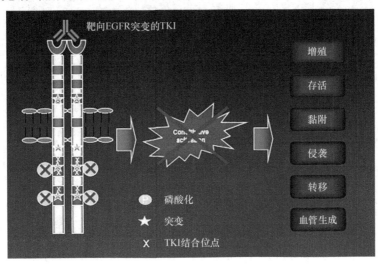

图 13-2　伴 EGFR 突变的非小细胞肺癌用酪氨酸激酶抑制剂治疗，可抑制肿瘤细胞生长失控和恶性演进

（3）靶向药物是医疗肿瘤治疗领域的一种新风向标志性药物，作为一种肿瘤绿色疗法，对于身体状况较差或老年患者、晚期患者放化疗效果不佳，靶向药物可能仍有作用，也是肿瘤治疗的新希望。

3. 分子靶向治疗，其方法简便易行　目前很多靶向药物通过口服给药，患者依从性和耐受性良好，可在门诊和家庭治疗，患者很容易接受。

4. 分子靶向药物与化疗联合使用能提高疗效，并且不良反应无明显增加。

二、靶向治疗的靶点确定

靶向治疗的开发需要确定好的靶标——即在癌细胞生长和存活中起关键作用的靶标。这也正是靶向治疗有时被称为"理性"药物设计的产物的原因。

识别潜在目标的一种方法是将癌细胞中单个蛋白质的数量与正常细胞中的蛋白质数量进行比较。存在于癌细胞中但不存在于正常细胞中的蛋白质或在癌细胞中含量更高的蛋白质（尤其是那些已知与细胞生长或存活密切相关的蛋白质）将成为潜在的靶标。一个鲜明的例子是人表皮生长因子受体 2（human epidermal receptor 2，HER2）蛋白在某些癌细胞表面呈现较高的表达水平，针对 HER2 的靶向药物，如曲妥珠单抗（trastuzumab），被批准用于治疗某些过度表达 HER2 的乳腺癌和胃癌，疗效显著。

另一种确定潜在靶标的方法是确定癌细胞是否产生驱动癌症进展的突变蛋白质。例如，多数黑色素瘤细胞生长信号蛋白 BRAF 突变，并且 97% 为 BRAF V600E 的突变形式，维罗非尼（vemurafenib）又名 Zelboraf，可特异性靶向黑色素瘤中 BRAF V600E 的突变形式，被批准用于治疗含有 BRAF V600E 突变蛋白的无法手术或已经发生转移的黑色素瘤患者临床治疗，药物作用机制见图 13-3。治疗 15 天后，通过正电子发射计算机体层扫描术（positron emission tomography，PET）与术前影像对比，肿瘤负荷明显减少（图 13-4）。

研究人员还寻找存在于癌细胞中但不存在于正常细胞中的染色体异常。有时，这些染色体异常会导致产生融合基因（一种融合了两个不同基因片段的基因），其产物称为融合蛋白，可能会促进癌症的恶性进展。这种融合蛋白也是靶向癌症治疗的潜在靶点。例如，甲磺酸伊马替尼，可靶向 BCR-ABL 融合蛋白，该蛋白质有的在某些白血病细胞中以融合蛋白的形式存在，并促进白血病细胞生长。

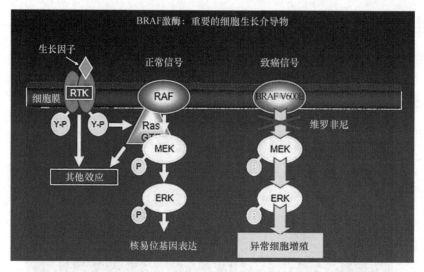

图 13-3　靶向 BRAF V600E 的抑制剂维罗非尼抑制瘤细胞增生的机制

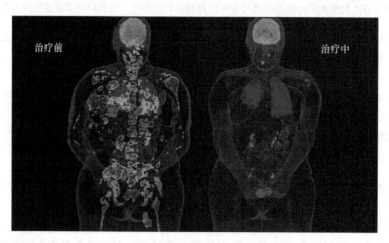

图 13-4　维罗非尼治疗伴有 BRAF V600E 的突变黑色素瘤 15 天后肿瘤负荷明显减少（左图为治疗前，右图为治疗后，PET）

三、靶向药物的开发

靶向药物的候选靶标一旦确定，下一步就是开发一种靶向治疗方式，目的是干扰靶标的促癌细胞生长或存活的能力。例如，通过靶向治疗可以降低靶标的活性或阻止靶标与其受体的结合，以及其他可能的机制。

大多数靶向治疗药物是单克隆抗体或小分子化合物。单克隆抗体比较大，一般不能进入细胞，所以只用于细胞外或细胞表面的靶点。小分子化合物通常是针对位于细胞内的靶标而开发的，因为这些药剂能够相对容易地进入细胞。

单克隆抗体是通过向动物（通常是小鼠）注射纯化的靶蛋白，使动物产生许多不同类型的针对靶标的抗体来开发的，然后对这些抗体进行测试，以找出最能与靶标结合而不与非靶标蛋白结合的抗体，在将单克隆抗体用于人类之前，它们是通过用人类抗体的相应部分尽可能多地替换小鼠抗体分子来"人源化"。人源化是十分必要的，可以防止人类免疫系统将单克隆抗体识别为"外来物"，并在它有机会与其靶蛋白结合之前将其破坏。

候选小分子化合物通常在所谓的"高通量筛选"中进行鉴定，首先检查数千种测试化合物对特定目标蛋白质的影响，然后对这种化合物（有时称为"先导化合物"）进行化学修饰，以产生许多密切相关的先导化合物版本。然后对这些相关化合物进行测试，以确定哪些对非目标分子最有效，哪些影响最小。对于小分子化合物来说，人源化不是问题，因为它们通常不会被身体识别为外来物。

四、靶向药物疗法

目前，许多不同的靶向疗法已被美国 FDA 批准用于癌症治疗，这些疗法包括激素疗法、信号转导抑制剂、基因表达调节剂、细胞凋亡诱导剂、血管生成抑制剂、免疫疗法、传递有毒分子的单克隆抗体、癌症疫苗和基因疗法等。

1. 激素疗法　应用于那些需要某些激素才能生长的肿瘤。激素疗法的作用是阻止身体产生激素或干扰激素的作用，减缓或停止激素敏感性肿瘤的生长。激素疗法已被批准用于治疗乳腺癌和前列腺癌。

2. 信号转导抑制剂　信号转导是细胞对来自其环境的信号做出反应的过程。在某些癌症中，癌细胞在不受外部生长因子影响的情况下被刺激连续分裂。信号转导抑制剂会干扰这种不适当的信号，阻断参与信号转导的分子的活动，从而达到治疗肿瘤的目的。

3. 基因表达调节剂　修饰在控制基因表达中起作用的蛋白质的功能。

4. 细胞凋亡诱导剂　细胞凋亡是身体用来清除不需要或异常细胞的一种方法，但癌细胞可以逃避细胞凋亡。凋亡诱导剂可以干扰癌细胞逃避凋亡的机制，致使癌细胞进入程序性死亡过程。

5. 血管生成抑制剂　血液供应是肿瘤生长超过一定大小所必需的，因为血液提供了肿瘤持续生长所需的氧气和营养。干扰血管生成的治疗可以阻止肿瘤生长。血管生成抑制剂能靶向干扰血管内皮生长因子（vascular endothelial growth factor，VEGF）或其受体，阻止新血管向肿瘤的生长。

6. 免疫疗法　一些免疫疗法是通过识别癌细胞表面特定分子的单克隆抗体，单克隆抗体与靶分子的结合导致表达该靶分子的细胞的免疫被破坏。其他单克隆抗体也可与某些免疫细胞结合，触发免疫系统摧毁癌细胞。

7. 传递有毒分子的单克隆抗体　可以特异性地导致癌细胞死亡。一旦抗体与其靶细胞结合，与抗体相连的有毒分子（如放射性物质或有毒化学物质）就会被细胞吸收，最终杀死该细胞。毒素不会影响缺乏抗体靶点的细胞——即体内的绝大多数细胞。

8. 癌症疫苗和基因疗法　有时被认为是靶向疗法，因为它们会干扰特定癌细胞的生长。

第二节　常用的分子靶点及靶向药物

FDA 批准上市的靶向抗肿瘤药物见表 13-1，表 13-2。

表 13-1　FDA 批准的单抗药物

名称	靶点	获批适应证 / 获批时间
rituximab（Mabthera）利妥昔单抗（美罗华）	CD20	非霍奇金淋巴瘤 /1997 年
trastuzumab（Herceptin）曲妥珠单抗（赫赛汀）	HER2（ErbB2/neu）	乳腺癌 /1998 年 胃癌 /2010 年
bevacizumab（Avastin）贝伐单抗（安维汀）	VEGF	结直肠癌 /2004 年 非小细胞肺癌 /2006 年 肾癌 /2009 年 脑癌 /2009 年

名称	靶点	获批适应证 / 获批时间
cetuximab（Erbitux） 西妥昔单抗（爱必妥）	EGFR （HER1/ErbB1）	头颈部鳞状细胞癌 /2006 年 K-Ras 野生型结直肠癌 /2009 年
panitumumab（Vectibix） 帕尼单抗（维克替比）	EGFR （HER1/ErbB1）	K-Ras 野生型结直肠癌 /2006 年
ipilimumab（Yervoy） 伊匹木单抗	CTLA-4	黑色素瘤 /2011 年
obinutuzumab（Gazyva） 奥比妥珠单抗	CD20	慢性淋巴细胞白血病 /2013 年
ado-trastuzumab emtansine （Kadcyla）/TDM-1 曲妥珠单抗 - 美坦新偶联物	HER2（ErbB2/neu）	HER2 阳性的晚期（转移性）乳腺癌 /2013 年
ramucirumab（Cyramza） 雷莫芦单抗	VEGF	晚期胃癌或胃食管连接部腺癌（中国未上市）
nivolumab 纳武单抗 pembrolizumab 派姆单抗	PD-1/PD-L1/ PD-L2	黑色素瘤、非小细胞肺癌、肾细胞癌、头颈部鳞状细胞癌（中国未上市） 十余种恶性肿瘤的治疗及难治性晚期黑色素瘤的治疗 /2014 年，以及许多 其他肿瘤的治疗

表 13-2　FDA 批准的小分子靶向抗肿瘤药物

名称	靶点	获批适应证 / 获批时间
imatinib（Gleevec） 伊马替尼（格列卫）	KIT、PDGFR、ABL	多种恶性血液病 /2001 年 胃肠道间质肿瘤 /2002 年
gefitinib（Iressa） 吉非替尼（易瑞沙）	EGFR	非小细胞肺癌 /2003 年
erlotinib（Tarceva） 厄洛替尼（特罗凯）	EGFR（HER1/ErbB1）	非小细胞肺癌 /2004 年 胰腺癌 /2005 年
crizotinib（Xalkori） 克唑替尼（赛可瑞）	ALK、Met	ALK 阳性的非小细胞肺癌 /2011 年
bosutinib（Bosulif） 博舒替尼	ABL	慢性髓细胞性白血病 /2012 年
cabozantinib（Cometriq） 卡博替尼	FLT3、KIT、Met、RET、VEGFR-2	甲状腺髓样癌 /2012 年
axitinib（Inlyta） 阿昔替尼	KIT、PDGFRβ、VEGFR-1/2/3	肾癌 /2012 年
dasatinib（Sprycel） 达沙替尼（施达赛）	ABL	慢性髓细胞性白血病 /2006 年 急性淋巴细胞白血病 /2006 年
sorafenib（Nexavar） 索拉非尼（多吉美）	VEGFR、PDGFR、KIT、RAF	肾癌 /2005 年 肝癌 /2007 年 甲状腺癌 /2013 年
sunitinib（Sutent） 舒尼替尼（索坦）	VEGFR、PDGFR、KIT、RET	胃肠道间质肿瘤 /2006 年 肾癌 /2006 年 胰腺神经内分泌肿瘤 /2011 年
lapatinib（Tykerb） 拉帕替尼（泰立沙）	HER2（ErbB2/neu）、EGFR（HER1/ErbB1）	HER2 阳性乳腺癌 /2007 年
nilotinib（Tasigna） 尼洛替尼（达希纳）	ABL	慢性髓细胞性白血病 /2007 年

续表

名称	靶点	获批适应证 / 获批时间
temsirolimus（Torisel）替西罗莫司	mTOR	肾癌 /2007 年
everolimus（Afinitor）依维莫司（飞尼妥）	mTOR	肾癌 /2009 年 肾移植后预防器官排斥 /2010 年 室管膜下巨细胞星形细胞瘤与结节性硬化症 /2010 年 胰腺神经内分泌肿瘤 /2011 年 与依西美坦联用治疗乳腺癌 /2012 年 肝脏移植手术后预防器官排斥 /2013 年
pazopanib（Votrient）帕唑帕尼	VEGFR、PDGFR、KIT	肾癌 /2009 年
ponatinib（Iclusig）帕唑帕尼	ABL、FGFR1-3、FLT3、VEGFR-2	慢性髓细胞性白血病 /2012 年 急性淋巴细胞白血病 /2012 年
regorafenib（Stivarga）瑞戈非尼	KIT、PDGFRβ、RAF、RET、VEGFR-1/2/3	结直肠癌 /2012 年 胃肠道间质瘤 /2013 年
ruxolitinib（Jakafi）芦可替尼	JAK1/2	骨髓纤维化 /2011 年
tofacitinib（Xeljanz）托法替尼	JAK3	风湿性关节炎 /2012 年
vandetanib（Caprelsa）凡德他尼	EGFR（HER1/ErbB1）、RET、VEGFR-2	甲状腺髓样癌 /2011 年
vemurafenib（Zelboraf）维罗非尼	BRAF	BRAF V600 突变的黑色素瘤 /2011 年
dabrafenib（Tafinlar）达拉非尼	BRAF	BRAF V600 突变的黑色素瘤 /2013 年
trametinib（Mekinist）曲美替尼	MEK1、MEK2	BRAF V600 突变的黑色素瘤 /2013 年
afatinib（Gilotrif）阿法替尼	EGFR、HER2	非小细胞肺癌 /2013 年
ibrutinib（Imbruvica）依鲁替尼	BTK	套细胞淋巴瘤 /2013 年 慢性淋巴细胞白血病 /2014 年

已经获得 FDA 批准的小分子抑制剂对癌细胞的作用机制（图 13-5）：小分子抑制剂通过竞争性地结合到 ATP 结合位点，抑制激酶的活性，继而通过调节蛋白酶体降解、细胞周期进展，以及 DNA 损伤修复的过程，从而达到抑制肿瘤细胞增殖、细胞存活、肿瘤血管生成，以及肿瘤细胞侵袭和转移的作用。

一、抗 EGFR 单克隆抗体

EGFR 是原癌基因 *C-ErbB* 的表达产物。ErbB 家族有 4 个结构相似的受体分子 ErbB1（EGFR/HER1）、ErbB2（HER2）、ErbB3、ErbB4，它们属于受体型酪氨酸激酶。所有 ErbB 家族受体都由 1 个胞外配体结构域、1 个跨膜结构域和 1 个胞内酪氨酸激酶结构域三部分组成。ErbB 的胞外结构域可与多种配体结合，与配体结合后，通过形成二聚体磷酸化其胞内的激酶结构域，从而启动一系列与细胞增殖和存活相关的信号转导通路。目前研究表明，在许多肿瘤早期就有 EGFR 的突变，并且在肿瘤进展期伴有 EGFR 的扩增（图 13-6）。因此，ErbB 家族受体及其下游信号分子的异常与多种肿瘤的发生和发展相关。因此，针对 ErbB 家族受体及其相关分子的分子药物也一直是研究的热点。

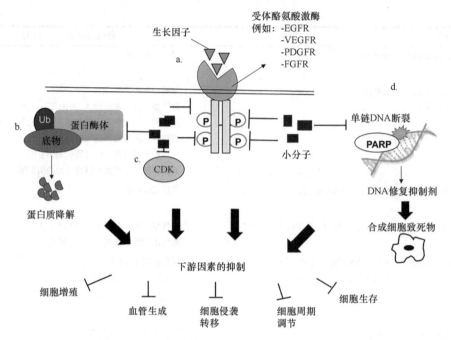

图 13-5　FDA 批准的小分子抑制剂对癌细胞的作用机制

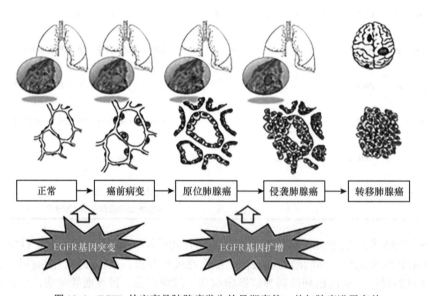

图 13-6　EGFR 的突变是肺腺癌发生的早期事件，并与肿瘤进展有关

EGFR 也称为 HER1 或 ErbB1，*EGFR* 基因高表达或突变是多种癌症的驱动事件，它在 NSCLC、胶质母细胞瘤和基底细胞样乳腺癌中的作用促进了许多研究和药物的开发工作。HER2 在控制上皮细胞生长、分化、黏附和激活等细胞信号转导通路的活化上起重要作用。目前抗 EGFR 单克隆抗体（monoclonal antibody，McAb）主要有西妥昔单抗（cetuximab）、曲妥珠单抗（trastuzumab）、帕尼单抗（panitumumab）、尼妥珠单抗（nimotuzumab）、扎芦木单抗（zalutumumab）及马妥珠单抗（matuzumab）。

1. 西妥昔单抗　是一种人鼠嵌合 IgG1 单克隆抗体。可特异性结合正常和肿瘤细胞上的 EGFR，竞争性抑制 EGF 和其他配体的结合，这些配体是由正常和肿瘤组织上皮细胞产生的。当西妥昔单抗与 EGFR 结构域Ⅲ（生长因子配体的结合位点）结合时，西妥昔单抗阻止受体采用扩展构象，从而抑制 EGFR 激活，以及受体相关激酶（TKI、MAPK、PI3K/Akt、JAK-STAT）的磷酸化（图 13-7），抑制 EGFR 信号通路最终导致抑制细胞周期进程、细胞生存途径和肿瘤细胞的运动和侵袭。西妥昔单抗还能诱导细胞凋亡，降低 MMP 和 VEGF 的产生。体外试验表明，西妥昔单抗可以抑制肿瘤血管生成。西妥昔单抗与 EGFR 的结合也会导致抗体受体复合物的内化，导致 EGFR 表达的全面下调。K-Ras 是 EGFR 下游的一个小 G 蛋白，在促进 EGFR 信号传递级联中发挥着重要作用：在一些恶性细胞中，K-Ras 可以在外显子 2 中获得激活突变，从而不受 EGFR 调控而持续活跃。由于突变 Ras 蛋白可以将通路从 EGFR 的作用中分离出来，K-Ras 突变可以使 EGFR 抑制剂在发挥抗肿瘤作用时失效。因此，西妥昔单抗仅限用于 K-Ras 野生型 EGFR 表达癌症。目前，西妥昔单抗的应用已获得 FDA 批准，适用于结直肠癌、K-Ras 野生型转移性肿瘤和头颈部肿瘤（鳞状细胞）；未经 FDA 批准的用途包括晚期结直肠癌、EGFR 表达的晚期 NSCLC、不能切除的晚期鳞状细胞皮肤癌。

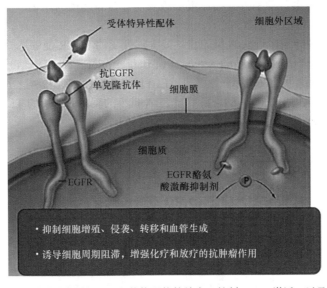

图 13-7 EGFR 单抗竞争性抑制 EGF 和其他配体的结合，抑制 EGFR 激活，以及 TKI 的磷酸化

2. 曲妥珠单抗 是一种重组 DNA 衍生的人源化单克隆抗体，能与 HER2 受体结合，干扰其自身磷酸化，下调 HER2 基因表达，拮抗 HER2 家族的促生长作用，介导抗体依赖细胞介导的细胞毒作用（antibody-dependent cell-mediated cytotoxicity，ADCC），增强化疗所致的细胞毒性等，达到遏止肿瘤细胞生长、转移，或攻击和杀伤肿瘤靶细胞的效果。该药对 HER2 阴性的肿瘤细胞或正常细胞没有影响，因此，在使用曲妥珠单抗治疗前，必须检测肿瘤组织 HER2 的表达。曲妥珠单抗可导致某些患者的心脏毒性反应，2007 年美国临床肿瘤学会／美国病理学家协会（ASCO/CAP）在相关指南中对 HER2 阳性乳腺癌病例的靶点检测和阳性标准进行了细致和严格的规范。近年来，曲妥珠单抗已广泛应用于乳腺癌、胃癌的治疗中。2019 年，曲妥珠单抗被世界卫生组织（World Health Organization，WHO）列入基本药物清单。

3. 帕尼单抗 是第一个完全人源化的 IgG2 抗 EGFR 单克隆抗体。帕尼单抗靶向 HER2 分子，帕尼单抗与细胞膜上的 HER2 特异性结合并竞争性抑制其与配体的结合，与靶点结合后可以形成二聚体，有效抑制靶点的作用。帕尼单抗抗肿瘤活性的可能机制包括受体内化导致的 EGFR 表达下调、通过抑制 EGFR 信号通路诱导细胞凋亡、诱导细胞周期阻滞、诱导自噬和抑制血管生成。帕尼单抗是 FDA 批准的治疗结肠癌的一线药物，应用于未经治疗的癌症或在接受其他抗癌药物治疗后癌症恶化的患者，以及野生型 K-Ras 转移性结直肠癌。

4. 尼妥珠单抗 是一种人源化 IgG1 单克隆抗体。与西妥昔单抗一样，尼妥珠单抗与 EGFR 结合，控制细胞分裂的信号蛋白，抑制肿瘤细胞增殖。尼妥珠单抗是我国第一个用于治疗恶性肿瘤的功能性单抗药物，临床上主要适用于 EGFR 表达阳性的III / IV期鼻咽癌。

二、靶向 *EGFR* 基因突变的小分子 TKI

人们对蛋白激酶抑制剂的兴起始于伊马替尼（imatinib）的出现。2001 年，FDA 批准了一种口服化疗药物：伊马替尼。它靶向 BCR-ABL 融合蛋白，对 BCR-ABL 阳性细胞株和费城染色体阳性慢性髓细胞性白血病（chronic myelogenous leukemia，CML）患者新生白细胞增殖抑制并诱导凋亡。伊马替尼还抑制血小板衍生生长因子（platelet-derived growth factor，PDGF）和干细胞因子（stem cell factor，SCF）的受体型酪氨酸激酶 c-kit 的活性。

自伊马替尼问世以来，TKI 的应用不断扩大。由于 85% 的促癌基因和癌基因均是 TPK 的产物，并在癌组织中 TPK 活性增加，所以通过靶向 TPK 以抑制其催化活性可以抑制癌细胞增殖。目前研究相对集中在抑制 TPK 介导的信号转导通路上，特别是受体型 TPK-Ras-MAPK 信号通路。小分子的 TKI 是一类通过多种抑制方式破坏蛋白激酶信号转导途径的药物，历经三代演变，截至目前，有超过 50 种 FDA 批准的 TKI。

由于 EGFR 在多种肿瘤中过表达和（或）突变，突变的 EGFR 能够选择性激活 Akt 信号转导和转录激活因子（signal transducer and activator of transcription，STAT）信号转导途径，从而延长细胞存活，导致肿瘤细胞生长失控和恶性演进。EGFR 突变可使 TKI 与 ATP 连接区域稳定，有利于靶向 EGFR 的 TKI 发挥作用（图 13-8）。目前被 FDA 批准的靶向 EGFR 的 TKI 列表如表 13-3。

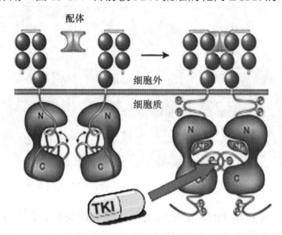

图 13-8　靶向 EGFR 突变的小分子 TKI 在 EGFR 突变的结构域中能稳定地与 ATP 连接发挥抑癌作用

表 13-3　FDA 批准的靶向 EGFR 酪氨酸激酶抑制剂（TKI）

TKI	药物靶点	治疗应用
图卡替尼（tucatinib）	HER2	HER2 阳性乳腺癌
达克替尼（dacomitinib）	EGFR	EGFR 突变的 NSCLC
来那替尼（neratinib）	HER2	HER2 阳性乳腺癌
奥希替尼（osimertinib）	EGFR	NSCLC
阿法替尼（afatinib）	EGFR、HER2、ErbB4	NSCLC
拉帕替尼（lapatinib）	EGFR、HER2	HER2 阳性乳腺癌
厄洛替尼（erlotinib）	EGFR	NSCLC、胰腺癌
吉非替尼（gefitinib）	EGFR	NSCLC

吉非替尼主要用于治疗晚期 NSCLC、头颈部肿瘤、前列腺癌及乳腺癌等患者，吉非替尼通过阻断癌细胞信号转导通路的机制抵抗肿瘤增殖、抑制血管生长和抗细胞迁移等作用实现治疗效果，

并且临床证实其对亚洲人种的治疗效果更好，值得今后研究确认。厄洛替尼主要用于治疗晚期和转移性 NSCLC。

多靶点小分子 TKI 除了作用于 EGFR 外，还有更广泛的作用靶点。舒尼替尼（sunitinib）是一种口服的多靶点小分子 TKI，其作用机制是抑制血管内皮生长因子受体（vascular endothelial growth factor receptor，VEGFR）及血小板衍生生长因子受体 β（platelet-derived growth factor receptor β，PDGFR-β）的活性，从而抑制肿瘤新生血管生成，促进肿瘤细胞凋亡。此外，舒尼替尼还可以抑制 KIT、FLT-3 和 RET 的酪氨酸激酶活性，通过特异性阻断这些信号转导，达到抗肿瘤效应。

第二代不可逆 EGFR TKI，如达克替尼和阿法替尼，是泛 ErbB 抑制剂，具有体外活性对抗激活 EGFR 突变和 T790M 抗性突变的作用。

第三代 EGFR TKI，罗西替尼（rociletinib）和奥希替尼比第一、二代的 EGFR TKI 具有更多的 T790M 选择性，临床更有效。2016 年 5 月，因罗西替尼不良反应增加，未获 FDA 批准，研发以失败告终。奥希替尼已有的结果高度提示该药将能改善耐受性和提高临床疗效。

三、靶向 *K-ras* 基因突变的 EGFR 单抗

K-Ras 蛋白是鸟苷三磷酸酶 Ras 家族的成员。原癌基因 *K-ras* 在多种肿瘤的发展中发挥着关键性的作用。K-Ras 蛋白又称 P21 蛋白，为膜结合型的 GTP/GDP 结合蛋白，通过 GTP 和 GDP 的相互转化可以调节 P21 对信号系统的开启和关闭，完成生长、分化等信号传入细胞内的过程。当 *K-ras* 基因发生突变后，即可不受上游 *EGFR* 基因状态的影响，始终处于活化状态，可持续刺激细胞生长，导致肿瘤细胞增生、存活、浸润、转移和血管生成（图 13-9）。*K-ras* 突变预示着更坏的结果，增加了肿瘤复发和转移的风险，预后较差。BRAF 基因是 RAF 家族成员之一，其编码蛋白为一种丝氨酸 - 苏氨酸蛋白激酶，是 MEK-ERK 信号通路中最关键的激活因子。研究者发现 Zeste 同系物增强子 2（enhancer of zeste homolog 2，EZH2）和 MEK-ERK 或 PI3K/Akt 结合能抑制细胞与特定 *K-ras* 基因突变的敏感性，可用于针对癌细胞中 MEK-ERK 和 PI3K/Akt 通路激活的靶向治疗。

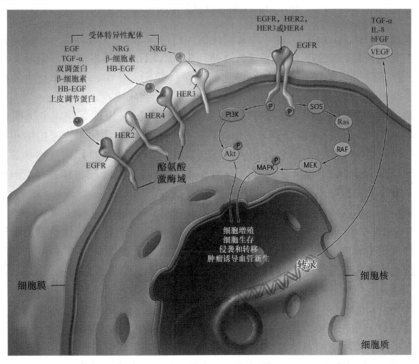

图 13-9　肿瘤细胞中 *K-ras* 基因突变激活 MEK-ERK 信号通路，使细胞增生、存活、浸润、转移和诱导血管生成

通过不同 *K-ras* 基因突变调节肺癌中 MEK-ERK 或 PI3K/Akt 信号途径中 EZH2 的表达，Ras 是介导 TPK 信号转导通路的关键分子，抑制 Ras 的转膜作用可以抑制 Ras 的活性，或使 Ras 失活突变，可阻断 Ras 的信号转导过程。西妥昔单抗和帕尼单抗是针对 EGFR 细胞外结构域的人鼠嵌合 IgG 单抗，可与细胞表面受体结合而产生 ADCC 活性，与细胞是否存在 EGFR 突变无关。目前西妥昔单抗已成为晚期转移性结肠直肠癌的一线治疗药物。

四、抗 VEGF 分子的靶向药物

VEGF 家族由 VEGF-A/B/C/D/E 和胎盘生长因子组成。VEGF-A 也叫 VEGF，是血管生成的主要调节因子。VEGF 与 VEGFR-2 的结合在刺激内皮细胞增殖和迁移及调节血管通透性方面发挥着关键作用。靶向 VEGF 分子通路的药物包括：VEGF 单抗（贝伐单抗）、雷珠单抗（ranibizumab）和雷莫芦单抗（ramucirumab）等单克隆抗体，以及 VEGFR 单抗索拉非尼（sorafenib）、可溶性 VEGFR 分子、小分子 VEGF 抑制剂 TKI 等（图 13-10）。

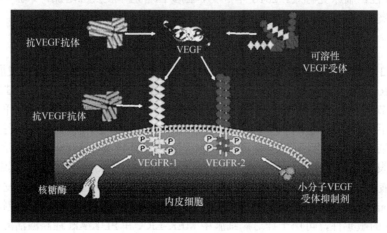

图 13-10　靶向 VEGF 分子通路的药物

1. 贝伐单抗（bevacizumab）　是一种人源化的 VEGF 单抗，是美国第一个获得批准上市的抑制肿瘤血管生成的药物。VEGF 单抗可与血液循环中的 VEGF 特异性结合，阻断其与受体相互作用，有效地干扰下游信号级联，产生抗肿瘤血管的多种效应。目前，贝伐单抗主要应用于转移性结直肠癌、晚期 NSCLC、胶质母细胞瘤、转移性肾癌等的临床治疗。

2. 雷珠单抗（ranibizumab）和雷莫芦单抗（ramucirumab）　雷珠单抗是专为眼内使用而设计的重组人源化 IgG1 Kappa 同种型单克隆抗体片段，是一种重组人源化单克隆抗体和 VEGF-A 拮抗剂，用于治疗视网膜中央静脉阻塞后的新生血管（湿性）、年龄相关性肌肉变性和黄斑水肿。全身注射剂，称为阿柏西普（Ziv-aflibercept），可与 5- 氟尿嘧啶、亚叶酸、伊立替康（FOLFIRI）联合用于治疗对奥沙利铂治疗耐药或进展的转移性结直肠癌。

雷莫芦单抗是一种完全性的人源化 IgG1 单克隆抗体，是由 2 条重链和 2 条轻链组成的多肽分子，可与 VEGFR-2 特异性结合，抑制 VEGFR-2 的激活，从而抑制配体诱导的细胞增殖和人内皮细胞的迁移。雷莫芦单抗与 VEGFR-2 结合的能力是其与天然配体 VEGF-A 结合的 8 倍，与受体结合后可诱导分子构象改变和配体的位阻效应，主要用于治疗进展期胃癌或胃食管接合部腺癌、NSCLC 和结直肠癌。

3. 索拉非尼（sorafenib）　是第一个同时靶向和抑制 RAF 激酶和 VEGFR 激酶的抗肿瘤药物。索拉非尼也可以靶向 VEGFR-2 和 VEGFR-3，通过与 VEGFR-2、VEGFR-3、c-kit 和 PDGFR-β 的激酶结构域相互作用抑制 RAF/MEK-ERK 通路，它可以通过阻断 RAF/MEK-ERK 介导的细胞信号通路直接抑制肿瘤细胞的增殖，也可以通过 VEGFR 的作用抑制血管生成，切断肿瘤细胞的营养供应，限制肿瘤的生长。临床研究表明，索拉非尼可显著延长肾癌患者的无进展生存期。

五、抗 PD-1/PD-L1/PD-L2 信号通路的靶向药物

1. PD-1　1992 年日本的本庶佑教授首次发现程序性死亡蛋白 1（programmed death-1，PD-1，又称 CD279），为 CD28 超家族成员，是由 268 个氨基酸组成的 I 型跨膜糖蛋白。当时他认为 PD-1 的活化会导致 T 细胞凋亡，因此命名为 PD-1，它的结构（图 13-11）主要包括胞外免疫球蛋白可变区（IgV）样结构域、疏水的跨膜区及细胞内区。细胞内区尾部含有 2 个独立的磷酸化作用位点，分别为免疫受体型酪氨酸抑制基序（immunoreceptor tyrosine based inhibitory motif，ITIM）和免疫受体型酪氨酸转换基序（immunoreceptor tyrosine based switch motif，ITSM）。在 1999 年他首先提出 PD-1 是一个免疫系统的负调控因子、免疫抑制分子或是一个非常重要的免疫检查点。PD-1 作为一个诱导表达的蛋白质，是一种活化 T 细胞表面的抑制性受体，即 T 细胞在未被激活的时候几乎没有 PD-1 的表达，只有在 T 细胞活化之后 PD-1 才会被诱导表达。因此，PD-1 的表达在诱导和维持自身免疫耐受中起重要作用。

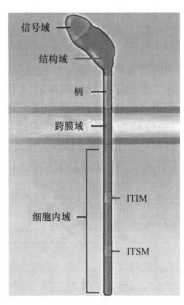

图 13-11　PD-1 的结构

2. PD-L　2000 年 10 月，本庶佑教授与达纳 - 法伯癌症研究所（Dana-Farber Cancer Institute）的弗里曼（Freeman）发现了属于 B7 蛋白家族的程序性死亡配体（programmed cell death-ligand 1，PD-L1），是 PD-1 的配体，为 40kDa 的 I 型跨膜蛋白。PD-L 包括 PD-L1 和 PD-L2，两者表现为不同的表达模式。PD-L1 是一种 40kDa 的跨膜蛋白，由 *CD274* 基因编码，诱导表达于 T 细胞、B 细胞、树突状细胞、巨噬细胞、间充质干细胞、骨髓来源的肥大细胞和非造血细胞的表面，在干扰素、TNF-α 和 VEGF 及其他炎症因子刺激应答的肿瘤组织中都可能会迅速上调 PD-1/PD-L1 通路，抑制免疫反应。此外，PD-L1 还能与 CD80 结合，竞争性抑制 CD80 与配体结合的 T 细胞激活通路，成为 PD-L1 抑制 T 细胞活性的另一机制。本庶佑教授还首次证实了 PD-L1 通过结合 PD-1 细胞外 IgV 样结构后，促使 PD-1 的 ITSM 结构域中的酪氨酸发生磷酸化，进而引起下游蛋白激酶 Syk 和 PI3K 的去磷酸化，抑制下游 Akt、ERK 等通路的活化，最终抑制 T 细胞活化所需基因及细胞因子的转录和翻译，即抑制了 T 细胞的增殖和分泌细胞因子等功能，发挥负向调控 T 细胞活性的作用。PD-L2（又称 CD273，B7-DC）表达范围较窄，只在被激活的巨噬细胞和树突状细胞中有表达。PD-L1 与 PD-L2 有 37% 的同源序列，但由于主要表达载体不同，导致调节作用也不同。

3. 免疫检查点　已知 T 细胞平时处于免疫监视状态，仅在它们受到活化时才能发挥作用。T 细胞的活化依靠"双信号"系统调控：第一种信号来自其 T 细胞受体（T-cell receptor，TCR）与抗原肽 - 主要组织相容性复合体（major histocompatibility complex，MHC）的特异性结合，即 T 细胞对抗原识别；第二种信号来自协同刺激分子，即抗原呈递细胞（antigen presenting cell，APC）表达的协同刺激分子与 T 细胞表面的相应受体或配体相互作用介导的信号，如 CD28/B7 是重要的正性共刺激分子（positive costimulatory molecule）。此外，为了避免 T 细胞不被过度刺激，还有调节 T 细胞的负性共刺激分子（negative costimulatory molecule），主要有 CTLA4-B7 通路和 PD-1/PD-L1 通路。这两条通路属于免疫系统中的抑制性信号通路，即免疫检查点（immune checkpoint）。在正常情况下，为了防止活化的 T 细胞攻击正常的人体细胞，免疫系统能够通过免疫检查点控制 T 细胞的活化进程，调节自身免疫反应的强度来维持免疫耐受，从而防止出现 T 细胞误伤的情况。对于人体来说，这是一种正常的程序，然而肿瘤细胞通过窃取这种程序，激活免疫检查点上调 PD-L1 表达，并与肿瘤特异的 CD8[+] T 细胞表面的 PD-1 结合，来抑制免疫细胞增殖

和细胞因子分泌，从而阻断 T 细胞对肿瘤的杀伤作用，有利于肿瘤细胞的免疫逃逸和生长。

正因为 T 细胞表面受体蛋白 CTLA-4 和 PD-1 起着 T 细胞制动器或免疫系统"分子刹车"的作用，如果能够暂时抑制 T 细胞表面表达的 CTLA-4 或 PD-1 的活性，就能提高免疫系统对肿瘤细胞的攻击性，从而杀伤肿瘤。基于阻断 PD-1 和其配体的相互作用就可以逆转免疫抑制状况的思考，以 PD-1、PD-L1 为靶点的免疫调节在抗肿瘤、抗感染、抗自身免疫病及器官移植存活等方面均有重要的意义。这种治疗观念上的突破，不仅为癌症患者带来了福音，也为免疫治疗本身带来了益处，因此癌症免疫治疗被 *Science* 期刊评为 2013 年年度十大科学突破之首。美国得克萨斯大学的艾利森（Allison）教授和日本京都大学的本庶佑教授因分别在 CTLA-4 通路和 PD-1/PD-L1 通路上作出了卓越贡献，2018 年 11 月 16 日瑞典卡罗琳斯卡医学院在斯德哥尔摩宣布，将 2018 年诺贝尔生理学或医学奖授予艾利森和本庶佑，以表彰他们发现了抑制免疫负调节的癌症疗法——"免疫检查点疗法"。即通过免疫检查点抑制剂，阻断 CTLA4-B7 通路和 PD-1/PD-L1 通路，进而释放免疫系统自身的能力来攻击和杀死肿瘤细胞。目前研究和应用最广泛的免疫检查点抑制剂包括 CTLA-4、PD-1 及其配体 PD-L1 的抑制剂（图 13-12）。

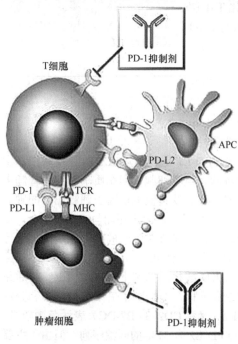

图 13-12　免疫检查点疗法

T 细胞的活化依靠"双信号"系统调控，抗 PD-1/PD-L1 的单克隆抗体阻断了 PD-1 与 PD-L1 的结合，进而释放 T 细胞，正常的免疫作用攻击和杀死肿瘤细胞

4. PD-1/PD-L1 抑制剂　FDA 已经批准了 6 种 PD-1/PD-L1 抑制剂用于多种不同类型肿瘤的治疗，包括 3 种抗 PD-1 抗体和 3 种抗 PD-L1 抗体。

（1）纳武单抗（nivolumab）：是第一个获得 FDA 批准的 PD-1 单克隆抗体药物。纳武单抗是一种完全人源的单克隆 IgG4 抗体，可与 PD-1 受体特异性结合，具有高亲和力。目前已应用于：①转移性黑色素瘤（单药使用或者与 CTLA-4 抗体药物伊匹单抗联合使用后的单药维持）；②抗血管生成治疗后的晚期肾细胞癌；③在含铂类化疗中或化疗后进展的局部晚期或转移性尿路上皮癌；④自体造血干细胞移植后复发或进展的、塞瑞替尼或三线 / 多线系统治疗后复发进展的霍奇金淋巴瘤；⑤铂类治疗后复发或转移的头颈部鳞癌；⑥索拉非尼治疗后的肝细胞癌；⑦根治性切除伴淋巴侵犯和转移的患者的辅助治疗；⑧ NSCLC；⑨存在高微卫星不稳定性（high-level microsatellite instability，MSI-H）或错配修复缺陷（mismatch repair defect，dMMR）的转移性结直肠癌。纳武单抗推荐用于晚期不适合手术的结直肠癌人群，不适合用于根治手术前、后的患者。在肿瘤组织病理免疫组化和基因检测为 PD-L1 高表达、微卫星不稳定性或肿瘤复合突变的人群中效果更好。

（2）派姆单抗（pembrolizumab）：也译作帕博利珠单抗，是一种人源化单克隆 IgG4 Kappa 抗体，通过阻断 PD-1 与 PDL1 复合物的形成改善 T 细胞介导的杀伤，最初于 2014 年 9 月获得 FDA 批准应用于难治性晚期黑色素瘤的治疗。派姆单抗因为治愈了美国前总统卡特的肝脑转移性皮肤癌而名声大振，被民间称为治愈总统的抗体。随后，它被批准用于许多其他肿瘤的治疗，目前正应用于黑色素瘤、NSCLC、霍奇金淋巴瘤、头颈部鳞癌、膀胱癌、MSI-H 或 dMMR 实体瘤及胃癌等的治疗。

（3）PD-L1 抑制剂：阿特珠单抗（atezolizumab）治疗的适应证包括膀胱癌、接受含铂化疗期间或治疗后病情进展的 NSCLC、靶向疗法（若肿瘤中存在 *EGFR* 或 *ALK* 基因异常）治疗失败的转移性 NSCLC，以及无法进行常规顺铂化疗的局部晚期或转移性尿路上皮癌。

（4）阿维单抗（avelumab）：是一种人 IgG1 λ 单克隆抗体，它的适应证包括：12 岁以上的转移性梅克尔细胞癌，以及铂类化疗期间或化疗后病情进展的局部晚期或转移性尿路上皮癌。

（5）德瓦鲁单抗（durvalumab）和度伐单抗的适应证包括：局部晚期或转移性尿路上皮癌、晚期膀胱癌，以及接受铂类放化疗后，疾病尚未进展的不可手术切除的局部晚期 NSCLC。

六、其他靶向性药物

1. 多聚（ADP- 核糖）聚合酶 -1（PARP-1）抑制剂 PARP-1 是一种重要的修复 DNA 与细胞增殖的酶类，目前此药物 [如奥拉帕尼、维利帕尼（ABT-888）等] 都已经显示出令人满意的疗效。

2. mTOR 抑制剂 主要有依维莫司（everolimus）、西罗莫司脂化物（termsirolimus），可用于在曲妥珠单抗失败时进行治疗，并且在对于赫赛汀耐药患者的治疗中被寄予厚望。目前也已开展多项关于依维莫司的研究。有研究者发现新的抗肿瘤药物 ABTL0812 通过上调 Tribbles-3 假性激酶制 Akt/mTORC1 轴，具有抑制肿瘤细胞增殖的作用。

3. c-Met 抑制剂 人 *c-Met* 基因位于 7 号染色体上，编码肝细胞生长因子（hepatocyte growth factor，HGF）的特异性受体，为受体型酪氨酸激酶。*Met* 在多种肿瘤中均有扩增、突变和过表达作用。*Met* 与 HGF 结合后可激活 RTK 系统，促进细胞增殖分化，诱导上皮细胞迁移，诱导血管生成。因此，c-Met 激酶作为抗肿瘤药物的靶点研究备受关注。选择性抑制剂克唑替尼（crizotinib）是目前唯一已上市的针对 c-Met 的靶点药物。2013 年 11 月 20 日，FDA 批准了其用于转移的 NSCLC 治疗。

4. 非编码 RNA 为靶点 miRNA 可通过调节众多基因的表达来行使致癌或是抑癌功能，调节 miRNA 表达变化的小分子化合物被视为潜在的抗肿瘤药物。最近，在欧洲以 miR-122 为靶点的化合物作为抗丙肝病毒感染药物已经进入临床二期试验，标志着以非编码 miRNA 为靶点的药物研发进入了一个新的时期。miR-34a 是一个肿瘤抑制基因，在包括肝癌在内的众多肿瘤中表达下调或是沉默，因此，miR-34a 是一个很有前途的癌症治疗靶标。miR-34a 小分子调控剂作为潜在的新抗癌药物前景十分广阔。

七、靶向治疗药物常见的副作用

部分靶向药物可出现血压升高、腹泻、手足综合征等副作用。不同类型的靶向治疗药物，导致的副作用明显不同，但通过正规治疗均可避免或减轻。

1. 小分子酪氨酸激酶抑制剂之类的靶向治疗药物，如吉非替尼、厄洛替尼等可以引起腹泻、皮疹、瘙痒、皮肤干燥、痤疮等副作用，有的患者还会出现恶心、呕吐、厌食、口腔溃疡等不良反应。此外，应用这类靶向药物的患者还会出现全身乏力、肝功能损害、间质性肺病等现象。

2. 以贝伐单抗为代表的抗血管生成类靶向药物的不良反应主要表现为高血压、蛋白尿、手足综合征、出血、血栓形成、胃肠道穿孔、影响伤口愈合等并发症，有的患者还会出现充血性心力衰竭的表现。

3. PD-1/PD-L1 抑制剂纳武单抗和派姆单抗起效较慢、有效率偏低，可出现相关的免疫副作用，存在的常见不良反应为皮疹、疲乏、呼吸困难、肌肉骨骼痛、食欲缺乏、咳嗽、恶心、呕吐、便秘等。

4. 由于体内微环境中信号分子错综复杂，存在不同信号通路的串扰，因此有些靶向治疗可引起脱靶效（图 13-13），使疗效不佳。我国肺癌患者中，具有 EGFR 敏感突变的患者比例较高，因此可接受靶向治疗的患者较多。然而在这部分患者中，目前尚无证据显示 PD-1/PD-L1 抑制剂比其他靶向治疗更好。同时，现有研究数据提示，EGFR 敏感突变的患者，靶向治疗耐药后，PD-1/PD-L1 抑制剂与化疗相比，仍无优势。

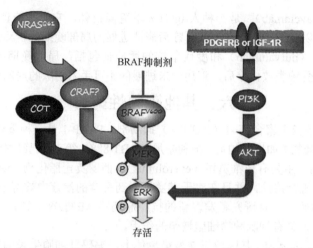

图 13-13　BRAF 是丝氨酸 / 苏氨酸蛋白激酶的 RAF 激酶家族的成员，其通过 MEK 的磷酸化和 ERK 信号转导途径的下游激活来介导肿瘤发生。肿瘤细胞可能逃脱 BRAF V600E 突变抑制剂达拉非尼和维罗非尼的抑制作用，通过其他信号途径介导肿瘤进展

第三节　分子病理学在肿瘤靶向治疗中的作用

　　分子病理学是在蛋白质和核酸等生物大分子水平上，应用分子生物学理论、技术及方法研究疾病发生、发展的过程。分子病理学常用的相关技术有原位杂交、荧光原位杂交（fluorescence in situ hybridization，FISH）、聚合酶链式反应（polymerase chain reaction，PCR）、原位 PCR 显微切割技术（micro-dissection）、基因测序技术、生物芯片技术、DNA 印迹法、免疫组织化学（immuno-histochemistry，IHC）等，分别在蛋白质水平、染色体水平和基因序列中了解靶基因蛋白表达、基因扩增及基因序列突变的情况，为后续肿瘤的靶向药物治疗提供依据（图 13-14、图 13-15）。分子病理学检测为肿瘤的早期诊断和开发新的治疗方法提供了机会。通过分子病理学技术可以明确癌的起源（图 13-16）、分类、侵袭范围和外科手术切缘的受累程度（如阳性或阴性切缘），区分原发肿瘤

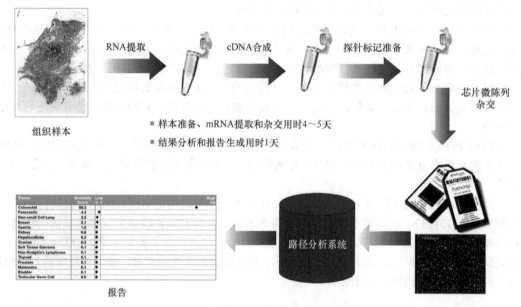

图 13-14　组织样本中癌变基因芯片检测流程

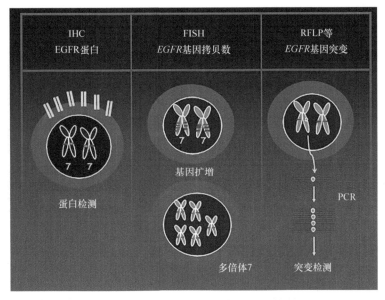

图 13-15　分子病理检测分别在蛋白质水平、染色体水平和基因序列中了解 EGFR 蛋白表达、基因扩增及基因序列
突变的情况，为后续肿瘤的靶向药物治疗提供依据

及转移性肿瘤；还可用于分子诊断性研究，确定是否存在特定基因表达异常或突变，对肿瘤预后及疗效进行预测；判断其肿瘤组织和细胞上是否有适合的靶点，据此进行个体化的分子靶向治疗，并可预知靶向药物是否会奏效。因此，分子靶向治疗必须依靠分子病理学的研究手段。

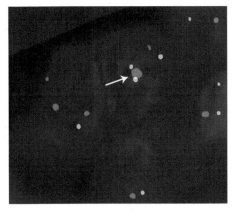

图 13-16　通过荧光原位杂交探测 12 号染色体异常是确定生殖细胞肿瘤的有效手段

分子病理学的应用使我们能更全面地认识疾病本质，特别是在肿瘤的诊断和治疗中已取得的进展。分子病理学在肿瘤靶向治疗中的主要应用有以下几个方面。

1. 肿瘤易感基因的检测　检测肿瘤遗传相关的易感基因对于肿瘤高危人群的筛检具有实用价值，已明确的肿瘤易感基因及其相关肿瘤有 Rb（retinoblastoma，视网膜母细胞瘤）、WT1（Wilms tumor，肾母细胞瘤）等。除检测高危人群的易感基因外，有些方法也应用于正常人群肿瘤易感性的检测，如检测 Ret 基因突变用于诊断 II 型多发性内分泌肿瘤，或通过分析 GST 基因型以判断个体暴露于致癌物时的致癌危险性等。

2. 肿瘤相关病毒的检测　如高危型人乳头瘤病毒（human papilloma virus，HPV）16、18、31型等感染与宫颈癌的发生密切相关，通过检测 HPV 可对宫颈癌起到预防和早诊断、早治疗的作用。当前国际上诊断 HPV 感染以 DNA 检测为主。

3. 肿瘤的早期诊断　K-ras 基因突变在结肠癌、胰腺癌和肺癌等肿瘤中发生率较高，如应用细针穿刺活检材料检测胰腺癌的第 12 密码子突变。应用 PCR-RFLP 方法检测结肠癌患者粪便中的 ras 基因突变，其检出率与瘤组织中的检出率相似，可用于高危人群的筛选。图 13-17 显示对结肠癌患者进行 K-ras 基因突变的检测后，有针对性地进行靶向药物（爱必妥）治疗可以提高治疗成功率。

4. 疑难肿瘤的诊断和分类　传统的病理学诊断主要通过形态学和免疫表型来判断淋巴细胞增生与淋巴瘤，这对医师的经验要求较高，且难度较大。应用限制性酶切片段长度多态性（RFLP）

分析免疫球蛋白或T细胞受体基因重排，具有鉴别诊断的作用，这种分子病理分型比免疫学分型更为准确。

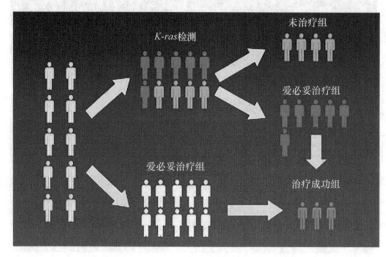

图 13-17　对结肠癌患者进行 *K-ras* 基因突变的检测后，有针对性地进行靶向药物（爱必妥）治疗可以提高治疗成功率

5. 肿瘤预后的监测　利用癌症患者的全基因序列开发出的个性化血液检测方法有助于医师调整癌症患者的治疗方案，可以监测癌症治疗后的情况，以及发现是否复发。

循环肿瘤细胞（circulating tumor cell，CTC）检测被《麻省理工科技评论》评为 2015 年度十大科技之一，已经进入美国肿瘤 TNM 分期指南。基于 CTC 的 PD-L1 检测采用免疫荧光法，能够准确区分肿瘤患者的 PD-L1 表达水平，该技术优于组织水平的检测，对于各类 PD-1/PD-L1 用药具有指导意义。

6. 为肿瘤个体化和前瞻性治疗提供依据　肿瘤在发生、发展的不同时期，可能涉及不同基因的变化形式，而这种变化与肿瘤临床治疗的敏感性密切相关，如能在分子水平提供肿瘤基因变化的情况，就能对肿瘤的分子靶向性的精准治疗具有指导意义。如通过对肺癌 K-ras 和 EGFR 突变的分子检测后，可为靶向治疗提供依据（图 13-18）。

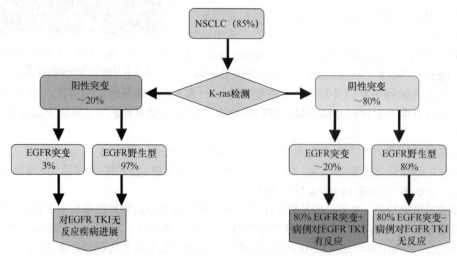

图 13-18　检测肺癌 K-ras 和 EGFR 突变的分子，为采用 TKI 的治疗提供依据

7. 肿瘤预后的判断　肿瘤基因的突变、扩增及过表达等改变常与肿瘤的预后密切相关。如 HER2 基因扩增与乳腺癌发生、发展及临床预后密切相关，乳腺癌 HER2 阳性表达提示预后不良，

可通过 FISH 技术进行检测，配合术后治疗，指导临床用药。

第四节 常见肿瘤的靶向治疗

分子靶向治疗的出现在癌症的治疗中令人鼓舞。近年来40多种分子靶向治疗方法已经被验证，其中 10 多种分子靶向治疗方法提高了 NSCLC、乳腺癌、淋巴瘤、大肠癌、肝细胞癌（hepatocellular carcinoma，HCC）、胃肠间质瘤、肾癌、头颈部肿瘤和隆凸性皮肤纤维肉瘤（dermatofibrosarcoma protuberans）患者的生存率。

一、靶向治疗肺癌

肺癌仍然是全世界癌症死亡的首要原因。有研究者将2014年确诊的 224 210 例新肺癌患者（其中大多数是进展期 NSCLC），不管什么组织学亚型的进展期 NSCLC 患者均接受顺铂（cisplatin）化疗。实行化疗的患者与最佳支持治疗的患者相比，总体生存（overall survival，OS）有所改善，但已经达到治疗平台，反应率约为20%，中位存活仅 8～10 个月。

随着对分子遗传学研究的进展，通过识别不同分子用以区分 NSCLC 的亚群，将引导合理的分子靶向治疗的发展，改进临床结果。在肺癌中发现和开发了许多基于基因组的生物标志物，包括 DNA、分子网络或染色体定位的表达、测序或表观遗传学的标志。

肺癌是基因组医学中最早研究的疾病之一，并且较早开发了许多用于靶向治疗的特异性药物。通过对 NSCLC 中分子遗传学的理解，已经明确了对 NSCLC 中关键性的遗传变异的鉴定。这些遗传变异（驱动突变）发生在对细胞增殖和存活至关重要的信号蛋白的癌基因编码中。癌基因成瘾（oncogene addiction）的概念是基于肿瘤细胞的存活极大依赖于单一致癌基因的表达而提出。肺癌是基因突变发生率较高的肿瘤（图 13-19），在 NSCLC 中已经鉴定出癌基因成瘾的肿瘤，并且开发了特异性分子靶向药物。

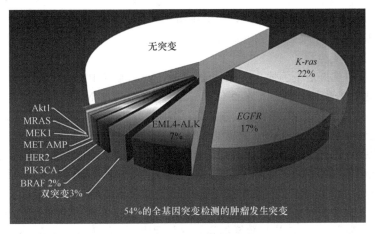

图 13-19 肺癌基因突变的发生率

1. 针对肺腺癌的靶向治疗 肺腺癌是 NSCLC 中最常见的组织学亚型，占所有 NSCLC 的 50% 以上。随机对照试验显示，在该组肺腺癌晚期患者中顺铂 - 培美曲塞的治疗结果优于顺铂 - 吉西他滨。近来肺腺癌进一步被分为临床相关的分子亚型，包括 *EGFR*、*K-ras*、*HER2*、*PIK3CA*、*BRAF*、*Met* 基因的突变和 *ALK*、*ROS1* 和 *RET* 的基因重排。

常用的肺癌分子靶向药物有针对肿瘤血管生成的抗体，包括抗 VGFR 的单克隆抗体（贝伐单抗）和恩度。有作用于肿瘤细胞信号转导通路的小分子 *EGFR-TKI*，如吉非替尼（易瑞沙）、厄洛替尼（特罗凯）等，其中吉非替尼临床主要用于治疗晚期伴有 *EGFR* 基因突变的 NSCLC。

EGFR 是 NSCLC 中重要的靶标，因为在该型肿瘤中经常过表达，其活化可引起重要信号转导途径的下游激活，导致增加了细胞增殖、存活、血管生成和转移。吉非替尼和厄洛替尼最初用于未接受过化疗的 NSCLC 患者。其后开发的其他 EGFR-TKI 包括阿法替尼和达克替尼。吉非替尼是市场上首个口服 EGFR 抑制剂。2003 年 5 月 5 日，FDA 批准用于对多西紫杉醇和铂无效的 NSCLC 患者。虽然吉非替尼没有总体生存优势，但吉非替尼在治疗亚裔患者和从不吸烟者这两个特定 NSCLC 亚组中的存活时间更长。

由于 *EGFR* 基因的突变在女性、非吸烟者、腺癌患者、亚裔人群中发生频率较高，因此吉非替尼特别有效于东方女性、非吸烟、腺癌这一亚组。随后确定了对 EGFR-TKI 敏感性增加的分子基础是由于 EGFR 的外显子 18～21（通常是外显子 19 缺失和外显子 21 中的 L858R 点突变）中的体细胞激活突变，其编码 EGFR 的 TPK 结构域。已知外显子 18 的突变赋予 EGFR-TKI 敏感性，然而外显子 20 符合读框的插入很大程度上与对 TKI 治疗的原发性抗性相关。EGFR 突变在具有前述临床特征的患者中更频繁，高达 15% 的白种人和 30%～50% 的东方亚洲人肺腺癌携带 EGFR 突变。在东亚地区，NSCLC 中患有肺腺癌，非吸烟者发病率高达 50%～60%。

在具有致敏 EGFR 突变的未治疗 NSCLC 患者中，多项研究显示 EGFR-TKI 在总反应率（overall response rate，ORR）、无进展生存期（progression free survival，PFS）和生活质量方面均优于化疗。

肺未分化腺癌、腺鳞癌、小细胞癌（尤其是与腺癌的复合型）等患者中也经常可以检测到 *EGFR* 基因的突变，用吉非替尼治疗也有一定的疗效。临床统计表明，该类人群治疗的有效率在 30%，疾病控制率在腺癌中达到 60%，但对鳞癌的疗效不如化疗。

有证据表明，厄洛替尼可能比吉非替尼更有效，厄洛替尼似乎延长了大多数其他亚组患者的存活期，这种明显的功效可部分归因于厄洛替尼以其最大耐受剂量（maximum tolerated dose，MTD）（150mg/d）给药，而吉非替尼的给药剂量为 MTD 的 1/3 左右。

以前吸烟或从未吸烟的患者血浆厄洛替尼浓度大约是当前吸烟者的 2 倍。非吸烟者的较高生存获益可能是因为某些基因突变率较低，如 *K-ras* 的发生率，以及由香烟烟雾导致的细胞色素 P450（CYP）1A 同种型的缺乏，吸烟者中厄洛替尼的血浆清除快。

这些研究提供了在治疗晚期 NSCLC 患者中可基于分子检测的结果进行合理选择性治疗。因此，用 EGFR-TKI 对晚期 NSCLC 患者进行一线治疗应根据 EGFR 突变状态，所以肺癌诊断中应常规地进行 EGFR 突变检测。

EML4-ALK 基因重排是染色体 2p 内倒位的结果，是肺腺癌中新鉴定的驱动致癌基因。EML4 和 ALK 之间的融合产生嵌合蛋白持续活化，并通过 PI3K/Akt、MAPK 和 JAK-STAT 途径促进肿瘤发生。EML4-ALK 重排在很大程度上与 NSCLC 中的其他驱动突变相互排斥。42*EML4-ALK* 基因重排常通过荧光原位杂交（FISH）或免疫组织化学检测。

ALK 基因重排不常见，占所有 NSCLC 的 4%～7%，除外 *EGFR* 和 *K-ras* 突变的 NSCLC 患者中有 33%，多见于年轻的、从未或轻吸烟者，伴有印戒细胞或腺泡样组织学特征的腺癌。ALK 抑制剂包括克唑替尼（crizotinib）、色瑞替尼（ceritinib）和艾乐替尼（alectinib）。

已经报道了对克唑替尼的获得性耐药有多种机制，包括 ALK 中 TPK 结构域的次级突变（最常见的是 L1196M 突变）、ALK 拷贝数增加和新癌基因驱动，如 *EGFR* 和 *K-ras* 突变的出现。获得性抗药的不同机制可能影响随后的治疗策略。针对 ALK 的治疗，如第二代 ALK-TKI 可以直接干预 ALK 突变或拷贝数增加的肿瘤，相反继发于新的驱动癌基因的耐受性肿瘤可以从化疗中获益。

BRAF 是丝氨酸 / 苏氨酸蛋白激酶的 RAF 激酶家族的成员，其通过 MEK 的磷酸化和 ERK 信号转导途径的下游激活来介导肿瘤发生。在 1%～3% 的 NSCLC 中可观察到 BRAF 突变，并且约 50% 的 BRAF 突变是 BRAF V600E 突变。NSCLC 中的 BRAF 突变在腺癌中发生的可能性更大，并且 BRAF V600E 突变在不吸烟女性中更频繁。BRAF 抑制剂达拉非尼和维罗非尼对含有 BRAF V600E 突变的 NSCLC 具有积极的治疗作用。

Met 是 TPK 受体，其在活化时诱导细胞增殖、运动、扩散、浸润、转移、血管生成和上皮间质转化。最近提供的初步数据表明，由 FISH 评估的携带 Met 扩增的 NSCLC 患者可用克唑替尼治疗。

K-Ras 与腺癌亚型和吸烟相关，在白种人中比在东亚人中更常见，口服 MEK 抑制剂西洛莫替尼并联合化疗能增加疗效。

与 EGFR 相似，HER2（ErbB2）是酪氨酸激酶 ErbB 家族的成员。HER2 是一种主要的增殖驱动因子，通过扩增、过表达或突变在 NSCLC 中失调。在 NSCLC 中 HER2 扩增和蛋白质过表达分别为 20% 和 6%～35%，只有 1%～2% 的 NSCLC 中发现 HER2 突变。大多数有 HER2 突变的患者是女性、从不吸烟者和腺癌患者。

在具有 HER2 突变的 NSCLC 患者的回顾性研究中已经报道了曲妥珠单抗或阿法替尼是有效果的药物。然而，IHC 检测过表达 HER2 的 NSCLC 患者用曲妥珠单抗联合化疗却显示阴性结果。

肺腺癌患者中有 1% 可以检测到 *RET* 基因及其各种融合伴侣 CCDC6、KIF5B、NCOA4 和 TRIM33 之间的易位，而且在年轻、不吸烟的肺腺癌患者中有 7%～17% 的检测频率。TKI 如卡波他尼、凡德他尼、舒尼替尼和普纳替尼，这些是已知的抑制 RET 的靶向性药物已被批准用于其他恶性肿瘤和目前正在 RET 重排的 NSCLC 中研究。其他 RET 抑制剂包括瑞戈非尼和乐伐替尼。

2. 针对肺鳞状细胞癌的靶向治疗 肺鳞状细胞癌（squamous cell lung cancer，SQLC）是 NSCLC 中第二常见的组织学类型，包括高达 20%～30% 的病例。虽然 EGFR 突变在 SQLC 中并不常见，但最近在 SQLC 中发现的具有癌基因作用的包括成纤维细胞生长因子受体 -1（fibroblast growth factor receptor-1，FGFR1）基因扩增、盘状蛋白死亡受体 2（discoidin death receptor 2，DDR2）基因突变、PI3KCA 基因扩增和突变。

FGFR1 是通过 MAPK 和 PI3K 途径介导肿瘤发生的受体 TPK，并在 13%～25% 的 SQLC 中检测到。据报道，FGFR1 扩增与吸烟有关，但在腺癌亚型中不常见。针对 SQLC 的 FGFR 抑制剂正在开发，如 BGJ398。

DDR2 是跨膜受体 TPK，其在被胶原激活时促进细胞迁移、增殖和存活，DDR2 的激活突变具有致癌性，在 4%～5% 的 SQLC 中可检测到。DDR2 驱动转化对 DDR2 抑制剂达沙替尼敏感，该药原用于治疗慢性粒细胞白血病的 TKI。在具有 DDR2 激酶结构域突变的 SQLC 和同步慢性髓细胞性白血病中已经有对达沙替尼反应的报道。目前正在对具有 DDR2 突变的 SQLC 患者进行达沙替尼的临床应用研究。

PI3K 信号通路是癌细胞存活和增殖的核心。由于 PIK3CA 和 AKT1 基因功能突变的扩增或增加或由于 PTEN 功能的丧失而产生信号通路的改变。在 NSCLC 中 PI3KCA 扩增或突变分别为 37% 和 9%。PI3KCA 的扩增和突变是 SQLC 的不良预后因素。目前正在进行 PIK3CA 抑制剂作为单一疗法或与化疗联合应用的研究。

3. 针对肺癌异质性的靶向治疗 在肺癌靶向治疗中应更多地关注癌的同质性和异质性，这在研究耐药性、遗传复杂性及早期诊断，以及治疗的困惑和不理想疗效中发挥着重要作用。染色体重定位可能是肺癌细胞同质性和异质性对药物不敏感性和抗性发展的关键机制。异质性与药物抗性和肺癌发生机制相关。

作为染色体组成的一部分，在异源二倍体基因组的稳定性和干细胞的分化中单倍体 / 二倍体基因组起关键作用。单倍体或二倍体的改变可能是 X 染色体失活的重要调节机制之一，并且用于定义活化基因的调节表型差异。循环肿瘤细胞（CTC）的数量与肺中转移性结节的数量、原发瘤的生长和正常组织交界的肿瘤组织切缘，以及患者的预后相关。此外，通过细胞角蛋白 18（CK18）的表型和染色体 8 的核型分析反映了 CTC 中的染色体重定位可能涉及可以改变癌细胞对治疗敏感性的机制。CK18 阴性的二倍体 CTC 和多数 CK18 阳性的二倍体 CTC 亚型对化疗敏感，而 CK18 阳性多倍体 CTC 亚型对顺铂不敏感。

已经发现并开发了许多靶向治疗用于肺癌，以提高治疗的准确性和效率、减小化疗药物的毒性、克服对化疗的不敏感性和副作用。临床试验证明具有某些遗传特征的肺癌细胞亚型，如基因突变对靶向治疗敏感，因此可根据靶基因突变数和拷贝数的不同来选择靶向治疗肺癌的敏感人群。靶向治疗后产生的抗药性仍然是提高靶向药物效果的挑战。

二、靶向治疗乳腺癌

1. 以 HER2 为靶点的靶向治疗 基因扩增检测发现，HER2 在约 20% 的乳腺癌患者中过表达，并提示预后不良。曲妥珠单抗是目前临床针对 HER2 靶点的最重要药物之一，曲妥珠单抗的使用标志着乳腺癌进入分子靶向治疗的新时代。该药可以与多种化疗药物（如多西紫杉醇、卡培他滨等）联合治疗，有效增加了患者的生存率。对有淋巴结转移的 HER2 阳性的乳腺癌患者已广泛采用曲妥珠单抗单独治疗或与其他化疗药物联合治疗，明显提高了患者的生存率。曲妥珠单抗和帕妥珠单抗联合治疗在抑制乳腺癌细胞的生长中有明显的协同作用。小分子 TKI 可同时作用于 HER2 和 HER4，显示了较好的临床疗效。

2. 以 EGFR 为靶点的靶向治疗 PARP-1 抑制剂奥拉帕尼、ABT-888 特别是对 ER、PR、HER2 均阴性的三阴乳腺癌（triple negative breast cancer，TNBC）等有更佳疗效。吉非替尼、厄洛替尼和拉帕替尼等也可用于乳腺癌的治疗。有研究者发现，在三阴性乳腺癌中 miR-34a 使 C-SRC 沉默可衰减肿瘤的生长。在人类肿瘤标本中 miR-34a 和 SRC 水平呈负相关。根据体内外 miR-34a 的有效抗肿瘤作用提出了 miR-34a 的替代疗法，有希望成为三阴乳腺癌的治疗策略。

3. 多种因子可以阻断癌细胞膜上 RTK 使用单克隆抗体拮抗 EGFR（西妥昔单抗），或者 ErbB2/HER2/neu（曲妥珠单抗）可以有效阻止 EGFR 通路。西妥昔单抗经 FDA 批准，可用于头颈部癌症及大肠癌的治疗；曲妥珠单抗可用于治疗 HER2 阳性表达的转移性乳腺癌。此外，一些小分子也可以成功抑制通路活性，如拉帕替尼可以拮抗 EGRF 和 HER2 用于治疗乳腺癌。在乳腺癌中，HER2 过表达或基因扩增与对 HER2 抑制剂（如曲妥珠单抗、帕妥珠单抗和拉帕替尼）的敏感性相关。

三、靶向治疗肝癌

HCC 发病的分子机制是复杂的，该肿瘤可发生于正常的肝组织、异常但非硬化的肝组织或肝硬化组织，80% 的病例是不同环境危险因子共同作用的结果。以上每种情况都涉及不同遗传和表型的改变、染色体畸变、基因突变和分子路径的改变。

HCC 治疗中针对分子变异的主要靶点是蛋白激酶。在 HCC 的发病机制中，关键性的信号转导通路有 Wnt-β-catenin 通路、EGFR-RAS-MAPKK 通路、c-Met 通路、IGF 信号、Akt/mTOR 信号，以及 VEGF 和 PDGFR 信号级联。HCC 发生中的其他通路，如 JAK-STAT、TGF-β 等的关联性和潜在性的治疗价值需进一步研究。基于对全基因组的研究确定出 HCC 的分子分类，并根据患者对药物的反应，开发了更加个性化的药物。

1. 索拉菲尼 是一多激酶抑制剂，研究显示，除了具有抑制 TPK 和丝氨酸 / 苏氨酸作用外，还具有抑制 Raf-1、B-Raf、VEGFR-2、PDGFR-β、c-kit 受体的作用。索拉菲尼是目前唯一被批准用于 HCC 治疗的药物，它具有吸引人的临床前和早期临床试验数据。临床前研究表明，在体外试验中索拉菲尼具有降低 HCC 细胞活性和诱导凋亡的潜力，在异种移植模型中具有抗肿瘤活性。虽然药物可观察到的临床前研究结果已经在临床 II 期研究中得到证实，但是临床前模型与临床结果仍有分歧，这可能是由于人类 HCC 与细胞株之间的异质性、选用的细胞系表达的分子不同、肿瘤异位与原位的不同，药物应用的剂量和时间不同，以及选择观察点的不同等引起，最大的不同可能是由于炎症和纤维化引起的肿瘤微环境的差别。通过检测，磷酸化细胞外信号相关激酶（p-ERK）阳性的 RAS/MAPK 通路激活的患者生存期更长。与单纯放疗比较，索拉菲尼有明显的优势，索拉菲尼的疗效与其他已经证实的药物疗效相当，如曲妥珠单抗治疗乳腺癌、贝伐单抗治疗结直肠癌、厄洛替尼治疗 NSCLC，死亡危险减少了 25%～35%。总的来说，索拉菲尼最常见的副作用为腹泻、疲劳、体重减轻、手足皮肤反应，但药物相关的不良反应是可控的，并无毒性死亡相关的报道。

多激酶抑制剂索拉菲尼在晚期 HCC 中显示有良好效果，这是 HCC 治疗的一种突破，证明了分子疗法在 HCC 治疗中是有效的。

2. Ras/MAPK 途径　在 HCC 中，Ras/MAPK 通路激活可能是因信号的异常上调（EGFR 信号、IGF 信号），或是因异常甲基化导致的肿瘤抑癌基因的失活。Raf 和 Ras 的突变较为少见。索拉菲尼可以在纳摩尔浓度阻断 B-Raf。其他阻断 Ras/MAPK 信号的药物仍在探索中。

3. c-Met 途径　肝细胞生长因子（HGF）是肝细胞损伤后再生的关键分子，它由肝星形细胞分泌并与 c-Met 受体结合。在人类肿瘤中由于 Met 扩增使间质上皮转化（mesenchymal-epithelial transition，MET）因子异常活化，胚系或体细胞突变，转录上调 HGF 依赖的自分泌循环。c-Met 和 HGF 的失调在 HCC 中较为常见。已经研究出一些靶向 Met 通路的抑制剂，包括抗 HGF 或者 Met 受体的抗体、选择性的小分子 Met 阻断剂，但是这些抑制剂还未用于进展期 HCC 的研究。

4. PI3K-Akt/mTOR 途径　PI3K-Akt/mTOR 通路在肿瘤发生中起着关键作用。Akt 可以通过 TPK 受体激活（EGF 或 IGF 信号）或 PI3K 的持续激活或由表观遗传沉默而导致的肿瘤中抑癌基因 PTEN 功能的丧失或体细胞突变。PTEN 的突变可能使肿瘤对 EGFR 小分子产生抵抗。虽然 pAKT 在 HCC 中的作用还需进一步的研究，最近研究表明 HCC 伴 Akt 活性的患者预后更差。

PI3K/Akt 信号通路中的一个重要介质是 mTOR，mTOR 通过感知细胞营养状况和允许细胞从 G_1 期进入到 S 期，在细胞生长和增殖中起到调节中心的作用。在某种 HCC 亚型中 mTOR 通路被激活，用雷帕霉素或依维莫司阻断此通路可以抑制 HCC 细胞系的生长，在试验模型中结果亦是如此。依维莫司（雷帕霉素类似物）和西罗莫司脂化物（termsirolimus）已经被批准用于肾癌的治疗。目前新型化合物已经处于早期临床试验测试阶段，这些分子（雷帕霉素类似物）也用于肝移植术后的免疫抑制治疗。

5. 其他途径　虽然近年随着诊断水平的提高可以诊断出可疑的小癌结节，但只有 30%～40% 的 HCC 患者可以接受根治疗法。在精心挑选的患者中，手术切除和肝移植患者的五年生存率为 70%，而局部切除后再接受放疗患者的五年生存率为 50%。可能是这些治疗方法改变了疾病的自然病程。第 3 年时约 50% 的患者肿瘤复发。

（1）1/3 的 HCC 患者中 Wnt 信号级联反应被激活，尤其多见于由 HCV 诱导的 HCC。抑癌基因腺瘤性结肠息肉病的异常甲基化和增加自分泌／旁分泌 Wnt 配体激活上皮钙黏着蛋白均可激活 Wnt 经典信号通路。靶向作用于这一信号通路的新药物正处于早期临床开发阶段。

（2）凋亡逃避是肿瘤发生的标志之一。目前正在研究靶向作用于外源性凋亡途径的促凋亡受体激动剂，如配体重组体人 Apo2L/TRAIL；靶向内源性凋亡途径，如反义 Bcl-2。在实验模型中联合小分子药物和 Apo2L/TRAIL 途径激动剂的治疗具有协同作用，如索拉菲尼能增加 TRAIL 诱导癌细胞死亡的敏感性，这为联合治疗提供了理论依据。

（3）蛋白激酶是肿瘤发生过程中的主要药物靶点。根据主要的靶点，药物分为：①抗内皮生长因子受体，如厄洛替尼、吉非替尼、拉帕替尼和西妥昔单抗；②抗血管生成的药物，如贝伐单抗、索拉菲尼、舒尼替尼及联合药；③mTOR 抑制剂，如依维莫司、西罗莫司脂化物；④其他药物，如 c-Met 抑制剂、胰岛素样生长因子受体 1 抑制剂及 Wnt 抑制剂。这些药物已显示出了较好的效果。

四、靶向治疗结直肠癌

结直肠癌（colorectal cancer）是常见的发生于肠道的消化道恶性肿瘤，发病率占胃肠道肿瘤的第 3 位。随着结直肠癌病例发病率增高，全球每年新发病例超过 100 万例。

2004 年 2 月 FDA 批准贝伐单抗联合 5-FU 为基础的化疗方案作为转移结直肠癌的一线治疗。Ⅲ期临床试验、HORIZON[①] Ⅱ期和 HORIZON Ⅲ期试验评估了西地尼布（cediranib）对晚期结直肠癌的疗效，结果显示，基于联合草酸铂的方案能显著提高中位无进展生存期（8.6 个月比 8.2 个月，$P=0.012$），但没有提高中位总生存期，其不良反应（如腹泻、高血压、血细胞下降等）发生率较高，在安全性和生活质量评估中不如贝伐单抗联合化疗组。目前西妥昔单抗已成为晚期转移性结

---

① HORIZON 为多中心单臂试验。

直肠癌的一线治疗药物。在常规化疗药物基础上加入西妥昔单抗后，患者的客观缓解率明显提高，生存期延长。西妥昔单抗联合 FOLFIRI 方案一线治疗还能使 K-Ras 野生型转移结直肠癌患者的疾病进展风险降低 30%，并显著延长患者的 PFS，从 8.4 个月延长至 9.9 个月。帕尼单抗在多中心随机对照III期临床试验的 心肌梗死前瞻性队列研究（PRIME）研究显示，帕尼单抗联合 FOLFOX4 方案能显著提高 K-Ras 野生型患者的无进展生存期。PRIME 研究结果也成为 美国国立综合癌症网络（NCCN）指南将帕尼单抗联合 FOLFOX4//FOLFIRI 作为晚期结直肠癌一线方案的重要依据。新版的《NCCN 结直肠癌临床诊疗指南》给出了结直肠癌治疗的总体策略（图 13-20）。具体规定是所有转移结直肠癌病人均应检测 K-ras 及 BRAF 基因突变情况，只推荐 K-Ras 和 BRAF 野生型患者接受西妥昔单抗治疗。迄今为止，还没有一种通用的方案可以轻松地治疗每一位患者，并具有同等的疗效，我们对 CRC 的认识也在不断进步，从而确定了新的靶点。

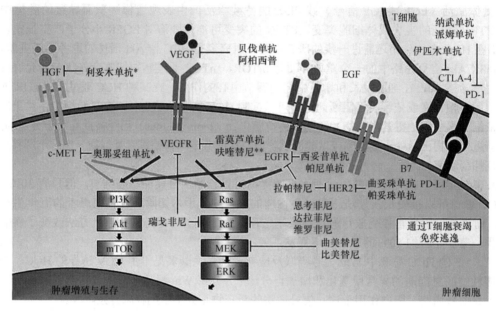

图 13-20　NCCN 结直肠癌靶向治疗的总体策略

* NCCN 未推荐这些药物；** 本剂已获得中国国家药品监督管理局（NMPA）的批准，但未获得 FDA 的批准

五、靶向治疗胃癌

胃癌（gastric carcinoma）在我国各种恶性肿瘤中居首位，其防治形势严峻，迫切需要新的治疗方法提高疗效。继肺癌、乳腺癌、结肠癌和食管癌等肿瘤治疗取得了良好的疗效后，分子靶向药物单药或与常规化疗药物联合应用治疗胃癌的临床研究也取得了理想的进展。

（1）抗 VEGF 单克隆抗体贝伐单抗联合多西他赛、顺铂及氟尿嘧啶对胃癌有一定的疗效，患者中位无进展生存期为 12 个月，中位总生存期为 16.2 个月。一项临床试验显示，增加贝伐单抗后，晚期胃癌患者的中位无进展生存和总缓解率有显著改善。有些生物标志物可评估贝伐单抗的疗效，贝伐单抗联合化疗治疗胃癌有良好的前景，不良反应主要包括血栓形成、高血压及穿孔，进一步的疗效和安全性有待观察。

（2）II 期临床研究显示，小分子 TKI 舒尼替尼联合多西他赛治疗转移性胃癌患者可提高客观缓解率（41.1% 比 14.3%）。索拉非尼联合多西他赛、顺铂治疗进展期胃癌及胃食管交界癌的缓解率为 38.6%，中位无进展生存期为 5.8 个月，中位总生存期为 14.9 个月。

（3）EGFR-2 抑制剂。近年来，曲妥珠单抗在胃癌治疗中的研究成为热点。10%～55% 的胃癌中有 HER2 过表达，约 20% 预后不良的胃癌患者中 HER2 表达阳性。前瞻性国际多中心随机对照Ⅲ期临床试验 ToGA 研究已证明，靶向治疗能延长晚期胃癌患者的生存期。

六、靶向治疗淋巴瘤

淋巴瘤是最常见的造血系统的恶性肿瘤，可以分为霍奇金淋巴瘤（Hodgkin lymphoma，HL）和非霍奇金淋巴瘤（non-Hodgkin lymphoma，NHL）。大约85%的淋巴瘤起源于B细胞，其余起源于T或NK细胞。不同的亚型中有明显的异质性，使临床表现不尽相同，这种复杂的异质性表明需要发展更加具有针对性的治疗策略。

1. 以细胞周期异常为靶点

（1）Bcl-6：在淋巴结生发中心（germinal center，GC）表达以调节B细胞受体（B-cell receptor，BCR）介导的淋巴细胞活性和免疫球蛋白（immunoglobulins，Ig）亲和力成熟的生理学水平。通过IHC鉴别高表达Bcl-6的淋巴瘤，用以蒽环霉素（anthracycline）为基础的化疗可以提高Bcl-6阳性淋巴瘤的无病生存期（disease-free survival，DFS）和无进展生存期（progression-free survival，PFS）。相反，用利妥昔单抗（抗CD-20抗体）治疗Bcl-6阴性淋巴瘤有效，而在Bcl-6阳性淋巴瘤的效果不理想，尤其在弥漫大B细胞淋巴瘤（diffuse large B cell lymphoma，DLBCL）的治疗中。因此，以Bcl-6为靶点的靶向疗法可以克服淋巴瘤中的转录抑制和分化障碍。

（2）Bcl-2抑制剂：85%的滤泡淋巴瘤（follicular lymphoma，FL）中存在Bcl-2染色体t（14：18）（q32；q21）易位，而在其他淋巴瘤中罕见。这一染色体易位使位于14号染色体长臂的Ig重链基因和位于18号染色体的 Bcl-2 基因的转录活性位点拼接，造成 Bcl-2 基因的过度表达，导致Bcl-2蛋白转录增加，使B细胞避免了凋亡而长期存活，产生化疗耐受，因此Bcl-2阳性的肿瘤要比Bcl-2阴性的肿瘤预后更差。目前临床研究比较活跃的是利用反义寡核苷酸（antisense oligonucleotide，ASO）和小分子Bcl-2抑制剂抑制Bcl-2介导的化疗耐受，在复发/难治（relapsed/refractory，r/r）型NHL临床试验中，ASO（oblimersen）联合利妥昔单抗疗法显示总反应率（overall response rate，ORR）超过40%。一些Bcl-2小分子抑制剂，如ABT-263、ABT-737特别是ABT-199，也纳入临床试验的研究范围。

（3）CDK抑制剂：可以引起线粒体损伤，减少细胞的增殖和减少DNA合成。Ⅱ期临床试验评估CDK抑制剂夫拉平度（flavopiridol）治疗套细胞淋巴瘤（mantle cell lymphoma，MCL）的疗效，结果显示，11%的患者发生部分缓解（partial response，PR），71%的患者病情稳定。这种药物在治疗复发/难治型CLL中显示ORR为53%，中位PFS为10~12个月。该药物还可以使高危组（如del17p、del11）的患者发生缓解，这一发现促进了其他新型CDK抑制剂的开发与应用。

（4）c-myc：myc位点位于8号染色体上，当与染色体Ig基因发生t（14；2）或t（14；22）易位时，可导致具有淋巴细胞增殖能力的融合蛋白产生，这种改变通常是伯基特（Burkitt）淋巴瘤的特点，也可以在其他类型的淋巴瘤中观察到。在Bcl-2或Bcl-6共表达存在的情况下，将放大c-myc促进肿瘤侵袭的能力。最近，一种新的化合物结构域蛋白抑制剂JQ1以核染色质依赖的信号转导RNA聚合酶为靶点，这是理想的c-myc抑制剂，正在进行对复发/难治型淋巴瘤的Ⅰ期研究。

2. 以调节免疫系统为靶点 由于利妥昔单抗作为单药或联合放射性同位素的疗法，即放射免疫治疗（radio-immunotherapy），治疗淋巴瘤的较好效果（图13-21），推动了对淋巴瘤表面抗原的鉴定，针对不同表面抗原开发更多的抗体。已有很多商业性的针对不同淋巴瘤抗原（如CD2、CD19、CD22、CD23、CD30、CD40、CD52、CD80和HLA-DR）的有效抗体在不同阶段的临床试验中（图13-22）。过去集中研究了针对B细胞淋巴瘤的单克隆抗体（图13-23），今后将重点研究与创制免疫调节药物和这一领域中其他以肿瘤性结肠息肉病基因为靶点的药物。

（1）免疫调节药物：已知免疫调节药物，如沙利度胺（thalidomide）和来那度胺（lenalidomide）是治疗淋巴瘤的有效药物。免疫调节药物作用机制多种多样，包括减少血管生成、促进免疫监视、抑制Akt/MAPK/STAT3通路、下调NF-κB通路和促进肿瘤细胞凋亡等。在DLBCL中，免疫调节药物的效果优于非生发中心 B 细胞样（GCB）亚型，可能是由于产生Ⅰ型干扰素继发产生 IL-β。单药来那度胺（CTLA-4 antibody）治疗 r/r 型淋巴瘤 ORR 为 34%，完全缓解（CR）率为 12%，中位 PFS 为 4 个月。进一步的研究在于探索肿瘤复发情况下，来那度胺治疗 B 细胞和 T 细胞淋巴瘤的疗效，包括少数高危亚型，如在高危亚型 r/r 型 CLL（11q 或 17p 缺失）中来那度胺作为单药治疗显示 ORR 为 38%，19% 的患者达到 CR，随后 FDA 批准来那度胺治疗复发性 MCL。比较只用来那度胺治疗和接受过两种或两种以上的药物治疗，其中一种药物为硼替佐米（bortezomib）治疗的患者，结果表明来那度胺的治疗优于或等于两种或两种以上药物的疗效。近期的报道表明，来那度胺联合 R-CHOP 方案可以作为一线药物治疗老年 DLBCL，ORR 和 2 年总生存期（OS）超过 90%。这些研究表明免疫调节药物是一种治疗高危淋巴瘤（常规单药化疗疗效不佳的淋巴瘤）的有效新药。进一步应考虑该药适当的联合用药将改善淋巴瘤的预后。

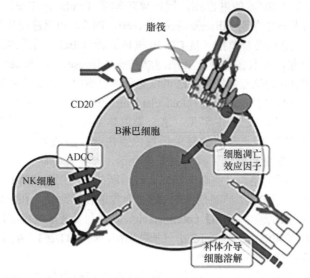

图 13-21　抗 CD20 单抗美罗华的作用机制是抗体依赖性细胞介导的细胞毒作用（ADCC）和补体依赖的细胞溶解作用（CDC）促进细胞凋亡，并与化疗药物有协同作用。该药是首个用于临床，研究较为广泛和深入

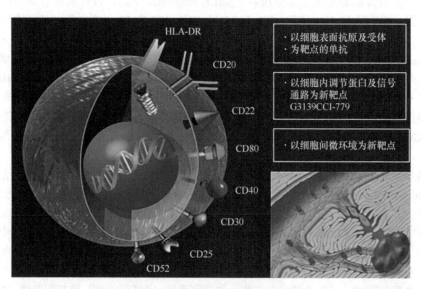

图 13-22　淋巴瘤常见的靶向治疗途径

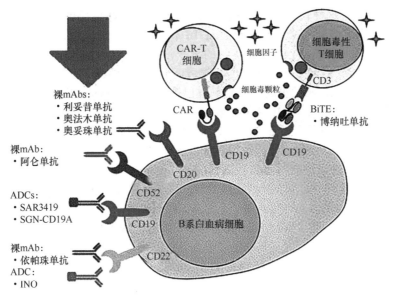

图 13-23　B 细胞淋巴瘤治疗中针对不同抗原的分子靶向治疗制剂

CAR，嵌合抗原受体

（2）趋化因子（CCL3、CCL4、CXCR5、CXCR4 和 CXCL12）：趋化因子（chemokine）有助于白细胞向损伤、炎症和增殖的组织游走。在许多淋巴瘤中，趋化因子可以激活抗凋亡途径、增加血管生成，并使淋巴瘤细胞产生耐药性。由于趋化因子作用的多重性，使其对淋巴瘤预后有复杂的影响，如趋化因子 CCL3 和 CCL4 高表达的 DLBCL 患者，其 PFS 和 OS 均低于其低表达者。有些患者在被诊断为淋巴瘤前数年中，其趋化因子水平就较高，这可能与某种慢性免疫激活促进高危患者（如 HIV 阳性患者）发展成淋巴瘤有关。趋化因子水平升高也是 T 细胞淋巴瘤预后不良的标志，并且是该病一个潜在的治疗靶点。临床前研究表明，组蛋白去乙酰化酶抑制剂（histone decetylase inhibitor）和布鲁顿酪氨酸激酶（Bruton tyrosine kinase，BTK）抑制剂具有抑制趋化因子活性的作用。针对 CC 受体 -4 的人源化单克隆抗体（kw-0761），在治疗复发性 T 细胞淋巴瘤的 I 期临床研究中获得了较好的疗效。在 Ⅱ 期研究中显示，kw-0761 治疗复发性 T 细胞白血病 / 淋巴瘤的 ORR 为 35%，PFS 为 3 个月。在这些研究的基础上促成Ⅲ期临床的随机研究（目前正在进行中），以比较伏立诺他（vorinostat）与 kw-0761 治疗皮肤 T 细胞淋巴瘤（cutaneous T-cell lymphoma，CTCL）中的优劣。这些临床研究的结果将提供更多的趋化因子抑制剂治疗 T 细胞淋巴瘤的有效信息。

3. 以信号转导通路为靶点

（1）针对淋巴瘤中 NF-κB 通路异常的分子治疗：NF-κB 家族调控和介导淋巴细胞中细胞增殖和存活的蛋白转录。持续性激活 NF-κB 通路可以通过抑制细胞凋亡和产生抵抗化疗的细胞克隆来增加恶性细胞的生存。一些 B 细胞和 T 细胞淋巴瘤中可出现 NF-κB 高表达。来那度胺、姜黄素（curcumin）和蛋白酶体抑制剂硼替佐米等，在体内、外均具有靶向 NF-κB 的活性。在正常情况下，NF-κB 与 NF-κB 抑制蛋白 α（IκBα）绑定，通过蛋白酶复合体使其免于降解。在淋巴瘤中，由于泛素 - 蛋白酶体降解使 IκBα 降解，使 NF-κB 通路持续活化。IκBα 降解导致细胞质释放游离的 NF-κB 进入细胞核，诱导细胞抗凋亡基因的产生。硼替佐米是一种泛素 - 蛋白酶体抑制剂，通过蛋白酶复合体抑制 IκBα 降解和维持 NF-κB 绑定 IκBα，从而防止细胞抗凋亡蛋白的转录。基于这一原理，硼替佐米在治疗 r/r 型 B 细胞淋巴瘤时显示出良好的效果，尤其在 MCL 患者中。硼替佐米单药治疗 r/r 型 MCL 患者中显示 ORR 为 33%，中位进展期为 6.2 个月，促使 FDA 批准该药用于 r/r 型 MCL 患者的治疗。其他研究探索了细胞毒素或其他生物药物联合硼替佐米治疗惰性和侵袭性淋巴瘤的疗效，这种联合疗法对淋巴浆细胞性淋巴瘤 / 华氏巨球蛋白血症和 T 细胞淋巴瘤疗效尤其显著。目前许多临床试验正在探索蛋白酶体抑制剂和化疗药物的最佳组合。

（2）针对淋巴瘤中 JAK-STAT 通路异常的分子治疗：JAK-STAT 通路由 JAK 家族（JAK1-3、TPK-2）和 STAT 家族（STAT1～6）的信号转导蛋白组成，能够调节正常细胞周期。常在 HL、活化 B 细胞变异的 DLBCL、原发纵隔大 B 细胞淋巴瘤（primary mediastinal large B cell lymphoma，PMBL）、T 细胞淋巴瘤及多种 NHL 中异常表达。某些抗凋亡蛋白，如 Bcl-xL 和 Bcl-2，为 STAT 家族的下游蛋白质，这些蛋白质参与了淋巴瘤的生长。在 HL 和 PMLBCL 细胞株中，*JAK2* 与 *JMJD2c* 基因相互作用，改变表观基因组的表达，促进 *myc* 基因的表达，从而促进淋巴瘤的增殖。淋巴瘤细胞中，JAK2 蛋白还能与程序性死亡配体（programmed death ligand，PDL）1 和 2 共表达。PDL 表达增高也是 PMBL 常见的遗传学异常，这类异常可使淋巴瘤细胞逃避毒性 T 细胞的免疫监视。STAT 家族基因的多态性也妨碍了正常淋巴 T 细胞成熟，其过表达可影响淋巴瘤的预后，如 IHC 检测发现，HL 中里 - 施（Reed-Sternberg，RS）细胞磷酸化 STAT5 阳性的患者，其预后优于 STAT5 阴性患者。在 DLBCL，尤其是非生发中心 B 细胞淋巴瘤中，即使是应用免疫治疗，STAT3 的表达也与预后呈负相关。研制针对 JAK-STAT 通路的靶向药物，将可以消除其对预后的消极影响。

（3）淋巴瘤中 JAK2 抑制剂的作用：体内、外研究证实，JAK-STAT 抑制剂可导致淋巴瘤细胞死亡。JAK2 抑制剂能促进细胞凋亡，抑制细胞增殖和炎症因子、趋化因子和 PDL1 的表达，并抑制 Bcl-2 合成。在 Ⅰ 期临床研究中，应用 JAK2-FLT3 抑制剂 SB1518 对 34 名复发性 HL 和 NHL 患者进行治疗，15 名患者病情稳定。病情稳定的患者肿瘤体积缩小 50%，标准差为 4%～46%。34 名患者中，3 名患者达到部分缓解，并对药物的耐受性较好。这些结果促进了 JAK2 抑制剂在淋巴瘤治疗中的研究。

（4）PKC 抑制剂：淋巴瘤蛋白激酶 C（protein kinase C，PKC）是 BCR 信号通路的下游蛋白质。这些蛋白质通过活化 NF-κB 通路，使得恶性淋巴细胞获得生存优势。IHC 和基因检测分别发现，PKC-β 高表达的 DLBCL 患者，即使是应用化疗和免疫疗法，其生存率仍很低。研发的 PKC 抑制剂已用于淋巴瘤治疗，如恩扎妥林（enzastaurin）和索曲妥林（sotrastaurin）等正在进行临床试验。恩扎妥林能抑制淋巴瘤细胞的增殖和生长，并能降低血管新生。在对 r/r 型 MCL 的 Ⅱ 期研究中发现，恩扎妥林可以使 27% 患者的 PFS 大于 6 个月。在另一项 Ⅱ 期研究中，对病理确诊为 1 或 2 级的滤泡淋巴瘤Ⅲ / Ⅳ 期患者使用为期 ≤ 3 年的恩扎妥林治疗，每天剂量为 500mg，在进行治疗的 58 名患者中，25.9% 的患者部分缓解，3.4% 的患者完全缓解。相关分析表明，PKC-β_2 低表达与反应率（response rate，RR）和 PFS 相关，因此认为，PKC-β_2 可以作为预测患者对恩扎妥林反应的生物学标志。对已经使用 R-CHOP 方案治疗获得完全缓解的高危组 DLBCL 的Ⅲ期临床研究显示，给予恩扎妥林作为维持疗法，并不能给患者带来任何好处，其治疗效果与安慰剂无异。恩扎妥林维持疗法不能改善患者的 DFS、PFS 和 OS。因此，仍需进行更多的研究，以确定该药在淋巴瘤治疗中的最佳使用时机。

本章小结与展望

分子靶向药物主要针对恶性肿瘤病理发生、发展的关键靶点进行治疗干预，一些分子靶向药物在相应的肿瘤治疗中已经表现出较佳疗效，适应证也不断增加，而且耐受性好、毒性反应较轻，为众多肿瘤患者带来了新的希望，但也应该清醒地认识到存在的问题，目前大部分靶向治疗药物的有效率比较低，疗效不甚理想。部分靶向药物对肿瘤治疗靶点选择性不够特异，存在"非靶向作用"，如过敏、心脏毒性等不良反应。此外，靶向药物在使用过程中也出现耐药现象，且其价格较高，实际上只有 20%～40% 的患者能够从这一昂贵的治疗方法中获益。在已经批准的分子靶向药物适应证中，也只有符合一定条件的患者才可能从治疗中获益，在一段时间内难以广泛应用。因而在一定程度上导致了目前靶向药物的治疗效果与人们的期望值存在一定距离。随着临床试验的开展，发现有些靶向药物在使用过程中也经历了由敏感到耐药的过程，进一步反映出肿瘤生长的复杂性。尽管分子靶向药物是人类在"抗癌之战"中新的有效武器，为广大肿瘤患者带来了新的希望，但分子靶向药物并不能彻底解决肿瘤之患，在相当长的时间内还不能完全取代传统的细胞毒类抗肿瘤药物，更需要探索如何与手术、介入治疗、化疗、放疗、靶向治疗等多种"武器"联合发挥作用，从而不断提高肿瘤的治疗效果。随着对肿瘤发病机制研究的不断发展，新的靶向药物不断出现，一方面可通过靶向药物的联合应用来增强疗效，降低药物耐药性；另一方面可通过研发多靶点的分子靶向药物，来达到增强疗效的作用。多靶点药物由于其靶点多，作用范围较广，必然也带来较多的副作用；同时，在众多的靶点之中，如何预测其有效性也有一定的困难；同时对靶基因表达、肿瘤突变负荷、肿瘤新抗原、MSI-H/dMMR 等检测，还无法达到靶向治疗的精准程度。因此，分子靶向药物的精准治疗，依然任重道远。

身处精准医疗时代，肿瘤细胞携带的靶向药物分子在治疗前、后的表达和突变状况往往决定了分子靶向药物的疗效和疾病预后，因此对该类药物的个体化治疗提出了更高的要求。通过分子靶向治疗和肿瘤免疫治疗使患者的预后得到了显著改善，特别是高通量的基因芯片筛查技术对肿瘤细胞凋亡、血管生成、细胞周期等细胞重要生物学事件中的基因调控信号通路的认识和分子机制的阐明，使我们发现了很多靶向特定突变和（或）解除对转录调控的基因与分子，其中有些是具有引发肿瘤细胞进程并代表了潜在治疗靶点的基因分子。通过深入分析肿瘤的病理学来寻找更有效的靶点将有助于治疗的进展。分子靶向治疗和肿瘤免疫治疗是基因组医学、准医疗、个体化治疗和转化医学的一个新的里程碑。相信随着对肿瘤本质的进一步认识，必将有更多、更有效的分子靶向药物进入临床，为肿瘤患者的个体化治疗带来希望，从而为肿瘤患者带来福音。

基因组医学进入"单细胞"生物学的时代，单细胞基因测序作为基因组医学的一部分，在肿瘤中被特别关注，由此可以了解单个肿瘤细胞的机械表型、单细胞生物学、异质性和染色体定位和功能。强调指出，单细胞生物学是在多维、多层、多交叉和立体单细胞水平上识别和验证疾病特异性生物标志物的一种新方法。将来还会面临许多问题，如如何将单细胞测量应用于临床实践？如何将单细胞系统生物学的信息翻译成临床表型？如何解释单细胞基因测序的改变与患者治疗效果的关系？单个癌细胞、相应组织中的细胞或循环细胞的 RNA 和 DNA 测序将有利于对癌细胞之间、癌和正常细胞之间、起源组织和位置之间的同质性和异质性的深入理解。单细胞生物学允许我们在癌亚型中鉴定和开发疾病特异性生物标志物、网络生物标志物、动态网络生物标志物和基于治疗的靶标。

思　考　题

1. 基本概念

（1）分子靶向治疗（molecular targeted therapy）。

（2）分子病理学（molecular pathology）。

（3）癌基因成瘾（oncogene addiction）。

（4）免疫检测点（immune checkpoint）。

2. 重要基因和蛋白质

EGFR、BRAF、C-ErbB、HER、K-Ras、PDGF、PD-1、PD-L1、PARP-1、c-Met、PTEN。

3. 思考问题

（1）与化疗相比，分子靶向治疗的优势有哪些？

（2）分子病理学常用的相关技术有哪些？

（3）简述肿瘤中 PD-1、PD-L1 的相互作用对肿瘤进展的影响。

（4）根据文献结合自己的专业撰写一篇有关分子靶向治疗某一疾病的研究进展。

（吕秀芳）

第十四章　医学论文的写作

　　医学论文是记录医学发展与进步的历史文献，反映了当代医学水平和发展动态，也是医学工作者学术交流最重要的形式，以及后人发现和发明的基础。医学论文质量主要取决于研究本身的学术价值和精湛的写作技巧。本章主要介绍医学论文中论著、病例报告和文献综述的撰写要领。医学论著是报道基础、临床、预防医学等领域实验研究、临床研究、现场调查等成果与实践经验的最具代表性的学术性论文，具有创新性、科学性、严谨性、规范性、逻辑性和可读性的特点。病例报告是对临床病例诊疗经过进行的生动描述，病例报告中的要素将为临床医师提供第一手的感性资料，有助于临床诊疗技术的提高。医学综述是围绕某一医学主题，通过归纳整理，分析鉴别近期公开发表的文献资料，对该医学主题在一定时期内已经取得的研究成果、存在的问题及发展趋势等进行系统、全面的叙述和评论，具有综合性、评述性及先进性的基本特征。进一步通过对投稿、审稿、修稿的环节介绍了论文发表过程。希望该章节的介绍有助于提升读者的写作能力和综合素质。

　　Medical papers are historical documents that record the development and progress of medicine, reflecting the level and development dynamics of contemporary medicine. It is also the most important form of academic communication among medical workers and the basis for the discovery and invention of later generations. The quality of medical papers depends primarily on the academic value of the study itself and its superb writing skills. This chapter mainly introduces the essentials of writing the original（research）paper, Case reports, and Reviews in medical papers. Medical original paper is the most representative academic paper reporting the achievements and practical experience of experimental, field research, clinical, preventive research, and other fields. It is innovative, scientific, rigorous, normative, logical, and readable. A case report is a vivid description of the diagnosis and treatment of clinical cases. The elements in the case report will provide first-hand perceptual information for clinicians and contribute to improving clinical diagnosis and treatment technology. A medical review is to summarize and collate, analyze and identify recently published documents on a medical theme, and make a systematic and comprehensive narrative and comment on the research achievements, existing problems, and development trends of the medical theme in a certain period. It has the basic characteristics of comprehensiveness, evaluation, and advanced nature. The paper publication process was introduced through the submission, review, and revision links. The authors hope that the this chapter's introduction will help to improve the reader's writing ability and comprehensive quality.

　　医学论文是记录医学发展与进步的历史文献，也是医学工作者进行学术交流最重要的形式。作者通过撰写论文报告自己的研究成果，说明自己对某一问题的观点和看法，接受同行的评议和审查，以图在讨论和争论中渐近真理。医学论文的质量既反映了医疗科研水平，也反映了医学发展动态，同时也是后人发现和发明的基础。医学论文质量是在研究课题本身的学术价值和实践基础上的理论创新，表明坚持人民至上，坚持自信自立，坚持守正创新，坚持问题导向，坚持系统观念和坚持胸怀天下的立场观点。其次是精湛的写作技巧。因此，医学论文更有基于我国国情的中国特色，是一种探究过程的科学表述和进步，是作者坚持中国特色社会主义文化发展道路，基于尊重自然、顺应自然、保护自然的理念，对研究问题的知识广度和综合能力的体现，也是医学科学自身发展的结晶。一篇高质量的医学论文应该是高水平的学术内容和完美的表达形式的结合。

由于教育、科技、人才是全面建设社会主义现代化国家的基础性、战略性支撑，在医学人才培养中撰写医学论文是医务工作者的基本功之一，也是医学生能力培养的重要组成部分。培养在校学生应用写作能力对其今后的全面发展具有重要的意义。文献资料显示，国外医学教育就比较重视医学生科研能力、创新能力、动手能力的培养，因此，应有意识地在教学中融入科研能力的培养，让医学本科生有更多的机会融入科研创作之中，为医学生未来开展科研工作打下坚实的基础。以美国斯坦福大学医学院为例，其中75%的学生在前3年科研期间发表了一篇以上论文，并且学生作为第一作者的占45%，而且科研经历给他们提供了进一步进行科研的动力与兴趣。这种医学教育模式值得我们学习和借鉴。我国已有较多院校在硕士、博士研究生教育中已确定发表论文的要求。

医学论文主要可分为七大类：①评论类；②论著类；③简报类；④病例报告类；⑤综述、讲座类；⑥会议纪要类；⑦消息动态类。这里主要介绍论著、病例报告和综述的撰写。

第一节　医学论著的撰写

医学论著（又称原著，original paper）是报道基础、临床、预防医学等领域实验研究、临床研究、现场调查等成果与实践经验的最具代表性的学术性论文，是记录人类同疾病做斗争和医学发展进步过程的文献，是将科研与在实践工作中所得到的资料进行科学归纳、分析、推理，并形成能够反映客观规律论点的书面记录。

一、医学论著的作用

1. 贯彻新发展理念　学术论著写作是一种创造性的脑力劳动，它针对科研成果和实践经验，在写作的过程中，随着思维的深化，可提高作者分析问题与解决问题的能力，促进其科研水平的提高，并通过论著的形式不断得到探索与交流，相互启迪形成新的学术思想，以促进科学事业的发展。

2. 传播科研结果　早在19世纪，英国著名科学家法拉第就曾指出，对于科研工作，必须"开始它，完成它，发表它"（to begin, to end, to publish）。因为，任何一项科学技术的研究与发明都是社会成员的个体劳动或局部承担的科研活动的结晶。对于全人类来说，很有必要将少数人的成果变成人类的共同财富，这就需要相互交流、相互利用，使科学技术不断发展、进步。医学论著的发表与传播就是这种相互交流的方式之一。在医疗一线工作的人员，通过不断实践，会积累较多的经验和教训，将这些经验和教训进行科学分析和总结，并以论著的形式发表、交流，就能发挥指导与借鉴作用。

3. 储存科研信息　人类文明的延续与发展，是在连续不断的积累、创造、再积累、再创造的过程中实现的。医学论著是储存科研信息的重要载体，而书写论文则是总结科学发现的重要手段。

4. 考核业务水平　发表学术论著的社会效益、经济效益的大小，是评价科研工作者业务、科技成果的重要标准之一；也是进行业务考核与职称评定的重要依据之一；同时是发现人才的渠道之一。医学生应用写作能力的高低对于学生今后的职业竞争具有重要的作用。

二、医学论著的特点

1. 创新性　是医学论著的灵魂，是论著的"亮点"所在。理论型论著是新的科学研究成果或创新见解和知识的科学记录。技术型论著是已知原理应用于实际中取得新进展的科学总结。评价医学论著价值大小的主要标志就是看其有无新理论、新观点、新技术和新方法。强调创新，并非要求论著的所有内容都是新的领域，也不可能要求每一篇论著都能"对医学科学发展有所推动"，利用新的研究方法，或新的实验材料，或用新的途径解决一个陈旧的问题，哪怕是在一个关键点上有所创新、弥补某一缺陷都是创新性的具体体现。只要利用新规律、新见解、新发现来解决本专业的实际问题或者是对现有的实验方法有所提高，也属于创新之列。

2. 科学性 是同一切非科技文体的基本区别。科学性主要体现在两方面。

一方面是指论著内容是科学技术研究的成果，具有一定的学术性，即理论性，是系统和专门的学问，指有较深厚的实践基础和一定的理论体系的知识。一篇论著应具备一定的学术价值（理论价值），包括：①对实验、观察或用其他方式所得到的结果，要从一定的理论高度进行分析和总结，形成一定的科学见解，包括提出并解决一些有科学价值的问题；②对自己提出的科学见解或问题要用事实和理论进行符合逻辑的论证与分析或说明，将实践上升为理论。

另一方面是指论著表达形式的科学性和实事求是的科学精神，即采用的资料必须真实可靠，实验的设计、技术路线的确定、实验材料的选择、实验方案的实施和实验结果的统计分析等都必须科学公正，经得起科学的验证和实践的检验。实验过程、实验结果具有可重复性，这是证明论著真实性的最好方法。

3. 严谨性 是医学论文写作的最基本也是最重要的要求。

（1）论著的结构严谨：论文中概念必须明确，术语必须规范，数据必须真实，论证要合乎逻辑，不能从假设到假设，坚决杜绝弄虚作假。尽量不要用"据估计、据统计、据报道、据观察"等词，而应给出参考文献。

（2）使用的语言要严谨：立论客观明确、论据充分、论证严谨、不主观臆断。论述要客观，实事求是，言之有据，言之有理。特别是对自己研究成果的评价，一定要符合实际，切不可过甚其词，最好不要用"国内外首先报道""达到国际先进水平""填补国内空白"等一类的词语，如确有必要使用该类词语，则必须有充分的论据。

4. 规范性 在国家有关科技期刊编排标准和规范的大前提下，每种期刊都有自己不同的编排特色和要求，如参考文献著录、文字表述、语言和技术细节等术语、数字、符号、计量单位等。科技论文要求用规范的医学语言来传承医学理论和知识；便于医学资料的编纂、收录、检索、利用；有利于各国家、地区间的学术交流等。病理工作者的重要工作就是规范对疾病的描述，病理老师就是教会学生理解和记忆疾病名称。

医学语言的规范主要表现在以下 7 个方面。

（1）医学论著主要记述或论证医学现象及其规律，使读者获得理性的知识，而不是感动读者的心灵。因此，一般不使用拟人、夸张、双关、反语等带有情感色彩的词语，使用常规的、客观的语言（如"黄色"与"黄澄澄"，前者为颜色词的"原形式"，后者具有描绘性和形象性。若描述粪便性状，只能写为"黄色稀便"，而不能写为"黄澄澄的稀便"。在医学论文中不使用"黄黄的""黑黑的"等形容词的重叠式和"菌儿""肉芽儿"等儿化词）。不能以生动的形象、强烈的情感、夸张的手法、华丽的辞藻吸引读者。

（2）使用术语和书面语代替口语或意义未经明确规定的多义的日常生活用语，如输液（打点滴）、手术（开刀）、畏寒（怕冷）、唾液（唾沫）、肾（腰子）、月经（例假）等词组。不使用已被改变或淘汰的名词术语，如过去使用的白血球（白细胞）、血色素（血红蛋白）、荷尔蒙（激素）、抗菌素（抗生素）等。

（3）大量而准确地使用单义性的专业术语，指词语所代表的概念严格限定，表意专一而确定，如在医学论文中常见的"病灶""坏死""胶原纤维""炎症细胞浸润""医源性损伤"等词汇都属于单义性的医学术语。

（4）使用术语的缩写、简称形式和代表符号，有助于表意准确、简洁，也是医学论著抽象性的典型表现，如 HE 染色（苏木精-伊红染色）、FISH（荧光原位杂交）、IHC（免疫组织化学）、SIE（系统性红斑狼疮）、甲亢（甲状腺功能亢进）、虹膜炎（虹膜睫状体炎）、冠心病（冠状动脉粥样硬化性心脏病）、G^+（革兰氏阳性）。缩略语（abbreviations）反复出现 6 次及以上的术语，在第 1 次出现时给出全称（标准缩略语可直接使用）。文题不使用缩略语，摘要尽量避免使用缩略语。

（5）较多地使用外来词和国际通用词，在专业医学语体中外来词、国际通用词占有很大比重，且运用频率较高，如科德曼（Codman）三角、菲尔绍（Virchow）淋巴结、克鲁肯贝格（Krukenberg）瘤等。

（6）比喻修辞方法是论著的特点之一，增加描摹对象和事实的形象性、生动性、具体性和感染力（如蜘蛛痣、酒醉步态、舟状腹、哮鸣音、白色乳状腹水、筒状胸，切面多彩色等）。常用的喻词为形、状、如、样、为、呈等。

（7）定性描述与定量描述并举的特点。定性描述指描述事物的性质，如淋巴结肿大是对淋巴结的情况进行定性。定量描述指描述事物的成分构造、数量大小等一系列要素，如描述淋巴结肿大时要描写出淋巴结所处的部位、大小、数目、硬度、压痛、活动度等相关要素。在教学、科研中，没有一系列定量描述为依据，难以做出定性的诊断。即定性论断需要一系列定量描述来证实，这样才能做到有理有据，真实、准确、全面、细致地反映客观对象和事实。

5. 逻辑性　即思维或客观的规律性。论文的逻辑性是指论题、论点、论据、论证之间的联系一环扣一环，循序撰写，首尾呼应，顺理成章，并做到资料完整、设计合理，避免牵强附会、虎头蛇尾、空洞无物。医学论著的逻辑性是通过提出论点（文题与引言），提供论据（实验研究方法及研究结果或临床资料），通过自己的实验研究结果或临床资料的总结，运用归纳、判断、推理等逻辑思维方法进行分析，从中发现某些问题的相关性或规律性，在此基础上引经据典予以佐证，得出令人信服的可重复的结论。

6. 可读性　医学写论著的目的就是进行学术交流，最终是发表供别人阅读借鉴的，因此论著必须具有可读性，即文字通顺、结构清晰，所用词汇具有专业性，而且应精练、平实、言简意赅、通俗易懂。标题采用层次标序法（一级标题为1、二级标题为1.1、三级标题为1.1.1……表示。）一般以三级标题为止，不主张继续标注。文内段落统一用①、②、③等标注，更清楚展示内容。

三、医学论著的主要格式

一般来说，医学论著格式由以下6部分组成：论文题目、作者署名、工作单位和邮编、摘要（目的、方法、结果、结论）、关键词、正文（引言、材料与方法、结果、讨论与结论，即所谓的"IMRAD"结构，反映了科学发现的过程）、参考文献。论著类文章字数要求3000～5000字。

1. 论著题目　论著题目是论著的灵魂和核心，是文章的魅力所在，不仅有助于选定文章中关键词，还能反映出论著的研究范围。因此，在写论著的时候必须用心斟酌及选定题目。

（1）题目规范：论著题目是以最恰当、最简明的词语反映论著中最特定内容（科研内容和技术水平）的逻辑组合。对论著题目的要求是准确得体、简短精练、外延和内涵恰如其分、醒目，具有可索引性、特异性。一忌泛，二忌繁，切忌过大或过于笼统，力戒泛指性的概念。

（2）撰写题目的注意事项：①一般不要用陈述句动宾结构（如"研究某某问题"），而用以名词或名词性词组（如"某某问题的研究"）为多。②在20个字左右，越简短（确切）越好。太长可以考虑用副标题。国外科技期刊一般对题目字数有所限制。③尽可能不用标点符号。④一般不用英文缩略语（普通熟知且全称较长者例外，如DNA、DIC）、字符、代号等。中文名词以写全称为宜。⑤同一篇论著的英文题目与中文题目内容上应一致，英文题目以名词短语为主要形式，尽可能不用冠词。

2. 作者　必须是参加全部工作或是主要参与者，作者署名表示对论文内容负责，也是对作者著作权的尊重。

（1）作者署名：①作者署名置于题目下方，团体作者的执笔人，也可标注于篇首页底脚位置。有时，作者姓名亦可标注于正文末尾的脚注中（根据期刊要求）。②英文中作者姓名按汉语拼音拼写，采用姓前名后，中间为空格，姓氏的全部字母均大字，复姓连写；名字的首字母大写，双名中间加连字符，姓氏与名均不缩写。

（2）单位名称：①作者工作单位应写全称及邮政编码。英文中翻译单位名称不要采取缩写，要由小到大写全，并附地址和邮政编码，确保联系方便。②应注明通信作者的 E-mail 地址及基本信息。

示例：陈玉 1，张子和 2，

（1.×× 医院 ×× 科，南通 226001；2.×× 大学 ×× 系，等）

CHEN Yu（陈玉），ZHANG Zi-he（张子和），

3. 摘要（abstract） 是一篇论文的要点精选和简要信息，是文章的浓缩与精华，即高度概括和简明扼要，而不加注释或评论的简短陈述，它是一篇完整的短文，可以独立存在，或被二次文献收入、引用、推广等。撰写摘要中应注重其科学性和完整性，要强调用具体数值表示结果，支持结论，以达到使摘要独立成文，利于读者阅读和检索的目的。

（1）摘要撰写规范：摘要要求短、精、完整，内容上应具有独立性和自含性，即不读全文就能获得与全文几乎等量的重要信息，包括简要的研究背景、目的、方法、数据、结果和结论。字数不超过 250～300 个汉字，英文为 600 个实词左右。摘要的结构类型：结构式摘要（structured abstract）；非结构式摘要（unstructured abstract）。目前许多杂志均采用结构式摘要，包括四项内容：①目的（objectives）。简要介绍研究的目的，说明提出问题的缘由，表明研究的范围和重要性，可用"研究……机制"、"观察……作用"、"了解……问题"和"探讨……可行性"等表述。②方法（methods）。简要介绍研究的资料来源和基本设计、使用了什么材料和方法、如何分组对照、研究范围及精确程度、数据是如何取得的、何种统计学方法。③结果（results）。具体、准确地列出研究的主要结果和数据，有什么新发现，说明其价值，并写明统计学显著性检验的确切值。④结论（conclusions）。说明经验、论证取得的正确观点及其理论价值或应用价值、是否可推荐或推广等。能做出明确结论的可用"证实""揭示""证明"等词表达；预见性或推断性的论点可用"提示""表明""说明""认为"等词表达。应客观、慎重，尊重事实，防止不恰当的自我评价。上述四项内容简要回答以下四个问题：①为什么进行这项研究？②主要用哪些方法进行研究？③获得哪些主要结果？④通过研究得出什么结论？重点是结果和结论。

（2）摘要的注意事项：①内容必须完整，突出原文的创新内容和精华，对论文的原意要忠实地进行概括，陈述要客观，对研究过程、方法和成果等不宜作主观评价，不宜展开论证说明，不列举例证，不宜与别人的研究作对比说明，也不宜同时出现补充性说明，如"急淋（急性淋巴细胞白血病）""酶联免疫吸附试验（ELISA）"等，类似情况可在正文首次出现时说明。②用第三人称语句表述或省略主语（不用第一人称作主语，不出现"笔者""我院""我们""本文"等）。尽量采用文字叙述，应用大家所熟知的缩写形式或简称，不应出现图表、化学结构式、非公认的符号、术语、缩写词等。特别是自定义的缩写形式（在正文中可用）。不应出现参考文献脚注或其他注释性符号。中、英文摘要如使用英文缩略语，应于首次使用时给出中、英文全称，缩略语放在其后的括号中，再次使用时才能直接用缩略语。③精练。避免出现无用信息和随意重复题目、前言的词句；或增加评论、解释，或罗列基本常识，避免使用套话，应直截了当阐述主要内容。避免使用如"本研究证实了……"、"本试验的目的是 ……"或"……被分析""……被讨论"等套话。④摘要一般不分段，切忌条列式书写法。⑤以上中文摘要编写的注意事项都适用于英文摘要，但英语有其自己的表达方式、语言习惯，在撰写英文摘要时应特别注意。

4. 关键词（keyword） 是 20 世纪 60 年代初出现的一种检索语言，70 年代末 80 年代初引入我国并推广使用。关键词是由作者从论文文题、摘要或正文中选标的、表达论文主题的自然语言的单词或词组，是对表述论文的中心内容有实质意义的词汇，具有专指性、概括性、简明性。它们是计算机系统标引论文内容特征的词语，便于信息系统汇集的重要检索标识和参考依据，即方便编制或纳入电子计算机检索系统。由于文题和摘要是正文内容的高度概括，所以关键词在论文文题中的出现率一般在 85% 以上，在摘要中的出现率为 90%，只有 10%～15% 的关键词从正文中选标。每篇文章应有 3～8 个关键词（中华医学会规定为 2～5 个），多个关键词之间用分号分隔，按词条的外延（概念范围）层次从大到小排列。

选用关键词的注意事项：①关键词一般是名词性的词或词组（个别情况下也有动词性）。关键词应采用能覆盖论文主要内容的通用技术词条，尽量从国家标准《汉语主题词表》中选用；一些未被词表收录的新学科、新技术中的重要术语和地区、人物、文献等名称也可作为关键词标注。通用缩略语可直接用作关键词，如 DNA、CT、MRI、PCR 等。②未被普遍使用的缩写词或未被专业上公认的缩写词不可选标为关键词。③具有多种释义的英文缩略词应以全称作为关键词，以免产生歧义。汉字缩写词，如"甲型病毒性肝炎"，可选标"甲型肝炎"，不可选标"甲肝"；"急性淋巴细胞白血病"可选标"白血病""淋巴细胞"和"急性病"，不可选标"急淋"。常用的化学分子式不能代替化学名词选标为关键词，如"NaCl"和"CO_2"应分别选标为"氯化钠"和"二氧化碳"。如《P53 蛋白过表达和 P53 基因突变与胶质母细胞瘤预后关系的 Meta 分析》一文中，"P53"作为中英文关键词并不准确，应改为"P53 蛋白"（protein）或"*p53* 基因"（gene）。④注意中英文关键词的一致性，英文关键词各词首字母大写，其余字母小写。

5. 脚注（footnotes） 排在正文首页的左下角。常用于注明基金资助项目和基金编号，以及作者的工作单位、邮编、E-mail 地址和通信作者的情况。

6. 引言（introduction） 包括前言、导言或序言，是文章开头的一段短文，简要介绍论文的背景，以及国内外相关研究的现状、问题或分歧及作者的意图等，包括这一研究的历史、现状，前人的方法、结果及见解，对自己的启发等，目的是唤起读者的阅读兴趣。在引言中很多背景材料和结论性的语句不可能全是作者本人的工作，即使是作者本人的工作，也应该标出文献。一般在介绍课题背景的第一、二句时引用 1～2 条文献，则该引言更有科学依据。在引文时应注意选择能反映关键性工作或研究的文献，宜少而精。引用的参考文献以 5 年内的文献为主，否则会使该文有缺乏新意之感。简而言之，就是从已知的研究现状、进展到未知的问题，再提出问题，然后提出问题的解决方案，有时还需要陈述选择某个方案的理由，最后给出研究的结果和价值。

引言结构采用"漏斗形"结构模式，是写作时从已知背景材料，将话题引向问题的提出和解决，即由宽到窄、由面到点的步骤。引言的内容可长可短，但应以需要为基础，明确、简洁为基本要求。一般引言为 100～300 个字，以约占全文字数的 10% 为宜。

由于语种不同，写作的风格也有差异，在英文中论文的引言又称"背景"（background），往往是用相当大的篇幅介绍相关问题研究的历史回顾、现状，提出自己的研究方法、途径和理论构思及研究欲解决的问题等，然后才引出正文。这种写作特点，中文论文甚少应用。

7. 材料和方法（materials and methods） 部分是回答"怎样做"的问题，起承上启下的作用。材料是表现研究主题的实物依据，方法是指完成研究主题的手段。撰写的目的是使他人能在相同的条件下，用同样的方法做重复实验，或采用类似的方法解决相同的临床问题。简单地说，对材料与方法部分的唯一要求就是能使读者看明白，能够据此进行重复实验，表明研究方法的可靠性和科学性。

（1）材料：包括药品、仪器、试剂和研究的对象（人、动物）。

1）选用动物模型，对实验动物的描述，要求写清楚以下事项：①品种、品系及亚系的确切名称；②遗传背景或其来源；③微生物检测状况；④性别、年龄、体重；⑤质量等级及合格证书编号；⑥饲养环境和实验环境；⑦健康状况；⑧对动物实验的处理方式。

2）采用的是细胞株，应说明细胞株的来源、名称和浓度及培养环境。

3）临床研究资料中应包括：①收集病例的时间，几个单位合作时还要注明病例来自哪个单位，一般要隐去患者姓名和病历号；②诊断标准、纳入标准和排除标准、病变部位和分型；③患者的一般情况（包括性别、年龄、平均年龄和标准差或中位年龄、病程、伴发疾病）；④分组情况（随机、根据检查结果、根据疾病类型）；⑤检测手段，用什么仪器（仪器型号）、药物（剂量、用法、用量）、化验（试剂盒来源）；⑥观察指标，有无不良反应，多长时间采集标本，疗效判断标准、疗程。

医学论著常涉及被试动物、志愿者和患者，写作时须遵守医学伦理道德规范，注意执行《中华人民共和国野生动物保护法》，维护志愿者和患者的隐私权、肖像权，注意为患者保守秘密等，特别是涉及人工授精、人体药物试验、变性手术、性医学、某些特殊的误诊误治病例报告等，写作时应把握分寸并应注明参与研究者是否知情同意，是否符合伦理要求。

（2）方法：指实验设计、实验步骤、观察方法和指标等。①实验设计应遵循齐同、对照、重复和随机四原则。注意可比性和合理性。完善的实验设计方法可以节省人力、物力、财力和时间，可以有效地控制和估计实验误差的大小，可以同时考察尽可能多的实验因素从而达到经济、高效、可靠的试验目的。②在说明实验方法时，对自己独创的新建立的实验方法要详述，以能使读者进行重复验证为标准，而对在别人方法的基础上有所改进或改良的方法，只需把改进的部分进行详述。采用他人的实验方法可引用参考文献并注明出处或说明操作步骤按试剂盒所提供的方法进行即可。常识性内容、方法不要赘述。此处应避免用含糊其词的语言，如"可以……""有时 ……""必要时……""应小心操作……"等语句，让欲重复者无所适从，也缺乏严谨性。

8. 统计学处理 统计学设计是用样本的特征估计总体的特征，以获得可靠的研究结果，也可以理解为从特殊规律推导一般规律的过程。统计学方法的准确描述是医学论著科学性的关键所在，选择统计学方法时要以研究目的和资料的性质为依据，同时注意各种统计学方法的应用条件，避免因统计学方法的误用而影响论著的科学性。

（1）统计学处理的作用：①确保论文的科学性和可靠性；②如实反映数量资料的本质；③排除事物发生的偶然性。

（2）统计学方法包括 3 个内容：①统计学软件的名称和版本；②所用的统计学方法；③检验水准，如将资料用 SPSS11.0 软件进行统计学分析，组间的评分比较用 χ^2 检验，百分率比较用 t 检验，显著性检验显示 $P < 0.05$ 或 $P < 0.01$。

（3）统计学方法存在的问题：①缺乏完善的统计研究设计方案。②在实验研究中没有严格遵守实验设计的基本原则，如例数太少、未设置对照组等。③对情况不明的科研工作缺乏必要的预实验，或实验设计缺乏统计学依据。④分组不科学，组间可比性差。⑤选用了错误的统计学方法。例如，四格表计数资料中任何一格出现零时，则 χ^2 检验的误差太大，应该采用确切概率法，而有的作者却采用了 χ^2 检验，使统计学处理结果出现错误。此外，用单因素设计取代多因素设计，或多组间计量资料的比较应采用方差分析，而有的作者却采用了 t 检验。⑥统计学计算错误，得出了错误的甚至与真实情况相反的统计学结论。⑦将统计学上差异的"显著性"与临床意义上的"显著差异"混为一谈。

9. 结果（results） 是论著的核心和精华，论著的新颖性、独创性所在，即该研究所获得的数据经统计学处理或验证后得出的主要发现。文章的学术价值如何，主要取决于这一部分。结果的表达通常通过文字、图、表相互结合来完成。应用表、图将更直观、更易说明问题、更节省版面。

（1）撰写结果的注意事项：①对结果要实事求是地描述，内容要真实可靠，应经得起重复验证，不能有主观倾向，无论正面或反面、阳性或阴性的结果均应客观报道，不能根据自己的主观意愿随意修改和舍取。②不要加以任何解释，不要与其他作者的结果进行对比和评价。因此，一般不会出现参考文献，不能掺杂前人的工作，也不能出现本研究与他人的研究结果一致的描述。提示性、建议性、推测性、评论性的内容及与相关文献报道比较的内容属于讨论的范畴，均不应在结果中出现。③要处理好文、表、图三者的关系，不要相互重复使用。图、表置于正文首次提及相应内容或段落之后。④当经过显著性检验显示 $P < 0.05$ 或 $P < 0.01$ 的同时，应先给出统计学检验的值（如 t、u、F 等），书写方式为"$t=\times\times\times$，$P < 0.05$，差异有统计学意义"。

（2）结果内容的表达：文字、数据和符号是表达科研成果和结论的重要手段。文字应简洁、清楚和明确，多用数学公式表述成果，正确运用各种符号，对不符合主观设想的数据和结论应做客观的分析。能用文字表述的内容不用表和图。

1）表（tables）应有表序和表题。表内数据真实，与文字说明相符。尽量少用或不用标点符号，必要时用统计符号代替文字说明。

一份完整的统计表，一般应该包括以下基本要素：①简明扼要的表题置于表上方，全表数据为一种单位符号的可统一写在表题的相应文字后的圆括号内，如（$x\pm S$）。②纵、横标目和法定计量单位符号。③统计数据和显著性检验结果，显著性检验结果标注应在有显著性的数值上角加注"＊"号，一个"＊"表示差异显著（$P < 0.05$），两个"＊＊"表示差异非常显著（$P < 0.01$）。比较符号"＊"不够时，可另选其他符号，如符号"#""△"等。④三线表，避免表中竖线斜线太多，或采用封闭式的表。⑤必要的注释文字，包括对显著性检验结果标注的文字说明，全部放在表的底线以下，不直接列入表内。

2）图（figures）常用的图类型：示意图、流程图、原始数据图、曲线图、实物模式图、照片等。应用原始的实验记录图或照片，不宜用复印件或影印件。病理组织细胞图应注明染色方法和放大倍数。统计图间断性资料用条图；比较各个相互独立的统计指标用百分条图或网图；比较一事物内部或几种事物的内部结构比的连续性资料用线图或散点图；比较量与量之间的变化用直方图或多边图；比较变量频数分布用半对数图等。

一张图应该包括以下基本要素：①图序和图题置于图的下方，如有图注或说明，应置于图题的下方，并注意简明扼要，避免与正文重复。②纵标目居中、字由下往上写，计量单位符号写在其后的括号内。③横标目居中置于横坐标之下，计量单位符号写在其后的括号内。④每一纵坐标的刻度数写在坐标轴左，横坐标的刻度数写在坐标轴下，并注意数字选择合适，刻度间的距离应根据说明问题的需要，长短适宜、协调。⑤先在象限内精确定位，然后绘出需要的图形，并选择合适的位置放置图例，再将文字说明置于图内，图内植字应字体一致，考虑到实际印出的字号大小一致。⑥百分圆图。圆形 360° 代表 100 %，每 3.6° =1%。

3）医学论文中常使用的计量单位的表达形式及符号见表 14-1。

表 14-1　医学论文中常用的计量单位及其符号

计量单位	单位名称	单位符号	计量单位	单位名称	单位符号
质量	千克（公斤）	kg	物质的量	摩尔	mol
	克	g		毫摩尔	mmol
	毫克	mg		微摩尔	μmol
	微克	μg		摩尔质量	kg/mol（g/mol）
	纳克	ng		摩尔体积	m³/mol（L/mol）
	千米（公里）	km		克分子浓度	mol/L
	米	m	电流	安［培］	A
	厘米	cm	频率	赫［兹］	Hz
	毫米	mm	功率、辐射通量	瓦［特］	W
	微米	μm	电位、电压、电动势	伏［特］	V 或 W/A
	纳米	nm	电容	法［拉］	F 或 C/V
容积	升	L	电阻	欧［姆］	Ω 或 V/A
	毫升	ml	电感	亨［利］	H 或 Wb/A
	微升	μl	血压（BP）	千帕	kPa
时间	秒	s		毫米汞柱	mmHg
	分	min	摄氏温度	摄氏度	℃
	小时	h			
	天	d	速度	转每分	r/min 或 rpm
	月	m	统计符号	卡方	χ^2
	年（岁）	y		均数 ± 标准差	$\bar{x}\pm S$

计量单位书写中的注意事项：

1）单位符号一律不用复数形式。

2）由两个以上单位相乘所构成的组合单位，采用中圆点作为乘号。符号中的乘号没有对应名称。如电能量的常用单位符号 kW·h 的名称为"千瓦小时"而不是"千瓦乘小时"。

3）符号中的除号对应名称为"每"，如加速度 SI 单位的符号是 m/s^2，其名称为"米每二次方秒"而不是"米每秒每秒"。

4）乘方形式的单位名称，其顺序是指数名称在单位的名称之前，相应指数名称由数字加"次方"二字而成。如断面惯性矩单位符号 m^4 的名称为"四次方米"，而不是"米四次方"。

5）单位名称或符号必须作为一个整体使用而不应拆开。如摄氏温度单位"摄氏度"表示的量值应写成"20 摄氏度"或"20℃"，不应写成并读成"摄氏 20 度"。

6）单位的名称和符号应置于整个数值之后。1.5m 不得写成"1m5"。

7）十进制的单位一般在一个量值中只应使用一个单位。如 1.75m 不应写成（或读成）"1m75cm"。

10. 讨论（discussions） 的内容必须在自己实验结果的基础上展开，在对所做实验结果的各种数据材料加以连贯、综合分析和进行理性思考的前提下，引经据典，阐述作者的观点，最终达到感性认识的理性升华。讨论要紧扣本次研究结果，避免重复前言的内容、重复结果中的全部数据和以往文献曾报道的内容，也不能仅仅描述为与他人的报告"相一致""相符合"等，要突出本次研究的新发现和新观点。

（1）在讨论中简要地概述国内外对本课题的研究近况，以及本研究的结论和结果与国际、国内先进水平相比居于什么地位。巧用引文材料对于表达文章主题是非常重要的，通过与相关研究文献报道的资料比较，可以强化研究结论的可信性，而且可以增加文章的信息含量，扩大读者的视野，增加文章的可读性，使文章丰满充盈。

（2）根据研究的目的阐明本研究结果的理论意义和实践意义。

（3）要对本次研究结果进行理论概括，提出新观点的创新部分加以强调，指明与他人研究的异同点，分析各自的优越性和不足。

（4）对本研究的限度、缺点、疑点、不成功的结果、阴性结果做出合理的解释。

（5）对文中初步涉及但未解决的问题，提出自己的设想、建议，提出今后的探索方向和展望等。

讨论是文章最难写的部分，不仅反映了作者科研能力和学术水平，是作者科研逻辑思维能力的集中展示，也显示出作者对国内外这一领域科研进展的了解和掌握程度。讨论中要避免重复叙述实验结果，避免与研究结果无关的主观推断或不成熟的结论，避免随意提出不成熟的论点，做出不足以为自己的资料、方法、结果所支持的结论。讨论切勿夸大自己的结果的作用，尤其应慎用或不用"国内外未见报道"一类语言。切勿过度复习文献，将讨论写成文献综述。引用文献时应尽量用自己的语言重新组织，不要大段抄原文献，引用文献时要指出你的结果和解释是如何与以前所发表的著作一致或不一致的地方。对前人工作集中概括，防止与自己的结果混为一谈。

11. 结论（conclusions） 又称结束语，是在理论分析和实验验证的基础上，通过严密的逻辑推理而得出的富有创造性、指导性、经验性的结果描述，反映了论文或研究成果的价值。即本研究结果说明了什么问题，得出了什么规律性的论断，解决了什么理论或实际问题，本研究的不足之处或遗留问题。结论内容如较多时可分条写，每条成一段。可用必要的数据，但主要是用文字表述，一般不再用插图和表格。

12. 参考文献（references） 是将论著在研究和写作中可参考或引证的主要文献资料，列于论文的末尾，反映作者阅读范围的深度、广度，为作者的论点提供理论依据，以提高论著的权威性。作者通过引用参考文献反映论著的科学依据，体现尊重他人研究成果的态度，论证作者的论点，启发作者的思维，反映严肃的科学研究工作态度，亦为读者深入研究提供有关文献的线索。文献著录原则：引用文献应是作者直接阅读的原著，而不是间接转引他人阅读的原文，未发表的文章不得作为参考文献被引用。国际性或全国性会议论文汇编中的文章可作为参考文献。

参考文献标注主要集中在引言和讨论两部分。在引言中，主要借标注文献说明与自己研究有关的成果，引发问题或旁证自己研究的目的或价值；在讨论中，则主要是借以旁证自己的观点，联系比较，推理分析，使研究和讨论不断深化，导出自己的结论。

一篇文章中引用的参考文献数不宜过多，一般论著不超过 15 篇。注意多引用权威性、专业性较强的杂志及近 5 年发表的相关论文。参考文献的具体写法多按杂志要求列出。被引用文献作者不足三人者将作者名全部列出，超过三人时只列前三位后加等（中文）、他（日文）、et al.（英文）。不同的文献类型有不同的标志代码，最常见的就是期刊标志代码 [J]、图书标志代码 [M]。对参考文献的著录采用顺序编码制，依照其在文中出现的先后顺序，在引用处右上角用阿拉伯数字加方括号标出，同时按引用先后顺序将参考文献排列于文末。著录参考文献按杂志要求列出，著录错误的情况也相当普遍。医学类论文参考文献最常用的书写格式如下：

（1）专著：格式为"[序号] 主要责任者 . 文献题名 [文献类型标识]. 版次 . 出版地：出版单位，出版年，起止页码 ."。如 [1] 诸福棠，胡亚美，江载芳 . 实用儿科学 [M]. 第 7 版 . 北京：人民卫生出版社，2002：689-690.

（2）专著中析出的文献：格式为"[序号] 析出文献的主要责任者 . 析出文献题名 [A]// 专著的主要责任者 . 专著名 [M]. 版次 . 出版地：出版单位，出版年：起止页码 ."。如 [2] 王嘉玺 . 蛋白质的生物合成 [A]// 谷志远 . 现代医学分子生物学 [M]. 北京：人民军医出版社，1982：102-103.

（3）期刊：格式为"[序号] 主要责任者 . 文献题名 [J]. 刊名，年，卷（期）：起止页码 ."。如 [3] 张晓隆，徐正衿，王万铁，等 . 肺缺血再灌注损伤时 TXA2/PGI2 平衡的变化及红花的调控作用 [J]. 温州医学院学报，2004，34（5）：328-330.

英文期刊，如 [4]MARRA M A，JONES S J，ASTELL C R，et al. The Genome sequence of the SARS-associated cornavirus [J]. Science，2003，300（5624）：1399-1404.

13. 致谢　一项科研成果或技术创新，往往不是独自一人可以完成的，还需要各方面的人力、财力、物力的支持和帮助。因此，在许多论文的末尾都列有"致谢"（acknowledgments）。主要对论文完成期间得到的帮助表示感谢，这是学术界谦逊和有礼貌的一种表现。

（1）致谢对象：①对本科研及论文工作参加讨论或提出过指导性建议者；②指导者、论文审阅者、资料提供者、技术协作者、帮助统计的有关人员；③为本文绘制图表或为实验提供样品者；④提供实验材料、仪器及给予其他方便者；⑤对论文作全面修改者；⑥对本文给予捐赠、资助者；⑦与共同作者的竞争性利益关系、各位作者的贡献等。

（2）致谢的写作要求：①致谢必须实事求是，并应征得被致谢者的书面同意。②一般在正文后面提出其姓名和工作内容或说明贡献，如"技术指导""参加实验""收集数据""参与现场调查"等；③书写方式常为："致谢：本文曾得到×××帮助、审阅、指导。""本文承蒙×××帮助、审阅、指导，谨此致谢。"④致谢置于文末、参考文献著录之前。

第二节　病例报告的撰写

病例报告（case report）是对临床病例诊疗经过进行的生动描述，通过病例报告为临床医师提供第一手的感性资料。因此一份好的病例报告不仅对临床诊断、治疗和随访具有指导意义，还能够培养锻炼临床诊疗思维，甚至对整个社会具有教育意义。在医学刊物上发表的病例报告也是训练医学写作的最好方法之一。

在国际 CARE（case 与 report 这两个英文单词合并后构成的专有名词）小组制定的 CARE 指南中以 CARE 信息清单和 CARE 病例报告写作模板为主，通过全面而详细地列出一篇病例报告中应具备的各项要素及相对应的具体写作要求，旨在提高作者对患者诊疗过程描述的透明度和准确度，同时也为病例报告的发表提供规范性指导。CARE 信息清单为作者提供了一篇病例报告中所需的各项要素，其中包括 14 项主题：文题、关键词、摘要、引言、时间表、患者信息、体格检查、诊断评估、干预、随访和结局、讨论、患者观点、知情同意书、其他信息；部分主题之下，再设立若干分项。CARE 病例报告写作模板则为作者提供了写作提纲。

一、病例报告的格式

病例报告的格式虽然没有成文的规定，但绝大多数的病例报告所采用的书写格式，类似于临床研究报告，应该包括：摘要、引言、病例叙述和讨论。

1. 摘要 应包括背景，即本病例报告将为已有的医学文献增添什么新的内容；病例临床处理经过的小结，即患者的主要症状和重要临床表现和主要诊断、治疗干预和结果和结论，后者是指从本病例中主要"获取"了什么经验？可选 4～7 个关键词。关键词中明确要求必须包含"病例报告"。根据杂志要求，也有些病例报告非常简短，不要求摘要部分。

2. 引言 要简短明了，应介绍与报告相关的简要背景概要，当前的医疗标准，主要存在的临床和概念上的问题，说明报道该病例的重要性和原因，应突出介绍本病例的亮点，以及本病例的贡献。最好应引证 1～2 篇最新的文献，并能简明地概括出所涉及的文献内容。

3. 病例叙述 宗旨是让读者了解病例，明确全部相关结果。病例的叙述通常要按照时间先后顺序排列，可将本病例报告中的信息按时间轴列成表或图，描述与该病例诊断和干预相关的重要时间节点。这一部分所涉及的资料内容包括以下几方面。

（1）患者信息

1）现病史：患者现有的体征和症状、主诉和病痛。

2）既往史：如糖尿病、心脏病等、既往服用过的药物、干预措施和结局。

3）社会史：如吸烟、饮酒和吸食毒品等，以及服用过的药物。根据医学伦理学的要求，强调了对个人隐私信息的保护，不仅要保护病例报告中涉及的病例，还要保护其他相关患者和其他当事人的隐私信息。

（2）相关的体检发现和实验室检查、影像学检查的阳性结果等。

（3）鉴别诊断和最终诊断。在进行诊断推理中可提供与评估和诊断相关的图或表来描绘诊断过程，以使诊断评估流程一目了然并证据充分。

（4）干预治疗和结果：①干预类型，如推荐的生活方式、治疗、药物疗法、手术等；②干预管理，如剂量、强度、持续时间；③记录干预的变化，以及相应的解释说明；④其他同时实施的干预，反映患者接受的干预情况，如有可能提供预后特征更好，包括临床医师和患者的评价，以及评估对干预依从性和耐受性及不良反应。

（5）病例报告中的患者知情同意，以及单位伦理委员会批准。目前各期刊对于论文中所涉及的医学伦理学的要求日趋严格和规范。

4. 讨论 是作者结合文献内容简明确切地论述在处理本病例时的优势和局限性，解释病例叙述中不明确的一些情况，并对结果进行分析，如报道某些指标阳性时，应分析导致该指标阳性的原因，以及该指标阳性的临床意义及诊断价值等，为该病例的诊断提供依据。可简单地介绍疾病的背景，并围绕着文题进行引申和扩展性叙述，但也应简明扼要，切忌没有重点地泛泛地就病因、病理、检查、治疗及预后等逐一不漏地加以陈述，甚至引用和讨论一些十年前教科书上已有定论的概念或早已为人所熟知的常识。在讨论中可包括患者观点，患者对本次医疗过程的评价，以获得更加全面而客观的评价。从而得出"从本案例报告'获取的'的主要经验"；结合临床实践使病例报告有助于临床水平的提高；基于本病例报告，提出假设，为相关领域的研究提供新的思路和方向。在讨论的段末最好用一两句话准确地评述一下该病例报告的意义和价值，表达作者独到的见解，并且提出作者的意见和观点。

二、撰写病例报告的注意事项

1. 选题　要写出优秀的病例报告，必须先要有好的临床素材，做好题目的选择。应选择有特殊性的，如罕见病、少见症状、特殊的检查方法或新的治疗方法，也可以是因为赞同以往所刊登过病例诊断结果或其诊治过程是一种有益的提示或失败的教训等而选择。因此，作者在日常的诊疗工作中，应注意发现有价值的临床病例，并对病例的临床资料进行全面收集和整理，为撰写病例报告积累病例资源。总之，病例报告应选择作者感兴趣的病例，并能提出在概念上、临床上及理论上存在的棘手问题。

2. 写作　应简洁、用语要准确、描述应以异常资料为主，正常情况可一带而过（如余未见异常）。检查所见应用术语或共识的词语，诊断标准应交代明确，鉴别诊断要点须条理清楚，提供的图片须清晰，病变典型，标识规范。此外，在文稿中还应慎用如"国内外未见报道"等字句。

第三节　医学文献综述的撰写

文献综述（review paper，简称综述）是作者在全面搜集、阅读大量相关文献的基础上，经过归纳整理、分析鉴别，对所研究问题（学科、专题）在一定时期内已经取得的研究成果、存在的问题及发展趋势等进行系统、全面的叙述和评论，是对某一学科领域近期的热点问题、新发科学问题、科学成果进行总结和评价，预测其发展趋势和方向的学术性、专题性论文。它不同于研究论文，综述更需要涵盖新的进展，信息量更大。医学综述是指围绕某一医学主题，对近期公开发表的（一般为5年内）相当数量的文献资料进行归纳整理，综合分析，形成有条理、有内容的专题学术报告。医学综述所反映的内容不是作者亲自实践后总结的资料，而是由作者对许多研究者多年的工作和研究成果进行综合归纳、分析、凝练。

一、医学综述的特征和作用

1. 医学综述应具备的3个基本特性

（1）综合性：是指应能够聚焦医学某一专题在一定时期内的研究动态及发展趋势，通过阅读大量一次性文献，旁征博引，广泛综述国内外的相关研究成果，其内容丰富、综合性强、信息量较大。

（2）评述性：是指作者在综述文献的基础上，对所引用的原理、方法、成果或结论等发表自己的意见、观点和见解。

（3）先进性：要求综述是针对近期的热点问题、新发科学问题、科学成果的归纳、总结、提炼，具有先进的学术价值，并能预测其发展趋势和方向。

2. 文献综述有两个主要的作用

（1）发表综述，为同行提供相关课题的大量医学信息，帮助读者在较短的时间内了解、掌握相关研究课题的历史背景、研究现状、争论焦点、已解决和尚未解决的问题、前景展望等，是选择研究方向、寻找科研课题的重要依据。

（2）课题论证的知识准备，在对国家自然科学基金落选项目的评审意见分析中发现："立项依据不足"在所有落选原因中所占比例最大。所以广泛地查阅文献，从他人的研究中吸取经验、教训，为开展新的课题研究进行选题论证，有助于申报各级课题立项。

二、医学综述的写作准备

综述的撰写要体现在综和述两方面。"综"是综合别人的研究成果和学术观点；"述"是阐述作者自己的观点、评价和批判，是对存在问题的剖析和未来发展趋势的展望。写好一篇综述不但能体现出作者的学术素养、知识储备、文字驾驭能力，更能为读者带来帮助和启发。因此，撰写医学综述不仅是撷取知识和信息的过程，也是撰写学术论文的一种综合性训练，是对医学生能力的培养与提高的重要途径之一。写好一篇高质量的综述应把握好综述选题、文献准备、草拟提纲这3个关键步骤。通过这3个步骤的准备，在提笔撰写时才能组织好各标题间、文字间和逻辑间的关系，使得整篇综述融合为一体。

1. 选定题目 选题是写好文献综述的首要条件。建议从以下4个方面考虑选题。

（1）选题要位于学科前沿，有一定超前性，能反映新成果、新技术、新动向，以确保综述内容的新颖性和可读性。

（2）以专题研究的客观需要和所掌握的文献内容为基础，重点选择原始报道较多、科研进展较快、知识尚未广泛普及、学术观点争论强烈的新论点及矛盾焦点的问题。

（3）选题要切合实际，切中时下的研究热点及本学科领域中急需研究、解决的问题，具有明确的目的性。

（4）选题涉及的范围避免过于宽泛，应结合个人研究课题和感兴趣的问题，以及选取自己熟悉或有一定研究基础的题目，并在理论或实践上有一定意义。

2. 准备文献 是写好综述的关键，主要是收集文献和阅读文献的工作。确定文献范围，最好是最近5年内发表的文献，应以一次文献为主，并以先进国家、权威性研究机构发表的文章及高质量杂志刊出的文章为主。

（1）收集文献：在科技信息快速积累的今天，收集文献的途径很多，各种文献资料也呈现多样化，图书馆的纸质期刊、图书、报纸、会议资料、论文集、目录索引，以及国内外各种文献数据库。利用网络数据库进行检索已成为当代医学生查找文献的主要方式，文献检索是获取文献资料的必备手段。只有掌握了检索工具，并能熟练应用，才能获得翔实、全面、最新的文献资源。

目前文献检索的工具较多，包括中文检索工具、英文检索工具、联机与光盘检索工具、网上检索工具等。随着网络的普及发展，互联网检索工具应用越来越广泛，如中国生物医学文献数据库、美国国立医学图书馆数据库、中国中医药信息检索系统网上数据库等。①中文工具：《中文科技资料目录》（医药卫生）、《国外科技资料目录》（医药卫生）、《全国报刊索引》（自然科学技术）、《中国医学文摘》和《国外医学》等。②英文工具：美国《医学索引》（IM）、《生物学文摘》（BA）、《化学文摘》（CA）、荷兰《医学文摘》（EM）等。③联机与光盘：中国生物医学光盘数据库（CBM DISC）、中国学术期刊（光盘版）、美国国立医学图书馆联机数据库（MED-LINE）等。④网上检索：中国生物医学文献数据库、美国国立医学图书馆数据库、中国中医药信息检索系统网上数据库等。各高校图书馆主页一般均包括以上数据库。以上数据库信息量巨大，为研究者收集文献资料提供了丰富资源。

检索途径：包括关键词检索、引文检索、出版物检索等，根据检索目的选择不同路径。采用关键词检索是文献检索中最有效、准确的途径，能够提高查准率和查全率。在进行检索时，可通过改变关键词或对关键词进行扩展等方法选择出专业领域具有代表性、可靠性、权威性文献。也可通过文献所属学科类查询。如《中国图书馆分类法》规定，"O6"是化学；"Q"是生物科学；"R"是医药、卫生；R1是预防医学、卫生学；R2是中国医学；R3是基础医学；R4是临床医学；R5是内科学；R6是外科学等。在运用Medline、PubMed、Wiley InterScience、Proquest、Science Direct、Web of Knowledge等数据库查找文献的过程中，数据库本身一般都会按照一定的顺序来排列检索到的文献。如PubMed则常按照文章发表的时间顺序来进行文献排序；Science Direct习惯以文章影响力的大小来进行排序，使该领域中影响力较大的具有权威价值的文献更容易被查到。

（2）阅读文献：综述不是众多文献资料的堆积，而是作者在阅读了众多文献后，以研究专题为中心，挖掘出大量文献背后的知识基础、研究热点和研究前沿。作者要亲自阅读原始文献对所需文献分门别类地进行筛选、整理和归类。引用文献时作者须注意保持中立客观、实事求是的态度，根据真实结论进行综述，不能为了提高研究价值而随意修改，避免断章取义。

一般的方法就是"三读"，即通读，精读，拜读。

1）通读综述：综述是对整个领域发展概况（历史、现状、前景）的集中展示，系统而全面。

通常是先读中文后读英文，因为中文是我们的母语，中文的综述理解起来更容易，并有助于对专业词汇的翻译参考和掌握一些约定俗成的专业词汇。英文综述一般都是杂志社主动邀请相应领域的专家撰写的，具有权威性和先进性，因此可读性更强、价值更高。

2）精读论著：相比于综述的系统全面，论著则偏重领域发展中的某一点，因此专业性更强，便于作者及时掌握领域最新的发展前沿。精读论著就是要全面理解论著的主旨。

3）拜读被多次引用的文献：一篇文章被引用的次数越多，影响因子越高，那么这篇文章在相应领域的影响力也就越大，这样的文献自然具有极高的参考价值。

3. 草拟提纲　拟定行文的提纲，确定自己的思路，切忌急于求成，盲目下笔。对掌握的文献资料进行分析、综合的基础上，拟定提纲，确定前言和正文的内容，排好顺序写出各级的大小标题，然后将观点相同的资料分别归入有关标题下。综述要如实反映原作者的观点，但对引用的资料要加以选择，不可把搜集和阅读过的所有资料都写进去，应有所取舍。拟定一个好的写作提纲非常重要。

提纲可分为 3 个主要部分。

（1）研究现状：列出所要研究的几个主要问题，尽可能将这一领域中不同的观点纳入，体现国内外相关领域研究的进展情况。

（2）问题探讨：对提出的问题进行分析、对比和论证。

（3）总结：对综述中存在的问题进行总结和归纳，对其中一些关键问题提出自己的观点或建议，或对目前研究难点及面临的挑战构设展望。

医学综述主要包括论据和论证两个主要部分。论据部分就是提出要综述的核心问题，通过数据、实验对比、流行病学资料的回顾，分析陈述、解答提出的问题。详细比较同一观点的研究心得，更需要比较对同一问题持不同观点的学者的研究心得及其理论依据，进一步阐明结果差异的理论及数据，并归纳出作者自己的见解。

三、医学综述的写作格式

文章格式在文章写作的严谨性和发表过程中具有重要性。文献综述格式为题目、署名、作者单位、摘要、关键词、前言、正文、参考文献。写作时要注意各部分的排列和完整性，根据写作提纲，综述格式逐项将内容展开，并注意观点与内容的一致。可采用多种写作方式，如将论文内容归纳为若干条，逐条阐述；按历史年代或发展阶段阐述，根据所要阐述的内容间的逻辑关系，设若干层次标题，逐层阐述。论述观点时，作者可有倾向性，但不同观点也应列出。力求做到主题明确、层次清楚、数据可靠、逻辑关系明确、提纲挈领、文字精练、表达准确。

1. 题目　是对综述内容的高度概括。只有通过阅读国内外大量文献，准确掌握前沿知识和研究动态后，才能甄选到反映文体特色、具有吸引力的、标新立异的文题。因此，综述拟题要有信息价值，不能笼统抽象，要有导向性，体现文章的写作目的、研究方向及创新性和实用性。应简明醒目而不哗众取宠，尽量达到让读者耳目一新、一目了然的效果。同时综述的题目也是组织和筛选文献资料的基础。在题目的拟定上要避免与国内已经发表的综述相近或类同，且题目应与内容贴切，不宜过大。一般讲综述的题目以不超过 20 字为宜，必要时可添加副标题。

2. 摘要　简述文章中的精要部分，应言简意赅，尽量达到读者仅浏览摘要即可了解文章的主要内容。摘要内容既要切合标题，又要与关键词和正文内容相呼应。在摘要中不引用参考文献。绝大部分综述摘要不适合用四层次（目的、方法、结果、结论）的框架结构，因为综述的针对性、思维方式、组织素材的方法与论著等其他文献不同。

3. 关键词　选用关键词要贴合文章主题，以便读者快速了解文章内容，并利用关键词进行检索。综述关键词一般为 3～8 个，应尽量从《医学主题词表（MeSH）》中选用规范词。

4. 前言　一般不超过 400 字，包括写作目的、意义和作用，明确综述的宗旨，综述问题的研究历史、现状或发展动态，综述的范围、存在的问题、争论的焦点，说明重要的概念或定义等，以引出正文，使读者对全文有一个总体印象。

5. 正文　是综述的主体与核心部分。一般医学期刊登载的多为 3500～4500 字，研究生毕业论文综述一般不超过 8000 字。按照作者自己拟定的提纲和写作思路，对每个问题或学术观点展开阐述，是提出问题和分析问题的过程。作者通过对查阅资料的梳理和分析，从较高的学术角度分析国内外对本专题研究的争论和发展趋势。主体部分的叙述应结构严谨，层次清楚，逻辑关系明确，以科学、翔实的文献资料组成逻辑缜密的文字内容，以供读者查阅和借鉴。一般可按照题目大小、内容多少及其逻辑关系安排不同层次的大小标题。特别是对于写作层次较为繁杂的理论体系，一定要用分级标题按问题层次写作，标题一般控制在四级以内。超过四级易造成综述的核心观点难以突出，也易导致文献使用过于分散，达不到一气呵成的文风文貌。在对现状和发展趋势作重点的、详细的、具体的叙述中引用不同文献相互印证学术观点，要避免文献的简单罗列和堆砌。对于有创新性和前瞻性的专题研究，应系统介绍论据和论证过程，对于各有所长和分歧的研究，也应进行认真比较，指出问题的焦点、意义，预测发展趋势，并可将自己的学术体会和观点综述于后。注意对医学文献专业术语的准确翻译，引用外文文献时应符合中文表达习惯，并能精准地表述原文语境和文字意思，力争做到引文新颖、主要观点和研究方法具有国内外领先水平。

正文撰写没有固定的形式，但对于不同研究方向及所要阐述的问题可以采用不同的写作方式。常用的方法有以下几种。

（1）循序法：即按事物发展的先后顺序写，如围绕一个专题的研究时间轨迹，对该专题的历史背景、演变原因、发展过程、目前状况、今后的发展动态做细致或扼要的归纳，总结出各个阶段的研究成果。

（2）分述法：即按主题的各个方面分别叙述，如不同疾病的研究结果分别论述。

（3）论证法：即先提出问题后进行论证，论证过程可以根据所要阐述内容间的逻辑关系，设若干层次标题，逐层阐述。

（4）对比法：是根据文献对专题研究进行横向比较。即分析文献论述的不同观点、主要分歧，既能够展示国内外不同学术观点的差异，又能够总结出国际、国内和作者本人的研究心得。

（5）推理法：即根据事物发展的客观规律，从文献摘录的分析、比较中推导出新发现、新见解和新结论。这些方法不能简单地认为哪一种方法更好，常互相配合使用。如专题研究的历史背景通常采用顺序法，以便能沿着时间脉络记述发展原理和发展过程。而研究现状则常需要采用分述、论证法、对比法等，能更加直观地概括某一专题在当下的研究进展、面临的挑战和有待进一步探讨的问题。

无论采用哪种写作方法，都应突出新颖的学术价值和观点，流畅的语言表达能力，分明的段落层次，论述一致的逻辑性。

不用或慎用图表是医学综述类文章的一个特点。这是因为综述是对文献资料的表述和回顾，基本方式就是用文字综述文献资料，即便涉及原始文献中图表的内容，也应转化成文字表述。

6. 总结　小结或展望是综述的结尾部分，主要是对主体部分进行概括，重点评议该专题当前国内外主要研究动态、实际意义、分歧、存在的问题，提出结论，最好表明作者自己的态度是赞成什么，反对什么。并对今后的研究方向进行客观的评价和展望，或对将要开启的探讨提出预测，如能提出解决或探索性建议更好，这对于借鉴者有理论指导意义和提示作用。

7. 参考文献　是医学综述的主要组成部分之一，具有支持或佐证题目、评估文章价值、检索、预测和知识保护的作用。参考文献的数量与质量直接关系到综述论文的质量。国内医学期刊要求的综述引文一般不超过 30 篇，其中外文参考文献不应少于 1/3，且以近 3～5 年的文献资料为主，确保真实反映所述专题的最新动态和前沿成果。国外期刊综述引文可达到 100 篇左右。学位论文综述的引文多则 100 篇以上，70～80 篇常见，一般不少于 50 篇。所引参考文献应为作者亲自阅读过的、与主题相关的、近期正式发表的文献。引文主要来源于正规刊物发表的论著、实验报告、病例报告、流行病学调查、会议征文、学位论文、技术标准和行政法规、专利报告及网络文献等，如能较多地采用被 SCI 收录的文献和影响因子较高的文献，可以在一定程度上提高综述的学术性、权威性和科学性。尽量使用一次性文献，使借鉴者能够比较容易地溯本求源，依据参考文献信息即能查阅到引用的原始文献。

第四节　医学论文发表流程

一、投　稿

投稿注意合法期刊都有中国标准连续出版物号（刊号），这是由国内统一连续出版物号（CN）和国际标准连续出版物号（ISSN）两部分组成，标准格式分别为：ISSN xxxx-xxxx 和 CN xx-xxxx/yy。①根据 CN 号地区代码来辨别。CN 号 6 位数字的前 2 位为地区代码，地区代码具有唯一性，任何省、自治区、直辖市有且只有一个地区代码，可查《中华人民共和国行政区划代码》。②利用计算机网络，登录国家新闻出版署官方网站（www.nppa.gov.cn）进行查询，该网站可以核查国内所有正式出版的连续出版物。

目前国内影响较大的期刊主要有：①中国科技论文统计源期刊——中国科技核心期刊，由中国科学技术信息研究所评价期刊学术质量和影响得出。②中文核心期刊，是北京大学图书馆及北京十几所高校图书馆及相关单位专家的一个研究项目，以印刷型图书形式出版，在学术界有较大的影响，统计源期刊、SCI 收录期刊等。

影响因子（impact factor，IF）：为某期刊前两年发表的论文在统计当年的被引用总次数除以该期刊在前两年内发表的论文总数。这是一个国际上通行的期刊评价指标。意义：该指标是相对统计值，可克服大小期刊由于载文量不同所带来的偏差。一般来说，影响因子越大，其学术影响力也越大。对作者而言，了解医学期刊在医学论文格式撰写方面的要求，对自己的论文写作是非常有帮助的，它有助于作者理顺思路，清晰表达自己的写作意图，从而更有效地将科研成果呈现出来。只是，不同期刊会有不同的格式设计，而论文格式书写的规范与否由于其直观明了，已越来越成为各期刊编辑部初审的内容之一，因此，作者准备投稿前先了解自己所投刊物的特征、格式要求并遵照其格式进行论文撰写是很有必要的。

二、审　稿

审稿是科技论文发表所必须经历的过程。审稿即接受同行评价，主要评价论文在创新性和科学性方面是否具有发表价值。稿件的质量主要看其"三性"，即创新性、科学性、规范性。对期刊而言，首取论文内容上是否有创新性；其次看其科学性，也就是研究目的是否明确、方法说明是否清楚、推导论证是否合理、结果是否真实、结论是否严谨、不夸大不延伸；再者看其规范性，论文的格式、语言文字、学术名词、量与单位、图表等，不仅要如实反映研究过程，准确提供实验数据，客观、全面分析研究结果，推理还应该具有逻辑性，结论强调严谨性，做到文字表述准确、简练、通顺，使用规范化的科技语言。不同国家、不同出版物审稿制度不同。国内学术期刊采用的审稿制度一般是"三审一定制"，即编辑初审、专家评审、终审和审定。

1.编辑初审　是指编辑人员对分管专业或学科的论文稿件进行初步审查和评价，以决定是退稿、退修，还是送专家评审。作者应注意：多数编辑不会将不经仔细准备的稿件送交人数有限的审稿人来浪费他们的时间。

2.专家评审　经编辑初审后初步认为可能有发表价值的稿件送同行专家审稿的过程（又称送审）。期刊审稿大都是本领域科研前沿的专家、知名学者，期刊影响越大，审稿人学术水平越高。专家审稿多采用"双盲制"，即"背靠背"进行，送审稿件由 2 名审稿人同时审稿。期刊社对审稿人的要求体现在"审稿书"中。

3. 终审又称决审　一般由主编或副主编或有关学科编委承担,根据编辑初审、专家审稿书等决定稿件是否录用。

4. 审定　稿件经过三审后,编辑部门编制发排计划,呈报编委会(常务编委或主编)稿件审定结果。

5. 审稿书　是期刊社制定的稿件审定表格,体现了期刊社对科技论文在形式和内容上的具体要求。专家审稿人依据审稿书的要求审定稿件。作者了解审稿书有助于写好、准备好稿件。

建议作者在完成论文后,着重检查摘要是否简洁、明确,方法部分是否全面、概括,结果是否真实、准确,结论是否客观、慎重,以提高稿件的录用。

三、修　稿

作者根据外审专家的意见对文章内容进行修改。一般来说外审专家的意见可以被分为两种:一种是可以完成的修改意见,而另一种是作者当前无法完成的修改意见。对于那些可以完成的修改意见,要继续扩大范围、深入地查阅文献,仔细阅读,提炼观点,并严格按照这些意见逐条进行修改;针对那些无法完成的修改意见,则要详细地阐明自己无法完成的原因,务求合理,使人信服。稿件修改可能是一个很烦琐很漫长的过程,但却是一次极好的学习机会,因为在此过程中,可以与更多的专家交流,了解更多、更前沿的想法和思路,这对于医学生来说有利的。稿件修改完毕之后,还需要写信回复外审的意见并说明对原稿的修改情况。此时一方面要先对编辑部及外审专家对文章修改所付出的辛勤劳动表示感谢,另一方面要详细说明自己稿件的修改情况,以便复审专家及时掌握稿件的修改内容。这小小的回复不仅关系到稿件能否被录用,更是一门交流的艺术。

第五节　提高论文写作能力的建议

医学专业是一门综合性较强、知识涉及面广的自然学科。随着现代科技和研究手段的日新月异,新技术、新成果、新疗法不断涌现,为了顺应医学和时代的发展,医学生在掌握基本医学理论和实践技能的同时,要主动关注和了解学科前沿,提升个人的科研能力和业务水平。

就医学生的科研素质教育而言,学校教育是培养医学生科研素质的主渠道。医学论文写作是医学生锻炼科研能力的重要途径。在校阶段的医学生在学习专业课之余有充分时间和空间来进行写作练习,查阅文献资料、确定选题、开展实验、收集整理数据、论文撰写(发表论文),有利于锻炼医学生科研思维,掌握科研方法;有利于提升医学生发现问题、分析问题、解决问题的能力;有利于提高掌握和理解专业基础理论知识的能力;有利于开阔医学生的眼界,关注和了解医学学科的前沿动态,提高医学技能;有利于培养医学生的科研兴趣,不断提升自己的写作能力和创新思维能力,为今后的全面综合发展奠定良好的基础。

论文写作能力的提高首要的条件就是具备相应的医学专业基础知识和准确的表达能力,除了语言素质的培养外,更关键的是对综合素质的培养。因此,在平时学习中要锻炼理性思维与观察能力,培养对课程内容的兴趣点,以此训练写作能力,并通过查阅文献,制订合理的写作计划,把握好写作的主题及写作的主要目的。随着医学生工作经验及阅历的积累,随时观察、记录、分析、总结、提炼发生在自己工作中有价值的材料,并结合充分的文献检索工作,了解目前国内外研究的现状与动态,从中找出有创新的选题,会逐步掌握一定的撰写及投稿技巧。经过长期的发展,将有效提升医学生的实际写作能力和综合素质,使大学培养的人才的综合能力能够适应新时期医疗事业全面发展的需要。"留心处处皆学问",读书万卷,勤于练笔,才是提高撰写医学论文基本功的途径。医学生写作能力和科研素质的不断提高,有利于其日后作为医务工作者的医疗技术的提升,更好地服务人类健康事业。

思 考 题

1. 基本概念

（1）医学论著（original paper）。

（2）关键词（keyword）。

（3）病例报告（case report）。

（4）文献综述（review paper）。

（5）影响因子（impact factor，IF）。

2. 思考问题

（1）为什么说论著中讨论部分是最难写的部分？

（2）根据 CARE 信息清单中所列的各项要素及其要求，写出一份规范的病例报告。

（3）以自己感兴趣的一个或一类疾病、药物、基因、分子等研究为题，完成不少于 3000 字的一篇综述写作，包括综述题目、摘要、关键词、前言部分 [定义、研究现状、综述目的等（文献 1～2 条）]、正文部分（各分级标题，文献 3～20 条）、结语部分（主要概括全文要点）。

（4）制订一份在校期间合理的写作计划。

（5）什么是"三审一定"审稿制度？

（王桂兰　陈　莉）

参 考 文 献

《编辑学报》编辑部，1990.《国家标准＜GB7713-87科学技术报告学位论文和学术论文的编写格式＞宣传贯彻手册》出版 [J]. 编辑学报，4：206.

陈莉，王桂兰，曹晓蕾，1999. 鼻咽癌中 cyclin D_1、p16、Rb 蛋白表达及意义 [J]. 临床与实验病理学杂志，15（4）：362.

高冰，郝广煜，2014. 医学综述撰写方法 [J]. 包头医学院学报，30（1）：133-134.

黄文华，2016. 病例报告写作规范 [J]. 神经病学与神经康复学杂志，12（4）：228-232.

李根林，2003. 医学文献综述的文献检索方法 [J]. 中华眼科杂志，（6）：62-63.

李玉民，2018. 如何利用文献资料撰写医学综述 [J]. 中国热带医学，18（11）：1172-1176.

刘洁，陈晓红，2017. 综述论文撰写的三要素 [J]. 临床误诊误治，30（6）：117.

牟朝霞，苗瑞，2016. 大学医学生论文写作能力的培养研究 [J]. 成才之路，（19）：24-25.

杨明信，1990. 医学论文写作的基本格式和要求（一）[J]. 吉林医学，（1）：40-42.

杨再国，蒋丽，2020. 医学本科生科研论文写作能力的培养 [J]. 成都中医药大学学报（教育科学版），22（1）：37-38，53.

ADAMS B D，WALI V B，CHENG C J，et al.，2016. miR-34a Silences c-SRC to attenuate tumor growth in triple-Negative breast Cancer[J]. Cancer Res，76（4）：927-939.

ADIL M T，HENRY J J，2021. Understanding cornea epithelial stem cells and stem cell deficiency：lessons learned using vertebrate model systems[J]. Genesis，59（1-2）：e23411.

AGARWAL V，SUBASH A，NAYAR R C，et al.，2019. Is EGFR really a therapeutic target in head and neck cancers?[J]. J Surg Oncol，119（6）：685-686.

ALDERTON G，METASTASIS K，2012. Metastasis. Exosomes drive premetastatic niche formation[J]. Nat Rev Cancer，12（7）：447.

AU YEUNG C L，Co N N，Tsuruga T，et al.，2016. Exosomal transfer of stroma-derived miR21 confers paclitaxel resistance in ovarian cancer cells through targeting Apaf1[J]. Nat Commun，7：11150.

BAKER C L，PERA M F，2018. Capturing totipotent stem cells[J]. Cell Stem Cell，22（1）：25-34.

BARBER G N，2015. STING：infection，inflammation and cancer[J]. Nat Rev Immunol，15（12）：760-770.

BATLLE E，SANCHO E，FRANCI C，et al.，2000. The transcription factor snail is a repressor of E-cadherin gene expression in epithelial tumour cells[J]. Nat Cell Biol，2（2）：84-89.

BERGOGLIO V，PILLAIRE M J，LACROIX-TRIKI M，et al.，2002. Deregulated DNA polymerase beta induces chromosome instability and tumorigenesis[J]. Cancer Res，62（12）：3511-3514.

BHOWMICK N A，NEILSON E G，MOSES H L，2004. Stromal fibroblasts in cancer initiation and progression[J]. Nature，432（7015）：332-337.

BLANCO M J，MORENO-BUENO G，SARRIO D，et al.，2002. Correlation of Snail expression with histological grade and lymph node status in breast carcinomas[J]. Oncogene，21（20）：3241-3246.

BOLLENBACH A，TSIKAS D，LENZEN S，et al.，2020. Asymmetric dimethylation and citrullination in the LEW. 1AR1-iddm rat，an animal model of human type 1 diabetes，and effects of anti-TCR/anti-TNF-alpha antibody-based therapy[J]. Amino Acids，52（1）：103-110.

BOUCROT E，2015. Endophilin marks and controls a clathrin-independent endocytic pathway[J]. Nature，517（7535）：460-465.

BOUCROT E，KIRCHHAUSEN T，2007. Endosomal recycling controls plasma membrane area during mitosis[J]. Proc Natl Acad Sci USA，104（19）：7939-7944.

BOUCROT E，PICK A，ÇAMDERE G，et al.，2012. Membrane fission is promoted by insertion of amphipathic helices and is restricted by crescent BAR domains[J]. Cell，149（1）：124-136.

BOULANT S，KURAL C，ZEEH J C，et al.，2011. Actin dynamics counteract membrane tension during clathrin-mediated endocytosis[J]. Nat Cell Biol，13（9）：1124-1131.

BREDESEN D E，MEHLEN P，RABIZADEH S，2004. Apoptosis and dependence receptors：a molecular basis for cellular addiction[J]. Physiol Rev，84（2）：411-430.

BROWN J M，2002. Tumor microenvironment and the response to anticancer therapy[J]. Cancer Biol Ther，1（5）：453-458.

BUKONG T N，CHO Y，IRACHETA-VELLVE A，et al.，2018. Abnormal neutrophil traps and impaired efferocytosis contribute to liver injury and sepsis severity after binge alcohol use[J]. J Hepatol，69（5）：1145-1154.

BURSLEM G M，CREWS C M，2020. Proteolysis-targeting chimeras as therapeutics and tools for biological discovery[J]. Cell，181（1）：102-114.

CANDIDO S，ABRAMS S L，STEELMAN L S，et al.，2016. Roles of NGAL and MMP-9 in the tumor microenvironment and sensitivity to targeted therapy[J]. Biochim Biophys Acta，1863（3）：438-448.

CANO A，PÉREZ-MORENO M A，RODRIGO I，et al.，2000. The transcription factor snail controls epithelial-mesenchymal transitions by repressing E-cadherin expression[J]. Nat Cell Biol，2（2）：76-83.

CARRIERI F A，MURRAY P J，DITSOVA D，et al.，2019. CDK1 and CDK2 regulate NICD1 turnover and the periodicity of the segmentation clock[J]. EMBO Rep，20（7）：e46436.

CAVALLI G，HEARD E，2019. Advances in epigenetics link genetics to the environment and disease[J]. Nature，571（7766）：489-499.

CERADINI D J，KULKARNI A R，CALLAGHAN M J，et al.，2004. Progenitor cell trafficking is regulated by hypoxic gradients through HIF-1 induction of SDF-1[J]. Nat Med，10（8）：858-864.

CHEN G L，SHEN T C，CHANG W S，et al.，2018. The contribution of MMP-7 promoter polymorphisms to taiwan lung cancer susceptibility[J]. Anticancer Res，38（10）：5671-5677.

CHEN L，LI H，ZHAO R，et al.，2009. 细胞内吞作用的研究进展（英文）[J]. Chinese-German Journal of Clinical Oncology，8（6）：360-365.

COMMISSO C，DAVIDSON S M，SOYDANER-AZELOGLU R G，et al.，2013. Macropinocytosis of protein is an amino acid supply route in Ras-transformed cells[J]. Nature，497（7451）：633-637.

COOPER J，GIANCOTTI F G，2019. Integrin signaling in cancer：mechanotransduction，stemness，epithelial plasticity，and therapeutic resistance[J]. Cancer Cell，35（3）：347-367.

COX T R，2021. The matrix in cancer[J]. Nat Rev Cancer，21（4）：217-238.

CULLEN P J，STEINBERG F，2018. To degrade or not to degrade：mechanisms and significance of endocytic recycling[J]. Nature Reviews Molecular Cell Biology，19（11）：679-696.

DENG M，TANG Y，LI W，et al.，2018. The endotoxin delivery protein HMGB1 mediates caspase-11-dependent lethality in sepsis[J]. Immunity，49（4）：740-753.

DI PAOLO G，DE CAMILLI P，2006. Phosphoinositides in cell regulation and membrane dynamics[J]. Nature，443（7112）：651-657.

DIXON S J，LEMBERG K M，LAMPRECHT M R，et al.，2012. Ferroptosis：an iron-dependent form of nonapoptotic cell death[J]. Cell，149（5）：1060-1072.

DOAK G R，SCHWERTFEGER K L，WOOD D K，2018. Distant relations：macrophage functions in the metastatic niche[J]. Trends Cancer，4（6）：445-459.

EHRLICH M，BOLL W，VAN OIJEN A，et al.，2004. Endocytosis by random initiation and stabilization of clathrin-coated pits[J]. Cell，118（5）：591-605.

EIKESDAL H P，SUGIMOTO H，BIRRANE G，et al.，2008. Identification of amino acids essential for the antiangiogenic activity of tumstatin and its use in combination antitumor activity[J]. Proc Natl Acad Sci USA，105（39）：15040-15045.

ELKHATIB N，BRESTEAU E，BASCHIERI F，et al.，2017. Tubular clathrin/AP-2 lattices pinch collagen fibers to support 3D cell migration[J]. Science，356（6343）：eaal4713.

FERNANDEZ I E，EICKELBERG O，2012. New cellular and molecular mechanisms of lung injury and fibrosis in idiopathic pulmonary fibrosis[J]. Lancet，380（9842）：680-688.

FIELDING A B，ROYLE S J，2013. Mitotic inhibition of clathrin-mediated endocytosis[J]. Cell Mol Life Sci，70（18）：3423-3433.

FOLKMAN J，1971. Tumor angiogenesis：therapeutic implications[J]. N Engl J Med，285（21）：1182-1186.

FOLKMAN J，2003. Fundamental concepts of the angiogenic process[J]. Curr Mol Med，3（7）：643-651.

FOTIN A，CHENG Y，SLIZ P，et al.，2004. Molecular model for a complete clathrin lattice from electron cryomicroscopy[J]. Nature，432（7017）：573-579.

FRIDMAN W H，ZITVOGEL L，SAUTÈS-FRIDMAN C，et al.，2017. The immune contexture in cancer prognosis and treatment[J]. Nat Rev Clin Oncol，14（12）：717-734.

FUKUMURA D，JAIN R K，2007. Tumor microen vironment abnormalities：causes，consequences，and strategies to normalize[J]. J Cell Biochem，101（4）：937-949.

GALLUZZI L，VITALE I，AARONSON S A，et al.，2018. Molecular mechanisms of cell death：recommendations of the nomenclature committee on cell death 2018[J]. Cell Death Differ，25（3）：486-541.

GEBREMESKEL S，CLATTENBURG D R，SLAUENWHITE D，et al.，2015. Natural killer T cell activation overcomes immunosuppression to enhance clearance of postsurgical breast cancer metastasis in mice[J]. Oncoimmunology，4（3）：e995562.

GEHART H，CLEVERS H，2019. Tales from the crypt: new insights into intestinal stem cells[J]. Nat Rev Gastroenterol Hepatol，16（1）：19-34.

GLASNER A，LEVI A，ENK J，et al.，2018. NKp46 Receptor-mediated interferon-gamma production by natural killer cells increases fibronectin 1 to alter tumor architecture and control metastasis[J]. Immunity，48（2）：396-398.

GONG L，WU D，ZOU J，et al.，2016. Prognostic impact of serum and tissue MMP-9 in non-small cell lung cancer: a systematic review and metaanalysis[J]. Oncotarget，7（14）：18458-18468.

GONZALEZ-AVILA G，SOMMER B，GARCÍA-HERNÁNDEZ A A，et al.，2020. Matrix metalloproteinases' role in tumor microenvironment[J]. Adv Exp Med Biol，1245：97-131.

GREEN D R，FERGUSON T，ZITVOGEL L，et al.，2009. Immunogenic and tolerogenic cell death[J]. Nat Rev Immunol，9（5）：353-363.

GREGORY P A，BERT A G，PATERSON E L，et al.，2008. The miR-200 family and miR-205 regulate epithelial to mesenchymal transition by targeting Zeb1 and SIP1[J]. Nat Cell Biol，10（5）：593-601.

GYAMFI J，YEO J H，KWON D，et al.，2021. Interaction between CD36 and FABP4 modulates adipocyte-induced fatty acid import and metabolism in breast cancer[J]. NPJ Breast Cancer，7（1）：129.

HAGAR J A，POWELL D A，AACHOUI Y，et al.，2013. Cytoplasmic LPS activates caspase-11: implications in TLR4-independent endotoxic shock[J]. Science，341（6151）：1250-1253.

HANAHAN D，COUSSENS L M，2012. Accessories to the crime: functions of cells recruited to the tumor microenvironment[J]. Cancer Cell，21（3）：309-322.

HANAHAN D，WEINBERG R A，2008. Hallmarks of cancer: the next generation[J]. Cell，144（5）：646-674.

HARRAZ M M，DAWSON T M，DAWSON V L，2008. Advances in neuronal cell death 2007[J]. Stroke，39（2）：286-288.

HE X J，JIANG X T，MA Y Y，et al.，2012. REG4 contributes to the invasiveness of pancreatic cancer by upregulating MMP-7 and MMP-9[J]. Cancer Sci，103（12）：2082-2091.

HEFETZ-SELA S，SCHERER P E，2013. Adipocytes: impact on tumor growth and potential sites for therapeutic intervention[J]. Pharmacol Ther，138（2）：197-210.

HESS L M，HAN Y，ZHU Y E，et al.，2021. Characteristics and outcomes of patients with RET-fusion positive non-small lung cancer in real-world practice in the United States[J]. BMC Cancer，21（1）：28.

HINSHAW D C，SHEVDE L A，2019. The tumor microenvironment innately modulates cancer progression[J]. Cancer Res，79（18）：4557-4566.

HLATKY L，HAHNFELDT P，FOLKMAN J，2002. Clinical application of atiangiogenic therapy: microvessel density, what it does and doesn't tell us[J]. J Natl Cancer Inst，94（12）：883-893.

HOGG S J，BEAVIS P A，DAWSON M A，et al.，2020. Targeting the epigenetic regulation of antitumour immunity[J]. Nat Rev Drug Discov，19（11）：776-800.

HOLZE C，MICHAUDEL C，MACKOWIAK C，et al.，2018. Oxeiptosis, a ROS-induced caspase-independent apoptosis-like cell-death pathway[J]. Nat Immunol，19（2）：130-140.

HOUK A R，JILKINE A，MEJEAN C O，et al.，2012. Membrane tension maintains cell polarity by confining signals to the leading edge during neutrophil migration[J]. Cell，148（1-2）：175-188.

HU J W，MA Y C，MA J，et al.，2020. Macrophage-derived SPARC Attenuates M2-mediated Pro-tumour Phenotypes[J]. J Cancer，11（10）：2981-2992.

KAANDERS J H WIJFFELS K I，MARRES H A，et al.，2002. Pimonidazole binding and tumor vascularity predict for treatment outcome in head and neck cancer[J]. Cancer Res，62（23）：7066-7074.

KAKSONEN M，ROUX A，2018. Mechanisms of clathrin-mediated endocytosis[J]. Nat Rev Mol Cell Biol，19（5）：313-326.

KALDERON D，2022. Investigating adult stem cells through lineage analyses[J]. Stem Cell Rev Rep，18（1）：2-22.

KANG R，KROEMER G，TANG D，2019. The tumor suppressor protein p53 and the ferroptosis network[J]. Free Radic Biol Med，133：162-168.

KAZZAZ N M，SULE G，KNIGHT J S，2016. Intercellular interactions as regulators of NETosis[J]. Front Immunol，7：453.

KERR J F，WYLLIE A H，CURRIE A R，1972. Apoptosis: a basic biological phenomenon with wide-ranging implications in tissue kinetics[J]. Br J Cancer，26（4）：239-257.

KERSHAW M H, DEVAUD C, JOHN L B, et al., 2013. Enhancing immunotherapy using chemotherapy and radiation to modify the tumor microenvironment[J]. Oncoimmunology, 2 (9): e25962.

KESSENBROCK K, PLAKS V, WERB Z, 2010. Matrix metalloproteinases: regulators of the tumor microenvironment[J]. Cell, 141 (1): 52-67.

KIDD S, SPAETH E, WATSON K, et al., 2012. Origins of the tumor microenvironment: quantitative assessment of adipose-derived and bone marrow-derived stroma[J]. PLoS One, 7 (2): e30563.

KIM N W, PIATYSZEK M A, PROWSE K R, et al., 1994. Specific association of human telomerase activity with immortal cells and cancer[J]. Science, 266 (5193): 2011-2015.

KOHLER G, MILSTEIN C, 1975. Continuous cultures of fused cells secreting antibody of predefined specificity[J]. Nature, 256 (5517): 495-497.

KUMAR V, PATEL S, TCYGANOV E, et al., 2016. The nature of myeloid-derived suppressor cells in the tumor microenvironment[J]. Trends Immunol, 37 (3): 208-220.

LANGHE R P, GUDZENKO T, BACHMANN M, et al., 2016. Cadherin-11 localizes to focal adhesions and promotes cell-substrate adhesion[J]. Nature Communications, 7: 10909.

LEBLOND A, ALLANORE Y, AVOUAC J, 2017. Targeting synovial neoangiogenesis in rheumatoid arthritis[J]. Autoimmun Rev, 16(6): 594-601.

LEE Y T, TAN Y J, OON C E, 2018. Molecular targeted therapy: Treating cancer with specificity[J]. Eur J Pharmacol, 834: 188-196.

LEIGHT J L, WOZNIAK M A, CHEN S, et al., 2012. Matrix rigidity regulates a switch between TGF-beta1-induced apoptosis and epithelial-mesenchymal transition[J]. Mol Biol Cell, 23 (5): 781-791.

LENKIEWICZ A M, 2019. Epidermal stem cells[J]. Adv Exp Med Biol, 1201: 239-259.

LEW D J, BURKE D J, 2003. The spindle assembly and spindle position checkpoints[J]. Annu Rev Genet, 37: 251-282.

LEY K, RIVERA-NIEVES J, SANDBORN W J, et al., 2016. Integrin-based therapeutics: biological basis, clinical use and new drugs[J]. Nat Rev Drug Discov, 15 (3): 173-183.

LI X, DENG Y, ZHAO S, et al., 2017. Injection of hTERT-transduced endothelial progenitor cells promotes beneficial aortic changes in a high-fat dietary model of early atherosclerosis[J]. Cardiology, 136 (4): 230-240.

LIAO H Y, DA C M, LIAO B, et al., 2021. Roles of matrix metalloproteinase-7 (MMP-7) in cancer[J]. Clin Biochem, 92: 9-18.

LIONGUE C, TAZNIN T, WARD A C, 2016. Signaling via the CytoR/JAK/STAT/SOCS pathway: Emergence during evolution[J]. Mol Immunol, 71: 166-175.

LIU G, DAVID B T, TRAWCZYNSKI M, et al., 2020. Advances in pluripotent stem cells: history, mechanisms, technologies, and applications[J]. Stem Cell Rev Rep, 16 (1): 3-32.

LU W, KANG Y, 2019. Epithelial-mesenchymal plasticity in cancer progression and metastasis[J]. Dev Cell, 49 (3): 361-374.

LUGANO R, RAMACHANDRAN M, DIMBERG A, 2020. Tumor angiogenesis: causes, consequences, challenges and opportunities[J]. Cell Mol Life Sci, 77 (9): 1745-1770.

MAJUMDER S, CRABTREE J S, GOLDE T E, et al., 2021. Targeting Notch in oncology: the path forward[J]. Nat Rev Drug Discov, 20(2): 125-144.

MAKINEN T, VEIKKOLA T, MUSTJOKI S, et al., 2001. Isolated lymphatic endothelial cells transduce growth, survival and migratory signals via the VEGF-C/D receptor VEGFR-3[J]. EMBO J, 20 (17): 4762-4773.

MAN J, YU X, HUANG H, et al., 2020. Hypoxic induction of vasorin regulates Notch1 turnover to maintain glioma stem-like cells[J]. Cell Stem Cell, 22 (1): 104-118. e6.

MANJUNATH Y, PORCIANI D, MITCHEM J B, et al., 2020. Tumor-cell-macrophage fusion cells as liquid biomarkers and tumor enhancers in cancer[J]. Int J Mol Sci, 21 (5): 1872.

MARAT A L, WALLROTH A, LO W T, et al., 2017. mTORC1 activity repression by late endosomal phosphatidylinositol 3, 4-bisphosphate[J]. Science, 356 (6341): 968-972.

Massagué J, 1998. TGF-beta signal transduction[J]. Annu Rev Biochem, 67: 753-791.

MATTEONI R, KREIS T E, 1987. Translocation and clustering of endosomes and lysosomes depends on microtubules[J]. J Cell Biol, 105 (3): 1253-1265.

MATTHEWS H K, BERTOLI C, D E BRUIN R A M, 2021. Cell cycle control in cancer[J]. Nat Rev Mol Cell Biol, 23 (1): 74-88.

MATTNER J, WIRTZ S, 2017. Friend or Foe? The ambiguous role of innate lymphoid cells in cancer development[J]. Trends Immunol, 38 (1): 29-38.

MATTSON M，FU W，ZHANG P，2001. Emerging roles for telomerase in regulating cell differentiation and survival：a neuroscientist's perspective[J]. Mechanisms of Ageing and Development，122（7）：659-671.

MAURER S，KROPP K N，KLEIN G，et al.，2018. Platelet-mediated shedding of NKG2D ligands impairs NK cell immune-surveillance of tumor cells[J]. Oncoimmunology，7（2）：e1364827.

MAZIÈRES J，PETERS S，LEPAGE B，et al.，2013. Lung cancer that harbors an HER2 mutation：epidemiologic characteristics and therapeutic perspectives[J]. J Clin Oncol，31（16）：1997-2003.

MCEVER R P，2015. Selectins：initiators of leucocyte adhesion and signalling at the vascular wall [J]. Cardiovascular Research，107（3）：331-339.

MELILLO G，2006. Inhibiting hypoxia-inducible factor 1 for cancer therapy[J]. Mol Cancer Res，4（9）：601-605.

Metschnikoff E，1884. Ueber die beziehung der phagocyten zu milzbrandbacillen[J]. Archiv für pathologische Anatomie und Physiologie und für klinische Medicin，97（3）：502-526.

MICHAEL M，PARSONS M，2020. New perspectives on integrin-dependent adhesions[J]. Curr Opin Cell Biol，63：31-37.

MICHEA P，NOËL F，ZAKINE E，et al.，2018. Adjustment of dendritic cells to the breast-cancer microenvironment is subset specific[J]. Nat Immunol，19（8）：885-897.

MIYAKE S，MURAI S，KAKUTA S，et al.，2020. Identification of the hallmarks of necroptosis and ferroptosis by transmission electron microscopy[J]. Biochem Biophys Res Commun，527（3）：839-844.

MIZUKAMI T，IZAWA N，NAKAJIMA T E，et al.，2019. Targeting EGFR and RAS/RAF signaling in the treatment of metastatic colorectal cancer：from current treatment strategies to future perspectives[J]. Drugs，79（6）：633-645.

MORIKAWA S，Baluk P，Kaidoh T，et al.，2002. Abnormalities in pericytes on blood vessels and endothelial sprouts in tumors[J]. Am J Pathol，160（3）：985-1000.

MORIN K T，TRANQUILLO R T，2013. In vitro models of angiogenesis and vasculogenesis in fibrin gel[J]. Exp Cell Res，319（16）：2409-2417.

MOSTOV K，SU T，TER BEEST M，2003. Polarized epithelial membrane traffic：conservation and plasticity[J]. Nat Cell Biol，5（4）：287-293.

MOU Y，WANG J，WU J，et al.，2019. Ferroptosis，a new form of cell death：opportunities and challenges in cancer[J]. J Hematol Oncol，12（1）：34.

Mouta Carreira C，Nasser S M，Tomaso E di，et al.，2001. LYVE-1 is not restricted to the lymph vessels：expression in normal liver blood sinusoids and down-regulation in human liver cancer and cirrhosis[J]. Cancer Res，61（22）：8079-8084.

ONIMARU M，YONEMITSU Y，2011. Angiogenic and lymphangiogenic cascades in the tumor microenvironment[J]. Front Biosci（Schol Ed），3（1）：216-225.

OSADA H，TATEMATSU Y，YATABE Y，et al.，2002. Frequent and histological type-specific inactivation of 14-3-3sigma in human lung cancers[J]. Oncogene，21（15）：2418-2424.

OVERHOLTZER M，MAILLEUX A A，MOUNEIMNE G，et al.，2007. A nonapoptotic cell death process，entosis，that occurs by cell-in-cell invasion[J]. Cell，131（5）：966-979.

PARTON R G，2018. Caveolae：structure，function，and relationship to disease [J]. Annu Rev Cell Dev Biol，34：111-136.

Parton R G，2020. Caveolae：the FAQs. Traffic，21（1）：181-185.

PASTUSHENKO I，BLANPAIN C，2019. EMT transition states during tumor progression and metastasis[J]. Trends Cell Biol，29（3）：212-226.

PEISELER M，KUBES P，2018. Macrophages play an essential role in trauma-induced sterile inflammation and tissue repair[J]. Eur J Trauma Emerg Surg，44（3）：335-349.

PETITPREZ F，DE REYNIÈS A，KEUNG EZ，et al.，2020. B cells are associated with survival and immunotherapy response in sarcoma[J]. Nature，577（7791）：556-560.

PETROVA V，ANNICCHIARICO-PETRUZZELLI M，MELINO G，et al.，2018. The hypoxic tumour microenvironment[J]. Oncogenesis，7（1）：10.

PIETENPOL J A，STEWART Z A，2002. Cell cycle checkpoint signaling：cell cycle arrest versus apoptosis[J]. Toxicology，181-182：475-481.

PIZARRO C B，OLIVEIRA M C，PEREIRA-LIMA JF，et al.，2009. Evaluation of angiogenesis in 77 pituitary adenomas using endoglin as a marker[J]. Neuropathology，29（1）：40-44.

POMERANTZ J L，BALTIMORE D，2000. Signal transduction. A cellular rescue team[J]. Nature，406（6791）：26-27，29.

PYPAERT M，MUNDY D，SOUTER E，et al.，1991. Mitotic cytosol inhibits invagination of coated pits in broken mitotic cells[J]. J Cell Biol，114（6）：1159-1166.

QIU W，ZHANG C，WANG S，et al.，2019. A novel anti-EGFR mAb ame55 with lower toxicity and better efficacy than cetuximab when combined with irinotecan[J]. J Immunol Res，2019：3017360.

QUAIL D F，JOYCE J A，2013. Microenvironmental regulation of tumor progression and metastasis[J]. Nat Med，19（11）：1423-1437.

RANZATO E，MARTINOTTI S，VOLANTE A，et al.，2011. Platelet lysate modulates MMP-2 and MMP-9 expression，matrix deposition and cell-to-matrix adhesion in keratinocytes and fibroblasts[J]. Exp Dermatol，20（4）：308-313.

RÄSÄNEN K，VAHERI A，2010. Activation of fibroblasts in cancer stroma[J]. Exp Cell Res，316（17）：2713-2722.

RENARD H F，SIMUNOVIC M，LEMIÈRE J，et al.，2015. Endophilin-A2 functions in membrane scission in clathrin-independent endocytosis[J]. Nature，517（7535）：493-496.

RENNICK J J，JOHNSTON A P R，PARTON R G，2021. Key principles and methods for studying the endocytosis of biological and nanoparticle therapeutics[J]. Nature Nanotechnology，16（3）：266-276.

RÖHRL C，STANGL H，2013. HDL endocytosis and resecretion[J]. Biochim Biophys Acta，1831（11）：1626-1633.

ROJAS A，FIGUEROA H，MORALES E，2010. Fueling inflammation at tumor microenvironment：the role of multiligand/RAGE axis[J]. Carcinogenesis，31（3）：334-341.

ROSSIG C，2012. Immune modulation by molecular cancer targets and targeted therapies：rationale for novel combination strategies[J]. Oncoimmunology，1（3）：358-360.

ROYLE S J，BRIGHT N A，LAGNADO L，2005. Clathrin is required for the function of the mitotic spindle[J]. Nature，434（7037）：1152-1157.

SAATHOFF J H，KÄSHAMMER L，LAMMENS K，et al.，2018. The bacterial Mre11-Rad50 homolog SbcCD cleaves opposing strands of DNA by two chemically distinct nuclease reactions[J]. Nucleic Acids Res，46（21）：11303-11314.

SANO T，ISHIGAMI S，ITO T，et al.，2020. Stem cell therapy in heart disease：limitations and future possibilities[J]. Acta Med Okayama，74（3）：185-190.

SATHE M，MUTHUKRISHNAN G，RAE J，et al.，2018. Small GTPases and BAR domain proteins regulate branched actin polymerisation for clathrin and dynamin-independent endocytosis[J]. Nat Commun，9（1）：1835.

SCHAUER C，JANKO C，MUNOZ L E，et al.，2014. Aggregated neutrophil extracellular traps limit inflammation by degrading cytokines and chemokines[J]. Nat Med，20（5）：511-517.

SCHMID S L，FROLOV V A，2011. Dynamin：functional design of a membrane fission catalyst[J]. Annu Rev Cell Dev Biol，27：79-105.

SEGURA J，HE B，IRELAND J，et al.，2021. The role of l-selectin in HIV infection[J]. Front Microbiol，12（2750）：725741.

SHAY J W，BACCHETTI S，1997. A survey of telomerase activity in human cancer[J]. Eur J Cancer，33（5）：787-791.

SHERR C J，2006. Divorcing ARF and p53：an unsettled case[J]. Nat Rev Cancer，6（9）：663-673.

SHIVAS J M，MORRISON H A，BILDER D，et al.，2010. Polarity and endocytosis：reciprocal regulation[J]. Trends Cell Biol，20（8）：445-452.

SICA A，BRONTE V，2007. Altered macrophage differentiation and immune dysfunction in tumor development[J]. J Clin Invest，117（5）：1155-1166.

SINGH M，THAKUR M，MISHRA M，et al.，2021. Gene regulation of intracellular adhesion molecule-1（ICAM-1）：A molecule with multiple functions[J]. Immunology Letters，240：123-136.

SMITH C M，CHIRCOP M，2012. Clathrin-mediated endocytic proteins are involved in regulating mitotic progression and completion[J]. Traffic，13（12）：1628-1641.

SOLÉ C，LAWRIE C H，2021. MicroRNAs in metastasis and the tumour microenvironment[J]. Int J Mol Sci，22（9）：4859.

SONG X X，ZHU S，XIE Y C，et al.，2018. JTC801 induces pH-dependent death specifically in cancer cells and slows growth of tumors in mice[J]. Gastroenterology，154（5）：1480-1493.

SORKIN A，VON ZASTROW M，2009. Endocytosis and signalling：intertwining molecular networks[J]. Nat Rev Mol Cell Biol，10（9）：609-622.

SUETSUGU S，2009. The direction of actin polymerization for vesicle fission suggested from membranes tubulated by the EFC/F-BAR domain protein FBP17[J]. FEBS Lett，583（21）：3401-3404.

SUGAYA K，VAIDYA M，2018. Stem cell therapies for neurodegenerative diseases[J]. Adv Exp Med Biol，1056：61-84.

SUMAN S, DOMINGUES A, RATAJCZAK J, et al., 2019. Potential clinical applications of stem cells in regenerative medicine[J]. Adv Exp Med Biol, 1201: 1-22.

SWARTZ M A, IIDA N, ROBERTS E W, et al., 2012. Tumor microenvironment complexity: emerging roles in cancer therapy[J]. Cancer Res, 72 (10): 2473-2480.

TANENBAUM M E, MEDEMA R H, 2010. Mechanisms of centrosome separation and bipolar spindle assembly[J]. Dev Cell, 19 (6): 797-806.

TANG D, KANG R, BERGHE T V, et al., 2019. The molecular machinery of regulated cell death[J]. Cell Res, 29 (5): 347-364.

THOTTACHERRY J J, KOSMALSKA A J, KUMAR A, et al., 2018. Mechanochemical feedback control of dynamin independent endocytosis modulates membrane tension in adherent cells[J]. Nat Commun, 9 (1): 4217.

TRAN JANCO J M, LAMICHHANE P, KARYAMPUDI L, et al., 2015. Tumor-infiltrating dendritic cells in cancer pathogenesis[J]. J Immunol, 194 (7): 2985-2991.

TURLEY S J, CREMASCO V, ASTARITA J L, 2015. Immunological hallmarks of stromal cells in the tumour microenvironment[J]. Nat Rev Immunol, 15 (11): 669-682.

UNNIKRISHNAN A, FREEMAN W M, JACKSON J, et al., 2019. The role of DNA methylation in epigenetics of aging[J]. Pharmacol Ther, 195: 172-185.

URIBE-QUEROL E, ROSALES C, 2015. Neutrophils in cancer: two sides of the same coin[J]. J Immunol Res, 2015: 983698.

VACCARI T, BILDER D, 2009. At the crossroads of polarity, proliferation and apoptosis: the use of Drosophila to unravel the multifaceted role of endocytosis in tumor suppression[J]. Mol Oncol, 3 (4): 354-365.

VALLÉE A, GUILLEVIN R, VALLÉE J N, 2018. Vasculogenesis and angiogenesis initiation under normoxic conditions through Wnt/beta-catenin pathway in gliomas[J]. Rev Neurosci, 29 (1): 71-91.

VAN CUTSEM E, DE HAAS S, KANG Y K, et al., 2012. Bevacizumab in combination with chemotherapy as first-line therapy in advanced gastric cancer: a biomarker evaluation from the AVAGAST randomized phase III trial[J]. J Clin Oncol, 30 (17): 2119-2127.

VAUPEL P, 2004. Tumor microenvironmental physiology and its implications for radiation oncology[J]. Semin Radiat Oncol, 14 (3): 198-206.

WADDINGTON C H, 2012. The epigenotype 1942[J]. Int J Epidemiol, 41 (1): 10-13.

WAGA S, MASUDA T, TAKISAWA H, et al., 2001. DNA polymerase epsilon is required for coordinated and efficient chromosomal DNA replication in Xenopus egg extracts[J]. Proc Natl Acad Sci USA, 98 (9): 4978-4983.

WALLROTH A, HAUCKE V, 2018. Phosphoinositide conversion in endocytosis and the endolysosomal system. J Biol Chem, 293 (5): 1526-1535.

WANG X, QIU Y, WANG M, et al., 2020. Endocytosis and organelle targeting of nanomedicines in cancer therapy[J]. Int J Nanomedicine, 15: 9447-9467.

WANG Z, LIU J P, 2017. Effects of the central potassium ions on the G-quadruplex and stabilizer binding[J]. J Mol Graph Model, 72: 168-177.

Weinberg R A, 2007. The Biology of Cancer[M]. New York: Garland Science.

WENZEL S E, TYURINA Y Y, ZHAO J, et al., 2017. PEBP1 wardens ferroptosis by enabling lipoxygenase generation of lipid death signals[J]. Cell, 171 (3): 628-641, 626.

WOLFF A C, HAMMOND M E H, SCHWARTZ J N, et al., 2007. American society of clinical oncology/college of american pathologists guideline recommendations for human epidermal growth factor receptor 2 testing in breast cancer[J]. J Clin Oncol, 25 (1): 118-145.

XIAO M J, TANG Y F, WANG A J, et al., 2021. Regulatory role of endogenous and exogenous fibroblast growth factor 1 in the cardiovascular system and related diseases[J]. Pharmacol Res, 169: 105596.

XU K, USARY J, KOUSIS P C, et al., 2012. Lunatic fringe deficiency cooperates with the Met/Caveolin gene amplicon to induce basal-like breast cancer[J]. Cancer Cell, 21 (5): 626-641.

YAMANAKA S, 2020. Pluripotent stem cell-based cell therapy-promise and challenges[J]. Cell Stem Cell, 27 (4): 523-531.

YANCOPOULOS G D, KLAGSBRUN M, FOLKMAN J, 1998. Vasculogenesis, angiogenesis, and growth factors: ephrins enter the fray at the border[J]. Cell, 93 (5): 661-664.

YANG J S, HSU J W, PARK S Y, et al., 2018. GAPDH inhibits intracellular pathways during starvation for cellular energy homeostasis[J]. Nature, 561 (7722): 263-267.

YANG L, ZHANG Y, 2017. Tumor-associated macrophages: from basic research to clinical application[J]. J Hematol Oncol, 10 (1): 58.

YANG N，WAN R，DAI L，et al.，2020. Effect of osimertinib on the expression of serum mmp-7 and mmp-9 in patients with non-small cell lung cancer[J]. Pak J Pharm Sci，33（1）：499-504.

YANG Z，WANG Y，ZHANG Y，et al.，2018. RIP3 targets pyruvate dehydrogenase complex to increase aerobic respiration in TNF-induced necroptosis[J]. Nat Cell Biol，20（2）：186-197.

YATSENKO S，HIXSON P，RONEY E，et al.，2012. Human subtelomeric copy number gains suggest a DNA replication mechanism for formation：beyond breakage-fusion-bridge for telomere stabilization[J]. Human Genet，131（12）：1895-1910.

YEH C H，BELLON M，NICOT C，2018. FBXW7: a critical tumor suppressor of human cancers[J]. Mol Cancer，17（1）：115.

YLÄ-ANTTILA P，VIHINEN H，JOKITALO E，et al.，2009. Monitoring autophagy by electron microscopy in Mammalian cells[J]. Methods Enzymol，452：143-164.

YU L，MCPHEE C K，ZHENG L，et al.，2010. Termination of autophagy and reformation of lysosomes regulated by mTOR[J]. Nature，465（7300）：942-946.

ZAVADIL J，BOTTINGER E P，2005. TGF-beta and epithelial-to-mesenchymal transitions[J]. Oncogene，24（37）：5764-5774.

ZHAO X X，QU J K，SUN Y C，et al.，2017. Prognostic significance of tumor-associated macrophages in breast cancer：a meta-analysis of the literature[J]. Oncotarget，8（18）：30576-30586.

ZHOU G T，LIU X R，LI Y Q，et al.，2016. Telomere targeting with a novel G-quadruplex-interactive ligand BRACO-19 induces T-loop disassembly and telomerase displacement in human glioblastoma cells[J]. Oncotarget，7（12）：14925-14939.

ZHOU P，LI B，LIU F，et al.，2017. The epithelial to mesenchymal transition（EMT）and cancer stem cells：implication for treatment resistance in pancreatic cancer[J]. Mol Cancer，16（1）：52.

缩　略　语

英文缩写	中文全称
³H-dTTP	³H- 脱氧胸苷三磷酸
3-MA	3- 甲基腺嘌呤
5-FU	5- 氟尿嘧啶
5-MC	5- 甲基胞嘧啶
AA	花生四烯酸
ABC	活化 B 细胞
ABCA1	ATP 结合盒转运蛋白 A1
ABCG1	ATP 结合盒转运蛋白 G1
AC	腺苷酸环化酶
ACD	意外性细胞死亡
ACSL4	酰基辅酶 A 合成酶长链家族成员 4
AD	阿尔茨海默病
ADCC	抗体依赖性细胞介导的细胞毒作用
ADPC	雄激素依赖性前列腺癌
ADPRHL2	多聚（ADP- 核糖）降解蛋白 ADP- 核糖 - 水解酶样 2
ADSC	脂肪来源干细胞
AGER	晚期糖基化终末产物受体
AI	凋亡指数
AIF	凋亡诱导因子
AIFM1	凋亡诱导因子线粒体相关 1
AIPC	雄激素非依赖性前列腺癌
AKI	急性肾损伤
ALL	急性淋巴细胞白血病
ALOXs	花生四烯酸脂氧合酶
ALPS	自身免疫性淋巴细胞增殖综合征
AMF	自分泌移动因子
AML	急性髓细胞性白血病
AMPK	AMP 活化蛋白激酶
Ang	血管紧张素
AP	转接蛋白
Apaf1	凋亡蛋白酶激活因子 1
APC	特异性抗原呈递细胞
APM	抗原加工呈递
ApoA-I	载脂蛋白 A-I
AR	黏附受体
ARMD	年龄相关性黄斑变性
Arp2/3	肌动蛋白相关蛋白 2/3
AS	动脉粥样硬化
ASC	成体干细胞

英文缩写	中文全称
ASO	反义寡核苷酸
ASODN	反义寡脱氧核苷酸
Atg	自噬相关基因 / 蛋白
ATP	三磷酸腺苷
AuNPs	纳米金颗粒
AURKA	极光激酶 A
AV	自噬泡
BAP1	BRCA1 相关蛋白 1
BASC	支气管肺泡干细胞
BBC3（PUMA）	Bcl-2 结合成分 3
BCR	B 细胞受体
Bcl-2	B 细胞淋巴瘤 -2
bFGF	碱性成纤维细胞生长因子
BH	Bcl-2 同源结构域
Bid	Bcl-2 家族成员相互作用域死亡激动剂
BIRC2（cIAP1）	杆状调节器重复序列
BIP	免疫球蛋白结合蛋白
BMMSC	骨髓间充质干细胞
BMP	骨形成蛋白 -1 型金属蛋白酶
BP	血压
BRAF	B-Raf 原癌基因
BTK	Bruton 酪氨酸激酶
CA9	碳酸酐酶 9
CAF	肿瘤相关成纤维细胞
CAK	CDK 激活酶
CAM	细胞黏附分子
cAMP	环磷酸腺苷
CAMP（LL37）	抗菌肽家族多肽
CARD	CASP 募集域
CASP	胱天蛋白酶
CAT	过氧化氢酶
CCV	网格蛋白有被小泡
cdc42	细胞分裂周期 42
CDDO	2- 氨基 -5- 氯 -N-3- 二甲基苯并酰胺
CDH1	黏附蛋白钙黏着蛋白 1（上皮钙黏着蛋白）
CDK	周期蛋白依赖性激酶
CDKN1A（p21）	细胞周期调节周期蛋白依赖性激酶抑制剂 1A
cDNA	互补脱氧核糖核酸
CE	酯化胆固醇
CEA	癌胚抗原
CGH	比较基因组杂交
CHOP	环磷酸腺苷反应元件结合转录因子同源蛋白
CIMP	CpG 岛甲基化表型

英文缩写	中文全称
CIP4	cdc42 互作蛋白 4
CISD1	CDGSH 铁硫结构域 1
CK	细胞角蛋白
CKI	CDK 抑制剂
CLIC	非网格蛋白依赖载体
CME	网格蛋白介导的内吞
CML	慢性髓细胞性白血病
CPP	细胞穿膜肽
CQ	氯喹
CRD	富含半胱氨酸结构域
CREB	cAMP 反应元件结合蛋白
CRPC	去势抵抗性前列腺癌
CSC	肿瘤干细胞
CSF-1	集落刺激因子 1
CSF-1R	集落刺激因子 1 受体
CSLC	CSC 样细胞
CTBP1	C 端结合蛋白 1
CTCL	皮肤 T 细胞淋巴瘤
CTL	细胞毒性 T 细胞
CTCs	循环肿瘤细胞
CTE	羧基末端延伸区
CTLA-4	细胞毒 T 淋巴细胞相关抗原 4
CTNNA1	连环蛋白 α1
CTSB	组织蛋白酶 B
CTS	组织蛋白酶
CYBB（NOX2）	细胞色素 b-245 链
CYP	细胞色素 P450
Cyt-c	细胞色素 c
DAG	二酰甘油
DAMP	损伤相关分子模式
DAPK1	死亡相关蛋白激酶 1
DC	树突状细胞
DCC	结肠癌缺失分子
DCIS	导管原位癌
DcR3	诱饵受体 3
DD	死亡结构域
DDR	DNA 损伤反应
DDR2	盘状蛋白死亡受体 2
DED	死亡效应子功能域
DFS	无病生存期
dGTP	脱氧鸟苷三磷酸
DISC	死亡诱导信号复合物
DLBCL	弥漫大 B 细胞淋巴瘤

英文缩写	中文全称
DLL4	δ 样蛋白 4
DMT1	二价金属离子转运蛋白 1
DNMTi	DNA 甲基转移酶抑制剂
dNTP	脱氧核苷三磷酸
DPP4（CD26）	二肽基肽酶 4
DR	死亡受体
DS	唐氏综合征
DSS	葡聚糖硫酸钠
EBV	EB 病毒
EC	畸胎瘤细胞
E-Cad	上皮钙黏着蛋白
ECFC	EC 集落形成细胞
ECM	细胞外基质
EE	早期内体
EG	生殖原基细胞
EGC	胚胎生殖细胞
EGF	表皮生长因子
EGFR	表皮生长因子受体
EHD2	EPS15 同源结构域 2
ELANE	中性粒细胞弹性蛋白酶
ELISA	酶联免疫吸附试验
EMAP2	内皮单核细胞活化多肽 2
EMT	上皮间质转化
EndMT	内皮间质转化
Eng	内皮蛋白
EOMES	脱中胚蛋白
EPC	内皮祖细胞
ER	雌激素受体
ErbB2	人表皮生长因子受体 2
ERC	内吞循环体
ERK	细胞外信号调节激酶
ERO1	内质网氧化物蛋白
ES	拟胚体细胞
ESC	胚胎干细胞
ESCRT	转运必需内体分选复合物
ESR	内质网应激反应
EZH	组蛋白赖氨酸 N- 甲基转移酶
EZH2	Zeste 同系物增强子 2
FADD	Fas 相关的死亡结构蛋白域
FAK	聚焦黏附激酶
FAP	成纤维细胞活化蛋白
FAPC	结肠家族性腺瘤性息肉病

续表

英文缩写	中文全称
FAP-α	成纤维细胞活化蛋白 -α
Fas	FST 相关细胞表面抗原
FasL	Fas 配体
FBP17	Formin 结合蛋白 17
FC	游离胆固醇
FCM	流式细胞术
FDA	美国食品药品监督管理局
FEME	吞蛋白介导的快速内吞
FGFR	成纤维细胞生长因子受体
FIN	铁死亡诱导剂
FISH	荧光原位杂交
FKN	分形趋化因子
FL	滤泡淋巴瘤
FLIP	含死亡效应结构域的凋亡抑制蛋白
FLT-3	Fms 相关受体型酪氨酸激酶 3
FN	纤连蛋白
FRET	荧光共振能量转移
FSP-1	成纤维细胞特异性蛋白 -1
G4	鸟氨酸四联体
GAP	GTPase 激活蛋白
GC	鸟苷酸环化酶
GCHR	移植物抗宿主反应
GED	GTP 酶效应子区
GEEC	富集糖基磷脂酰肌醇锚定蛋白的早期内吞小室
GEF	鸟嘌呤核苷酸交换因子
GM-CSF	粒细胞 - 巨噬细胞集落刺激因子
GPCR	G 蛋白偶联受体
GPx	谷胱甘肽过氧化物酶
GRP78	葡萄糖调节蛋白 78
GSDM	焦孔素
GSH	谷胱甘肽
GST	谷胱甘肽硫转移酶
H3-T11	磷酸化组蛋白 3 的苏氨酸 11 位点
HAT	组蛋白乙酰转移酶
HAV	组氨酸 - 丙氨酸 - 缬氨酸
HCC	肝细胞癌
HDAC	组蛋白去乙酰化酶
HDACi	组蛋白去乙酰化酶抑制剂
HDL	高密度脂蛋白
HDM2	MDM2 的人类同源基因
HER2	人表皮生长因子受体 2
HGF	肝细胞生长因子

英文缩写	中文全称
HGFR	肝细胞生长因子受体
HGPS	哈 - 吉二氏综合征
HGSOC	高级别浆液性卵巢癌
HHV8	人单纯疱疹病毒 8
HIF-1	低氧诱导因子 -1
HIV	人类免疫缺陷病毒
HL	霍奇金淋巴瘤
HLA	人类白细胞抗原
HMEC	人正常乳腺上皮细胞
HMGB1	高迁移率族蛋白 B1
HMOX1	血红素加氧酶 1
HMT	组蛋白甲基转移酶
HMTi	组蛋白甲基转移酶抑制剂
HPC	造血祖细胞
HPV	人类乳头状瘤病毒
Hpx	血红素结合蛋白
HRR	同源重组修复
HSC	造血干细胞
HSP	热休克蛋白
HSPB1	HSP 家族 B（小）成员 1
HTRA2	HtrA 丝氨酸肽酶 2
HVEM	疱疹病毒入侵介质
IAP	凋亡抑制蛋白
ICAM-1	细胞间黏附分子 -1
ICD	免疫原性细胞死亡
ICE	白介素 -1β 转换酶
IDHi	异柠檬酸脱氢酶抑制剂
IFN	干扰素
IFP	间质流体压
IGF-1R	胰岛素样生长因子 1 受体
IgG	免疫球蛋白 G
IgM	免疫球蛋白 M
Ig-SF	免疫球蛋白超家族
IHC	免疫组织化学
IKBKB（IKKβ）	NF-κB 激酶亚基抑制剂
IL	白细胞介素
ILC	固有淋巴样细胞
ILV	腔内囊泡
IP3	三磷酸肌醇
IPF	特发性肺纤维化
IPMK	肌醇聚磷酸多激酶
iPSC	诱导多能干细胞
IRF3	干扰素调节因子 3

英文缩写	中文全称
IRI	缺血再灌注损伤
ITPK1	肌醇四磷酸 1- 激酶
JAK-STAT	JAK-STAT 信号通路
JNK	c-Jun 氨基末端激酶
KEAP1	Kelch 样 ECH 相关蛋白 1
KIT	Kit 原癌基因
LAP	LC3 相关的吞噬作用
LCD	溶酶体依赖性细胞死亡
LDLR	低密度脂蛋白受体
LE	晚期内体
LFA-2/3	淋巴细胞功能相关抗原 2/3
LFNG	O- 岩藻糖基肽 3-β-N- 乙酰氨基葡萄糖转移酶
LLC	路易斯肺癌
LMP	溶酶体膜渗透性增加
LN	层粘连蛋白
LN-R	层粘连蛋白受体
LOX	赖氨酰氧化酶
LPCAT3	溶血磷脂酰胆碱酰基转移酶 3
LPS	脂多糖
LT-SC	长期干细胞
Lys	溶酶体
MALT	黏膜相关淋巴组织
MAP1-LC3（LC3）	微管相关蛋白 1 轻链 3
MAPC	多能成体祖细胞
MAPK	促分裂原活化蛋白激酶
McAb	单克隆抗体
MCL	套细胞淋巴瘤
MCL1	髓细胞性白血病序列 1
MDSC	髓源性抑制细胞
MET	间质上皮转化
MHC	主要组织相容性复合体
MIF	巨噬细胞移动抑制因子
miRISC	miRNA 诱导的基因沉默复合体
ML-IAP	黑色素瘤凋亡抑制蛋白
MLKL	混合谱系激酶结构域样假激酶
MMP	基质金属蛋白酶
MNNG	N- 甲基 -N'- 硝基 -N- 亚硝基胍
MOMP	线粒体外膜通透性
MPC	间充质前体细胞
MPO	髓过氧化物酶
MSC	间充质干细胞
MT1G	NFE2L2 介导的金属硫蛋白 1G
MTD	最大耐受剂量

英文缩写	中文全称
mTOR	哺乳动物雷帕霉素靶蛋白
MVB	多泡体
MyD88	骨髓分化初反应蛋白 88
NAD	烟酰胺腺嘌呤二核苷酸
NADPH	还原型烟酰胺腺嘌呤二核苷酸磷酸
NCOA4	核受体共激活因子 4
NC-SC	神经嵴干细胞
NE	中性粒细胞弹性蛋白酶
NFE2L2（NRF2）	核转录因子红系 2 相关因子 2
NF-κB	核因子 κB
NGF	神经生长因子
NGFR	神经生长因子受体
NHL	非霍奇金淋巴瘤
NIK	NF-κB 诱导激酶
NK	自然杀伤细胞
NLR	受体核苷酸结合寡聚化结构域样受体（传感蛋白，又可称为 Nod 样受体）
NMDA	N- 甲基 -D- 天冬氨酸
NSC	神经干细胞
NSCLC	非小细胞肺癌
NUPR1（P8）	染色质结合蛋白核蛋白 1
OGG1	8- 氧代鸟嘌呤 DNA 糖基化酶
OMV	外膜囊泡
OPRL1	阿片类相关痛觉素受体 1
ORR	总反应率
OS	总体生存
PA	纤溶酶原激活剂
PADI4（PAD4）	肽基精氨酸脱亚胺酶 4
PAMP	病原体相关分子模式
PAR	多聚 ADP 核糖
PARG	多聚（ADP- 核糖）水解酶
PARP-1	多聚（ADP- 核糖）聚合酶 -1
Parthanatos	多聚（ADP- 核糖）聚合酶 -1 依赖性细胞死亡
P-Cad	胎盘钙黏着蛋白
PCD	程序性细胞死亡
PCH	Pombe cdc15 同源蛋白
PCR	聚合酶链式反应
PD-1	程序性死亡蛋白 1
PDGF	血小板衍生生长因子
PDGFB	血小板衍生生长因子 -B
PDGFR	血小板衍生生长因子受体
PDGFR-β	血小板衍生生长因子受体 -β
PD-L1	程序性死亡蛋白配体 1
PEBP1（RKIP）	磷脂酰乙醇胺结合蛋白 1

续表

英文缩写	中文全称
PECAM-1	血小板内皮细胞黏附分子 -1
PEG	聚乙二醇
PEP	磷酸烯醇丙酮酸盐
PF4	血小板因子 4
PFS	无进展生存期
PGAM5	线粒体丝氨酸 / 苏氨酸蛋白磷酸酶家族成员 5
PHA	植物血凝素
PI	磷脂酰肌醇
PI3K	磷脂酰肌醇 3 激酶
PI3K/Akt	PI3K-Akt 信号通路
PIGF	胎盘生长因子
PI3KR4（VPS15 和 BECN1）	磷脂酰肌醇 3 激酶调节亚基 4
PIN	前列腺上皮内瘤变
PIP	磷脂酰肌醇磷酸
PIP2	磷脂酰肌醇（4,5）- 二磷酸
PK	蛋白激酶
PKA	蛋白激酶 A
PKC	蛋白激酶 C
PKM2	丙酮酸激酶 M2
PLCG1	磷脂酶 G1
PLOOH	磷脂氢过氧化物
PMBL	原发纵隔大 B 细胞淋巴瘤
PMN	转移前微环境
PNS-SC	外周神经干细胞
PPM1B（PP1BPP2CB）	蛋白磷酸酶 Mg^{2+}/Mn^{2+}- 依赖 1B
PR	孕激素受体
PRR	模式识别受体
PS	磷脂酰丝氨酸
PSA	前列腺特异性抗原
PSGL1	P 选择素糖蛋白配体 1
PTCA	经皮腔内冠状动脉成形术
PTK	酪氨酸蛋白激酶
PTPN13	蛋白酪氨酸磷酸酶，非受体型 13
PUFA	多不饱和脂肪酸
RAB7A	Ras 相关蛋白 RAB7
RANKL	NF-κB 受体激活蛋白配体
RARRES3（RIG1）	视黄酸受体应答器 3
RCD	调节性细胞死亡
RCS	大鼠遗传性视网膜变性模型
rDNA	核糖体 DNA
RE	再循环内体
RET	Ret 原癌基因
RFC	复制因子 C

英文缩写	中文全称
RFLP	限制性片段长度多态性
RGD	精氨酸 - 甘氨酸 - 天冬氨酸
RHOA	*ras* 基因同源家族成员 A
RIP	受体相互作用蛋白
RIPK1	受体相互作用蛋白激酶 1
RNase	核糖核酸酶
RNF146（IDUNA）	聚（ADP- 核糖）结合蛋白环指蛋白 146
ROCK	Rho 相关的线圈蛋白激酶
ROS	活性氧
RPE	视网膜色素上皮细胞
RTI	逆转录酶抑制剂
RTK	受体型酪氨酸激酶
RT-PCR	逆转录 PCR
RT-qPCR	实时荧光定量 PCR
RUBCN（Rubicon）	RUN 结构域和富含半胱氨酸结构域的 Beclin-1 相互作用蛋白
Rz	核酶
SAC	纺锤体组装检验点
SAPK	应激活化蛋白激酶
sCD95	可溶性 CD95
SCF	干细胞因子
SCLC	小细胞肺癌
SDF-1	基质细胞衍生因子 -1
SERS	表面增强拉曼法光谱
SKP2	S 期激酶相关蛋白 2
SLC	溶质载体
SLE	系统性红斑狼疮
sLeX	路易斯寡糖 唾液酸化的
SLN	前哨淋巴结
SMC	平滑肌细胞
SMN	存活运动神经元
SOD	超氧化物歧化酶
SODD	死亡结构域沉默子
SPARC	富含半胱氨酸的酸性分泌蛋白
SR-BI	清道夫受体 B 类 I 型
STAT	信号转导子及转录激活因子
ST-SC	短期干细胞
SV40	猿猴空泡病毒 40
TA	肿瘤抗原
TACE	肿瘤坏死因子 -α- 转化酶
TAM	肿瘤相关巨噬细胞
TAN	肿瘤相关中性粒细胞
TAT	破伤风抗毒素

英文缩写	中文全称
TCD	免疫耐受性细胞死亡
TCR	T 细胞受体
TEP	端粒酶相关蛋白
TERT	端粒酶逆转录酶
TFAM	转录因子 A 线粒体
TfR	运铁蛋白受体
TGF-β	转化生长因子 -β
TIDC	肿瘤浸润树突状细胞
TIMP	金属蛋白酶组织抑制剂
TINK	肿瘤浸润自然杀伤细胞
TKI	酪氨酸激酶抑制剂
TME	肿瘤微环境
TMEM	跨膜蛋白
TNBC	三阴性乳腺癌
TNF	肿瘤坏死因子
TNFAIP3（A20）	TNF-α 诱导蛋白 3
TNFR	TNF 受体
TNFRSF1F（TNFR1）	TNFR 超家族成员 1A
TNF-α	肿瘤坏死因子 -α
Toca-1	cdc42- 依赖肌动蛋白装配换能器
T-oligo	端粒 3′ 端单链核苷酸类似物
tPA	组织型纤溶酶原激活物
TPC	肿瘤永存细胞
TPK	酪氨酸蛋白激酶
TR	端粒酶 RNA
TRADD	肿瘤坏死因子受体相关死亡结构域蛋白
TRAF	肿瘤坏死因子受体相关因子
TRAIL	肿瘤坏死因子相关凋亡诱导配体
TRAP	端粒重复放大测定法
TRF	端粒重复序列结合因子
TSA	曲古抑菌素 A
TSP-1	血小板反应蛋白 1
TTG	组织转谷氨酰胺酶
U	尿嘧啶
UPR	未折叠蛋白反应
UVA	紫外线 A
UVB	紫外线 B
UVRAG	紫外线辐射抗性相关基因
VCAM-1	血管细胞黏附分子 1
VDAC	电压依赖性离子通道
VE cadherin	血管内皮细胞钙黏着蛋白
VEGF	血管内皮生长因子

英文缩写	中文全称
VEGF-C	血管内皮生长因子 C
VEGF-D	血管内皮生长因子 D
VEGFR	血管内皮生长因子受体
WHO	世界卫生组织
WTP53	野生型 P53 蛋白
XAF1	X 连锁凋亡抑制蛋白相关因子 1
ZBP1（DAI）	Z-DNA 传感器结合蛋白 1
ZO-1	紧密粘连蛋白 1
α-SMA	α- 平滑肌肌动蛋白